Palliatieve zorg in de dagelijkse praktijk

Palliatieve zorg in de dagelijkse praktijk

Onder redactie van
Drs. B.S. Wanrooij
Dr. A. de Graeff
Prof. dr. R.T.C.M. Koopmans
Dr. C.J.W. Leget
Prof. dr. J. Prins
Prof. K. Vissers
Drs. H. Vrehen
Prof. dr. W.W.A. Zuurmond

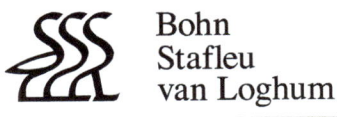

Houten 2010

© 2010 Bohn Stafleu van Loghum, onderdeel van Springer Media
Alle rechten voorbehouden. Niets uit deze uitgave mag worden verveelvoudigd, opgeslagen in een geautomatiseerd gegevensbestand of openbaar gemaakt, in enige vorm of op enige wijze, hetzij elektronisch, mechanisch, door fotokopieën, opnamen, of op enige andere manier, zonder voorafgaande schriftelijke toestemming van de uitgever.
Voor zover het maken van kopieën uit deze uitgave is toegestaan op grond van artikel 16b Auteurswet 1912 j° het Besluit van 20 juni 1974, Stb. 351, zoals gewijzigd bij Besluit van 23 augustus 1985, Stb. 471 en artikel 17 Auteurswet 1912, dient men de daarvoor wettelijk verschuldigde vergoedingen te voldoen aan de Stichting Reprorecht (Postbus 3051, 2130 KB Hoofddorp). Voor het overnemen van (een) gedeelte(n) uit deze uitgave in bloemlezingen, readers en andere compilatiewerken (artikel 16 Auteurswet 1912) dient men zich tot de uitgever te wenden.

Samensteller(s) en uitgever zijn zich volledig bewust van hun taak een zo betrouwbaar mogelijke uitgave te verzorgen. Niettemin kunnen zij geen aansprakelijkheid aanvaarden voor onjuistheden die eventueel in deze uitgave voorkomen.

ISBN 978 90 313 4031 6
NUR 870

Ontwerp omslag: Bottenheft, Marijenkampen
Ontwerp binnenwerk: TEFF (www.teff.nl)
Automatische opmaak: Pre Press Media Groep, Zeist

Bohn Stafleu van Loghum
Het Spoor 2
Postbus 246
3990 GA Houten

www.bsl.nl

Inhoud

	Lijst van redacteuren en auteurs		7
	Voorwoord		11
1	**Palliatieve zorg**		13
2	**Symptomen, symptoomanalyse en symptoombehandeling**		27
3	**Casuïstiek**		45
	Casus 1	Een patiënt met kanker	45
	Casus 2	Een patiënt met pijn	65
	Casus 3	Een patiënt met complexe pijn	83
	Casus 4	Een patiënte met ernstige vermoeidheid	97
	Casus 5	Een patiënt met klachten van het maag-darmkanaal 1	111
	Casus 6	Een patiënt met klachten van het maag-darmkanaal 2	129
	Casus 7	Een patiënt met longkanker en dyspneu, hoesten en hemoptoë	143
	Casus 8	Een patiënt met COPD	157
	Casus 9	Een patiënt met hartfalen	173
	Casus 10	Een patiënt met krachtsverlies	187
	Casus 11	Een patiënte met een CVA en slikproblemen	199
	Casus 12	Een patiënte met een ulcererend mammacarcinoom	211
	Casus 13	Een depressieve patiënt	223
	Casus 14	Een verwarde patiënt	237
	Casus 15	Een patiënte met dementie die niet meer eet en drinkt	253
	Casus 16	Een stervende patiënt	269
	Casus 17	De patiënt, de naasten en de huisarts	285
4	**Cultuursensitieve palliatieve zorg**		297
5	**Bijzondere patiëntengroepen**		303
5.1	Palliatieve zorg voor mensen met een verstandelijke beperking		303
5.2	Palliatieve zorg bij mensen met een psychiatrische stoornis		309
5.3	Palliatieve zorg bij mensen met een dementie		313
5.4	Palliatieve zorg voor kinderen		319
	Websites		325
	Register		327

Lijst van redacteuren en auteurs

Redacteuren

Drs. B.S. Wanrooij
Huisarts np; senior stafmedewerker palliatieve zorg, consulent palliatieve zorg, afdeling Huisartsgeneeskunde, Academisch Medisch Centrum, Amsterdam

Dr. A. de Graeff
Internist-oncoloog, Universitair Medisch Centrum Utrecht; arts, Academisch Hospice Demeter, De Bilt

Prof. dr. R.T.C.M. Koopmans
Hoogleraar ouderengeneeskunde, afdeling Eerstelijnsgeneeskunde, Centrum voor Huisartsgeneeskunde, Ouderengeneeskunde en Public Health, Nijmegen

Dr. C.J.W. Leget
Universitair hoofddocent zorgethiek, Faculteit Geesteswetenschappen, Universiteit van Tilburg

Prof. dr. J. Prins
Klinisch psycholoog, afdeling Medische Psychologie, UMC St Radboud, Nijmegen

Prof. K. Vissers
Hoogleraar palliatieve zorg en pijnbestrijding; anesthesioloog, afdeling Anesthesiologie, pijn- en palliatieve geneeskunde, UMC St Radboud, Nijmegen

Drs. H. Vrehen
Projectcoördinator Kenniscentrum Palliatieve Zorg Utrecht (UPC); verpleegkundig specialist palliatieve zorg, afdeling Medische oncologie, UMC Utrecht

Prof. dr. W.W.A. Zuurmond
Hoogleraar palliatieve zorg en pijnbestrijding; anesthesioloog, afdeling Anesthesiologie VUmc, Amsterdam

Auteurs

Dr. C.W. Anbeek
Universitair docent, Universiteit voor Humanistiek te Utrecht en de Universiteit van Tilburg

Drs. J.C. Antons
Longarts, UMC St Radboud Nijmegen, werkzaam op locatie Universitair Centrum voor Chronische Ziekten Dekkerswald

M.A.G. Baan, verpleegkundig consulent palliatieve zorg en thuiszorgtechnologie, afdeling Interne oncologie, Erasmus MC Daniel den Hoed Kankercentrum Rotterdam

Dr. M. Bannink
Psychiater, Erasmus MC Daniel den Hoed Kankercentrum Rotterdam

Prof. dr. L.H. van den Berg
Neuroloog, UMC Utrecht; ALSCentrum Nederland

Dr. M.B. Boeree
Longarts UMC St Radboud Nijmegen; directeur Universitair Centrum voor Chronische Ziekten Dekkerswald

Drs. J.M. Bossers
Specialist ouderengeneeskunde, Stichting de Waalboog te Nijmegen

Dr. A.M.W. Coppus
Arts voor verstandelijk gehandicapten, Stichting Dichterbij te Gennep; epidemioloog, Erasmus universiteit Rotterdam

Drs. R.H.P.D. van Deijck
Specialist ouderengeneeskunde, De Zorggroep, regio Venlo (EBC), Venlo

Dr. A.M.C. Dingemans
Longarts, MUMC+, Maastricht

Dr. M.J.M.M. Giezeman
Anesthesioloog, Diakonessenhuis Utrecht

Drs. J.C. de Goeijen
Nurse-practitioner neuromusculaire ziekten, UMC Utrecht; ALSCentrum Nederland

Dr. P.J.J. Goossens
Verpleegkundige, gezondheidswetenschapper en gepromoveerd in de medische wetenschappen; lector GGZ aan de Saxion Hogescholen Deventer/Enschede; verpleegkundig expert Expertisecentrum voor Bipolaire Stoornissen bij Dimence te Deventer; senior onderzoeker bij de Radboud Universiteit te Nijmegen

Drs. F.M. de Graaff
Sociaal geograaf en agogisch manager, Bureau MUTANT, Den Haag

L.M. Gualthérie van Weezel
Psychiater/psychotherapeut, Antoni van Leeuwenhoek ziekenhuis – Nederlands Kanker Instituut (NKI-AVL); Amsterdams Instituut voor Gezins- en Relatietherapie

G.M. Hesselmann
Verpleegkundig specialist palliatieve zorg, UMC Utrecht

P.M.W.A. van Heugten
Verpleegkundige/teamleider Hospice Mariaweide, De Zorggroep, regio Venlo, Venlo

Dr. G.A. Huizinga
Senior onderzoeker, Wenckebach Instituut, afdeling Kinderoncologie/hematologie, UMC Groningen

Dhr. W.F.A. Janssen
Verpleegkundige; programmaleider palliatieve zorg bij het Integraal Kankercentrum Limburg te Maastricht met aandachtsgebied GGZ; analytisch therapeut, trainer en coach met eigen praktijk

Drs. M.A.G.J. Koppenol-van Hooijdonk
Oncologieverpleegkundige en coördinator dagzorg, Utrecht Palliatie Centrum (UPC)/Academisch Hospice Demeter, De Bilt

Drs. E.Th. Kruitwagen-van Reenen
Revalidatiearts, UMC Utrecht; revalidatiecentrum De Hoogstraat, Utrecht; ALSCentrum Nederland

Drs. J.M. Lensink
Specialist ouderengeneeskunde, afdeling Eerstelijnsgeneeskunde, Centrum voor Huisartsgeneeskunde, Ouderengeneeskunde en Public Health UMC St Radboud, Nijmegen

H. Lintz-Luidens
Verpleegkundig consulent radiotherapie, UMC St Radboud, Nijmegen

Drs. S. Mulder
Internist-oncoloog, afdeling Medische oncologie, UMC St Radboud, Nijmegen

Dr. H.R.W. Pasman
Socioloog, senior onderzoeker VU medisch centrum, EMGO Instituut voor onderzoek naar gezondheid en zorg (EMGO+), Expertisecentrum Palliatieve Zorg VUmc, Amsterdam

Mw. dr. C.C.D. van der Rijt
Internist-oncoloog, afdeling Interne oncologie, Erasmus MC Daniel den Hoed Kankercentrum Rotterdam

Dr. F.H. Rutten
Huisarts te Rhenen; Julius Centrum voor Gezondheidswetenschappen en Eerstelijns Geneeskunde Utrecht

Drs. J. Schuurmans
Huisarts en palliatief arts te Groesbeek

Prof. dr. E. F. Smit
Longarts, VUmc, Amsterdam

Drs. S. J. Swart
Specialist ouderengeneeskunde, Laurens Antonius IJsselmonde, Rotterdam; afdeling Maatschappelijke Gezondheidszorg Erasmus MC, Rotterdam

Dr. S. C. C. M. Teunissen
Oncologieverpleegkundige en gezondheidswetenschapper; directeur Academisch Hospice Demeter, De Bilt

Drs. Ir. C. M. M. Veldhoven
Huisarts te Berg en Dal; consulent palliatieve zorg O. P. Z. Nijmegen

Dr. C. A. H. H. V. M. Verhagen
Internist-oncoloog, consulent palliatieve zorg, afdeling Medische oncologie en afdeling Anesthesiologie, pijn en palliatieve geneeskunde, UMC St Radboud, Nijmegen

Drs. F. Warmenhoven
Huisarts en onderzoeker, afdeling Eerstelijnsgeneeskunde, UMC St Radboud, Nijmegen

Drs. W. Wesseling
Verpleegkundige en gezondheidswetenschapper; hoofdbehandelaar van het behandelprogramma Psychiatrie & Somatiek bij GGZ-instelling Symfora te Amersfoort; opleider bij de opleiding tot master ANP-GGZ te Utrecht

Dr. F. A. M. Winter
Directeur Medisch Centrum Winter, Eersel

H. van Zoest
Huisarts n.p.; consulent palliatieve zorg, Amsterdam

Voorwoord

Palliatieve zorg is als onderdeel van de geneeskunde nog een betrekkelijk jong vak. Het Verenigd Koninkrijk heeft bij de ontwikkeling ervan een belangrijke voortrekkersrol vervuld. In Nederland heeft de palliatieve zorg vanaf eind jaren negentig van de vorige eeuw een sterke groei doorgemaakt. De kennis en deskundigheid op het gebied van de palliatieve zorg zijn sindsdien duidelijk toegenomen, onder meer door de landelijke ontwikkeling van diverse richtlijnen op het gebied van de palliatieve zorg. Daarnaast is er veel aandacht geweest voor het onderwijs in palliatieve zorg. Aanvankelijk was het onderwijs vooral gericht op hulpverleners in de eerste lijn in de vorm van nascholing. Later is de doelgroep voor de scholing uitgebreid met medisch specialisten.
Op dit moment wordt het vak palliatieve zorg nog niet overal standaard aangeboden in het medisch curriculum. Het is vaak een keuzevak of een kort blok. Het streven is om palliatieve zorg in de toekomst geïntegreerd in het curriculum aan te bieden. Ook in de opleidingen tot specialist is palliatieve zorg geen standaard onderdeel. In het licht van deze ontwikkelingen is enkele jaren geleden vastgesteld dat er behoefte was aan een Nederlands studieboek over palliatieve zorg voor de studie geneeskunde en de opleidingen tot huisarts, specialist ouderengeneeskunde en medisch specialist. Tot nu toe zijn er weinig boeken over dit onderwerp. Daar komt bij dat de huidige uitgaven veelal algemene, vaak Engelstalige, leerboeken zijn die een vrij klassieke indeling kennen en daardoor niet probleem-georiënteerd zijn. Daarom ontstond de gedachte om een boek op de markt te brengen dat de lezer leert denken en handelen binnen de palliatieve zorg. Dit boek ligt nu voor u.

Palliatieve zorg in de dagelijkse praktijk is bedoeld voor geneeskundestudenten, assistenten in opleiding tot huisarts, specialist ouderengeneeskunde en medisch specialist, maar is ook zeer geschikt voor praktiserende huisartsen, specialisten ouderengeneeskunde en medisch specialisten.

De auteurs van het boek zijn afkomstig uit diverse disciplines. Hiermee is gewaarborgd dat de verschillende patiëntengroepen die palliatieve zorg nodig hebben, aan bod komen. Het boek is dan ook niet alleen gericht op palliatieve zorg voor patiënten met kanker, maar bijvoorbeeld ook op patiënten met COPD, hartfalen en spieraandoeningen. De problemen die zich voordoen in de palliatieve en terminale fase van een ernstige, uiteindelijk dodelijke ziekte worden belicht vanuit de medische, psychosociale en spirituele invalshoek.

Leeswijzer

Het boek is ingedeeld in vijf hoofdstukken. Hoofdstuk 1 en 2 zijn gewijd aan respectievelijk palliatieve zorg in algemene zin en aan symptomen, de analyse en behandeling ervan. Hoofdstuk 4 beschrijft achtergronden van en geeft aanbevelingen over de zorg voor mensen met verschillende culturele achtergronden. Hoofdstuk 5 is ingedeeld in vier paragrafen. Hierin wordt kort ingegaan op palliatieve zorg voor bijzondere groepen: mensen met een verstandelijke beperking, mensen met een psychiatrische stoornis, mensen met dementie en tot slot kinderen.

Hoofdstuk 3 beslaat het grootste deel van het boek. Het is gewijd aan problemen, gepresenteerd in de vorm van casussen, die zich voordoen in de palliatieve fase. De casuïstiek beschrijft de meest voorkomende problemen in verschillende settings (thuis, verpleeghuis en ziekenhuis) en belicht diverse situaties bij uiteenlopende ziektebeelden. Op verschillende momenten in het ziekteproces wordt de lezer uitgenodigd na te denken over vragen over zowel het proces als de inhoud van de zorg. De meeste casussen hebben een systematische opbouw met onderdelen gericht op de patiënt en zijn ziekte en op theorie. Een beschouwing neemt de lezer mee in het denkproces van de arts en de mogelijk daaruit voortvloeiende beslissingen die hij neemt. De psychosociale zorg is in meerdere casussen afzonderlijk belicht door in een apart kader de belangrijkste aandachtspunten ervan te beschrijven.

Met dit boek hopen we studenten, artsen in opleiding tot specialist en praktiserende artsen te stimuleren systematisch te werk te gaan in hun zorg voor patiënten in de palliatieve en terminale fase van hun ziekte. Tevens hopen we een bijdrage te leveren aan hun deskundigheid op het gebied van de palliatieve zorg.

Namens de redactie,
Bernardina Wanrooij

Palliatieve zorg

K.C.P. Vissers, A. de Graeff, B.S. Wanrooij

Inleiding

De Wereld Gezondheidsorganisatie (WHO) heeft in 2002 de volgende definitie van palliatieve zorg opgesteld: 'Palliatieve zorg is een benadering die de kwaliteit van leven verbetert van patiënten en hun naasten die te maken hebben met een levensbedreigende aandoening, door het voorkomen en verlichten van lijden door middel van vroegtijdige signalering en zorgvuldige beoordeling van pijn en andere problemen van lichamelijke, psychosociale en spirituele aard.'

Palliatieve zorg bevestigt het leven en beschouwt sterven als een normaal proces. Het heeft niet de intentie om het overlijden te versnellen of uit te stellen. Behalve dat palliatieve zorg een ondersteuningssysteem biedt om de patiënt te helpen zo actief mogelijk te leven tot de dood, biedt het ook ondersteuning aan de naasten om de ziekte van de patiënt te aanvaarden en om te gaan met het persoonlijk verlies. Oorspronkelijk richtte palliatieve zorg zich vooral op patiënten met kanker. Gaandeweg is het belang onderkend van de ontwikkeling van palliatieve zorg voor patiënten met niet-oncologische aandoeningen zoals COPD, hartfalen, lever- en nierfalen, amyotrofische laterale sclerose (ALS) en andere aandoeningen.

Palliatieve zorg wordt toegepast vanaf het moment dat genezing niet (meer) mogelijk is. Het is dus niet voorbehouden aan de laatste levensdagen, de zogeheten terminale fase. Binnen de palliatieve zorg staat de kwaliteit van leven van patiënten en naasten centraal. Voor een optimale kwaliteit van leven is het van belang om naast de symptomatische behandeling van pijn en andere lichamelijke problemen, aandacht te schenken aan psychosociale en spirituele problemen van de patiënt en zijn omgeving. De verschillende dimensies, zoals in het volgende kader weergegeven, beïnvloeden elkaar onderling.

De multidimensionele benadering van palliatieve zorg omvat

- de somatische dimensie: lichamelijke klachten en problemen
- de psychologische dimensie: verwerkings- en aanpassingsvermogen
- de sociale dimensie: interacties met de omgeving
- de spirituele dimensie: existentiële en zingevingsvraagstukken

---

Palliatieve zorg is totale zorg, ook wel integrale zorg genoemd, waarbij de patiënt centraal staat en wordt bij voorkeur verleend door een multidisciplinair team. Evaluatie van de zorg vanuit de hiervoor beschreven invalshoeken is een essentieel onderdeel van de zorg voor een patiënt in de palliatieve fase.

Geschiedenis

De geschiedenis van de palliatieve zorg begint in de vierde eeuw na Christus met de oprichting van hospices ofwel rusthuizen voor vermoeide pelgrims. Na verloop van tijd legden deze huizen zich steeds meer toe op de fysieke verzorging van de vaak zwaar gehavende pelgrims. Ook omwonenden van een hospice konden er voor verzorging terecht. De gastvrije huizen verdwenen na de middeleeuwen, toen artsen er ziekenhuizen van maakten.

In het midden van de negentiende eeuw werd de traditie van deze hospices nieuw leven ingeblazen door de Française Jeanne Garnier. Garnier richtte L'Association des Dames du Calvaire op en startte in 1843 de eerste hospice voor ongeneeslijk zieken in Lyon. Daarna zijn er nog vele hospices in verschillende landen opgericht.

De palliatieve zorg zoals we die nu kennen, dankt zijn ontstaan aan een Engelse verpleegkundige en arts: Dame Cicely Saunders. Zij richtte in 1967 in Zuid-Londen een speciale instelling op voor mensen die in het ziekenhuis opgegeven waren en niet thuis konden sterven: de St. Christopher's Hospice. Volgens haar kon de gezondheidszorg nog heel veel voor deze patiënten en hun naasten betekenen, bijvoorbeeld door een adequate behandeling van pijn en andere symptomen die zich in de laatste levensfase kunnen voordoen. Haar uitgangspunt was dat hulpverleners ook aandacht zouden moeten besteden aan de niet-lichamelijke problemen, dus op psychosociaal en spiritueel gebied. Deze zorg zou aan uitbehandelde patiënten moeten worden aangeboden in hun eigen omgeving en, als het niet anders kon, in een vervangende omgeving die zoveel mogelijk op thuis leek. Zij had hierbij een kleinschalige, rustige omgeving voor ogen, met ruimte voor warmte en medemenselijkheid. In deze setting werden de naasten van de patiënt nadrukkelijk bij de verzorging betrokken. Kortom: een totale begeleiding naar een waardige dood; dát viel aan patiënten en naasten nog te bieden als genezing niet meer mogelijk was. Vijf jaar na de start van St. Christopher's Hospice is er een internationale hospicebeweging ontstaan; wereldwijd kreeg Saunders' initiatief navolging.

Kenmerkend voor de zorg in St. Christopher's Hospice was de professionele benadering. Men maakte gebruik van de meest recente kennis over de bestrijding van pijn en andere symptomen en deed wetenschappelijk onderzoek bij patiënten. Hospicemedewerkers droegen hun kennis uit door onderwijs te geven aan hulpverleners die op andere plaatsen in de zorg werkten. Ook werd een consultatiedienst voor artsen opgezet.

Door de oprichting van de vele hospices naar Saunders' voorbeeld, kreeg de palliatieve zorg in de jaren zeventig en tachtig in het Verenigd Koninkrijk steeds meer voet aan de grond. In 1987 werd palliatieve geneeskunde in Engeland een erkend specialisme.

Van groot belang voor de ontwikkeling van de hospicezorg in de jaren zeventig zijn ook de publicaties van de Zwitsers-Amerikaanse psychiater Elisabeth Kübler-Ross. Zij wordt – samen met Cicely Saunders – gezien als grondlegger van de wereldwijde hospicebeweging. In 1969 publiceerde zij haar boek *Lessen voor levenden, gesprekken met stervenden*, waarin voor het eerst aandacht werd besteed aan de emoties van stervenden en hun naasten. Met deze en daaropvolgende publicaties heeft Kübler-Ross baanbrekend werk verricht op het gebied van rouwverwerking en de acceptatie van de dood. Haar boeken zorgden ervoor dat de vraag 'Hoe gaan we om met de stervenden?' op de maatschappelijke agenda kwam te staan.

Het begrip *palliative care* wordt in 1973 geïntroduceerd door de Canadese arts Balfour Mount. In datzelfde jaar gebruikt men dit begrip voor het eerst in de Nederlandse medische literatuur. De meest gebruikelijke uitleg van het begrip verwijst naar het Latijnse woord pallium, dat mantel betekent. De mantel wordt als metafoor gezien voor de zorg die palliatieve hulpverleners aan ongeneeslijk zieken geven. De functie van de mantel verwijst naar een legende over de Heilige Martinus, die bij een stadspoort een bedelaar tegenkwam en hem de helft van zijn wollen mantel gaf, onder het motto: 'Ik kan je niet van je (geld)problemen afhelpen, maar ik kan er wel voor zorgen dat je je wat beter voelt.' Hulpverleners in de palliatieve zorg geven eenzelfde soort boodschap af: 'Ik kan je niet meer genezen, maar ik kan er wel voor zorgen je lijden zoveel mogelijk te beperken.'

Er bestaat ook een tweede, verwante uitleg van het begrip palliative care. De term zou niet verwijzen naar pallium, maar naar palliare, dat bemantelen of toedekken betekent. Een palliativum werd vroeger in de geneeskunde beschouwd als een lapmiddel dat weliswaar symptomen toedekte, maar geen enkele geneeskrachtige werking had. En inderdaad, een middel dat vanuit een op genezing gerichte benadering een lapmiddel is, kan vanuit een palliatieve zorgvisie een behandeling zijn waarmee symptomen doeltreffend kunnen worden verlicht.

Er zijn verschillende initiatieven ontplooid om de palliatieve zorg te professionaliseren, onder andere door de oprichting van verenigingen wereldwijd, zoals de European Association of Palliative Care (EAPC) in Europa. Deze verenigingen hebben als doel kennis te implementeren, onderwijs te faciliteren en wetenschappelijk onderzoek te ondersteunen.

Palliatieve zorg in Nederland

De zorg voor ernstig zieke en stervende patiënten behoort in ons land van oudsher tot de verantwoordelijkheid van de huisarts. Patiënten stierven thuis en kregen behalve van de huisarts, ook zorg en ondersteuning van wijkverpleegkundigen. Met de technologische ontwikkelingen is er een periode geweest dat de patiënt ervoor koos in het ziekenhuis te overlijden, maar in de jaren zeventig van de vorige eeuw veranderde deze voorkeur voor sterven in het ziekenhuis weer in sterven thuis.

Toch werd palliatieve zorg vanaf de jaren zeventig nog geen algemeen bekend begrip in ons land. Dat had te maken met de ontwikkeling van de Nederlandse discussie over het levenseinde. In vergelijking met andere landen speelde het zelfbeschikkingsrecht van de patiënt hier een zeer grote rol. Hierdoor ging veel aandacht in politiek en media uit naar de mogelijkheid van actieve levensbeëindiging op verzoek van de patiënt. Het openeuthanasiedebat, dat begin jaren zeventig begon, zou in 2001 tot de eerste euthanasiewet ter wereld leiden. Het leverde Nederland veel onbegrip op in de rest van de wereld.

Vanaf midden jaren negentig kreeg de palliatieve zorg in ons land meer aandacht, zowel met betrekking tot de organisatie van zorg als de kwaliteit ervan. Palliatieve zorg kwam op de politieke agenda en er werd geld uitgetrokken voor de verdere ontwikkeling hiervan. Dat wil overigens niet zeggen dat er in Nederland niet al eerder allerlei ontwikkelingen gaande waren waarbij aangesloten kon worden. In 1984 was de Stichting Landelijke Samenwerking Terminale Zorg opgericht, de voorloper van de Stichting Vrijwilligers Terminale Zorg (VTZ). VTZ-organisaties, die patiënten en naasten thuis ondersteunen, merkten in de praktijk dat er soms behoefte was aan een vervangend tehuis, omdat er weinig mantelzorg was of omdat de mantelzorgers oververmoeid raakten. Zo bundelde een aantal VTZ-organisaties hun krachten en richtten zij verschillende hospices en bijna-thuis-huizen op. Het eerste bijna-thuis-huis van Nederland dateert van 1988 en bevindt zich in Nieuwkoop. De hospicebeweging ging van start, gestimuleerd door enkele pioniers die in Groot-Brittanië kennismaakten met hospices en zorg voor ongeneeslijk zieke patiënten. Er ontstond een ware hausse aan nieuwe hospices en bijna-thuis-huizen. Ook in verpleeghuizen, die bij de ontwikkeling van de palliatieve zorg eveneens een belangrijke rol hebben gespeeld, en verzorgingshuizen zijn intussen speciale 'hospiceafdelingen' of 'palliatieve units' opgericht. Daarmee is de hospicezorg geïntegreerd geraakt in de reguliere gezondheidszorg. Tevens werd er een koepelorganisatie opgericht: de Nederlandse Hospice Beweging (NHB). De NHB is in 2001 opgevolgd door de vereniging Vrijwilligers Hospicezorg Nederland (VHN), die in 2005 fuseerde met de Stichting Vrijwilligers Terminale Zorg en nu Vrijwilligers Palliatieve Terminale Zorg heet. In 1996 werd het Netwerk Palliatieve Zorg voor Terminale Patiënten Nederland (NPTN) opgericht. Het grootste deel van de hospices en bijna-thuis-huizen dat in de pioniersfase was ontstaan, werd lid van deze vereniging.

Het ministerie van Volksgezondheid, Welzijn en Sport (VWS) heeft in 1998 een enorme stimulans gegeven aan de ontwikkeling van de palliatieve zorg. De oprichting van Centra voor Ontwikkeling Palliatieve Zorg (COPZ) maakte deel uit van het door VWS geïnitieerde plan. Kernpunten hiervan waren wetenschappelijk onderzoek, onderwijs en het ontwikkelen van een landelijk dekkend ondersteuningssysteem in de vorm van palliatieve teams. Dit stimuleringsprogramma van VWS resulteerde in de oprichting van programma's palliatieve zorg die ondergebracht werden bij de integrale kankercentra (IKC's). Vanaf die tijd stimuleerden deze centra behalve een goede oncologische zorg, ook de uitbouw van de palliatieve zorg in de eerste lijn, de ziekenhuizen, verpleeghuizen en later ook de transmurale zorg. Ten slotte gaf het COPZ-programma aanleiding tot de oprichting van enkele leerstoelen palliatieve zorg in Nederland: de eerste leerstoel was verbonden aan het Universitair Medisch Centrum St Radboud te Nijmegen en later nog drie aan de Vrije Universiteit te Amsterdam.

Sterven in Nederland

EPIDEMIOLOGIE

In Nederland overleden in 2006 ongeveer 77.000 mensen aan een chronische aandoening. Van hen was 75% ouder dan 65 jaar. In de toekomst zal dit aantal door de vergrijzing sterk toenemen.

De meest voorkomende doodsoorzaken bij chronische aandoeningen

- kanker: 40.000 patiënten
- CVA (na correctie voor acute sterfte): 10.000 patiënten
- dementie: 8000 patiënten
- COPD en hartfalen: ieder 6000 patiënten
- diabetes mellitus: 3500 patiënten
- overige aandoeningen: 3500 patiënten

Van deze mensen overleed 31% thuis, 10% in een verzorgingshuis, 25% in een verpleeghuis, 28% in een ziekenhuis en 6% elders (o.a. in een hospice).
Er is de afgelopen jaren bij de ziekte kanker een verschuiving zichtbaar van een ziektebeeld dat snel tot de dood leidt naar een meer chronische aandoening. Dit heeft zowel consequenties voor het aantal patiënten voor wie artsen en andere hulpverleners zorgen, als voor de complexiteit van de problemen waarmee een patiënt te maken krijgt.

Het palliatieve traject

FASEN IN HET PALLIATIEVE TRAJECT

Palliatieve zorg begint op het moment dat genezing niet (meer) mogelijk is. Voor sommige ziekten, bijvoorbeeld ALS, begint de palliatieve fase op het moment dat de diagnose wordt gesteld. Voor andere ziekten (bijv. de meeste vormen van kanker) volgt de palliatieve fase op een traject waarin genezing is nagestreefd (de curatieve fase), maar niet haalbaar is gebleken. De palliatieve fase kan weken tot jaren duren. Er wordt onderscheid gemaakt tussen:

1. Ziektegerichte palliatie: de ziekte wordt actief behandeld met als primair doel de kwaliteit van leven te handhaven of te verbeteren, maar soms ook om het leven te verlengen.
2. Symptoomgerichte palliatie: het verlichten van symptomen die het gevolg zijn van de ziekte en/of van de behandeling ervan.
3. Palliatie in de stervensfase. Hier staat de kwaliteit van het sterven centraal. Tijdens deze fase is het begeleiden van de naasten zowel voor als na het sterven een belangrijk onderdeel van de zorg.

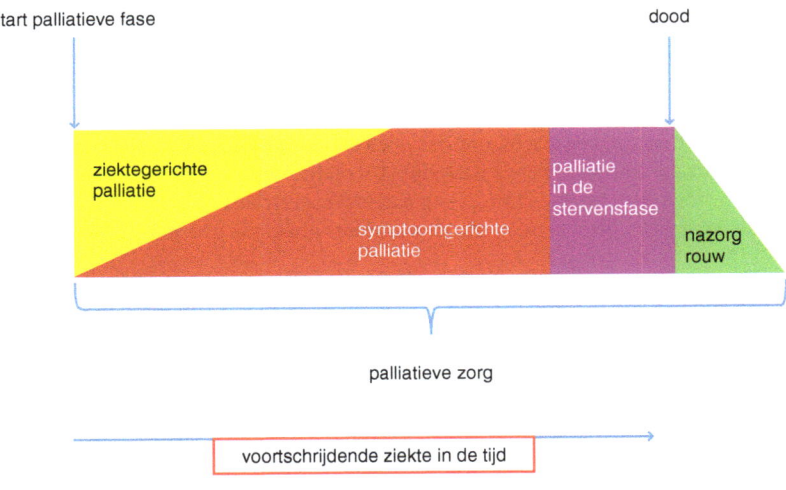

Figuur 1.1 Fasen in het palliatieve traject.

BESLUITVORMING IN HET PALLIATIEVE TRAJECT

In de loop van de behandeling verschuift de benadering dus steeds meer van ziektegericht naar symptoomgericht. Hierbij moeten op meerdere momenten ingrijpende keuzen gemaakt worden over het te volgen beleid. Deze beslismomenten zijn zowel voor patiënten als voor artsen nogal eens lastig en vragen om een goede onderlinge afstemming.

De gedachte dat door de vooruitgang die geboekt wordt in de geneeskunde, vroeg of laat voor alle aandoeningen een behandeling gevonden zal worden die genezing brengt, leidt er soms toe dat patiënten ook in deze fase alle behandelopties willen proberen, hoe klein de kans op effect ook is. Aan de andere kant leert de praktijk dat sommige patiënten een uitgesproken mening hebben over de aangeboden behandelingen. Zij zijn niet bereid om de bijwerkingen van intensieve behandelingen te aanvaarden wanneer deze niet méér kunnen bieden dan een geringe verlenging van het leven, soms ten koste van de kwaliteit van leven. Veel patiënten blijken het echter heel moeilijk te vinden om deze keuzen weloverwogen te maken en hebben op dit punt informatie en begeleiding nodig.

Het proces van besluitvorming is ook voor artsen niet altijd gemakkelijk; artsen en andere hulpverleners zijn opgeleid om curatief te behandelen, waardoor het moeilijk kan zijn om 'op te geven' en niet langer te proberen alle mogelijke behandelingen in te zetten.

Naarmate de ziekte voortschrijdt, besteden patiënt en arts steeds meer aandacht aan andere aspecten in het ziekteproces, zoals de plaats van voorkeur om te sterven en beslissingen rond het levenseinde. Artsen doen er goed aan om aspecten van het levenseinde vroegtijdig en herhaaldelijk te bespreken met de patiënt en zijn naasten. Goede informatie vergroot de kans dat de patiënt minder angstig het levenseinde tegemoet ziet en weet wat bijvoorbeeld de mogelijkheden zijn als hij een wens tot euthanasie zou hebben.

Bij patiënten uit andere culturen heersen vaak andere normen en waarden ten aanzien van omgaan met en praten over ziekte en sterven en ten aanzien van kwaliteit van leven dan bij patiënten met een Nederlandse achtergrond (zie hoofdstuk 4). Dit alles vraagt van hulpverleners om aandachtige zorg en begeleiding die recht doen aan de eigenheid van de patiënt.

ZIEKTETRAJECTEN IN DE PALLIATIEVE ZORG

Als een patiënt met een ongeneeslijke aandoening een vraag stelt over zijn prognose (hoe lang nog?), dan is die vraag nogal eens bedoeld om een idee te krijgen wat hem nog te wachten staat en wat hij nog kan doen in de tijd die hem rest. Het schatten van de levensverwachting is niet gemakkelijk. Uit onderzoek blijkt dat artsen de neiging hebben om de levensverwachting systematisch te overschatten. Naarmate de arts de patiënt langer en beter kent, neemt de nauwkeurigheid van de schatting nog verder af.

De patiënt kan met de vraag over de levensverwachting ook bedoelen dat hij wil weten hoe het ziekteproces zich bij hem zal ontwikkelen. Het beantwoorden van deze vraag is niet gemakkelijk, omdat het voorspellen van gebeurtenissen en problemen in de palliatieve zorg voor de individuele patiënt moeilijk, zo niet onmogelijk is. Hierbij helpt het om te denken in termen van (ziekte)trajecten. Deze trajecten helpen allereerst de zorgverlener om betere en aangepaste zorg aan te bieden. Daarnaast verhogen kennis en informatie over de trajecten bij patiënten het gevoel van controle. Dit maakt dat zij beter kunnen omgaan met de gevolgen van hun ongeneeslijk ziek zijn.

Iedere ziekte kent globaal zijn eigen traject (zie figuur 1.2). Daarbij kunnen drie groepen onderscheiden worden:
1. een min of meer stabiele fase, gevolgd door een relatief korte periode van plotselinge en snelle achteruitgang. Dit traject is vrij specifiek voor het beloop van kanker
2. een geleidelijke, maar progressieve achteruitgang, met tussentijds ernstige episodes van acuut ziek zijn (exacerbaties), zoals bij chronisch obstructief longlijden en hartfalen
3. een in tijd moeilijk voorspelbare en langdurige achteruitgang, zoals bij hoge ouderdom (frailty of kwetsbaarheid) of bij dementie.

Uiteraard hebben deze modellen ook hun beperkingen. Er kan een grote variatie zijn wat betreft het stadium waarin de patiënt zich bevindt. Daarbij kan de progressie van de ziekte voor eenieder verschillend zijn, kunnen trajecten verschillend verlopen en kan de impact grote invloed hebben op de naasten.

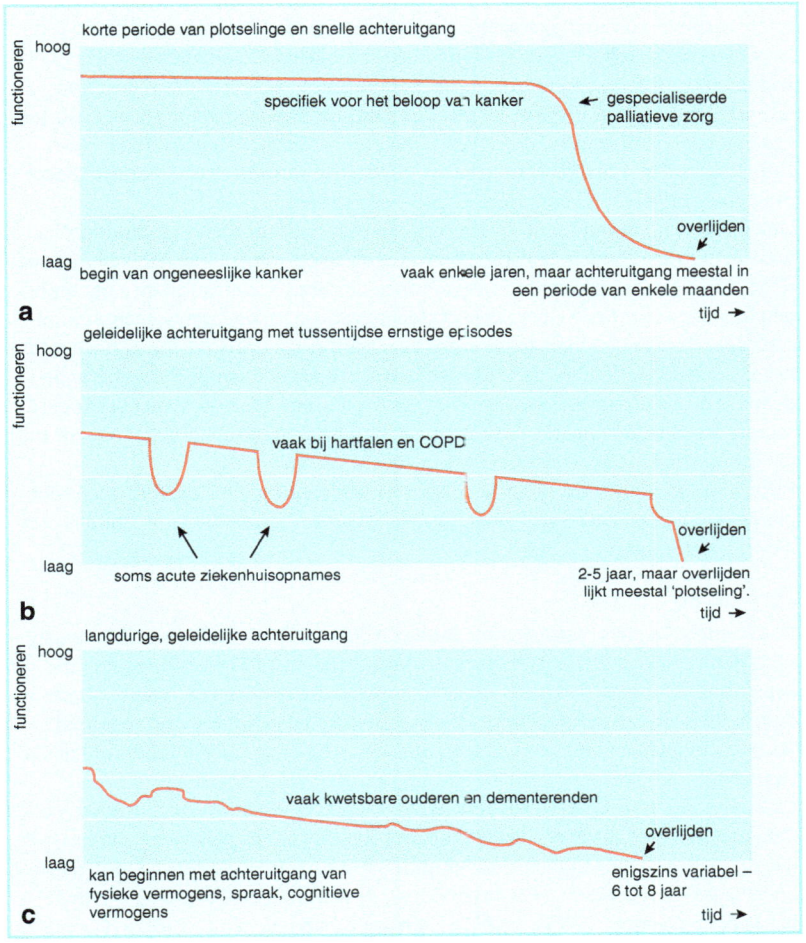

Figuur 1.2 Ziektetrajecten (Murray, 2005).

Belangrijke aandachtspunten van palliatieve zorg

HET VERSTREKKEN VAN INFORMATIE

Het geven van informatie is een taak en een plicht van de arts. Informatie geven is altijd maatwerk, waarbij de arts afstemt op het bevattingsvermogen en de culturele achtergrond van de patiënt. Die culturele achtergrond kan er soms om vragen de patiënt zeer behoedzaam te informeren, of zelfs uitsluitend indirect met de patiënt te communiceren via de familie. Hiervoor verwijzen we naar hoofdstuk 4.

Voor de meeste patiënten in Nederland geldt echter dat zij om openheid vragen. Op het moment dat duidelijk is dat genezing niet (meer) mogelijk is, wordt het verwachte beloop van de aandoening besproken, evenals de mogelijkheden en beperkingen van de verdere behandelingen en de stappen die ondernomen kunnen/zullen worden om de kwaliteit van leven zo goed mogelijk te handhaven. De arts probeert te beoordelen of en hoe de patiënt al deze informatie kan verwerken. Het is bekend dat een patiënt en ook naasten op het moment dat zij deze mededeling krijgen, vaak een groot deel van de informatie vergeten of die zelfs helemaal niet horen. Als zij na het eerste gesprek een vervolggesprek aangeboden krijgen, kunnen vragen die op een later moment naar boven zijn gekomen, aandacht krijgen. Dan kunnen ook psychosociale en spirituele aspecten aan de orde komen. Veel patiënten bespreken hun levensbeschouwelijke vragen niet met de arts. De drempel om hierover met verpleegkundigen, psychologen en/of geestelijk verzorgers te praten, ligt duidelijk lager. Deze hulpverleners maken dan ook deel uit van het multidisciplinaire team. Begeleiding is essentieel om de situatie te kunnen aanvaarden.

Ook in latere fasen van het ziekteproces doen zich steeds opnieuw situaties voor waarbij het van belang is de patiënt en naasten goed te informeren. Dit kan informatie zijn over het symptoom dat zich voordoet, de oorzaak hiervan en de mogelijkheden hier iets aan te doen en over het evalueren van die behandeling. Open communicatie door de hulpverleners en continue begeleiding van de patiënt en zijn naasten bevorderen dat patiënten zelf aangeven wanneer bepaalde symptomen zich voordoen die de kwaliteit van leven ernstig beïnvloeden en of deze al of niet behandeld moeten worden. Informatie kan ook betrekking hebben op mogelijkheden voor hulp die thuis geboden kan worden of over bijvoorbeeld een hospice.

Informeren getuigt van respect, bevordert rust en vergroot de mogelijkheden voor patiënt en naasten om zo veel mogelijk zelf het proces van ziekte en afscheid te coördineren en te sturen.

ANTICIPEREN

De afgelopen jaren is er steeds meer aandacht gekomen voor een proactieve aanpak in de palliatieve zorg. Dat wil zeggen dat hulpverleners veel meer anticiperend denken en handelen vanuit hun expertise en ervaring die ze door de jaren heen hebben opgebouwd ten aanzien van de specifieke problemen die zich kunnen voordoen. Hiervoor moeten de hulpverleners bijzonder kundig en competent zijn in de palliatieve zorg.

Op basis van een specifieke behoefteanalyse vanuit de verschillende dimensies van de palliatieve zorg wordt er een behandelplan gemaakt voor de patiënt en zijn naasten dat zo realistisch mogelijk met alle scenario's rekening houdt die zich kunnen voordoen. Deze aanpak geeft zowel de patiënt als de naasten rust en vertrouwen in de behandeling en bevordert de relatie tussen de hulpverlener en de patiënt. Door deze wijze van werken kan de hulpverlener meer complexe situaties het hoofd bieden, omdat beslissingen beter gestroomlijnd worden. Hierdoor is veilige en goede zorg mogelijk op de plek waar de patiënt dat zelf wenst. Regelmatig bijsturen blijft in alle gevallen nodig, omdat er veranderingen en onverwachte problemen kunnen ontstaan.

Concluderend zal de hulpverlener dus in plaats van een ad-hoc gestuurd handelen, actieve totale zorg aanbieden, aangepast aan de omstandigheden van de patiënt. Het streven is dat de juiste behandeling op het juiste moment op de optimale plaats (thuis of in een verpleeghuis, ziekenhuis of hospice) plaatsvindt.

ZORGPADEN

Interdisciplinaire samenwerking tussen deskundige en competente hulpverleners is een voorwaarde voor het leveren van adequate palliatieve zorg. Daarnaast zijn goede communicatieve vaardigheden naar de patiënt, zijn naasten en naar de andere teamleden, een goede coördinatie, veel inlevingsvermogen en respect voor andere hulpverleners eveneens vereisten. In een dergelijk 'team' zijn de volgende functies vaak aanwezig: één of meerdere medisch specialisten (bijvoorbeeld internist-oncoloog, anesthesioloog/pijnbestrijder, radiotherapeut, cardioloog, longarts), huisarts, verpleeghuisarts, verpleegkundige in de eerste en de tweede lijn, fysiotherapeut, diëtiste, psycholoog, maatschappelijk werker, sociaal verpleegkundige, geestelijk verzorger en secretaresse.

Transmurale samenwerking binnen een vrij uitgebreid team, waarvan elk lid de patiënt vanuit zijn eigen professionele handelen en gezichtshoek benadert, is alleen mogelijk indien er een andere structuur van werken gehanteerd wordt. Dit kan aan de hand van afgesproken algoritmen of stroomdiagrammen. Deze algoritmen worden vertaald in klinische paden of geïntegreerde zorgpaden. Ze zijn afkomstig uit de Verenigde Staten en Engeland en vinden sinds kort ook een ingang in de Nederlandse zorg.

Een zorgpad beschrijft in detail alle onderdelen van de zorg in een welomschreven klinische situatie. In de zorgpaden zijn de rol van iedere zorgverlener en de te verwachten resultaten beschreven. Deze resultaten worden vervolgens genoteerd in het medisch of verpleegkundig dossier. Wanneer de verwachte resultaten om de een of andere reden niet bereikt kunnen worden, wordt de reden hiervoor ook genoteerd, samen met een mogelijke verklaring zoals ontbrekende kennis en kunde, ontbrekende opleiding, ontbrekende middelen of onvoldoende aangepaste geneesmiddelen.

Er zijn verschillende zorgpaden ontwikkeld, bijvoorbeeld het Palliative Care for Advanced Disease pathway (PCAD) of het Liverpool Palliative Care pathway. Zorgpaden belemmeren de individuele aanpak niet. Integendeel, zij laten de vrijheid om individueel gerichte zorg te verstrekken. Zij zijn bijzonder geschikt voor de palliatieve zorg, waar zij de rol vervullen van een multiprofessioneel document dat de stafleden kunnen gebruiken om de patiëntenzorg te coördineren en te documenteren.

PALLIATIEVE CONSULTTEAMS

In Nederland is de afgelopen jaren een landelijk dekkend netwerk ontwikkeld waar hulpverleners hulp kunnen krijgen bij hun zorg voor een patiënt in de palliatieve fase. In situaties waar zich veel, soms ook complexe problemen voordoen, kan de hulpverlener contact opnemen met een palliatief team om samen met een consulent (verpleegkundige en/of arts) te zoeken naar de beste oplossing, of met deze persoon zijn ideeën hierover uit te wisselen. Zeker als dit overleg vroeg in het ziekteproces plaatsvindt, zijn nogal eens veel problemen te voorkomen. Meestal is dit consult telefonisch. In een aantal gevallen kan de consulent ook samen met de hulpverlener (thuis) bij de patiënt gaan kijken, om met elkaar de situatie aan bed te beoordelen. Een consulent neemt in zo'n geval de zorg niet over, maar adviseert alleen.

OVERDRACHT IN DE DIENSTEN

De overdracht in de diensten in het verpleeghuis, het ziekenhuis of in het hospice over patiënten in de palliatieve fase vindt over het algemeen mondeling (al dan niet telefonisch) of schriftelijk plaats. In sommige gevallen is de arts die verantwoordelijk is voor de zorg ook telefonisch bereikbaar voor overleg.

In het geval dat een patiënt thuis verblijft en daar ook wil overlijden, streeft een huisarts ernaar continuïteit van zorg te bieden, ook in avonden, nachten en in het weekend. Niet alle huisartsen zullen ervoor kiezen, of in de gelegenheid zijn, deze zorg zelf te geven. In het huidige dienstensysteem is de kans groot dat een dienstdoende arts de patiënten niet kent die ernstig ziek zijn en/of in een laatste fase verkeren. Continuïteit van zorg heeft alleen kans van slagen als er een goede, geactualiseerde overdracht is. Dit kan in de vorm van een formulier waarover de dienstenpost beschikt. Deze informatie kan ook bij de patiënt worden achtergelaten. Zeker wanneer de eigen huisarts beschrijft wat hij denkt te verwachten en wat daarbij het beste beleid zou zijn, is het mogelijk ook in die situaties continuïteit en goede kwaliteit van zorg te bieden.

De laatste levensfase

De meerderheid van de patiënten wil rustig, liefst in de eigen omgeving en omringd door zijn naasten, sterven. Dood en sterven zijn steeds meer uit de taboesfeer verdrongen en maken nu meer integraal deel uit van het dagelijkse bestaan. Het zichtbaarder worden of maken van sterven en dood kan het rouwproces positief beïnvloeden. Bij patiënten uit andere culturen kunnen andere waarden bestaan ten aanzien van het levenseinde (zie hoofdstuk 4).

Bij veel patiënten verloopt de laatste fase van het leven betrekkelijk rustig. Problemen die zich voordoen, zijn goed te behandelen. De patiënt en de naasten kunnen afscheid nemen en de patiënt overlijdt binnen enkele dagen, terwijl hij toenemend suf wordt en uiteindelijk het bewustzijn verliest.

In een aantal gevallen kunnen de problemen van de patiënt bijzonder complex zijn. In die situaties zijn er meerdere symptomen tegelijkertijd, die van dag tot dag kunnen veranderen wat betreft aard en intensiteit. Door gebrekkige orgaanfunctie (lever, nieren, hart) en een combinatie van vele medicijnen (polyfarmacie) kan er veel variatie optreden in het effect van deze medicijnen en treden er snel bijwerkingen op. De combinatie van diverse problemen bij één en dezelfde patiënt vraagt bijzondere kennis en kunde. Als een hulpverlener de problemen onvoldoende kan hanteren, kan ook in deze fase deskundig advies van een palliatief consultteam een waardevolle bijdrage leveren.

BESLISSINGEN ROND HET LEVENSEINDE

Veel patiënten geven te kennen dat zij waardig willen sterven. Hierbij geven zij vaak aan geen ondraaglijke pijn te willen lijden of andere symptomen te willen hebben die moeilijk te dragen zijn. Zij hebben, net als hun naasten, vragen over de wijze waarop de laatste fase van een ziekbed kan verlopen en willen, waar mogelijk, meebeslissen over de stappen die gezet kunnen worden. Zo kunnen patiënten in de laatste fase afzien van behandelingen die het leven kunnen rekken (bijv. behandelen van een pneumonie). Soms kunnen de problemen of symptomen van de stervende patiënt niet binnen een redelijke termijn opgelost worden, waardoor hij ernstig lijdt. In dat geval kan de arts, in overleg met de patiënt (als dat mogelijk is) en de naasten, overgaan tot de uitvoering van palliatieve sedatie. In een aantal gevallen willen patiënten zelf zoveel mogelijk de regie in handen houden en doen zij een verzoek om euthanasie (zie hoofdstuk 3, casus 10). In alle gevallen geeft de arts goede informatie over elk van deze mogelijkheden en over de voorwaarden die hier gelden en legt de wensen van de patiënt vast in het dossier.

Wanneer een patiënt een wens heeft tot euthanasie, is het in de eerste plaats van belang goed te exploreren wat de reden is om hiertoe te willen overgaan. Welk beeld heeft hij bij euthanasie? Wil hij werkelijk het leven bekorten, bijvoorbeeld wanneer de symptomen ondraaglijk worden of wanneer hij het leven niet meer waardig vindt, of gaat het erom dat hij geen pijn wil hebben of niet wil lijden aan andere symptomen? Vaak zijn hier meerdere gesprekken voor nodig, waarin de patiënt zijn wensen kan uiten en tegelijkertijd informatie krijgt onder welke voorwaarden euthanasie kan worden uitgevoerd.

Het is belangrijk dat de patiënt één of meer vertegenwoordigers benoemt die de zorgverleners kunnen bijstaan bij de besluitvorming.

Euthanasie is bij het grote publiek beter bekend dan palliatieve sedatie. De omstandigheden waaronder de arts kan besluiten de patiënt te sederen, zijn wezenlijk anders dan wanneer overgegaan wordt tot euthanasie en staan beschreven in hoofdstuk 3, casus 16.

Los van de keuzen van de patiënt in deze fase, is het belangrijk om de tekenen van lijden te herkennen. Artsen en verpleegkundigen zijn doorgaans sterk gericht op lichamelijk lijden. Het herkennen van psychisch en existentieel lijden is lastiger. De patiënt toont zelden uitwendige tekenen van psychisch en/of existentieel lijden. Het feit dat dit minder zichtbaar is, houdt ook het gevaar in dat deze symptomen niet herkend worden en er weinig rekening mee gehouden wordt. Met het gebruik van de Lastmeter (zie de bijlage bij hoofdstuk 2) om te screenen op psychosociale problematiek, is er hiervoor meer aandacht gekomen. Bij ernstige psychische en/of existentiële symptomen moeten zorgverleners snel de deskundigheid van een psycholoog of geestelijk verzorger inroepen.

Richtlijnen en wetenschappelijk onderzoek in de palliatieve zorg

Hulpverleners zullen steeds weer afwegen welke behandelingen op welk moment mogelijk en noodzakelijk zijn, rekening houdend met de effectiviteit en haalbaarheid daarvan en met de wensen van de patiënt en de fase van ziekte waarin de patiënt verkeert. Correcte informatie over de mogelijkheden van goede zorg in de palliatieve fase zijn te vinden in vele richtlijnen op het gebied van de palliatieve zorg die de afgelopen jaren in Nederland zijn ontwikkeld. Een groot deel van deze richtlijnen is gebaseerd op 'experience' en niet op 'evidence'.

Het uitvoeren van klinisch-wetenschappelijk onderzoek bij patiënten in de palliatieve fase werd lange tijd als onmogelijk beschouwd, waardoor er niet altijd goed bewijs is voor vele behandelingen die dagelijks worden uitgevoerd. Het wetenschappelijk onderzoek in de palliatieve zorg staat nog in de kinderschoenen. Onderzoek in deze groep is problematisch vanwege de kwetsbaarheid van de patiënt en de korte overleving. Hulpverleners zijn daarnaast terughoudend om de patiënt lastig te vallen in deze fase. Subsidiegevers en de farmaceutische industrie vinden het niet erg aantrekkelijk om bij deze groep patiënten onderzoek uit te voeren. Dit zijn belangrijke redenen waarom op dit moment nog zo weinig onderzoeksgegevens beschikbaar zijn. Toch is het kunnen uitvoeren van goed onderzoek in alle facetten de basis voor het verwerven van nieuwe kennis in de palliatieve zorg.

In elektronische databanken zijn weinig artikelen te vinden over evidence-based reviews van de palliatieve zorg. De meeste artikelen zijn typisch symptoomgericht, bijvoorbeeld op de pijnbehandeling, op de rol van opioïden bij dyspneu en op het opheffen van door chemotherapie geïnduceerde misselijkheid. De eerder beschreven klinische paden kunnen, indien goed aangewend, documentatie opleveren over het patiëntentraject en de effecten van het voorgestelde behandelschema en op deze wijze bijdragen aan evidence in de palliatieve zorg.

Onderwijs

Sinds de jaren negentig is in Nederland veel aandacht besteed aan het onderwijs op het gebied van palliatieve zorg. Vooral hulpverleners in de eerste lijn hebben zich kunnen scholen op een gebied waarvoor in de opleiding tot arts of verpleegkundige niet of nauwelijks aandacht was. Naast reguliere nascholingsprogramma's zijn er enkele meer gespecialiseerde opleidingen voor artsen, zoals de Kaderopleiding Palliatieve Zorg en de zesdaagse Cursus Palliatieve Zorg voor Medisch Specialisten. Ook voor verpleegkundigen zijn er gespecialiseerde scholingen, zoals de basis- en kopmodule palliatieve zorg en een post-hbo-opleiding palliatieve zorg. Er is echter bij de betrokken beroepsgroepen nog steeds een achterstand in deskundigheid op dit gebied. Zeker met de toekomstige demografische ontwikkelingen in het verschiet, zal hier een inhaalslag moeten worden gemaakt. In de studie geneeskunde, de opleiding voor verpleegkundigen en de opleidingen tot specialist zou palliatieve zorg een vast onderdeel van het opleidingsprogramma moeten worden.

De toekomst van de palliatieve zorg

De afgelopen jaren heeft de palliatieve zorg zich in Nederland sterk ontwikkeld. Door de vele scholingen zijn steeds meer hulpverleners voorbereid op het deskundig begeleiden van patiënten in het palliatieve traject, of het nu gaat om patiënten met kanker of om patiënten met andere levensbedreigende ziekten. Het landelijk dekkend netwerk van de consultatieteams palliatieve zorg maakt het mogelijk voor hulpverleners ook complexe situaties het hoofd te bieden. Toch blijven er voor de nabije toekomst ook nog duidelijke aandachtspunten.

Door de sterke vergrijzing van de bevolking en een verbeterde overleving, zal de behoefte aan palliatieve zorg progressief toenemen. Het is essentieel dat de hulpverleners in de eerste lijn voldoende ondersteuning geven aan deze patiënten en dat hiervoor instrumenten c.q. werkwijzen ontwikkeld worden. De organisatiestructuur van de palliatieve zorg in de ziekenhuizen krijgt steeds meer aandacht en zal de komende tijd, net als de deskundigheidsbevordering van specialisten en verpleegkundigen, een speerpunt moeten zijn. Daardoor ontstaat goede aansluiting tussen de hulpverleners in de eerste lijn en in de ziekenhuizen. Ook de inzet van en de samenwerking met vrijwilligers die in vele andere landen ook een belangrijk rol spelen, behoeven meer aandacht.

De professionalisering van de palliatieve zorg vereist een degelijke financiële ondersteuning, waardoor het mogelijk is de patiënt de best passende zorg op de meest geschikte plaats te geven. Een groot deel van het palliatieve netwerk in Nederland wordt door vrijwilligers gedragen. De vraag is of dit een ideale situatie is. Verder zal structurele financiering van palliatieve zorg en pijnbehandeling in ziekenhuizen kunnen bijdragen aan het continueren van het verlenen van goede zorg. Deze wordt nu vaak verleend door een kleine groep van enthousiaste goedbedoelende hulpverleners, die steeds meer gefrustreerd raken aangezien er geen positieve productiecijfers overgelegd kunnen worden.

Palliatieve zorg vergt specifieke kennis en vaardigheden. Het moet onderdeel zijn van het curriculum van alle zorgleners. Zij zullen hun competenties moeten vastleggen en laten bewaken door een Nederlandse vereniging voor palliatieve zorg die door middel van registratie, educatie en visitatie de kwaliteit van palliatieve zorg voor iedere patiënt en mantelzorger moet garanderen.

Er is tevens behoefte aan het verder uitbouwen van structuren, waardoor de zorgverstrekkers van de eerste lijn een beroep kunnen doen op advies van specialisten. Ten slotte is er meer onderzoek nodig in de palliatieve zorg. Hiervoor zal geld moeten worden vrijgemaakt.

Literatuur

Cartwright C, Onwuteaka-Philipsen BD, Williams G, Faisst K, Mortier F, Nilstun T, Norup M, Heide A van der, Miccinesi G. Physician discussions with terminally ill patients: a cross-national comparison. Palliat Med 2007;21:295-303.

Ellershaw J, Forster A, Murphy D. Developing an integrated care pathway for the dying patient. European Journal of Palliative Care 1997;4:203-7.

Ellershaw JE, Murphy D. The Liverpool Care Pathway (LCP) influencing the UK national agenda on care of the dying. Int J Palliat Nurs 2005;11:132-4.

Gambles M, Stirzaker S, Jack BA, Ellershaw JE. The Liverpool Care Pathway in hospices: an exploratory study of doctor and nurse perceptions. Int J Palliat Nurs 2006;12:414-21.

Gordijn B, Janssens R. The prevention of euthanasia through palliative care: new developments in The Netherlands. Patient Educ Couns 2000;41:35-46.

Graeff A de, Dean M. Palliative sedation therapy in the last weeks of life: a literature review and recommendations for standards. J Palliat Med 2007;10:67-85.

Graeff A de, Bommel JMP van, Deijck RHPD van, Eynden B van den, Krol RJA, Oldenmenger WH, Vollaard EJ. Palliatieve zorg. Richtlijnen voor de praktijk. Heerenveen: Jongbloed bv (te verschijnen december 2010). Ook in te zien op www.pallialine.nl.

Grant M, Elk R, Ferrell B, Morrison RS, Gunten CF von. Current status of palliative care – clinical implementation, education, and research. CA Cancer J Clin 2009;59:327-35.

Hui D, Con A, Christie G, Hawley PH. Goals of care and end-of-life decision making for hospitalized patients at a canadian tertiary care cancer center. J Pain Symptom Manage 2009;38:871-881.

Murray SA, Kendall M, Boyd K, Sheikh A. Illness trajectories and palliative care. BMJ 2005;330:1007-11.

Murray SA, Kendall M, Grant E, Boyd K, Barclay S, Sheikh A. Patterns of social, psychological, and spiritual decline toward the end of life in lung cancer and heart failure. J Pain Symptom Manage 2007;34:393-402.

Sekelja N, Butow PN, Tattersall MH. Bereaved cancer carers' experience of and preference for palliative care. Support Care Cancer 2009.

Toetsingscommissie COPZ. Advies van de Toetsingscommissie COPZ aan het ministerie van VWS over de toekomst van de COPZ'en in samenhang met de algehele gezondheidszorg. Nederlands instituut voor onderzoek van de gezondheidszorg (Nivel), 2001.

VIKC. Oncoline, richtlijnen oncologische zorg, 2009.

Vissers K. Palliatieve zorg als 'heelkunst': preventie en integratie in de levenscyclus! Inaugurale rede. Nijmegen: Radboud Universtiteit Nijmegen, 2007.

WHO. WHO definition of palliative care, 2002.

Wulff CN, Thygesen M, Sondergaard J, Vedsted P. Case management used to optimize cancer care pathways: a systematic review. BMC Health Serv Res 2008;8:227.

2 Symptomen, symptoomanalyse en symptoombehandeling

A. de Graeff, S.C.C.M. Teunissen

Inleiding

In de definitie van palliatieve zorg van de Wereld Gezondheidsorganisatie (WHO, zie hoofdstuk 1) komt een aantal belangrijke aspecten van palliatieve zorg naar voren:
- het belang van een zorgvuldige analyse en behandeling van alle klachten en problemen
- het multidimensionele karakter van de zorg; dat wil zeggen: aandacht voor somatische, psychische, sociale en spirituele c.q. existentiële aspecten
- het anticiperende karakter: vooruitlopen op problemen die zich in de toekomst zouden kunnen voordoen

In de palliatieve fase wordt onderscheid gemaakt tussen ziektegerichte palliatie, symptoomgerichte palliatie en palliatie in de terminale fase.

Na de overgang van de curatieve naar de palliatieve fase wordt in de eerste plaats aandacht besteed aan de betekenis en gevolgen van de transitie van curatie naar palliatie in relatie tot het fysiek, psychisch en sociaal functioneren van de patiënt. Vaak (maar zeker niet altijd) zijn er in dit stadium van de ziekte nog alternatieven om de ziekte zoveel mogelijk af te remmen (bijv. door middel van palliatieve chemotherapie in geval van kanker). De ziektegerichte behandeling heeft primair als doel symptomen te verlichten en te voorkomen – door het terugdringen van de ziekte – en ook, indien mogelijk, om het leven te verlengen. Ten slotte is er in deze fase natuurlijk aandacht voor de directe behandeling van de symptomen zelf.

Wanneer er geen mogelijkheden (meer) zijn om de ziekte te behandelen, is het doel van de behandeling uitsluitend om symptomen te verlichten. Het behoud van emotioneel, cognitief en sociaal functioneren is daarbij van groot belang.

In de terminale fase (de laatste dagen tot 1-2 weken voor het overlijden) zijn sommige symptomen (bijvoorbeeld vermoeidheid en anorexie) niet meer goed te verlichten. De behandeling is niet zozeer gericht op de kwaliteit van leven als wel op de kwaliteit van sterven. In deze fase wordt verlies van cognitieve en sociale functies soms (noodgedwongen) geaccepteerd.

Palliatieve zorg kan complex zijn. Er kan een scala aan verschillende symptomen optreden die grote implicaties (kunnen) hebben voor de (verschillende aspecten van de) kwaliteit van leven. Een systematische analyse en behandeling van symptomen zijn vereist om de kwaliteit van leven zo optimaal mogelijk te maken.

In situaties dat de levensverwachting kort is, kunnen zeer snel wijzigingen optreden waarbij de conditie van de patiënt verslechtert. In dat geval is snelheid van handelen geboden.

In dit hoofdstuk wordt ingegaan op de definitie van een symptoom, op de prevalentie van diverse symptomen en op symptoomanalyse en -behandeling.

Symptomen

Een *symptoom* is te definiëren als 'een door de patiënt aangegeven klacht op lichamelijk, psychosociaal of levensbeschouwelijk gebied'. In deze definitie ligt het subjectieve karakter van een symptoom besloten: de patiënt bepaalt waar hij last van heeft en hoe erg dat is. In het Engels wordt onderscheid gemaakt tussen 'symptoms' (de klacht van de patiënt) en 'signs' (objectief waarneembare tekenen of uitingen van een symptoom). De 'signs' bij kortademigheid kunnen bijvoorbeeld zijn: een snelle ademhaling, cyanose of het gegeven dat een patiënt niet in staat is om volledige zinnen uit te spreken vanwege zijn kortademigheid. In het Nederlands is er geen equivalent voor 'sign'.

De subjectieve beleving (de ernst) en de betekenis die de patiënt aan het symptoom toekent, bepalen de mate van symptoomlijden.

Aan een symptoom is een aantal dimensies te onderscheiden:

Somatisch:
- pathofysiologisch: het mechanisme dat tot het symptoom leidt
- sensorisch: de gewaarwording van het symptoom

Psychologisch:
- affectief: de emotionele problemen die ontstaan door, samengaan met of van invloed zijn op het symptoom
- cognitief: gedachten over het symptoom

Sociaal: gedrag en interactie met de omgeving

Spiritueel c.q. existentieel: gedachten, gevoelens en vragen die het symptoom oproept ten aanzien van de zin- en betekenisgeving die verbonden zijn met het ziekteverloop en het levenseinde

Zo kan uitgebreide longmetastasering (pathofysiologische dimensie) leiden tot een ernstige mate van ervaren kortademigheid (sensorische dimensie). De patiënt past zijn lichamelijke activiteiten aan. Dit leidt tot veranderingen in de sociale rol van de patiënt en de naasten (sociale dimensie). De gedachte te kunnen gaan stikken (cognitieve dimensie) kan aanleiding zijn voor gevoelens van angst (affectieve dimensie). Het levensbedreigende karakter van het symptoom confronteert de patiënt met het naderende levenseinde (existentiële dimensie).

Een *syndroom* is een samenhangend geheel van symptomen met een gemeenschappelijke ontstaanswijze. Voorbeelden zijn het anorexie-cachexiesyndroom (zie hoofdstuk 3, casus 5) en het delier (zie hoofdstuk 3, casus 14).

De hoeveelheid en de ernst van symptomen nemen vaak toe naarmate de ziekte voortschrijdt. In tabel 2.1 staat een overzicht van de prevalentie van de meest voorkomende symptomen in de palliatieve fase van de ziekte kanker. Vermoeidheid, pijn, energieverlies, zwakte en gebrek aan eetlust komen bij meer dan 50% van de patiënten voor. In de terminale fase treedt een verschuiving op: vermoeidheid, zwakte, gewichtsverlies, sufheid en verwardheid komen (nog) vaker voor, terwijl de prevalentie van pijn afneemt.

Tabel 2.1 Prevalentie van de meest voorkomende symptomen bij patiënten met kanker in de palliatieve fase (Teunissen et al., 2007).

Symptoom	Prevalentie (in %)	Prevalentie in de laatste 1-2 weken (in %)
vermoeidheid	74	88
pijn	71	45
gebrek aan energie	69	
zwakte	60	74
gebrek aan eetlust	53	56
gespannenheid	48	
gewichtsverlies	46	86
droge mond	40	34
somberheid	39	19
obstipatie	37	29
zich zorgen maken	36	
slaapproblemen	36	14
kortademigheid	35	39
misselijkheid	31	17
angst	30	30
prikkelbaarheid	30	7
opgeblazen gevoel	29	
hoesten	28	14
cognitieve symptomen	28	
snelle verzadiging	23	
smaakveranderingen	22	
pijn in de mond	20	
braken	20	13
sufheid	20	38
oedeem	19	8
mictieklachten	18	6
duizeligheid	17	7
dysfagie	17	16
verwardheid	16	24
bloedingen	15	12
neurologische klachten	15	32
heesheid	14	
dyspepsie	12	2
huidsymptomen	11	16
diarree	11	6
jeuk	10	
hik	7	

In tabel 2.2 staat een overzicht van de symptoomprevalentie bij hartfalen en COPD. Vermoeidheid en kortademigheid zijn hierbij de meest voorkomende symptomen.

Tabel 2.2 Prevalentie van de meest voorkomende symptomen bij patiënten met hartfalen en COPD (Janssen et al., 2008).

Symptoom	Hartfalen		COPD	
	Laatste jaar (in %)	Laatste 1-2 wk (in %)	Laatste jaar (in %)	Laatste 1-2 wk (in %)
vermoeidheid	69	78	68	80
kortademigheid	72	62	94	90
slaapproblemen	45		65	51
pijn	41	42	68	49
klachten van de mond	27		63	48
hoesten	35		70	52
gebrek aan eetlust	31		51	64
somberheid	23		59	55
angst	30		53	
obstipatie	37		36	25
verwardheid	29	17	23	22
misselijkheid	25	20	4	
oedeem	39	43		
duizeligheid	21	35		
jeuk	12			

Goede diagnostiek en behandeling van symptomen vergen een gestructureerde en multidimensionele benadering: dat wil zeggen, een benadering waarbij alle dimensies van de aanwezige symptomen aandacht krijgen. In veel gevallen vraagt dit om een multidisciplinaire benadering, waarbij diverse hulpverleners betrokken kunnen zijn (bijvoorbeeld arts, verpleegkundige, diëtist, fysiotherapeut, maatschappelijk werkende, psycholoog en/of geestelijk verzorger).

Anticiperen

Anticiperen is een belangrijk aspect van goede palliatieve zorg. Anticiperen is vooruitlopen op wat te verwachten is, om (al dan niet ernstige) problemen vóór te zijn en complicaties te voorzien, bijvoorbeeld op grond van het gedrag van de ziekte. Als een patiënt met botmetastasen bijvoorbeeld veel last heeft van pijn in zijn bovenarm en er op de röntgenfoto een aantasting van de cortex van de humerus te zien is, kan een pen worden ingebracht om een pathologische fractuur te voorkomen. Bij het toedienen van medicijnen kan de arts proberen bijwerkingen te voorkómen of te verminderen door een middel tegen de bijwerking te geven voordat deze optreedt. Een voorbeeld hiervan is het voorschrijven van laxantia ter voorkoming van obstipatie bij het gebruik van opioïden. Anticiperen op het gebied van psychosociale begeleiding kan eruit bestaan angsten en denkbeelden over het sterven tijdig bespreekbaar te maken. Dit maakt het mogelijk om de gang van zaken rond het sterven te bespreken en daardoor rust rondom het sterfbed te creëren.

Analyse

Symptoombestrijding begint met een gestructureerde en methodische inventarisatie van ieder symptoom door middel van een goede anamnese. Hierbij wordt aandacht besteed aan:
- de aard en de ernst van het symptoom
- de gevolgen ervan voor het lichamelijk functioneren (ook wel gemeten als performance status, zie tabel 2.3)
- de affectieve, cognitieve, sociale en existentiële dimensies
- de last die de patiënt ervan heeft (het symptoomlijden)
- de gevolgen voor de naasten

Daarnaast doet de arts een volledig lichamelijk onderzoek.

Tabel 2.3	Schalen voor de performance status.		
Karnofsky Performance Status		*Eastern Cooperative Oncology Group (ECOG) Performance Status*	
100	geen klachten, geen ziekteverschijnselen	0	asymptomatisch
90	in staat tot normale activiteit; minimale verschijnselen van de ziekte	1	symptomatisch, volledig ambulant
80	met inspanning tot normale activiteit in staat		
70	in staat voor zichzelf te zorgen; onmogelijk om normale activiteiten te verrichten of om te werken	2	symptomatisch, ligt minder dan 50% van de dag op bed
60	heeft af en toe hulp nodig, maar is in staat grotendeels voor zichzelf te zorgen		
50	heeft veel hulp en frequente medische zorg nodig	3	symptomatisch, niet volledig bedlegerig, ligt meer dan 50% van de dag op bed
40	grotendeels bedlegerig; heeft zorg en hulp nodig		
30	geheel bedlegerig; heeft totale verzorging nodig; opname in ziekenhuis geïndiceerd; fatale afloop dreigt nog niet	4	volledig bedlegerig
20	ernstig ziek; opname in ziekenhuis is noodzakelijk; actieve ondersteuning vereist		
10	moribund		
0	overleden		

Aanvullende diagnostiek (bijv. laboratoriumonderzoek, röntgenonderzoek, endoscopisch onderzoek) wordt verricht als dit haalbaar en zinvol is en als de patiënt dit wil. Belangrijke overwegingen bij de besluitvorming ten aanzien van diagnostiek zijn de therapeutische consequenties van de uitslag, de wens van de patiënt, zijn lichamelijke toestand en de ingeschatte levensverwachting.

Meetinstrumenten

Bij de analyse van symptomen in de palliatieve fase wordt steeds vaker gebruikgemaakt van meetinstrumenten: gestandaardiseerde vragenlijsten waarmee een symptoom of syndroom wordt geanalyseerd. Deze worden meestal ingevuld door de patient, maar soms door de naasten of door verpleegkundigen.

Meetinstrumenten kunnen gebruikt worden voor:
- registratie: waar heeft de patiënt last van en wat is de intensiteit van het symptoom?
- monitoring: hoe is het beloop in de tijd en wat is het effect van behandeling?
- screening: gestandaardiseerde meting met behulp van een specifiek meetinstrument, dat de mate van waarschijnlijkheid aangeeft van een behandelbare diagnose (bijv. voor depressie of delier)
- het stellen van een diagnose volgens objectief toetsbare criteria (bijv. depressie volgens DSM-IV)

Alle professionals kunnen meetinstrumenten voor registratie, monitoring en screening met goede instructie toepassen. Het gebruik van een diagnostisch meetinstrument vergt veelal een specifieke expertise.

Met meetinstrumenten wordt vaak de intensiteit van een symptoom gemeten. Hierbij wordt gebruikgemaakt van verschillende schalen:
- Visueel Analoge Schaal (VAS). De standaard VAS is een lijn van 10 cm, met aan de uiteinden 'geen last van het symptoom' en 'ergst denkbare intensiteit van het symptoom'.
- Numerical Rating Scale (NRS). De NRS is een schaal van 0 (geen last van het symptoom) tot en met 10 (ergst denkbare intensiteit van het symptoom).
- Verbal Rating Scale (VRS). Voor de VRS zijn verschillende schalen beschikbaar, van een vierpuntsschaal (geen, licht, matig, ernstig) tot een zespuntsschaal (geen, heel licht, licht, nogal, ernstig, heel ernstig).

De VAS is de meest abstracte schaal en blijkt in de dagelijkse praktijk het moeilijkst te gebruiken. De VRS is de minst gevoelige schaal, maar is gemakkelijk in gebruik. De NRS is gevoelig voor verandering en wordt goed geaccepteerd door patiënten. In onderzoeken naar pijn, waarbij deze schalen onderling vergeleken zijn, komt naar voren dat de schalen in gelijke mate valide en betrouwbaar zijn.

De NRS wordt het meest gebruikt. Voor de NRS en de VAS is onderzocht in welke mate de intensiteit van het symptoom, zoals aangegeven door de patiënt, het dagelijks functioneren en de kwaliteit van leven beïnvloedt. In de literatuur komt een intensiteit van 4-5 als afkappunt duidelijk naar voren. Dat betekent dat een symptoom met een score van 4 c.q. 5 of hoger dus behandeling behoeft om te proberen de kwaliteit van leven en het functioneren van de patiënt te verbeteren. Verder is gebleken dat een klinisch relevante afname van een symptoom impliceert dat er een vermindering in intensiteit van ten minste twee punten (op een schaal van 0-10) en/of een afname van intensiteit van 30% is opgetreden.

Naast dergelijke unidimensionele meetinstrumenten, die uitsluitend de ernst van een symptoom beoordelen, zijn er multidimensionele meetinstrumenten.

Voorbeelden hiervan zijn:
- de multidimensionele pijnanamnese die is ontwikkeld door het Landelijk Verpleegkundig Pijnnetwerk (zie de bijlage bij hoofdstuk 3, casus 2)
- de Delirium Observatie Screening Schaal (DOS), een observatieschaal voor verpleegkundigen en verzorgenden, gericht op het vroegtijdig onderkennen van een delier (zie de bijlage bij hoofdstuk 3, casus 14)
- de Lastmeter, een screeningsinstrument voor psychosociale problematiek (zie de bijlage bij dit hoofdstuk)
- de Hospital Anxiety and Depression Scale (HADS), een screeningsinstrument voor angst en depressie (zie de bijlage bij hoofdstuk 3, casus 13)

Beleid en behandeling

De door de patiënt ervaren kwaliteit van leven is het uitgangspunt voor het vaststellen van het beleid en de maat voor het effect ervan. De kwaliteit van leven van een patiënt in de palliatieve fase wordt bepaald door:
- het aantal en de ernst van de symptomen
- het lichamelijk, psychisch (affectief en cognitief), sociaal en spiritueel functioneren
- de manier waarop de patiënt met de ziekte en de gevolgen ervan omgaat ('coping')
- de interactie met de omgeving

Al deze factoren kunnen in de loop van de palliatieve fase veranderen.

Bij het vaststellen van het beleid zijn de wensen en prioriteiten van de patiënt het uitgangspunt. Daarbij wordt een zorgvuldige afweging gemaakt tussen de baten en de lasten van de behandeling. Soms zal een patiënt alles uit de kast willen halen om een kleine kans op verbetering van de situatie aan te grijpen. Hij kan er ook voor kiezen om een symptoom niet te laten behandelen. In sommige situaties speelt hier de wens een rol om het leven niet onnodig en ongewenst te rekken. Zo kan een patiënt ervoor kiezen om een pneumonie niet te laten behandelen, in de hoop dat hij daardoor snel en rustig overlijdt.

Omdat er vaak sprake is van meerdere symptomen tegelijkertijd, moeten er keuzen worden gemaakt. Behandeling van het ene probleem kan gunstige of juist ongunstige effecten hebben op andere problemen. Dit bepaalt mede de keuze van de behandeling.

Dit alles vraagt om integrale en multidimensionele zorg met aandacht voor:
- goede voorlichting en informatie op maat (afgestemd op het emotioneel en cognitief functioneren van de patiënt en diens naasten). Dit verhoogt de gevoelens van autonomie van de patiënt, vermindert angst en spanning en bevordert de compliance. Voor sommige symptomen (bijv. pijn en angst) is aangetoond dat goede informatie en voorlichting op zichzelf al een therapeutisch effect hebben
- ondersteunende zorg, bijvoorbeeld door fysiotherapeut, gezinshulp of geestelijk verzorger
- continuïteit en coördinatie van zorg. Belangrijke aspecten hiervan zijn:
  - duidelijkheid over de hoofdbehandelaar c.q. zorgcoördinator
  - volledige rapportage en documentatie
  - goede overdracht tussen alle betrokken hulpverleners

Bij de behandeling wordt onderscheid gemaakt tussen enerzijds behandeling die gericht is op de oorzaak of beïnvloedende factoren van het symptoom en anderzijds een symptomatische (niet-medicamenteuze en/of medicamenteuze) behandeling.

OORZAKELIJKE BEHANDELING

Bij een oorzakelijke behandeling is de behandeling van het symptoom gericht op (zie kader):
- de onderliggende ziekte (ziektegerichte palliatie)
- specifieke oorzaken van bepaalde symptomen
- behandeling van beïnvloedende factoren

Oorzakelijke behandeling van symptomen in de palliatieve zorg

Behandeling van de onderliggende ziekte
- palliatieve radiotherapie, hormonale therapie of chemotherapie bij patiënten met kanker
- behandeling van orgaanfalen, bijvoorbeeld hartfalen of COPD

Behandeling van specifieke oorzaken
- aanpassing van medicatie indien er sprake is van bijwerkingen (bijv. opioïdrotatie als er sprake is van een delier als bijwerking van morfine)
- behandeling (met vochttoediening en bisfosfonaten) van hypercalciëmie als oorzaak van misselijkheid en braken
- drainage c.q. punctie van pleuravocht bij dyspneu, van ascites bij opgezette buik, misselijkheid of kortademigheid
- drainage van maaginhoud bij braken ten gevolge van gastroparese, obstructie van de maaguitgang of ileus
- het gebruik van diverse soorten stents bij passageproblemen van holle organen (slokdarm, dunne en dikke darm, galwegen, bloedvaten, luchtwegen, urinewegen)

Behandeling van beïnvloedende factoren
- bijvoorbeeld behandeling van hoesten wanneer dit aanleiding geeft tot een verergering van bestaande pijnklachten

In sommige gevallen is behandeling van de oorzaak of van beïnvloedende factoren echter niet mogelijk, haalbaar of gewenst. In die gevallen is de behandeling uitsluitend symptomatisch.

NIET-MEDICAMENTEUZE SYMPTOMATISCHE BEHANDELING

Niet-medicamenteuze behandelingen worden veel toegepast en zijn een belangrijk en vaak effectief onderdeel van de behandeling. Afhankelijk van de aard van het symptoom wordt een scala aan verschillende interventies toegepast (zie kader).

MEDICAMENTEUZE SYMPTOMATISCHE BEHANDELING

Medicamenten zijn belangrijk bij de behandeling van symptomen in de palliatieve fase. Patiënten gebruiken regelmatig veel verschillende medicijnen en hebben daardoor kans op bijwerkingen en interacties.

Als een middel wordt voorgeschreven, moet altijd kritisch worden beoordeeld of het effect van het middel opweegt tegen de belasting van de behandeling. Verder kan het tijdens behandeling voorkomen dat een symptoom afneemt of verdwijnt en de patient de medicamenteuze behandeling niet meer nodig heeft.

Medicamenten worden bij voorkeur oraal toegediend. Voor een beperkt aantal medicamenten (bijv. fentanyl, buprenorfine of scopolamine) is een transdermale toedieningsvorm ('pleister') beschikbaar.

Niet-medicamenteuze symptomatische behandeling in de palliatieve zorg

- toediening van vocht bij dehydratie
- voedingsinterventies bij anorexie, gewichtsverlies en misselijkheid en braken
- ademhalingsoefeningen, afkoeling en toediening van zuurstof bij kortademigheid
- zorgen voor goede toiletfaciliteiten (postoel, rust en privacy) bij obstipatie
- gebruik van wondbedekkers bij oncologische ulcera
- huidverzorging bij jeuk
- het creëren van een stabiele en veilige omgeving bij delier
- gedragsmatige en cognitieve interventies bij angst, depressie en vermoeidheid
- complementaire interventies (bijv. massage, aromatherapie, ontspanningsoefeningen of muziektherapie) bij pijn, vermoeidheid, angst of spanning

Andere mogelijke toedieningswegen zijn:
- via het slijmvlies onder de tong (sublinguaal), van de wang (buccaal) of van de neus (intranasaal)
- rectaal
- subcutaan
- intraveneus
- epiduraal
- intrathecaal

Bij orale toediening moet rekening worden gehouden met beperkte resorptie en met het feit dat metabolisering in de lever plaatsvindt (het zgn. first pass-effect). Voor sommige middelen zijn er daarom verschillen in dosering voor orale en parenterale toediening.

Wanneer de orale toedieningsweg niet mogelijk is (omdat de patiënt geen orale medicatie wil of kan innemen of bij ontbreken van een orale toedieningsvorm) en er geen transdermale toedieningsvorm van het middel beschikbaar is, wordt meestal gekozen voor de rectale, subcutane of intraveneuze toedieningsweg.

Medicamenten worden in de palliatieve zorg nogal eens via ongebruikelijke toedieningswegen (bijv. rectale toediening van slow release morfine of sublinguale toediening van lorazepam) of voor een niet-geregistreerde indicatie ('off-label') toegepast, bijvoorbeeld het gebruik van paroxetine (een antidepressivum) bij de behandeling van jeuk.

In de palliatieve fase komen tamelijk frequent nier- of leverfunctiestoornissen voor. Hiermee moet bij het voorschrijven van medicatie rekening worden gehouden.

Veel patiënten gebruiken medicijnen vanwege comorbiditeit (bijv. statines, antihypertensiva of antidiabetica). In de palliatieve fase, en zeker bij een korte levensverwachting, is het de vraag of het nog zinvol is om deze medicatie te continueren.

Het is belangrijk de medicatie van patiënten regelmatig kritisch tegen het licht te houden, onnodige of niet-werkzame medicatie te staken en alert te zijn op bijwerkingen, interacties en (veranderende) nier- of leverfunctie.

In het kader staat een aantal middelen die veel worden gebruikt in de palliatieve zorg.

Medicamenteuze symptomatische behandeling in de palliatieve zorg

- paracetamol en niet-steroïdale anti-inflammatoire middelen (NSAID's): vooral voor de behandeling van pijn, soms ook van tumorkoorts
- opioïden (met name morfine, fentanyl en oxycodon): bij de behandeling van pijn (alle genoemde middelen), kortademigheid en hoesten (vooral morfine)
- corticosteroïden (dexamethason en prednis(ol)on) bij de behandeling van diverse symptomen, onder andere misselijkheid en braken, anorexie, vermoeidheid, (dreigende) dwarslaesie en hersenoedeem
- anti-emetica (met name metoclopramide, domperidon, haloperidol, dexamethason, serotonineantagonisten en levomepromazine) bij de behandeling van misselijkheid en braken
- laxantia (met name lactulose, magnesium(hydr)oxide, macrogol/elektrolyten, sennosiden A+B en bisacodyl) bij de preventie en behandeling van obstipatie
- haloperidol bij de behandeling van delier of van misselijkheid en braken
- antidepressiva bij de behandeling van depressie (met name methylfenidaat, tricyclische antidepressiva en SSRI's), soms ook bij de behandeling van neuropathische pijn (tricylische antidepressiva) en jeuk (SSRI's)
- benzodiazepines bij de behandeling van angst en spanning (met name oxazepam, lorazepam en diazepam) en van slaapproblemen (met name temazepam, lormetazepam, zopiclon en zolpidem) en bij palliatieve sedatie (midazolam)

Symptoommanagement

Symptoommanagement heeft betrekking op het proces van analyse en behandeling van symptomen, op de evaluatie van het effect en op het zo nodig bijstellen van het beleid. Het reguliere model van klinisch redeneren blijkt in de palliatieve fase niet altijd goed te voldoen. Het 'palliatief redeneren' is een methodiek voor symptoommanagement waarbij de methodiek van het klinisch redeneren samengaat met een multidimensionele benadering. Bij de keuze voor diagnostiek en behandeling wordt expliciet rekening gehouden met prioriteiten en wensen van de patiënt en met de (soms beperkte) levensverwachting.

De nadruk ligt op:
- systematiek: herkenbaar voor professionals, patiënt en naasten
- multidimensionaliteit: aandacht voor de somatische, psychische (emotionele en cognitieve), sociale en spirituele c.q. existentiële dimensies
- anticipatie op veranderingen in de toekomst
- concretisering van afspraken, uitkomsten en momenten van evaluatie
- snelle en toetsbare besluitvorming.

De methodiek bestaat uit vier fasen (zie ook kader).

FASE 1

In fase 1 wordt achtereenvolgens aandacht besteed aan:
- het verzamelen van de medische gegevens: diagnose en behandeling van de ziekte tot dusverre en relevante comorbiditeit
- prioriteiten van de patiënt: wat wil hij, welke symptomen behoeven aandacht, wil hij verwezen worden naar de tweede lijn, wil hij aanvullend onderzoek, welke

Het palliatief redeneren

Fase 1: breng problematiek in kaart
- medische gegevens
- prioriteiten van de patiënt
- symptoomanalyse
- huidige medicatie
- ingeschatte levensverwachting
- functionele status
- psychische status (affectief en cognitief)
- sociale status
- spirituele c.q. existentiële status
- op indicatie aanvullend onderzoek
- gebruik van meetinstrumenten

Fase 2: vat problematiek en beleid samen
- formuleren van werkhypothese
- beleidsafwegingen
- omschrijven van het doel van het beleid
- beleid:
  - behandeling van de oorzaak c.q. uitlokkende of in stand houdende factoren
  - symptomatische behandeling (niet-medicamenteus en medicamenteus)
  - ondersteunende zorg

Fase 3: maak afspraken over evaluatie van het beleid
- meten van effect (hoe, door wie, wanneer)
- gebruiken van meetinstrumenten
- meten van effect aan de hand van klachten en welbevinden

Fase 4: stel beleid zo nodig bij en blijf evalueren

behandelingen wil hij wel en welke niet (in het licht van kansen op effect en bijwerkingen)?
- zorgvuldige analyse van het symptoom/de symptomen (inclusief oorzaken en beïnvloedende factoren, beoordeling van het symptoomlijden en van het effect van eerdere behandeling van het symptoom) door middel van anamnese en lichamelijk onderzoek
- huidige medicatie
- ingeschatte levensverwachting: deze kan van grote invloed zijn op de besluitvorming ten aanzien van diagnostiek en behandeling
- de functionele status: in hoeverre is de patiënt mobiel dan wel bedlegerig, is hij verzwakt en hulpbehoevend bij activiteiten van het dagelijks leven? Hierbij kan gebruikgemaakt worden van ECOG of de Karnosfsky performance status (tabel 2.3)
- de psychische status:
  - affectief: heeft de patiënt zorgen, is hij angstig en/of somber?
  - cognitief: zijn er stoornissen van het bewustzijn, het geheugen, het denken of het waarnemen? Heeft de patiënt wanen en/of hallucinaties? Welke betekenis kent de patiënt toe aan het symptoom?
- de sociale status: wie levert de mantelzorg (partner, kinderen, ouders, familie, vrienden) en hoe is het met hun draagkracht? Is er (voldoende) professionele

ondersteuning, bijvoorbeeld door huisarts, oncologieverpleegkundige en/of wijkverpleegkundige?
- de spirituele c.q. existentiële status: levensbeschouwing, zingeving, religie, spiritualiteit. Wat is de betekenis van de situatie voor de patiënt? Heeft de patiënt steun of houvast aan een levensbeschouwing of geloof? Heeft de patiënt eigen bronnen van hoop of kracht?
- de keuze voor of het afzien van aanvullend onderzoek (mede in het licht van de aard van de problematiek, de prioriteiten van de patiënt, de levensverwachting en de functionele status)
- het gebruik van meetinstrumenten

FASE 2
Eerst wordt per symptoom een werkhypothese geformuleerd waarin de aard van het symptoom, de context en de oorzakelijke en/of beïnvloedende factoren worden aangegeven. Een voorbeeld: delier bij een patiënt in de stervensfase, uitgelokt door hypoxie en gebruik van morfine. Hiermee wordt inzichtelijk gemaakt wat er aan de hand is en welke (potentieel beïnvloedbare) factoren er aan ten grondslag liggen. Vervolgens worden beleidsafwegingen geformuleerd (welke behandelingen zijn zinvol, haalbaar en gewenst?) en wordt aangegeven wat het doel van het beleid is (waarbij er ook voor gekozen kan worden om het symptoom te accepteren en af te zien van behandeling).
Dan wordt het beleid vastgesteld met aandacht voor:
- behandeling van de oorzaak c.q. beïnvloedende of in stand houdende factoren (als dat mogelijk is). Bij delier uitgelokt door morfine kan gekozen worden voor opioïdrotatie (verandering van het opioïd in de hoop dat daarmee de bijwerking (in dit geval het delier) vermindert of verdwijnt)
- symptomatische behandeling: niet-medicamenteus en medicamenteus. Bij een delier kan deze bijvoorbeeld bestaan uit het creëren van een rustige en veilige omgeving resp. het geven van haloperidol
- ondersteunende zorg: voorlichting aan patiënt en naasten, ondersteuning door bijvoorbeeld wijkverpleegkundige, oncologieverpleegkundige, gezinshulp, psycholoog of geestelijk verzorger

Het anticiperen op de nabije toekomst is onderdeel van het geformuleerde beleid. Hierbij kan bijvoorbeeld al een volgende stap in de behandeling worden aangegeven, als mocht blijken dat het in eerste instantie voorgestelde beleid onvoldoende effect sorteert.

FASE 3
In fase 3 wordt afgesproken hoe, wanneer en door wie het effect van het beleid wordt geëvalueerd en of daarbij gebruikgemaakt wordt van de eerdergenoemde meetinstrumenten. Bij de evaluatie van het effect gaat het primair om de klacht zelf en de invloed daarvan op het welbevinden van de patiënt.

FASE 4
Indien op enig moment het beleid onvoldoende of geen effect sorteert en/of de behandeling te belastend is, wordt in overleg met de patiënt gekozen voor een van de volgende mogelijkheden:
- de situatie is acceptabel en het beleid wordt gecontinueerd
- het beleid wordt bijgesteld (dus terug naar fase 2)
- er wordt opnieuw een analyse gemaakt en de werkhypothese wordt bijgesteld (dus terug naar fase 1)

De methodiek ondersteunt hulpverleners op praktische wijze bij het eenduidig en zo snel en volledig mogelijk in kaart brengen van actuele en potentiële problemen en beïnvloedende factoren (geformuleerd als de werkhypothese), prioriteiten, wensen en behoeften enerzijds en (on)mogelijkheden voor behandeling, zorg en de haalbaarheid van concrete uitkomsten anderzijds.

In het medisch en verpleegkundig dossier zijn de hiervoor genoemde stappen op systematische wijze gerapporteerd. Adequate verslaglegging (in een bij de patiënt aanwezig dossier) is essentieel voor een goede communicatie en overdracht tussen de verschillende bij de patiënt betrokken zorgverleners.

In de volgende casus wordt de methodologie geïllustreerd.

Casus

Mevrouw Van Dalfsen is 47 jaar. Ze is gehuwd en heeft twee dochters van 10 en 12 jaar. Ze is een jaar geleden behandeld voor een mammacarcinoom. Recent zijn er bij haar botmetastasen vastgesteld. Ze wordt daarvoor behandeld met tamoxifen. In verband met pijnklachten gebruikt ze morfine. U wordt (als huisarts) gebeld door haar echtgenoot, omdat ze toenemende pijnklachten in de rug heeft. Verder is zij sinds een paar dagen misselijk en braakt ze. U legt een visite bij haar af.

Welke informatie heeft u nodig voor een goede symptoomanalyse?

Wat vraagt u aan mevrouw Van Dalfsen en waar let u op bij het lichamelijk onderzoek?

Vervolg casus

Uit de brief van de specialist blijkt dat er sprake is van botmetastasen in de tweede lumbale wervel en in een aantal ribben. Er zijn geen metastasen in andere organen aangetoond. Ze is drie maanden geleden gestart met palliatieve hormonale therapie met tamoxifen. In verband met pijnklachten laag in de rug gebruikt ze lang werkend morfine 2 dd 30 mg en zo nodig 10 mg kort werkend morfine bij doorbraakpijn. Daarnaast gebruikt ze magnesiumoxide 3 dd 500 mg en clodronaat 1600 mg voor de nacht.

U vindt mevrouw Van Dalfsen behoorlijk ziek. Ze ligt een groot deel van de dag in bed en het is duidelijk dat ze veel pijn heeft, erg misselijk is en ook wat suf is. Tijdens het gesprek geeft ze een keer over. Haar man vertelt dat ze bij de diagnose van de botmetastasen al last had van de rug. Na de start van de tamoxifen en de morfine zijn de rugpijnklachten aanvankelijk duidelijk afgenomen. Sinds een week is de pijn echter weer snel toegenomen. Daarnaast geeft ze ook pijnklachten aan op een aantal plaatsen op de thorax. Ze gebruikt nog steeds 2 dd 30 mg lang werkend morfine, maar heeft de afgelopen dagen regelmatig (gemiddeld vijf keer per dag) extra kort werkend morfine ingenomen. Ze heeft daarnaast ook paracetamol gebruikt, maar dit heeft weinig effect op de pijn. Sinds twee dagen is ze toenemend misselijk en geeft ze regelmatig over. De ontlasting komt moeilijk en is hard. Ze moet vaker plassen dan voorheen.

Zowel mevrouw als de heer Van Dalfsen geeft aan dat ze zich zorgen maken over de situatie, omdat de borstkanker weer actief is.
Bij het lichamelijk onderzoek blijkt dat ze lokale kloppijn heeft op de lumbale wervelkolom. Bij bewegingen geeft mevrouw Van Dalfsen veel pijn aan op die plaats. Bij het onderzoek van de buik vindt u geen bijzonderheden. De buik is niet opgezet, de peristaltiek is normaal en er zijn fysisch-diagnostisch geen aanwijzingen voor een vergrote lever of ascites.

Wat denkt u dat de oorzaken zijn van de toename van de pijnklachten en van de misselijkheid?

Wat voor aanvullend onderzoek overweegt u?

Beschouwing

Ten aanzien van de pijnklachten overweegt u de mogelijkheid van progressie van de metastase in L2. De misselijkheid (en ook de obstipatie en de sufheid) zouden samen kunnen hangen met het optreden van een hypercalciëmie. Deze klachten zouden echter ook veroorzaakt kunnen worden door het gebruik van morfine.

U bespreekt uw overwegingen met het echtpaar. Zij willen dat er snel iets gedaan wordt aan de pijn en de misselijkheid. U overlegt met de behandelend specialist en in goed overleg wordt besloten om patiënte in te sturen voor diagnostiek en behandeling. In het ziekenhuis wordt laboratoriumonderzoek verricht. Het serumcalcium blijkt 3,46 mmol/l (normaalwaarde 2,25-2,69) te bedragen en het serumcreatinine is met 120 µmol/l duidelijk verhoogd, vermoedelijk als gevolg van dehydratie. Een X-LWK laat een inzakking van L2 zien, die tevoren niet aanwezig was. Op een botscan is een duidelijke progressie te zien van de skeletmetastasen in de wervelkolom en de ribben.
In verband met de misselijkheid wordt gestart met metoclopramide 4 dd 20 mg supp. De hypercalciëmie wordt behandeld met toediening van vocht en eenmalige toediening van 90 mg APD i.v. Het serumcalcium normaliseert na twee dagen. De misselijkheid is na één dag al verdwenen.
De pijnklachten verbeteren snel na continue subcutane toediening van morfine met de mogelijkheid tot het geven van bolusinjecties bij doorbraakpijn. Patiënte wordt eenmalig bestraald op L2. Daarna kan de morfine worden afgebouwd en gestaakt.
Verder wordt besloten om de hormonale therapie te staken en te starten met palliatieve chemotherapie.
Tijdens de opname vindt een aantal gesprekken plaats met patiënte en haar echtgenoot. In eerste instantie zijn ze beiden aangeslagen door de slechte berichten. Ze hervinden echter snel hun evenwicht. Patiënte is zeer gemotiveerd voor de chemotherapie, ze wil er alles aan doen om de ziekte zo lang mogelijk onder controle te houden. Ze is zich ervan bewust dat ze uiteindelijk zal overlijden aan de ziekte, maar ze wil nog zo lang mogelijk leven, mits de kwaliteit van leven goed genoeg is.

De heer en mevrouw Van Dalfsen vragen zich af hoe ze hun kinderen moeten informeren over haar ziekte en hoe ze hen kunnen begeleiden. Ze maken zich vooral zorgen over hun jongste dochter, die slechte cijfers haalt op school. Er wordt afgesproken om de Stichting Achter de Regenboog in te schakelen (een stichting die zich bezighoudt met de begeleiding van kinderen die te maken hebben met het (dreigende) verlies van een dierbare).
Het ontslag uit het ziekenhuis en de terugkeer naar huis worden voorbereid. Vóór ontslag wordt contact met de huisarts opgenomen.

Beschrijf de analyse en behandeling van de pijnklachten en de misselijkheid en het braken aan de hand van de methodiek van het palliatief redeneren.

FASE 1
Medische gegevens: gemetastaseerd mammacarcinoom met botmetastasen in L2 en ribben, waarvoor palliatieve hormonale therapie met tamoxifen sinds drie maanden
Prioriteiten van de patiënt: behandeling van de pijn en van de misselijkheid en het braken
Symptoomanalyse:
- toename van pre-existente pijnklachten in de lumbale wervelkolom en nieuw ontstane pijnklachten op de thorax sinds een week
- toenemende misselijkheid, braken, obstipatie, sufheid en polyurie sinds twee dagen

Huidige medicatie: lang werkend morfine 2 dd 30 mg, kort werkend morfine 10 mg zo nodig bij doorbraakpijn (in de afgelopen dagen ca. 5× per dag gebruikt), magnesiumoxide 3 dd 500 mg en clodronaat 1600 mg a.n.
Ingeschatte levensverwachting: maanden tot enkele jaren
Functionele status: meer dan 50% van de dag in bed (ECOG Performance Status 3)
Psychische status:
- affectief: patiënte maakt zich zorgen
- cognitief: patiënte is wat suf, maar reageert adequaat. Ze denkt dat de klachten samenhangen met de verslechtering van haar ziekte

Sociale status:
- goede ondersteuning door de echtgenoot
- zorgen over de dochters

Spirituele c.q. existentiële status: de symptomen zijn voor patiënte een confrontatie met de ziekte en ook de uiteindelijke afloop ervan
Aanvullend onderzoek (in het ziekenhuis): laboratoriumonderzoek (serumcalcium, nierfunctie), röntgenonderzoek (X-LWK), botscan
Gebruik van meetinstrumenten: in het ziekenhuis scoort patiënte haar pijn, de misselijkheid en het braken tweemaal per dag met behulp van een NRS-schaal

FASE 2
Werkhypotheses:
- pijnklachten in L2 en ribben ten gevolge van progressieve botmetastasen van mammacarcinoom
- misselijkheid en braken, obstipatie, polyurie en sufheid ten gevolge van hypercalciëmie

Beleidsafwegingen: keuze voor actieve behandeling van zowel de symptomen als de onderliggende ziekte

Doel van het beleid: verbetering van de kwaliteit van leven, verlenging van het leven.
Beleid ten aanzien van de pijnklachten:
- behandeling van de oorzaak: radiotherapie van L2, palliatieve chemotherapie van het mammacarcinoom
- symptomatische medicamenteuze behandeling: morfine subcutaan.

Beleid ten aanzien van de misselijkheid en het braken:
- behandeling van de oorzaak: behandeling van hypercalciëmie met vochttoediening en APD, palliatieve chemotherapie van het mammacarcinoom
- symptomatische medicamenteuze behandeling: metoclopramide supp. 4 dd 20 mg.

Ondersteunende zorg:
- tijdelijke opname in het ziekenhuis
- informatie over de situatie, de vooruitzichten en de behandeling
- ondersteunende gesprekken
- begeleiding van partner
- inschakelen van de Stichting Achter de Regenboog om de kinderen te begeleiden.

FASE 3
Evaluatie van het beleid:
- ten aanzien van de pijn en de misselijkheid en het braken: tweemaal daags vervolgen van de scores (waarbij een afkappunt van 4 wordt gehanteerd). Aan de hand van de scores wordt de dosering van de morfine en de metoclopramide bijgesteld en uiteindelijk gestaakt.
- ten aanzien van de hypercalciëmie: aanvankelijk dagelijks laboratoriumonderzoek.

FASE 4
Gelet op de verbetering van de klachten en de normalisatie van het serumcalcium is er geen aanleiding tot bijstelling van het beleid of van de werkhypothese.

Kernpunten

- Symptomen zijn door de patiënt aangegeven klachten op lichamelijk, psychosociaal of levensbeschouwelijk gebied.
- Een multidimensionele benadering met behulp van het palliatief redeneren bevordert de kwaliteit van de zorg.
- Meetinstrumenten helpen om systematisch in kaart te brengen waar de patiënt last van heeft en om het beloop in de tijd en het effect van de behandeling vast te leggen.
- De wensen en prioriteiten van de patiënt zijn uitgangspunt voor het beleid.
- Bij ieder symptoom wordt beoordeeld of behandeling van de oorzaak en van beïnvloedende factoren mogelijk, haalbaar en gewenst is.
- De symptomatische behandeling bestaat uit niet-medicamenteuze en/of medicamenteuze interventies.
- De door de patiënt aangegeven kwaliteit van leven is de maat voor de effectiviteit van de behandeling.

Literatuur

Graeff A de, Bommel JMP van, Deijck RHPD van, Eynden B van den, Krol RJA, Oldenmenger WH, Vollaard EJ. Palliatieve zorg. Richtlijnen voor de praktijk. Heerenveen: Jongbloed bv, december 2010. Ook in te zien op www.pallialine.nl.

Janssen DJA, Spruit MAS, Wouters EFM, Schols JMGA. Daily symptom burden in end-stage chronic organ failure: a systematic review. Pall Med 2008;22:938-48.

Schreuder-Cats HA, Hesselmann GM, Vrehen HM, Moonen AAJ, Graeff A de, Teunissen SCCM. Systematiek in de palliatieve zorg: ontwikkeling van de beslisschijf 'Besluitvorming in de palliatieve fase'. Ned Tijdschr Palliat Zorg 2008;3:76-9.

Teunissen SC, Wesker W, Haes HC de, Voest EE, Graeff A de. Symptom prevalence in incurable cancer: a systematic review. J Pain Symptom Manage 2007;34:94-102.

Wilson IB, Cleary PD. Linking clinical variables with health-related quality of life. A conceptual model of patient outcomes. JAMA 1995;273:59-65.

Zylicz Z, Teunissen SCCM, Graeff A de. Inleiding. In: Graeff A de, Bommel JMP van, Deijck RHPD van, Eynden B van den, Krol RJA, Oldenmenger WH, Vollaard EJ. Palliatieve zorg. Richtlijnen voor de praktijk. Heerenveen: Jongbloed (te verschijnen december 2010). Ook in te zen op www.pallialine.nl.

Bijlage Lastmeter

De Lastmeter

Invuldatum: ……………………… (dag-maand-jaar)

Hoeveel last hebt u van problemen, klachten, zorgen?

Vul eerst onderstaande thermometer in.

Omcirkel het nummer op onderstaande thermometer dat het best samenvat hoeveel last u de afgelopen week (inclusief vandaag) hebt gehad op lichamelijk, emotioneel, sociaal en praktisch gebied.

Thermometer

10 = extreem veel last

10
9
8
7
6
5
4
3
2
1
0

0 = helemaal geen last

© IKNO 2008

Probleemlijst

Wilt u voor onderstaande gebieden aangeven of u de afgelopen week (inclusief vandaag) hier moeite mee hebt gehad of problemen bij hebt ervaren? Wilt u elke vraag beantwoorden?

	Ja	Nee
Praktische problemen		
zorg voor kinderen	O	O
wonen / huisvesting	O	O
huishouden	O	O
vervoer	O	O
werk / school / studie	O	O
financiën	O	O
verzekering	O	O
Gezins-/sociale problemen		
omgang met partner	O	O
omgang met kinderen	O	O
omgang met familie / vrienden	O	O
Emotionele problemen		
greep hebben op emoties	O	O
herinneren van dingen	O	O
zelfvertrouwen	O	O
angsten	O	O
neerslachtigheid / somberheid	O	O
spanning	O	O
eenzaamheid	O	O
concentratie	O	O
schuldgevoel	O	O
controleverlies	O	O
Religieuze/spirituele problemen		
zin van het leven / levensbeschouwing	O	O
vertrouwen in God / geloof	O	O

	Ja	Nee
Lichamelijke problemen		
uiterlijk	O	O
veranderde urine-uitscheiding	O	O
verstopping / obstipatie	O	O
diarree	O	O
eten	O	O
opgezwollen gevoel	O	O
koorts	O	O
mondslijmvlies	O	O
misselijkheid	O	O
droge, verstopte neus	O	O
pijn	O	O
seksualiteit	O	O
droge, jeukerige huid	O	O
slaap	O	O
benauwdheid	O	O
duizeligheid	O	O
praten	O	O
smaakvermogen	O	O
veranderingen in gewicht	O	O
tintelingen in handen / voeten	O	O
wassen / aankleden	O	O
dagelijkse bezigheden	O	O
moeheid	O	O
conditie	O	O
spierkracht	O	O

Andere problemen

_____
_____

Zou u met een deskundige willen praten over uw problemen?

O ja   O misschien   O nee

Casus 1
Een patiënt met kanker

C.A.H.H.V.M. Verhagen, S. Mulder, K.C.P. Vissers

Casus

Mevrouw De Jager is 69 jaar. Zij is sinds tien jaar weduwe en heeft drie kinderen, twee dochters en één zoon. Een dochter woont op veertig kilometer afstand, de andere kinderen wonen veel verder weg. Mevrouw woont zelfstandig in het centrum van een dorp. Zij is actief lid van het kerkkoor en haar tuin is haar grote hobby. Sinds drie jaar heeft ze een vriend uit een naburig dorp, met wie ze onverwacht leuke reizen maakt naar Aziatische landen.
Mevrouw De Jager komt zelden bij u (haar huisarts), maar wegens aanhoudende hoest en verkoudheid is zij recent bij u geweest. Als u haar onderzoekt, valt het u op dat de linkerborst veel groter is dan de rechter. Bij palpatie vindt u een grote tumor in de linkerborst. Bij doorvragen, blijkt mevrouw al eerder zelf een knobbel gevoeld te hebben, maar zij is hiermee nooit naar u toegekomen omdat zij bang is voor kanker en verminking. Ongeveer dertig jaar geleden is haar moeder ondanks uitgebreide behandeling overleden aan borstkanker. Zij heeft haar moeder meerdere jaren verzorgd. De ontluistering en de uitgebreide ulceratie van de borststreek zijn haar altijd bijgebleven. Deze situatie was ontstaan na een operatie en bestraling. De wond is nooit meer dichtgegaan. Ze denkt nog vaak aan het gillen van haar moeder bij het verwisselen van verbanden en de stank die erna door het hele huis hing.

Wat wilt u aan mevrouw De Jager vragen en waar let u op bij lichamelijk onderzoek?

Specifieke anamnese

Mevrouw De Jager blijkt de knobbel al meer dan een jaar geleden voor het eerst gevoeld te hebben na een val in de badkamer. Vooral de afgelopen maanden is de knobbel in haar beleving groter geworden. Bij verdere navraag blijkt dat zij pijn laag in de rug heeft, die haar het werk in haar tuin bemoeilijkt. Deze pijn straalt niet uit. Er zijn ook dagen dat ze de pijn niet voelt. De hoest waar ze voor kwam, is overgebleven na een periode van verkoudheid en hoge koorts, nu vier weken geleden. De laatste weken heeft zij vooral last van prikkelhoest, die haar steeds meer uit de slaap houdt. Zij is hierbij niet kortademig. Patiënte heeft zes zusters. Van hen zijn er nog drie in leven. Alle oudere zusters zijn overleden, maar geen van hen heeft borst- of eierstokkanker gehad, evenmin als anderen in de familie. Patiënte is gravida 4, para 3, menarche op 12-jarige leeftijd, menopauze op 51-jarige leeftijd. Vanwege opvliegers heeft zij vijf jaar oestrogenen als suppletie gebruikt. De verdere tractusanamnese is blanco,

wel worstelt patiënte al jaren met chronisch overgewicht en gebruikt zij een cholesterolremmer. Sinds zij hoest, is zij conditioneel duidelijk achteruitgegaan.
Patiënte blijkt opgelucht te zijn dat u de knobbel in haar borst ontdekt heeft. Ze is erg bang te eindigen zoals haar moeder. Ook vindt zij het een vreselijk idee om haar zelfstandigheid te verliezen en afhankelijk te worden van haar dochter, haar vriend of anderen. Zij is bezorgd dat haar dochter te veel belast wordt. Zij heeft immers ook haar eigen gezin. Daarbij vindt zij haar vriend niet geschikt om zorg te geven als ze ziek zou worden. Zij wil uitdrukkelijk van u weten hoe u haar kansen ziet en wat haar te wachten staat.

Lichamelijk onderzoek

U ziet een niet-zieke patiënte met duidelijk overgewicht. Ze lijkt niet anemisch of cyanotisch. De linkerborst is duidelijk groter dan de rechter en lijkt in zijn geheel ingenomen te worden door een tumor. De rechterborst is soepel en onverdacht. Bij verder lichamelijk onderzoek vindt u diep in de linkeroksel een weerstand, waarschijnlijk een lymfeklier. Bij onderzoek van de overige regionale lymfeklierstations vindt u geen pathologische klieren. Het onderzoek van hart en longen is normaal. De buik is bol zonder aanwijzingen voor ascites of hepatomegalie en is niet pijnlijk. De lumbale lordose is verstreken met een beperkte flexie en er is kloppijn over L4-L5 en het rechter SI-gewricht. Er is geen compressiepijn.
Oriënterend neurologisch onderzoek laat een gelijke kracht zien in beide benen en beiderzijds nauwelijks op te wekken KPR en APR.

Probleemlijst

- ruimte-innemend proces in de linkerborst met een palpabele klier in de oksel
- persisterende hoestklachten
- pijnklachten laag in de rug
- voor patiënte traumatisch verlopen ziektegeschiedenis van moeder met borstkanker

Beschouwing

Mevrouw De Jager lijkt een groot mammacarcinoom met een okselkliermetastase te hebben, minimaal stadium III, mogelijk stadium IV met long- en/of botmetastasen. Als dit laatste het geval is, dan bevindt patiënte zich nu reeds in de palliatieve fase. Als de tumor zich beperkt tot de borst en de oksel, bestaat er een kans op genezing. Beide behandeltrajecten zijn langdurig en zullen gepaard gaan met fysieke beperkingen. Bij deze alleenstaande vrouw zal dit consequenties hebben voor de autonomie die voor haar van zo groot belang is.

De toekomst voor deze patiënte is op dit ogenblik onzeker. Of curatie nog mogelijk is, is met deze gegevens nog niet te zeggen. De keuzes van patiënte voor nader onderzoek en behandeling zullen zeker gekleurd worden door de voorgeschiedenis met haar moeder.
Het lijkt onwaarschijnlijk dat er een andere diagnose gesteld zal worden dan een kwaadaardige aandoening.
Na doorverwijzing naar een chirurg kan snel helderheid verkregen worden over de uitgebreidheid van de ziekte. Na stadiëring zal blijken of de behandeling vooral gericht zal zijn op curatie (scenario 1) of op palliatie (scenario 2 a t/m c).
Dit leidt tot de volgende potentiële scenario's:
1. Locoregionaal beperkte ziekte waarbij genezing mogelijk lijkt. Hierop volgt zeer intensieve behandeling gedurende een aantal maanden tot meer dan een jaar met chirurgie, radiotherapie, chemotherapie, hormonale therapie en/of trastuzumab.
2. Niet te cureren ziekte
   a. een ossaal gemetastaseerd mammacarcinoom dat vaak leidt tot veel invaliditeit gedurende een langer traject
   b. pulmonale metastasering die kan leiden tot toenemende longinsufficiëntie en tot een sterftraject dat over het algemeen als zwaar ervaren wordt
   c. een locoregionaal uitgebreid, niet te cureren mammacarcinoom, met risico van ulceratie, dat niet snel tot de dood leidt. Daarmee loopt zij het risico op eenzelfde ziekteproces als haar moeder doormaakte

Er zijn tegenwoordig voor het gemetastaseerd mammacarcinoom veel behandelopties (op het individu afgesteld maatwerk van chemotherapie, radiotherapie, hormonale therapie, bisfosfonaten en zelden chirurgie), dat er vaak sprake is van een langdurig beloop met wisselende perioden van goede en slechte kwaliteit van leven.

Ziektegericht en symptoomgericht handelen

In het schema van Lynn en Adamson uit 2003 wordt onderscheid gemaakt tussen ziektegericht handelen en symptoomgericht handelen in een model dat curatieve en palliatieve zorg verenigt (zie figuur C1.1).
Dit model laat zien dat ziektegerichte behandeling en symptoombehandeling elkaar aanvullen. In de curatieve fase ligt het accent op de ziektegerichte behandeling. In de palliatieve fase is er veel meer bezinning nodig om te bepalen in hoeverre de baten van ziektegerichte behandeling opwegen tegen de belasting en nadelen ervan.

In de beginfase van de ziekte zijn de fysieke beperkingen vaak minimaal en is de autonomie nog groot. Na het stellen van de diagnose is de patiënt vooral gericht op interventies om te genezen en overheerst de hoop. In deze fase is er grote bereidheid om intensieve, belastende en eventueel mutilerende behandelingen te ondergaan in de hoop dat hij slechts tijdelijk ziek en afhankelijk zal zijn. Tijdens de eerste behandelingen nemen beperkingen en klachten toe, maar blijft de patiënt gericht op genezing. Deze eerste fase is vaak overvol met interventies.
Na de behandelfase volgt een tweede fase. Rust staat dan op de voorgrond en er is geleidelijk herstel van de complicaties van de ziekte en (vooral) de behandeling. Een deel van de beperkingen blijft, evenals wisselend aanwezige zorgen over een mogelijk recidief.

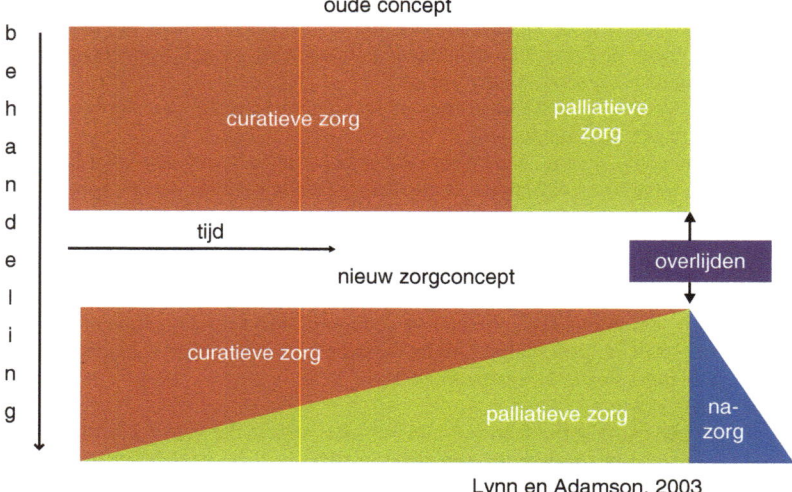

Figuur C1.1 Een nieuw model voor palliatieve zorg.

Ongeveer de helft van de mensen met kanker komt niet in remissie of krijgt een recidief (derde fase). In het laatste geval is genezing dan soms nog mogelijk, maar veel vaker moeten de doelen worden bijgesteld (gericht op langere overleving en uitstel van complicaties ten gevolge van de ziekte zelf). De emoties wisselen vaker tussen hoop en vrees, soms is er berusting. Vaak blijven beperkingen bestaan in deze fase. Men accepteert ook veel minder gemakkelijk intensieve interventies, nieuwe mutilaties of ernstige bijwerkingen. In deze fase wordt meer nagedacht over de balans tussen de belasting van de behandeling en de kans op het beoogde effect. Deze fase kan maanden tot jaren duren met opeenvolgende fasen van herstel, reactivatie, terugval en nieuwe interventies.

Een vierde fase breekt aan als er geen mogelijkheden meer zijn voor behandeling van de ziekte of als behandelingen niet meer verdragen worden dan wel niet meer als zinvol worden ervaren. Juist in deze fase kan opnieuw rust ontstaan, omdat duidelijkheid is geschapen over een definitief traject zonder kans op verlenging van het leven. Ook fysiek kan gedeeltelijk herstel ontstaan, omdat de patiënt kan bijkomen van de bijwerkingen van de behandeling. Alle interventies in deze fase hebben uitsluitend als doel de kwaliteit van leven te verbeteren of te handhaven c.q. verdere verslechtering te vertragen. In deze fase gaat men ook rekening houden met het naderen van de stervensfase en een proactief beleid hierop inzetten.

In de vijfde en laatste fase gaat de patiënt lichamelijk sterk achteruit, wordt toenemend afhankelijk van zorg en moet steeds meer autonomie opgeven. In het beste geval verzoent hij zich in deze fase met de naderende dood.

Het vervolg van deze casus laat in grote lijnen ook deze indeling zien. Het werkelijke beloop is echter voor iedere patiënt weer anders. Acute complicaties kunnen de oorzaak zijn dat fasen worden overgeslagen en patiënten aan andere oorzaken dan de maligniteit zelf overlijden.

Wat zou u nu met mevrouw De Jager bespreken?

> **Vervolg casus**
>
> U vertelt mevrouw De Jager dat u denkt dat er sprake is van borstkanker en dat u haar met spoed naar het ziekenhuis verwijst voor nadere diagnostiek. Hoewel dit niet onverwacht voor haar komt, schrikt zij toch van uw boodschap. U geeft haar de ruimte hierover met u te praten, voordat u verdere acties met haar bespreekt. Wat de uitkomst van het onderzoek ook zal zijn, het is te verwachten dat zij thuiszorg nodig zal hebben. Als voorbereiding hierop vraagt u haar hoe zij hier tegenover staat. U spreekt met haar af dat u bij haar langskomt na het onderzoek in het ziekenhuis om te kijken hoe het met haar gaat.

Bij verwijzing naar de specialist loopt een huisarts het risico dat diagnostiek en behandeling onafhankelijk van hem gaan plaatsvinden. Om een goed proactief beleid te kunnen voeren, bespreekt hij met de patiënt hoe hij contact kan houden met hem. Sommige patiënten kiezen ervoor hun huisarts regelmatig te bellen om hem op de hoogte te houden. In andere gevallen gaat het initiatief hiertoe uit van de huisarts. Soms geeft de patiënt aan genoeg te hebben aan de contacten met de specialist en op dat moment de huisarts niet nodig te hebben.
De huisarts kan met de specialist overleggen hoe hij betrokken kan blijven bij mogelijke keuzes voor behandeling. Hij kan bijvoorbeeld aangeven bij de oncologiebespreking aanwezig te willen zijn.

Behandelmogelijkheden bij patiënten met kanker

Chirurgie en radiotherapie zijn vooral gericht op het elimineren van de primaire tumor en eventuele regionale lymfekliermetastasen en daarmee op het verkrijgen van locoregionale controle.
Aanvullende (adjuvante) hormonale en chemotherapie zijn vooral gericht op het elimineren van metastasen op afstand, met als doel een verhoogde kans op genezing. De kans op recidief en overlijden wordt in sterke mate bepaald door tumorgebonden factoren, zoals de grootte en differentiatiegraad van de tumor, de aan- of afwezigheid van hormoonreceptoren, de aanwezigheid van lymfekliermetastasen en het aantal ervan.
Patiëntgebonden factoren die het beleid in deze fase kunnen beïnvloeden zijn:
- lichamelijke conditie
- comorbiditeit
- beperking in cognitieve functies
- functionele beperkingen
- sociale en emotionele factoren
- toekomstperspectief

Leeftijd is op zichzelf zelden een factor die van doorslaggevende betekenis is. Bij oudere patiënten is er wel een vergrote kans op comorbiditeit en overlijden aan andere oorzaken dan de ziekte kanker.
In de beschreven casus zijn er verschillende factoren die pleiten voor aanvullende therapie (relatief jonge patiënte, geen ernstige comorbiditeit, grote tumor, tumorpositieve oksel). Veel problematischer zou het zijn als mevrouw De Jager 89 jaar oud was, beginnende cognitieve beperkingen had of andere complicerende aandoeningen met een beperkte prognose. In een dergelijk geval zou men ervoor kunnen kiezen om geen poging te doen tot behandeling met een curatieve intentie, maar zich te beperken tot een behandeling met hormonen en af te zien van latere chirurgie. Het

voordeel hiervan is dat de patiënt nauwelijks belast wordt, terwijl er een reële kans is op response van de tumor. Het nadeel is dat men de kans op genezing meestal verspeelt en er zich op langere termijn complicaties kunnen voordoen waarvoor geen goede palliatie mogelijk is. Men heeft als het ware het curatieve window laten verlopen. Hiertegenover staat dat, als men alleen voor curatieve opties kiest, een aantal patiënten onevenredig zware behandelingen ondergaat zonder hier uiteindelijk voordeel van te ondervinden.

Het behandeladvies van het oncologisch team is maatwerk, waarbij rekening wordt gehouden met alle genoemde tumor- en patiëntgebonden factoren.

In het model van Lynn en Adamson bevindt mevrouw De Jager zich nu in de vroege fase van een oncologische ziekte, waarin de nadruk vooral ligt op ziektegericht handelen. Aspecten van ondersteuning en perspectief op de toekomstscenario's moeten echter ook meegenomen worden in het definitieve behandelplan.

Vervolg casus

Mevrouw De Jager blijkt een stadium III mammacarcinoom links te hebben. Mammografie, MRI en echografie wijzen op een diffuus groeiende tumor door de hele borst van ongeveer 5 cm met echografisch zeker drie afwijkende okselklieren. Op de X-thorax, echo van de lever en botscan zijn geen metastasen op afstand aangetoond. Op detailfoto's van de lumbale wervelkolom wordt alleen artrose aangetoond. Pathologisch onderzoek van een biopt uit de borst toont een slecht gedifferentieerd, infiltratief ductaal carcinoom, Her2-neu- en oestrogeen-receptor positief, progestageen-receptor negatief. Er zijn in het biopt geen tekenen van invasie van de huid.

Het behandeladvies is neo-adjuvante chemotherapie door middel van 4× AC (adriamycine en cyclofosfamide), gevolgd door 12× wekelijks paclitaxel en trastuzumab. Bij goede response zal patiënte beoordeeld worden voor in potentie curatieve chirurgie, gevolgd door radiotherapie en nabehandeling met trastuzumab gedurende 40 weken en hormonale therapie gedurende vijf jaar. De kans op curatie bedraagt hiermee 38%.

Patiënte blijkt de eerste vier kuren chemotherapie boven verwachting goed te doorstaan. Zoals verwacht, verliest zij haar haar. Zij blijkt volledig voor zichzelf te kunnen blijven zorgen. Inmiddels is zij gewend aan de extra hulp van de thuiszorg, die haar in het huishouden het zwaarste werk uit handen neemt, zoals boodschappen doen en de was doen. Zij heeft zelfs wat in haar tuin kunnen werken.

De tumor in de borst wordt snel kleiner, wat haar extra moed geeft. De tocht naar het ziekenhuis is weinig bezwaarlijk.

De grote teleurstelling komt bij het tweede gedeelte van de chemotherapie met paclitaxel en trastuzumab. Direct na de eerste kuur wordt zij doodmoe en kan ze nauwelijks meer vooruitkomen. Zij heeft spierpijnen door het hele lichaam en last van tintelingen in handen en voeten. Zij wordt nu wel afhankelijk van thuiszorg. Achtereenvolgens krijgt zij paracetamol, een NSAID, maagbescherming en uiteindelijk tramadol. Van het laatste middel krijgt zij obstipatie, nachtmerries en vergeetachtigheid. Na staken hiervan duurt het enkele weken voordat de bijwerkingen afgenomen zijn. Verder verliest zij haar eetlust en valt vijf kilo af. Pas wanneer ze behandeld wordt met dexamethason 1 dd 1,5 mg begint zij op te knappen. Zij besluit dat ze nooit meer een dergelijke kuur wil ondergaan. Zij is nu al bijna een halfjaar met behandelingen bezig en is uitgeput.

Wel accepteert zij een operatie, die aansluitend plaatsvindt: een amputatie van de linkerborst en okselklierdissectie. Postoperatief knapt zij goed op, mede door de goede uitslag: het grootste deel van de tumor is verdwenen, er zijn nog slechts enkele verspreide losliggende tumorcellen in de borst en de okselklieren teruggevonden.

De bestraling die vier weken na de operatie start, verloopt moeizaam. Zij wordt weer moe, is vaak misselijk en heeft veel last van een huidreactie van de thoraxwand en de oksel. Ook ontwikkelt zij lymfoedeem. Na uitleg dat bestraling vooral gericht is op het voorkómen van een locoregionaal recidief, voelt zij zich gemotiveerd om toch door te gaan. Haar ervaring met het sterfbed van haar moeder vormt een belangrijke motivatie om het vol te houden. Mevrouw De Jager is echter niet meer te motiveren tot aanvullende behandeling met trastuzumab. De schrik over het ervaren verlies van zelfredzaamheid roept een absolute barrière op om een nieuwe poging te wagen door te gaan met de behandeling met trastuzumab. Ze besluit echter wel te starten met adjuvante hormonale therapie in de vorm van tamoxifen.

Ze is zich er sterk van bewust hoe beperkt de kans is dat ze definitief genezen is en dat zij er rekening mee moet houden dat de ziekte kan terugkomen en zij dus meer afhankelijk zal worden. Toch is zij niet bereid om te verhuizen naar een seniorenwoning, waar het eenvoudiger zou zijn om hulp in te zetten. Zoals zij zich nu voelt, wil zij haar tuin en vertrouwde huis niet missen.

Welke controles zou u willen uitvoeren en wat zijn uw redenen hiervoor?

Follow-up

Een patiënte met een mammacarcinoom blijft vijf jaar onder controle van de specialist. In deze periode wordt zij minimaal twee keer per jaar locoregionaal onderzocht en wordt één keer per jaar een mammografie verricht.

Na deze periode worden er afspraken gemaakt over de verdere controles. Het is onzeker of herhaalde mammografieën dan nog bijdragen aan een zinvolle vroege opsporing van een tweede primaire tumor.

Doelen van de follow-up na de primaire behandeling van een carcinoom

- begeleiding van adjuvante hormonale therapie
- het in een zo vroeg mogelijk stadium opsporen van een locoregionaal recidief en/of een tweede primaire tumor
- het geven van voorlichting
- psychosociale begeleiding
- het signaleren en behandelen van late klachten c.q. complicaties van de behandeling

---

Wanneer een locoregionaal recidief optreedt, blijkt dat een beperkt aantal patiënten nog curatief behandeld kan worden. Ongeveer 80% van de recidieven of metastasen ontstaat in de eerste twee jaar. In de literatuur zijn echter nog recidieven gemeld tot

35 jaar na de primaire presentatie. Herhaalde mammografie (jaarlijks gedurende de eerste vijf jaar) wordt vooral gedaan in verband met de verhoogde kans op een tweede primaire tumor in de andere borst.

Een belangrijke late complicatie van de behandeling is een invaliderende vermoeidheid bij 30-50% van de patiënten in het eerste jaar, later spontaan dalend naar ongeveer 25% (zie ook hoofdstuk 3, casus 4). Cognitieve gedragstherapie blijkt hiervoor tot op heden de enig effectieve remedie te zijn, als organische oorzaken zijn uitgesloten. Andere late bijwerkingen zijn een beperkte schouderfunctie, nekklachten, lymfoedeem, cardiomyopathie, polyneuropathie en osteoporose.

> **Vervolg casus**
>
> Ongeveer anderhalf jaar later komt mevrouw De Jager op uw spreekuur wegens klachten van 'spit'. Ondanks lymfoedeem, waarvoor zij behandeld wordt door een huidtherapeute en waarvoor zij een armkous met handschoen draagt, kan zij nog goed in de tuin werken. Van de tamoxifen heeft zij nooit last gehad. Zij heeft alle hulp weer weggestuurd en draait haar huishouden volledig zelfstandig. Wat haar echter dwarszit, is die pijn laag in de rug waar twee jaar geleden al die foto's voor zijn gemaakt. De 'versleten wervels' geven haar steeds meer last. Sinds twee weken is de pijn zo heftig dat zij niet goed meer uit de voeten kan.

Wat wilt u verder aan mevrouw De Jager vragen?

Specifieke anamnese

De pijn in haar rug is er acuut ingeschoten bij het verplaatsen van een struik twee weken geleden en zit op dezelfde plek waar zij meestal last heeft. In de dagen erna is de pijn echter verder toegenomen en kon zij zich steeds moeilijker bewegen. In de nacht wordt ze er regelmatig wakker van. Paracetamol helpt nauwelijks en iets anders heeft ze niet willen nemen. De pijn straalt uit in het rechterbeen. De mictie en defecatie zijn geheel normaal, maar vanwege de pijn durft zij niet meer te persen. De verdere tractusanamnese is blanco.

Lichamelijk onderzoek

Patiënte maakt geen zieke indruk, maar is duidelijk beperkt in haar bewegingen. Het lukt haar niet te bukken en zij schopt haar schoenen uit. Zij staat in een hoek met volledig verstreken lumbale lordose en lichte deviatie van de wervelkolom naar rechts. Vooroverbuigen lukt maar gedeeltelijk en alleen uit de heupen. Bij functieproeven is zij instabiel en zakt ze door haar rechterbeen. Er blijkt een duidelijke kloppijn over de laagste lumbale wervels en mogelijk ook asdrukpijn. De lange rugmusculatuur is hard aangespannen en drukpijnlijk, rechts meer dan links. De reflexen (KPR, APR en VZR) zijn net als in het verleden indifferent. De Lasègue is beiderzijds positief, rechts meer dan links. De kracht van het rechterbeen blijkt minder dan links. Bij verder lichamelijk onderzoek heeft patiënte een licht verminderde abductie van de linkerschouder, beperkt lymfoedeem aan de linkerarm en verminderde sensibiliteit over de binnenzijde van de bovenarm. Het litteken na amputatie links laat effecten zien van de radiotherapie met venectasieën. U voelt geen pathologische lymfomen en het onderzoek van hart, longen en buik is geheel normaal.

Probleemlijst

- subacuut ontstane pijn laag in de rug met krachtsverlies in het rechterbeen
- artrose van de lumbale wervelkolom op eerdere röntgenfoto's
- mammacarcinoom met prognostisch slechte kenmerken in het verleden

Wat is uw differentiaaldiagnose?

Hoe besluit u verder te gaan?

Voert u nadere diagnostiek uit (welke en waarom) of verwijst u patiënte door, en zo ja, naar wie en met welke reden?

Beschouwing

Bij een patiënte met deze klachten en een dergelijke voorgeschiedenis ontstaat al snel de verdenking op metastasen in de wervelkolom van de primaire tumor. Er kan echter ook sprake zijn van surmenage van de rug met band- en spierletsel ('spit'), een hernia of een osteoporotische wervelinzakking. Voor surmenage pleiten het minimale trauma, de bekende problemen van de rug en het vaak voorkomen van dergelijke klachten in de huisartspraktijk. De asdrukpijn wordt hiermee echter onvoldoende verklaard, evenals de verminderde kracht in het rechterbeen. Deze bevindingen zijn mogelijk wel te verklaren vanuit een wervelinzakking door osteoporose na beperkt trauma, wat ook vaak voorkomt op deze leeftijd. Eenzelfde klinisch beeld kan ook wijzen op een HNP of inzakking door wervelmetastasen.

Nader onderzoek door middel van gewone röntgenfoto's van de rug geeft in veel gevallen geen zekerheid over de oorzaak. Surmenage en een HNP zijn niet zichtbaar, terwijl een inzakking op basis van osteoporose er hetzelfde kan uitzien als een inzakking veroorzaakt door metastasen. Ook een botscan is zowel bij osteoporotische laesies als bij metastasen positief. Dit is ook het geval bij een PET-scan. Wel is het mogelijk dat op gewone röntgenopnamen meerdere osteoclastische of sclerotische laesies gezien worden (maar meestal laat in het proces), evenals multipele hotspots op de botscan en/of orgaanlaesies op de PET-scan. Een CT-scan geeft meer kans op het vinden van een ruimteinnemend proces, maar de MRI blijkt het meest gevoelige onderzoek om te differentiëren tussen osteoporose, HNP of een wervelmetastase.

Laboratoriumonderzoek is evenmin voldoende sensitief of specifiek om een onderscheid te kunnen maken tussen wel en niet maligne. De tumormarker (CA 15.3) is vaak vals-negatief en overige laboratoriumtests blijken aspecifiek te zijn, zowel bij normale als abnormale waarden.

Nader onderzoek bij een patiënte met rugpijn en kanker in het (recente) verleden is aangewezen indien:
- de klachten ernstig zijn
- er uitvalsverschijnselen zijn
- de klachten ondanks mogelijk duidelijke klinische verklaring (langer dan 14 dagen) persisteren

In eerste instantie kan een gerichte röntgenopname volstaan, in combinatie met oriënterend laboratoriumonderzoek (bloedbeeld, mineralen, nier- en leverfuncties en CA 15.3). Indien afwijkingen gevonden worden, kan gericht verder gezocht worden. Juist bij ontbreken van enige afwijking bij deze eerste screening is het moeilijk om verder onderzoek goed te plannen. Surmenage kan hetzelfde klinische beeld vertonen als wervelmetastasen met druk op een zenuwwortel. Bij klachten die langer dan veertien dagen persisteren zonder goede verklaring moet een botscan en/of MRI overwogen worden.

Vervolg casus

U hebt mevrouw verwezen naar de internist-oncoloog, die verder onderzoek heeft gedaan. Op een röntgenfoto van de lumbale en thoracale wervelkolom zijn een inzakking van L4 en meerdere sclerotische en lytische laesies verspreid over de andere wervels zichtbaar. Op de botscan zijn verspreid hotspots te zien door het gehele skelet. Aanvullende röntgenfoto's van het axiale skelet en de dragende pijpbeenderen laten geen door fractuur bedreigde laesies zien. Een X-thorax en echo van de lever tonen geen andere lokalisaties. In een cristabiopt wordt een adenocarcinoom gevonden met positieve oestrogeenreceptor, passend bij het mammacarcinoom uit het verleden.
Bij het laboratoriumonderzoek worden normale mineralen, lever- en nierfunctie gevonden. Wel is het AF verhoogd (116 U/L), evenals het CA 15.3 (59 IE) en is er sprake van een lichte anemie (Hb 6,1 mmol/L).
De internist-oncoloog adviseert haar om de rug te laten bestralen (5× 5 Gy L3-5) en de tamoxifen te vervangen door een aromataseremmer in combinatie met een bisfosfonaat. Verder krijgt zij lang werkend morfine 2 dd 20 mg, naast snel werkend morfine voor doorbraakpijn, paracetamol en een laxans. Tijdens de diagnostiek is zij opgenomen, maar zij is aansluitend aan de eerste bestraling ontslagen. De verdere behandeling vindt poliklinisch plaats.
U bezoekt patiënte als zij weer thuis is. Ondanks de morfine heeft zij nog pijn, is misselijk en heeft nauwelijks zin in eten. Zij ziet op tegen het dagelijks reizen voor de bestraling. Ook is zij erg bezorgd over de toekomst en vraagt zich af wat de zin is van alle behandelingen die nu plaatsvinden. Zij ervaart haar kwaliteit van leven als slecht, is bezorgd of zij dit wel (alleen) aankan en voelt zich moedeloos als zij aan de toekomst denkt.

Probleemlijst

- pijn ten gevolge van ossaal gemetastaseerd mammacarcinoom
- misselijkheid en anorexie
- uitputting
- reactieve neerslachtigheid
- onzekerheid over de toekomst

> **Beschouwing**
>
> Het is duidelijk dat patiënte zich in een andere fase bevindt. Genezing is nu niet meer mogelijk. Het medisch-oncologisch traject lijkt helder met een gecombineerd ziekte- en symptoomgericht beleid, gericht op verlenging van overleving en vermindering van klachten. De uiteindelijke prognose is infaust. Patiënte ervaart de huidige situatie als problematisch. Enerzijds door de klachten die zij heeft, anderzijds door de onzekerheid over de toekomst en onduidelijkheid over de zin van de huidige ziektegerichte behandelingen in dit palliatieve traject.

Welke complicaties verwacht u op korte en lange termijn en kunt u een beeld geven hoe patiënte mogelijk gaat sterven?

Prognose van gemetastaseerde ziekte

De levensverwachting van het gemetastaseerd mammacarcinoom zonder ziektegerichte behandeling is zes tot twaalf maanden. Bij gebruik van alle mogelijke systeembehandelingen (hormonaal en chemotherapie) bedraagt de mediane overleving meer dan twee jaar. Bij hormoongevoelige tumoren en alleen metastasen in het bot of bij alleen een locoregionaal recidief worden langere overlevingen gezien. Juist in die groepen kunnen vaak verschillende lijnen van behandeling opeenvolgend toegepast worden. Door de ontwikkelingen in de mogelijkheden tot (palliatieve) ziektegerichte behandeling is het ziektebeeld veranderd van een gemetastaseerde aandoening die kortdurend effectief behandelbaar is en vervolgens relatief snel tot de dood leidt, in een meer chronisch beeld met een geprotaheerd beloop waarbij perioden van actief behandelen afgewisseld worden met perioden van betrekkelijke rust. Wel neemt in de loop der tijd de reserve van een patiënte geleidelijk af en nemen de beperkingen toe.

Bij botmetastasen worden patiënte en internist-oncoloog toch nog vaak overvallen door complicaties, zoals een pathologische fractuur of een dwarslaesie.

Andere complicaties van botmetastasen zijn hypercalciëmie en de daarbij horende symptomen (zie hoofdstuk 2 en 3, casus 2 en casus 14). Behalve dat een patiënt fracturen of een dwarslaesie kan krijgen, kunnen ook zenuwen bekneld raken met als gevolg de bijpassende pijnsyndromen of uitvalsverschijnselen.

Op de lange termijn ontstaan óf toch metastasen in andere organen (meestal in lever of long), soms met orgaanfalen en de dood als gevolg, óf algehele uitputting met cachexie (zie hoofdstuk 3, casus 5). Juist door de zich almaar verder uitbreidende mogelijkheden van behandeling treden steeds vaker de vroeger zeldzaam voorkomende problemen van een sterfbed door mammacarcinoom op, zoals een ileus bij peritonitis carcinomatosa (zie hoofdstuk 3, casus 6) of multipele hersenmetastasen. Deze laatste stervenstrajecten vragen veel expertise om een patiënt goed te kunnen begeleiden tot een acceptabele dood.

Vervolg casus

Patiënte reageert goed op de radiotherapie en de tweedelijns hormonale behandeling met een anomatoseremmer. Na enige tijd is zij volledig gerevalideerd en doet weer zelfstandig haar huishouden. Inmiddels is alle pijnstilling gestaakt en gebruikt zij alleen het bisfosfonaat en de aromataseremmer. Toch onderneemt zij verder niet veel. Haar vriend neemt contact met u op, omdat het niet goed met haar zou gaan. Zij zegt steeds vaker afspraken af. Vooral in de ochtend komt zij moeizaam vooruit door spier- en gewrichtspijnen. Recent is zij nog geëvalueerd door de internist-oncoloog. Behoudens een licht persisterend verhoogde alkalische fosfatase en stabiel licht verhoogd CA 15.3 is er geen tumoractiviteit. Alle botmetastasen vertonen toename van sclerose, wat geduid wordt als reparatie van de ossale laesies.

Welke problemen voorziet u, hoe ziet u uw eigen rol en wat gaat u doen?

Vervolg casus

U brengt onaangekondigd een huisbezoek bij patiënte. Zij ziet er veel slechter uit dan u verwacht had en het huis lijkt te vervuilen. Ze blijkt inderdaad veel last te hebben van haar gewrichten.
Bij lichamelijk onderzoek vindt u geen tekenen van ontsteking en alleen een bewegingsbeperking van de linkerschouder (de kant waar zij geopereerd is) en het bekende lymfoedeem. Het blijkt dat zij ook niet meer naar de fysiotherapeut geweest is in de afgelopen maanden. Patiënte is mat en komt depressief over.

Beschouwing

Het voordeel van een huisarts is dat hij de mogelijkheid heeft een patiënt thuis te observeren. Het is duidelijk dat signalen uit de omgeving wijzen op belangrijke problematiek waarmee patiënte niet zelf komt. Oncologisch gaat het goed met haar, maar lichamelijk en sociaal lijken er toch problemen. De behandeling vindt plaats bij de internist-oncoloog en patiënte heeft zelf geen hulp gezocht.
Ongeveer 5-10% van de mensen die aromataseremmers gebruiken, ontwikkelt spier- en gewrichtspijn en stijfheid. De belangrijkste aangedane gewrichten zijn de pols, elleboog, knie of heup. Een aantal mensen verbetert na gebruik van NSAID's, maar een aanzienlijke groep stopt de medicatie wegens de bijwerkingen. Differentiaaldiagnostisch moet bij deze patiënte gedacht worden aan reactivatie van de botmetastasen, de artrose, osteoporose en reumatische aandoeningen.
De symptomen verbeteren meestal binnen enkele dagen tot weken als het middel gestaakt wordt. Als bij hervatting van het middel dezelfde klachten optreden, kan overgegaan worden op een andere aromataseremmer. Helaas blijkt een groot aantal patiënten op alle middelen uit deze klasse te reageren met dezelfde klachten.

Ook depressie kan door aromataseremmers uitgelokt worden (rapportage van 1-5%). Ook hierbij kan een deel van de patiënten verbeteren wanneer van middel gewisseld wordt.

Vervolg casus

Een wisseling van aromataseremmer heeft u teindelijk een goed effect op de depressieve stemming van patiënte. De gewrichtsklachten nemen wel enigszins af, maar blijven ook na switchen naar een derde aromataseremmer een belangrijke rol spelen. Dit beperkt haar in de dagelijkse activiteiten. Omdat patiënte een goede tumorrespons heeft, aanvaardt zij deze bijwerking. Het alternatief om over te gaan op chemotherapie is, gezien de eerdere ervaringen, zeer onaantrekkelijk. Vooral tuinieren zit er helaas niet meer in. Haar vriend blijkt echter ook redelijk groene vingers te hebben en samen genieten zij van het buiten zijn.

Acht maanden later komt mevrouw een keer langs op de praktijk wegens hoesten, matige temperatuurverhoging en gekleurd sputum. U denkt aan een bronchitis met mogelijk bacteriële superinfectie als oorzaak en schrijft doxycycline voor. Enkele dagen later wordt een visite aangevraagd omdat zij toenemend kortademig is geworden en last heeft van een droge hoest.

Lichamelijk onderzoek

Patiënte maakt geen zieke indruk, is niet bleek, maar is duidelijk kortademig met een ademhalingsfrequentie van 18/minuut in rust. Bij het uitkleden neemt dit al snel toe naar 24/minuut en moet zij erbij gaan zitten. Zij heeft geen koorts en de centraal veneuze druk lijkt niet verhoogd. Wel heeft zij oedeem rondom beide enkels. De rechter longgrens is verhoogd en lijkt niet te bewegen. Ter plaatse hoort u geen ademgeruis. Behoudens basaal crepiteren en verspreid droge rhonchi is de auscultatie zonder afwijkingen. Het hart lijkt een vinger buiten de medioclaviculairlijn te liggen, met normale tonen en zonder geruisen, maar wel met een snel ritme van 132/minuut. De lever is één vinger onder de ribbenboog te voelen en heeft een scherpe rand.

Wat is uw differentiaaldiagnose en wat doet u vervolgens?

Beschouwing

In uw differentiaaldiagnose houdt u rekening met een primair longprobleem (bijvoorbeeld virale of bacteriële infectie), cardiovasculaire aandoeningen (zoals longembolie door verhoogd risico bij adenocarcinoom, ritmestoornissen, decompensatio cordis of infarct) of complicaties van de tumor zelf (pleuravocht, lymfangitis carcinomatosa of longmetastasen). Al deze problemen zijn potentieel behandelbaar. Ondanks de bekende uitzaaiingen zijn er geen contra-indicaties om tot behandeling over te gaan, temeer daar voor een aantal mogelijke oorzaken ziektegericht handelen de beste palliatie is. Daarnaast bestaat de kans dat een aantal van deze oorzaken, wanneer ze niet behandeld worden, wel tot invaliditeit, maar niet op korte termijn tot de dood leiden.

Er is natuurlijk een reële kans dat er sprake is van progressie van de ziekte. Na drie lijnen hormonale behandeling is de kans op response bij een vierde lijn zeer beperkt (minder dan 10%). Het alternatief is chemotherapie, wat patiënte in het verleden, op basis van slechte ervaringen, afgewezen heeft in het tweede deel van de adjuvante therapie. Het is belangrijk dat u met haar bespreekt of ze ingestuurd wil worden en hoe ze staat ten opzichte van verdere behandeling. Het is mogelijk dat zij hier inmiddels anders tegen aankijkt of juist geen verdere medische interventies wil. In deze omstandigheden is het belangrijk om, voordat u patiënte instuurt, te overleggen met de specialist (internist-oncoloog) welke mogelijkheden er zijn en welke belasting die inhouden.

Besluitvorming over behandeling bij gemetastaseerde ziekte

Het proces om tot een afgewogen behandelbesluit te komen kent twee belangrijke primaire stappen die zowel door de arts als door de patiënt gezet moeten worden. De eerste stap is de medische overweging wat de argumenten zijn om een interventie voor te stellen (de lichamelijke toestand van de patiënt, de kans op succes, de kans op bijwerkingen en mogelijke complicaties, contra-indicaties, andere beperkingen, de levensverwachting, enzovoort). Deze overwegingen leiden tot een afgewogen uitspraak of een behandeling medisch zinvol of niet zinvol lijkt te zijn. In een tweede stap kan de patiënt, na helder geïnformeerd te zijn, een besluit nemen of de behandeling wel of niet gewenst is (zie tabel C1.1).

Tabel C1.1 Besluitvorming ziektegericht of klachtgericht beleid voor behandeling.

Visie patiënt \ Visie arts	Ziektegerichte behandeling medisch effectief	Onzeker wat de effectiviteit van de behandeling is	Ziektegerichte behandeling medisch niet zinvol of effectief
ziektegerichte behandeling als zinvol en/of gewenst ervaren	1. consensus voor actief beleid **ziektegericht beleid**	2. besluitvorming aan patiënt voor actief beleid **ziektegericht beleid**	3. arts beslist tot afzien van ziektegericht beleid; veel aandacht nodig voor uitleg **symptoomgericht beleid**
onzeker of behandeling als zinvol en/of gewenst ervaren wordt	4. besluitvorming bij patiënt (arts stuurt aan op) **ziektegericht beleid**	5. meest problematisch! **gefundeerd keuze is hier niet te maken**	6. arts beslist tot afzien van ziektegericht beleid; aandacht voor voorlichting **symptoomgericht beleid**
ziektegerichte behandeling niet gewenst of niet als zinvol ervaren	7. beslissing aan patiënt, eventueel behandelverbod **symptoomgericht beleid**	8. beslissing aan patiënt **symptoomgericht beleid**	9. consensus **symptoomgericht beleid**

Bij overeenstemming (vak 1 en 9) is er consensus over het beleid. In vak 3 en 7 bestaat de meeste noodzaak tot uitgebreid overleg tussen arts en patiënt. Als patiënt een afgewogen besluit neemt om af te zien van een medisch zinvol geachte interventie (vak 7), dan moet de arts zich neerleggen bij het afzien van behandeling.

Anderzijds zal de arts de patiënt helder moeten uitleggen waarom een behandeling die gewenst is, niet wordt uitgevoerd omdat deze medisch niet zinvol is (vak 3). De situatie wordt nog gecompliceerder als de arts onzeker is over de effectiviteit van de behandeling of als de patiënt onzeker is of de behandeling zinvol of gewenst is. Belandt men in vak 2 of 4, dan zal meestal tot behandeling besloten worden. De vakken 6 en 8 vormen een reden om af te zien van de betreffende interventie. Vak 5 wordt als zeer ongemakkelijk ervaren, omdat een gefundeerde keuze niet mogelijk is. Hier zullen alle betrokkenen helderheid moeten verschaffen, zodat een verschuiving naar een ander vak volgt en er dan wel een keuze gemaakt kan worden.

Parallel aan de twee primaire stappen lopen extra overwegingen. Het gaat niet alleen om de oncologische behandelingen en overwegingen, maar ook om andere lichamelijke problemen, comorbiditeit, emotionele en sociale aspecten en eventuele wensen rond het levenseinde. Wanneer meerdere problemen tegelijkertijd actueel zijn, zal besluitvorming samenhangen met behandelopties, keuzes en consequenties hieruit voor het primaire probleem en vice versa. Zo kan bijvoorbeeld een pleurodese de beste palliatie opleveren bij pleuritis carcinomatosa. Als bijvoorbeeld de bestaande longfunctie door bulleus emfyseem echter te slecht is om het risico van een pneumothorax (en vervolgens hierdoor terminale longinsufficiëntie) te mogen aanvaarden, moet men afzien van de ingreep. Anderzijds zal een dergelijke patiënt eerder veel last krijgen van het pleuravocht door de al bestaande slechte longfunctie.

Meerdere 'kaarten' van problemen bepalen wat wel en niet zinvol handelen is. Daarnaast vraagt een proactief beleid om inzicht in het vervolgtraject. Het gaat er hierbij om of interventies op dit moment positieve of negatieve invloed kunnen hebben op toekomstige problemen en het mogelijke stervenstraject. Het uiteindelijke besluit houdt op deze wijze rekening met zowel medische mogelijkheden, met de wens van patiënt als met het te verwachten traject in de palliatieve fase.

Vervolg casus

In overleg met mevrouw De Jager besluit u om haar in te sturen voor nadere diagnostiek. Zij blijkt uitgebreid pleuravocht rechts te hebben. Na drainage gaat het veel beter met haar.

Zij heeft ook longmetastasen en lymphangitis carcinomatosa. Na gezamenlijk overleg besluit mevrouw De Jager om nog eenmaal chemotherapie te proberen in de vorm van capecitabine oraal. Vooral de mogelijkheid het middel zelf in te nemen en dus zelf ook te kunnen staken, spreekt haar erg aan. Zij vertoont opnieuw een response op de ziektegerichte behandeling. De longmetastasen nemen duidelijk in grootte af en de droge hoest verdwijnt volledig. De bijwerkingen geven wel veel last. Door tranende ogen kan zij niet goed lezen en televisiekijken. Tijdens de eerste kuur heeft zij ernstige diarree gehad en is ze bijna opnieuw opgenomen. Gelukkig is zij meteen gestopt met de tabletten. Na aanpassing van de dosering tot 75% bij de tweede kuur heeft zij alleen nog af en toe last van diarree. Zij heeft verder vooral last van haar handen en voeten als gevolg van het zogenoemde hand-voetsyndroom, een bijwerking van de capecitabine. Na ruim acht maanden behandeling met capecitabine laat patiënte u met spoed komen als zij plotseling heftige pijn in de rug krijgt
Als u bij haar thuiskomt, ligt zij boven in bed.

Anamnese

Om het verhaal coherent te kunnen vertellen, valt zij terug op haar vriend en dochter, die beiden aanwezig zijn. Patiënte heeft nu ruim een maand geleden al haar medicatie gestopt, omdat zij toenemend misselijk was, minder eetlust had en geleidelijk afviel. Zij hoopte dat de ziekte zich ook zonder medicatie niet verder zou uitbreiden. Ook kreeg zij pijn in de rug. Haar vriend en dochter denken dat zij het opgegeven heeft. Inmiddels blijken zij de zorg steeds meer te hebben overgenomen.

In de loop van de afgelopen nacht heeft patiënte plotseling heftige pijn gekregen rechts achter in de rug en boven in de buik. De pijn komt en gaat in golven. Bij aanvallen kan zij niet stil blijven liggen. Paracetamol helpt niet en de 2 dd 30 mg lang werkend morfine die ze nog had, heeft nauwelijks effect gehad. Op een NRS-schaal scoort zij haar pijn met een 8. De laatste tijd is ontlasting een probleem en soms verliest zij onwillekeurig urine.

Lichamelijk onderzoek

U schrikt als u patiënte ziet. De afspraak was dat zij u zou roepen als het nodig was, en uw laatste contact is alweer een tijdje geleden. Zij is bleek, mogelijk licht icterisch en fors vermagerd.

Bij percussie lijkt er weer sprake te zijn van pleuravocht rechts. De lange rugspieren zijn hard gespannen en er bestaat kloppijn laag thoracaal, evenals over de lendenwervels. De buik is bol, met spaarzame, soms klinkende peristaltiek en is pijnlijk bij palpatie. U kunt niet met zekerheid vaststellen of de lever vergroot is. U vermoedt ascites en mogelijk een volle blaas. De kracht in beide benen is matig, bij afwezige reflexen. Er bestaat wat oedeem langs de hele achterkant van de benen.

Probleemlijst

- ossaal en pulmonaal gemetastaseerd mammacarcinoom
- misselijkheid, anorexie en cachexie
- pijnklachten in de rug en de buik
- sterke lichamelijke achteruitgang en bedlegerigheid
- recidief pleuravocht
- beginnende icterus
- mogelijk ascites en levermetastasen
- urineretentie
- krachtsverlies in beide benen

Wat is uw differentiaaldiagnose? Wat doet u vervolgens?

Beschouwing

Patiënte heeft de huisarts laten roepen voor acute pijn. De oorzaak lijkt progressie van het mammacarcinoom te zijn, met meerdere problemen als gevolg.

De rugpijn kan wijzen op verdere aantasting van de wervels en een inzakkingsfractuur. De verminderde kracht in beide benen en de mogelijk overvulde blaas bij recent ontstane mictiestoornissen zouden kunnen wijzen op een dreigende dwarslaesie. Dit zou om een directe actie vragen om volledige uitval te voorkomen: hoge dosis dexamethason, opname, diagnostiek ter lokalisatie van het probleem en radiotherapie binnen 24 uur.

De aanvalsgewijze pijn kan wijzen op kolieken, zoals bij urineweg-, galweg- of darmafsluiting. Ook dergelijke problemen vragen om een directe interventie. Hoe staat een dergelijk beleid echter in verhouding tot de rest van de problemen? Het is niet duidelijk of de eerdere klachten van malaise en misselijkheid bijwerkingen waren van medicatie (chemotherapie en/of bisfosfonaten) dan wel een eerste teken van resistentie en progressie van de tumor. Levermetastasen, ascites en/of peritonitis carcinomatosa maken deel uit van de differentiaaldiagnose. Dit laatste is een zeldzame en late complicatie van borstkanker, maar wordt tegenwoordig steeds vaker gezien. Ook andere, zeldzamere gevolgen van metastasering blijken bij langere overleving een rol te kunnen gaan spelen, zoals uitzaaiingen in de tractus digestivus met partiële obstructie of vertraagde maagontlediging, een paralytische ileus, een retroperitoneale massa met obstructie van ureters, lokalisatie in ovaria met obstructie in het kleine bekken of hersenmetastasen. Hypercalciëmie is een vaak voorkomende complicatie in deze fase. Stuk voor stuk zijn dit behandelbare problemen, mits een vervolgtraject van behandeling, gericht op de tumor, medisch zinvol is en aanvaardbaar is voor patiënte.

Behalve een ileus is geen van de andere complicaties geassocieerd met een heel korte levensverwachting. Bij de matige conditie van patiënte en de slechte prognose zou men willen afzien van belastende interventies. De beste palliatie nu vraagt om het secuur laveren tussen enerzijds zo beperkt mogelijk behandelen en optimaal verlichten van klachten en anderzijds het voorkómen van een moeizaam stervenstraject. Het lijkt erop dat patiënte de beperkingen en hulpbehoefte aanvaard heeft

Bij patiënten met een mammacarcinoom en problemen zoals hier beschreven, kunnen zich verschillende stervenstrajecten voordoen. Er kan een ileus, leverinsufficiëntie of cachexie ontstaan. Patiënten kunnen progressief achteruitgaan door pre- of postrenale nierinsufficiëntie, een hypercalciëmie of intoxicatie door medicatie. Minder waarschijnlijk op dit moment is het optreden van longfalen bij progressie van de longmetastasen of pleuravocht, omdat kortademigheid niet op de voorgrond lijkt te staan. Ook hersenmetastasen lijken nu geen rol te spelen als een te verwachten doodsoorzaak.

Beloop van stervenstrajecten bij een maligniteit

In tabel C1.2 zijn de meest voorkomende doodsoorzaken bij een maligniteit verzameld en is de kans aangegeven dat een dergelijk traject in meer of mindere mate tot ondraaglijk lijden aanleiding kan geven.

Tabel C1.2 Beloop stervenstraject, afhankelijk van definitieve doodsoorzaak bij maligniteit.		
Stervenstraject	Kans rustig stervenstraject	Kans slecht stervenstraject
cerebraal	++	++
pulmonaal	+	+++
cardiaal / vasculair	++	++
gastro-intestinale obstructie	+	+++
metabool (lever, nier, calcium, etc.)	++	++
medicatie	++	++
verbloeding	+++	+
infectieus	+++	+
cachexie	+++	+
euthanasie	++++	-
iatrogeen	+	+++
acute dood (oorzaak vaak onbekend)	++++	-

Vervolg casus

U hebt patiënte eerst een injectie gegeven met morfine 10 mg subcutaan met als doel haar pijn te verminderen en gelijktijdig de opioïdgevoeligheid van de pijn te beoordelen. Nadat zij wat rustiger is geworden, heeft u de verschillende opties met haar besproken. Zij kiest daarop voor maximale interventie thuis, zonder opname of chemotherapie. Zij heeft geen behoefte aan nadere diagnostiek en aanvaardt de dood door progressie van de kwaadaardige aandoening. Zij wil niet naar een ziekenhuis, hospice of verpleeghuis voor meer intensieve monitoring of zorg.
Omdat een dwarslaesie geen directe invloed heeft op de prognose maar wel op de kwaliteit van leven, besluit u tot een proefbehandeling met corticosteroïden (1 dd 10 mg dexamethason subcutaan), temeer daar dit ook effect kan hebben op de bestaande misselijkheid.
Bij katheterisatie blijkt er 600 cc urine in de blaas te zitten, waarop u de katheter in situ laat.
U regelt met hulp van het specialistisch team een pomp voor subcutane toediening van morfine en thuiszorg om vriend en dochter te ontlasten. Patiënte reageert op de corticosteroïden met verbetering van de kracht in de benen en afname van de pijn. De buikklachten verbeteren niet, ook niet na een ascitespunctie. Zij blijft braken, ook na parenterale toediening van metoclopramide. U denkt ook aan hypercalciëmie als oorzaak van het braken. U schat de levensverwachting zodanig kort in dat de bepaling van het calcium geen consequenties heeft. Zij vraagt of zij iets kan krijgen om 's nachts te slapen. Na toediening van midazolam heeft zij een goede nacht. De volgende dag is zij aanspreekbaar, maar haar conditie gaat snel achteruit. Voor de tweede nacht komt zij te overlijden in aanwezigheid van haar dochter en vriend. Na vaststelling van overlijden en condoleren worden zij beiden uitgenodigd door u voor een nagesprek in de nabije toekomst.

Kernpunten

- In de moderne visie op oncologische behandeling zijn ziektegerichte zorg en symptoomgerichte zorg niet elkaars tegenpolen, noch volgen zij elkaar gescheiden in de tijd op. Zowel de aandacht voor ziektegericht handelen als symptoomgerichte behandeling is altijd een onderdeel van het beleid bij (een ernstige aandoening als) maligniteit.
- Aanvullend op het eerste kernpunt is het beleid in de beginfase van een maligniteit meestal gericht op genezing en/of verlenging van het leven en de ondersteunende zorg erop gericht dit mogelijk te maken.
- Ongeveer 50% van alle patiënten die gediagnosticeerd worden met een maligne aandoening blijkt hieraan uiteindelijk te sterven. Als genezing niet (meer) mogelijk is, wordt het belang van de kwaliteit van leven groter en moet gezocht worden naar een balans tussen ziektegericht handelen en ondersteunende zorg.
- Kwaliteit van leven omvat somatische, emotionele, sociale en zingevingsdimensies. Het belang hiervan kan alleen begrepen worden door de beleving van deze domeinen door patiënt en zijn naaste.
- Ook in de fase dat systeembehandeling van de kwaadaardige aandoening niet meer zinvol is voor levensverlenging, kunnen tumorgerichte interventies de palliatieve fase ondersteunen met als doel verbetering van de kwaliteit van leven. In deze fase is ziektegerichte behandeling ondersteunend voor een goede palliatieve zorg met als doel behoud van de kwaliteit van leven en mogelijk maken van het (waardig) sterven.
- De transitie tussen curatieve zorg en palliatieve zorg vindt plaats op grond van medische mogelijkheden en beperkingen, de ontwikkeling in het ziekteproces, de prognose en de wens van de patiënt.
- Om curatieve en palliatieve zorg naast elkaar in balans te laten verlopen, is inzicht nodig in beider mogelijkheden en beperkingen, begrip van de multidimensionele aard van de kwaliteit van leven, potentiële problemen in het beloop van de ziekte en het te verwachten sterfbed. Naast kennis en competentie is een multidisciplinair georganiseerde samenwerking tussen eerste en tweede lijn een voorwaarde om het hulpverleningsproces gedurende het hele traject goed te laten verlopen.

Literatuur

Berger AM, Shuster JL, Roen JH von. Principles and practice of palliative care and supportive oncology. Philadelphia: Lippincott Williams & Wilkins, 2007.

Glare P, Christakis NA. Prognosis in advanced cancer. Oxford: Oxford University Press, 2008.

Haes H de, Weezel LG van, Sanderman R. Psychologische patiëntenzorg in de oncologie. Handboek voor de professional. Assen: Koninklijke Van Gorcum, 2009.

Lynn J, Adamson DM. Living well at the end of life. Adapting health care to serious chronic illness in old age. Washington: Rand Health, 2003.

Murray S. Illness trajectories and palliative care. BMJ 2005;330:1007-11.

Graeff A de, Bommel JMP van, Deijck RHPD van, Eynden B van den, Krol RJA, Oldenmenger WH, Vollaard EJ. Palliatieve zorg. Richtlijnen voor de praktijk. Heerenveen: Jongbloed bv (te verschijnen december 2010). Ook in te zien op www.pallialine.nl.

Spreeuwenberg C, Bakker DJ, Dillmann DJM. Handboek palliatieve zorg. Maarssen: Elsevier gezondheidszorg, 2005.

Velde C van de. Oncologie. Houten: Bohn Stafleu van Loghum, 2005.

Casus 2
Een patiënt met pijn

H. van Zoest, B.S. Wanrooij

Casus

De heer Gevers is 62 jaar. Hij heeft als hoofd systeembeheer gewerkt bij een grote bank. Hij is gescheiden, maar met zijn drie kinderen onderhoudt hij intensief contact. Vier jaar geleden bleek hij een niercelcarcinoom te hebben, waarvoor hij een nefrectomie links onderging. Enkele maanden geleden kreeg hij pijn onder in de rug. Bij onderzoek bleek hij metastasen te hebben in de wervelkolom en de lever. De heer Gevers voelde niets voor een behandeling met sunitinib of bestraling. U, zijn huisarts, zag hem weinig in de afgelopen jaren; hij hield het contact steeds af, want hij vond 'één dokter wel genoeg'. De heer Gevers is een sportieve, actieve man die zich zo min mogelijk wil laten beïnvloeden door zijn ziekte.
Toen u twee weken geleden telefonisch contact met hem zocht, zei hij: 'Als ik pijn heb, neem ik wel een aspirientje!'
De dochter die vader het meest bezoekt, belt nu namens hem om een huisbezoek aan te vragen. Vader kan niet naar de praktijk komen want hij heeft veel pijn en slaapt slecht.

Wat zou u nog meer willen weten van de heer Gevers en waar let u op bij het lichamelijk onderzoek?

Specifieke anamnese
De heer Gevers blijkt een vrij hevige, doffe pijn onder in zijn rug te hebben en pijn in zijn linkerflank. De pijn in de rug is vrij constant aanwezig en straalt niet uit. Hij kan sinds kort 's nachts niet meer op zijn linkerzij slapen vanwege de pijn. Hij heeft geen problemen met plassen of met de ontlasting. Hij heeft geen krachtsverlies of sensibiliteitsstoornissen in de benen. Hij ervaart niet goed kunnen slapen als een 'ramp'. Hij slaapt vrij goed in, maar wordt wakker van de pijn zodra hij beweegt. Zijn pijn en het slechte slapen bedreigen ook zijn zelfstandigheid: het kost hem op dit moment zelfs moeite voor zichzelf te zorgen. De heer Gevers gebruikt 3 dd 1000 mg paracetamol. Dit helpt weinig tegen de pijn.

Lichamelijk onderzoek
De heer Gevers maakt een vermoeide en matte indruk. Hij reageert geïrriteerd naar de dokter en zijn dochters die de dokter op zijn dak hebben gestuurd. 'Als ik maar beter slaap kan ik alles aan.' De bloeddruk en pols zijn normaal. Hij heeft pijn bij kloppen op de wervelkolom ter hoogte van de onderste thoracale wervels. Bij diep inademen geeft hij pijn aan in de linkerflank, waarbij blijkt dat er lokale drukpijn is op een van de ribben. De auscultatie en percussie van de borstkas leveren geen bij-

zonderheden op. In de buik blijkt normale peristaltiek, er is geen aanwijzing voor een vergrote blaas. De lever is diffuus vergroot tot twee vingers onder de ribbenboog en pijnlijk. Neurologisch onderzoek levert geen bijzonderheden op.

Probleemlijst

- pijnklachten in de rug en de linkerflank bij een patiënt met gemetastaseerd niercelcarcinoom
- slecht slapen
- bemoeilijkte communicatie

Beschouwing

De heer Gevers heeft in toenemende mate pijn, die waarschijnlijk grotendeels is toe te schrijven aan botmetastasen van het niercelcarcinoom. Pijn is bij veel patiënten in de palliatieve fase van een oncologische aandoening, net als bij andere uiteindelijk terminale ziekten, een veelvoorkomend probleem. Door de toegenomen behandelmogelijkheden van kanker leven mensen langer. De ziekte kan zich hierbij verder uitbreiden. Hiermee neemt de kans op het optreden van meerdere en ook ernstiger symptomen, zoals pijn, toe. Patiënten kunnen dan last hebben van pijn op meerdere plaatsen en/of van verschillende aard. De oorzaken hiervan zijn meestal somatisch van origine. Psychosociale en spirituele aspecten hebben invloed op de beleving van pijn. Zo kan een patiënt die angstig is of veel zorgen heeft, de pijn heftiger beleven. Iemand die bepaalde perioden in zijn leven nog niet afgerond heeft, kan ook meer pijn voelen.
Anamnese en lichamelijk onderzoek, eventueel uitgebreid met aanvullend onderzoek, geven goede handvatten om de oorzaak te achterhalen. Het is hierbij van belang op de hoogte te zijn van het beloop van de aanwezige tumor.
In een aantal gevallen kan pijn oorzakelijk behandeld worden. Vooral in de laatste fase van het leven zijn de klachten meestal alleen symptomatisch aan te pakken.
Bij metastasen in de wervelkolom is er kans op het optreden van myelumcompressie. Nogal eens verloopt het ontstaan ervan sluipend (beginnend met een verergering van de pijn, zeker ook 's nachts, en vage neurologische verschijnselen), zodat de diagnose dreigende dwarslaesie soms laat gesteld wordt. Een dreigende dwarslaesie is een palliatief spoedgeval. De patiënt dient direct verwezen te worden naar de behandelend specialist c.q. radiotherapeut. Afhankelijk van de situatie bestaat de behandeling uit bestraling, toedienen van dexamethason en/of chirurgische interventie.
Bij de heer Gevers zijn er noch anamnestisch, noch bij lichamelijk onderzoek aanwijzingen voor deze problematiek. Zoals ook bij de heer Gevers het geval is, heeft pijn nogal eens invloed op de slaap. Omgekeerd kan het zijn dat slaapgebrek de pijnbeleving in negatieve zin beïnvloedt. Uit zijn verhaal komt tevens naar voren dat hij niet een man is die gemakkelijk over zijn ziekte praat; hij is afhoudend in het contact en lijkt zijn ziekte te bagatelliseren.

Pijn

Welke soorten pijn kunt u onderscheiden?

VÓÓRKOMEN VAN PIJN EN SOORTEN PIJN

Van de patiënten met kanker heeft 64% matige tot ernstige pijn als de ziekte in een vergevorderd stadium is. Bij bepaalde soorten kanker treedt pijn meer op de voorgrond, bij andere soorten kanker vormt pijn een minder groot probleem.
Pijn treedt ook vaak op in de palliatieve fase van andere ziekten zoals ALS (60-70%), multipele sclerose (50-60%), hartfalen (20-40%), COPD (20-30%) en terminale nierinsufficiëntie (na staken van dialyse) (40%).

Vóórkomen van pijn bij patiënten met kanker

- pancreas, oesofagus: meer dan 80%
- long, maag, prostaat, borst, cervix, ovarium: 70-80%
- orofarynx, colon, hersenen, nier, blaas: 60-70%
- hematologische maligniteiten (ziekte van Kahler / multipel myeloom, maligne lymfoom, leukemie), tumoren van weke delen: 50-60%

Bij patiënten met kanker en pijn is de oorzaak in 70% van de gevallen te herleiden tot de kanker zelf. In 20% van de gevallen wordt pijn veroorzaakt door de behandeling (chirurgie, radio- of chemotherapie). De resterende 10% van de pijnklachten wordt veroorzaakt door algemene achteruitgang of comorbiditeit.

Voor de behandeling van pijn is het belangrijk onderscheid te maken tussen nociceptieve en neuropathische pijn. Nociceptieve pijn is weer onder te verdelen in somatische en viscerale pijn. *Nociceptieve* pijn wordt veroorzaakt door weefselbeschadiging door tumor(in)groei in bot, bindweefsel, spieren (somatische pijn) en inwendige organen (viscerale pijn). *Neuropathische* pijn wordt veroorzaakt door ingroei in of druk op zenuwweefsel.

Van de patiënten met kanker heeft 65% nociceptieve pijn, 10% neuropathische pijn en 25% een mengvorm.

Hoe pijn ervaren wordt, kan verder sterk afhankelijk zijn van een aantal andere factoren. Emotionele spanning, angst, depressie en slaaptekort doen de draagkracht afnemen, wat een negatieve invloed kan hebben op de beleving van de pijn (zie figuur C.2.1). Het is zelden mogelijk om met alleen analgetica pijn bevredigend te verlichten. Wanneer men zich verdiept in de geschiedenis – het levensverhaal – van een patiënt kan inzichtelijk worden waarom een adequaat lijkende behandeling niet voldoende effect sorteert.

Doorbraakpijn

Onder *doorbraakpijn* wordt verstaan pijn die vrij plotseling in intensiteit toeneemt. Dit treedt bijvoorbeeld op bij bewegen of bij een bepaalde houding, maar kan ook spontaan optreden.

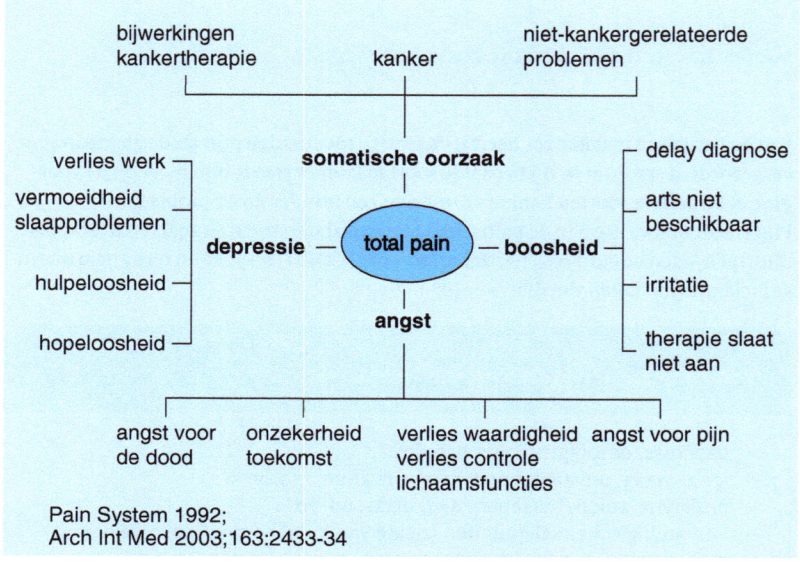

Figuur C.2.1 Factoren van invloed op de beleving van pijn.

DIAGNOSTIEK

Door bij de anamnese goed door te vragen over de pijn kan men informatie krijgen over de lokalisatie en de ernst van de pijn en onderscheid maken tussen nociceptieve en neuropathische pijn.

Nociceptieve pijn wordt omschreven als zeurend, borend of krampend. Bij neuropathische pijn klagen patiënten over schietende, brandende en/of uitstralende pijn. Hierbij kan de pijndrempel verlaagd zijn (*hyperalgesie*) en/of kan pijn ontstaan bij prikkels die onder normale omstandigheden helemaal geen pijn veroorzaken (*allodynie*). Het acroniem ALTIS kan helpen om snel inzicht te krijgen in de verschillende aspecten van de pijn.

ALTIS

A Aard (zeurend, brandend, schietend)
L Locatie (op één plaats, in het verloop van een zenuw)
T Tijdsverloop (wanneer begonnen, voortdurend of in aanvallen)
I Intensiteit (matig, hevig, 'ondraaglijk')
S Samenhang (bijv. tijdens verzorgen, aanraken of persen)

De psychologische, sociale en spirituele anamnese geeft informatie over klachten zoals angst en somberheid, het functioneren van de omgeving en over de beleving en betekenis van de pijn voor de patiënt en naasten.

In toenemende mate krijgen dokters te maken met patiënten met een andere culturele achtergrond. De hiervoor genoemde dimensies zullen, afhankelijk van de situatie, ook antropologisch benaderd dienen te worden (zie ook hoofdstuk 4).

Het afnemen van een uitgebreide pijnanamnese (zie bijlage 1 bij deze casus) kost tijd, maar levert veel belangrijke informatie op. Deze taak kan goed gedelegeerd worden aan een verpleegkundige.

PIJNMETING

Pijn is een subjectieve gewaarwording en wordt over het algemeen bij patiënten met kanker onderschat. Het is immers niet altijd aan iemand te zien of hij pijn heeft. Daarbij geven niet alle patiënten aan dat ze pijn hebben, soms ook omdat ze er afkerig van zijn om medicijnen te nemen. Door de ernst van de pijn te (laten) scoren via een meetinstrument, krijgen patiënt en dokter meer inzicht in de pijn op een bepaald moment, in het verloop van de pijn en mogelijk ook in factoren die hierop van invloed zijn. De verschillende meetinstrumenten zijn beschreven in hoofdstuk 2. Uit verschillende onderzoeken blijkt het nut van meting en registratie van de pijn. Het gevolg van zelf meten kan leiden tot bewustwording van pijn en de veranderingen daarin. Dit draagt mogelijk bij tot een toename van de autonomie van de patiënt en de compliance met de behandeling.

Het lichamelijk onderzoek en eventueel aanvullend onderzoek dragen verder bij om de oorzaak van de pijn te achterhalen. Levensverwachting, wensen van de patiënt en van de naasten en de mogelijk te behalen winst bepalen steeds hoe uitgebreid het onderzoek moet zijn.
Vooral in de laatste fase kan pijn soms snel van karakter veranderen of in intensiteit wisselen. Herhaling van anamnese en onderzoek kunnen dan opnieuw bijdragen aan het stellen van een (waarschijnlijkheids)diagnose, waardoor het beleid bijgesteld kan worden.

Vervolg casus

U stelt vast dat de heer Gevers vooral nociceptieve pijnklachten heeft, waarschijnlijk ten gevolge van botmetastasen in wervels en rib en door de vergrote lever, waarbij het gevoelige leverkapsel wordt opgerekt. U denkt als interventie in eerste instantie aan verandering van de pijnmedicatie en aan radiotherapie en stelt dit beleid voor aan de heer Gevers. Deze geeft echter aan alleen maar beter te willen slapen en dringt aan op het voorschrijven van een slaapmiddel. De noodzaak van andere medicatie of verwijzing, en dus mogelijk oorzakelijke behandeling, ziet hij ook nu niet in. Op dit moment stemt u in met het verzoek. U besluit om op heel korte termijn terug te komen voor een uitgebreid gesprek.

Psychosociale en spirituele aspecten

Veel patiënten hebben in de loop van de tijd hun ziekte geaccepteerd. In de fase waarin duidelijk is dat het einde nadert, praten zij met naasten en hulpverleners over hun wensen ten aanzien van het te volgen beleid en het levenseinde en besteden zij tijd aan afscheid nemen en het afronden van hun leven. Sommige patiënten hebben moeite om de ernst van de ziekte onder ogen te zien en hierover te praten. Dit is voor de naasten en voor de hulpverleners geen gemakkelijke situatie. De geringe openheid kan adequate behandeling van klachten, zoals in deze casus de pijn, in de weg staan.

Naasten kunnen zich machteloos voelen en zowel de patiënt als de naasten kunnen, hoewel dicht bij elkaar, dan toch erg eenzaam zijn.

Artsen hebben vaak een bepaald 'ideaalbeeld' van beleving van ziekte en sterven. Hiertoe behoren accepteren van en praten over de ziekte en het naderende einde. Dit kan leiden tot wat je acceptatiedwang zou kunnen noemen. Zij blijven de patiënt die er ofwel bewust voor kiest niet over zijn ziekte te praten, ofwel zijn ziekte ontkent, benaderen om hierover wel te communiceren. Het is beter om de grenzen die de patiënt aangeeft te respecteren en tegelijkertijd alert te zijn of er op een bepaald moment wel behoefte ontstaat om te willen praten.

De huisarts van de heer Gevers kiest ervoor om in eerste instantie de wat afwerende houding van hem te respecteren en mee te gaan met zijn verzoek om slaapmiddelen voor te schrijven. Hij hoopt zo het vertrouwen te winnen van de patiënt.

BELEID EN BEHANDELING

Algemeen

Uitgangspunt van de behandeling is dat de pijn voor de patiënt draaglijk wordt en dat de behandeling met zo min mogelijk belasting en bijwerkingen gepaard gaat. Overigens is het, ondanks maximale begeleiding en interventies, niet altijd mogelijk de pijn op een draaglijk niveau te krijgen.

Bij de integrale benadering van de patiënt is goede communicatie van wezenlijk belang voor de beste aanpak. Voorlichting over de oorzaken van de pijn en de mogelijke interventies is een voorwaarde voor een adequaat management van pijn. Communicatie over de betekenis van pijn voor de patiënt en zijn omgeving draagt in belangrijke mate bij aan de compliance. Met een multidisciplinaire aanpak is in veel gevallen winst te behalen. Als er sprake is van psychische problemen die van invloed zijn op de beleving van pijn of de patiënt heeft behoefte aan ondersteuning, is verwijzing naar maatschappelijk werk, psycholoog of geestelijk verzorger aangewezen.

Oorzakelijke behandeling

Het is in alle gevallen belangrijk te bekijken of er aan de pijn een behandelbare oorzaak ten grondslag ligt. De arts weegt samen met de patiënt de kans op verbetering c.q. handhaving van de kwaliteit van het leven af tegen de belasting die een specifieke behandeling kan geven.

Oorzakelijke behandeling van pijn

- hormonale therapie: bij hormonaal gevoelige tumoren (prostaat- en mammacarcinoom)
- chemotherapie en 'targeted therapy': bij daarvoor gevoelige tumoren
- radiotherapie: bij botmetastasen of andere metastasen (bijv. lever)
- nucleaire behandeling: bij diffuse osteoblastische skeletmetastasering die niet (meer) reageert op cytostatische of hormonale behandeling
- chirurgie: bijvoorbeeld osteosynthese bij pathologische of dreigende pathologische fracturen, het aanleggen van een ontlastend stoma of resectie van pijnlijke tumoren of metastasen

- bisfosfonaten: bij patiënten met de ziekte van Kahler / multipel myeloom of botmetastasen van mamma- of prostaatcarcinoom; dit kan leiden tot afname van pijn en morbiditeit
- behandeling van pijn uitlokkende factoren: zoals hoesten en de hik
- overig: plaatsen van een stent in dunne of dikke darm bij een ileus

Niet-medicamenteuze symptomatische behandeling

Ook bij de behandeling van pijn, evenals bij andere symptomen in de palliatieve fase, kunnen niet-medicamenteuze interventies in belangrijke mate bijdragen aan het verminderen van de pijn. Patiënten maken hiervan vaak zelf al gebruik.
Men kan in dit verband denken aan:
- warmte en koude (warme kruik bij buikpijn)
- massage
- oefentherapie
- transcutaneous electrical nerve stimulation (TENS)
- ontspanningstechnieken
- afleiding
- cognitieve gedragstherapie (vooral vroeg in het ziekteproces zinvol)

Verder worden soms invasieve pijnbehandelingen toegepast, zoals de blokkade van een plexus. Zie hiervoor hoofdstuk 3, casus 3.

Medicamenteuze symptomatische behandeling

De WHO-pijnladder bestaat sinds 1986 en beschrijft de medicamenteuze aanpak van pijn volgens een driestapsmodel:
Stap 1: paracetamol en NSAID's
Stap 2: toevoeging van zwak werkende opioïden (codeïne, tramadol en buprenorfine)
Stap 3: sterk werkzame opioïden (morfine, oxycodon, fentanyl, hydromorfon en methadon)
In West-Europa (w.o. in Nederland) wordt stap 2 de laatste jaren overgeslagen. De overweging daarbij is dat stap 2 geen meerwaarde heeft boven stap 3, omdat zwak werkende opioïden bij de benodigde doseringen dezelfde bijwerkingen hebben als sterk werkende opioïden en in het geval van codeïne vaker per dag moeten worden toegediend. Bovendien laat onderzoek zien dat het overslaan van stap 2 leidt tot betere pijnbestrijding.
Buprenorfine is beschikbaar als transdermale of sublinguale toediening. Tramadol is een zwak werkend opioïd met een bijkomend effect op neuropathische pijn. De meerwaarde van tramadol is niet bewezen boven de directe toediening van de sterk werkende opioïden.
Hierna staat het huidige pijnbeleid beschreven. De indeling is, net zoals bij de WHO-ladder, in stappen beschreven om de systematiek van de aanpak duidelijk te maken. Deze stappen wijken dus af van de stappen van de WHO-ladder.

Middelen bij nociceptieve pijn

Stap I Paracetamol en NSAID's
Bij matige tot ernstige nociceptieve pijn start men met paracetamol (4 dd 1000 mg), bij spierpijn of pijn ten gevolge van botmetastasen eventueel in combinatie met NSAID's. Van NSAID's is overigens niet bewezen dat zij specifiek effectief zijn bij pijn door botmetastasen. Er wordt gebruikgemaakt van diclofenac (tot 4 dd 50 mg),

naproxen (2 dd 500 mg) of ibuprofen (tot 4 dd 600 mg). Er is geen duidelijk verschil in werkzaamheid tussen deze middelen.

NSAID's veroorzaken nogal eens gastro-intestinale bijwerkingen en vochtretentie, zeker bij oudere patiënten. Verder wordt de stolling beïnvloed (door remming van de trombocytenaggregatie) en kunnen er nier- en leverfunctiestoornissen optreden. Terughoudendheid bij het voorschrijven van NSAID's is dus geboden. Als een NSAID wordt voorgeschreven, is het verstandig voor maagbescherming te zorgen bij patiënten ouder dan 70 jaar, bij maaglijden in de voorgeschiedenis, bij hartfalen, diabetes mellitus en/of bij gelijktijdig gebruik van corticosteroïden, anticoagulantia, acetylsalicylzuur of SSRI's. Oplettendheid is geboden bij patiënten met een verminderde nierfunctie. NSAID's kunnen goed samen met paracetamol en/of opioïden worden gegeven.

Stap II Sterk werkzame opioïden
Morfine is tot op heden het meest gebruikte opioïd en vaak middel van eerste keuze. Er is veel ervaring mee opgedaan, het is goedkoop en kan op verschillende wijzen worden toegediend (oraal, rectaal, subcutaan, intraveneus, epiduraal en intrathecaal). Men start over het algemeen met een lang werkend preparaat (2 dd 20 mg, bij oudere mensen 2 dd 10 mg). Soms, bijvoorbeeld als een patiënt eerder heel sterk reageerde op het gebruik van morfine, kan de patiënt starten met zesmaal daags een lage dosis van kort werkend morfine en daarna overgaan op een lang werkend preparaat.
In de laatste fase van hun ziekte hebben veel patiënten moeite met slikken. De morfine kan dan goed via een pomp subcutaan gegeven worden.

Fentanyl is een opioïd dat eveneens goed als eerste keus gegeven kan worden. Het wordt transdermaal (als pleister) toegediend. Het heeft bij patiënten nogal eens de voorkeur omdat het slechts één keer per drie dagen hoeft te worden verwisseld. Daarnaast geeft fentanyl minder obstipatie en mogelijk ook minder sufheid dan morfine. De startdosering van de transdermale toedieningsvorm van fentanyl is 12 mcg/uur. De instelling op de transcutane toediening van fentanyl neemt even tijd. De fentanyl wordt uit de pleister in het subcutane vet opgenomen en vandaar afgegeven aan het bloed. Het duurt 12-24 uur voordat er een constante bloedspiegel bereikt is. Het is daarom beter hiermee niet in de allerlaatste fase van het leven te starten. Als de patiënt in deze fase al fentanyl gebruikt, meer pijn krijgt en slikstoornissen heeft, continueert men de fentanyl en voegt morfine subcutaan toe. Bij cachectische patiënten (bij wie de hoeveelheid subcutaan vet sterk is afgenomen) wordt het afgeraden fentanylpleisters te gebruiken. Bij heftig transpireren kunnen de pleisters loslaten van de huid. Dan is extra bevestiging nodig met een semipermeabele folie.
Er bestaat ook een buccale toediening van fentanyl, het oraal transmucosaal fentanylcitraat. De werking hiervan treedt binnen een aantal minuten op. De dosering is gemiddeld 400 mcg per toediening, maximaal 4 tot 6 maal daags. Sinds kort is er ook een nasale toedieningsvorm van fentanyl beschikbaar.

Oxycodon is een opioïd dat tweemaal zo sterk werkt als morfine. Er bestaat hiervan een orale (kort werkend en lang werkend), subcutane of intraveneuze toedieningsvorm. De aanvangsdosering bij de lang werkende vorm is 2 dd 10 mg.

Hydromorfon werkt ongeveer zevenmaal zo sterk als morfine. Het wordt als lang werkend of kort werkend oraal preparaat toegediend.
De bijwerkingen van zowel oxycodon als hydromorfon zijn niet anders dan die van morfine, zodat er in eerste instantie geen reden is om deze middelen te verkiezen boven morfine. Bovendien zijn deze middelen, net als fentanyl, duurder dan morfine.

Methadon is een opioïd met een sterk analgetisch effect. Methadon is mogelijk ook werkzaam bij neuropathische pijn, doordat het naast een agonistisch effect op verschillende morfinereceptoren (mu en kappa), ook een antagonistisch effect heeft op de N-methyl-D-aspartaatreceptor (NMDA-receptor). Deze receptor speelt een belangrijke rol bij neuropathische pijn. De werkzaamheid van methadon bij neuropathische pijn is echter niet bewezen. Methadon is moeilijk in het gebruik vanwege een onvoorspelbare halfwaardetijd. Deze kan variëren van 8 tot 75 uur, waardoor de kans op het optreden van cumulatie en daardoor intoxicatieverschijnselen enkele dagen na aanvang van het gebruik ervan niet denkbeeldig is.

Bij alle opioïden krijgt de patiënt routinematig de mogelijkheid een lage dosering (1/6-1/8 van de 24 uursdosis) van een snel werkend opioïd extra te nemen in geval van doorbraakpijn (de zgn. *doorbraak-* of *rescue-medicatie*).

Vervolg casus

Enkele dagen later bezoekt u de heer Gevers opnieuw om met hem te praten. Hij slaapt nog steeds slecht, ondanks de temazepam 10 mg a.n. die hij gekregen heeft. Zijn dochter geeft aan dat de zorg voor hem zwaar wordt en dat zij daar best wat hulp bij kan gebruiken. Er blijkt de afgelopen dagen het een en ander te zijn gebeurd. De heer Gevers doet geëmotioneerd verslag van een paar gesprekken met zijn dochter die aangaf moeilijk met de ontkennende houding van haar vader te kunnen omgaan. Hij geeft aan hier blij mee te zijn en lijkt nu ontvankelijker om ook met u over zijn ziekte te praten. Zo staat hij ook meer open om te praten over behandelmogelijkheden. U vertelt hem dat een eenmalige bestraling goed kan helpen tegen de pijn als de pijn in de flank berust op een uitzaaiing van de kanker in een rib. Hetzelfde geldt voor de pijn in de rug. U stelt voor om, totdat er verder onderzoek en eventuele bestraling hebben plaatsgevonden, 2 dd 10 mg lang werkend morfine te gebruiken tegen de pijn. Het recept wordt aangevuld met kort werkend morfine voor doorbraakpijn en een laxans. De heer Gevers vraagt of morfine niet een te 'zwaar' middel is.

Beschouwing

Bij patiënten met uitgebreide ziekte is een multidisciplinaire aanpak voorwaarde om alle aspecten van zorg voldoende aandacht te geven. Over het algemeen, maar zeker wanneer de patiënt alleen woont en niet in huis wonende naasten de zorg op zich nemen, kan een wijkverpleegkundige of oncologieverpleegkundige bijdragen aan de kwaliteit en continuïteit van zorg en zo mogelijke overbelasting van het systeem voorkomen. In het geval van de heer Gevers geeft de dochter aan wel ondersteuning te kunnen gebruiken. Niet altijd zal een patiënt een omslag maken in het verwerken en/of bespreekbaar maken van zijn ziekte zoals hier het geval is. Soms blijft hij tot het einde toe aangeven hier niet over te willen praten. De huisarts kan overwegen een maatschappelijk werkende, psycholoog of geestelijk verzorger in te schakelen als er problemen naar voren komen waarvoor hij zich minder gekwalificeerd voelt om deze te bespreken.

Welke informatie geeft u als u een patiënt voor het eerst een opioïd voorschrijft?

Er bestaan ten aanzien van het gebruik van opioïden, en vooral morfine, bij patiënten nogal wat vooroordelen, zoals:
- 'Als ik nu al met morfine begin, dan is er straks niets meer als ik meer pijn krijg'
- 'Als ik nu al aan morfine begin, dan heb ik steeds meer nodig omdat ik er aan gewend raak'
- 'Ik wil niet verslaafd raken'
- 'Door de morfine ga ik eerder dood'

Goede, herhaalde informatie over het gebruik van opioïden kan deze vooroordelen wegnemen en de compliance bevorderen (zie bijlage 2 Morfine: fabels en feiten). De informatie in deze folder gaat over morfine, maar geldt voor alle opioïden.

Het is ook van belang de patiënt en naasten te adviseren de medicatie regelmatig in te nemen en niet te wachten tot de pijn weer toegenomen is ('round the clock') en informatie te geven over mogelijke bijwerkingen en wat hieraan gedaan kan worden.

Welke bijwerkingen kent u van het gebruik van opioïden?

Bijwerkingen opioïden

Bij alle opioïden kan een veelheid aan bijwerkingen voorkomen. De meeste bijwerkingen verdwijnen na enkele dagen. Dat geldt niet voor obstipatie.

Bijwerkingen van opioïden

Veelvoorkomende bijwerkingen
- obstipatie
- misselijkheid en braken
- sufheid
- droge mond

Minder vaak voorkomende bijwerkingen
- psychomimetische effecten: hallucinaties, verwardheid en delier
- jeuk

Morfine 'stopt de pijn en de darmen'. Het voorschrijven van een laxans behoort daarom standaard bij een opioïdvoorschrift. Hierbij heeft een osmotisch werkend laxans (macrogol / elektrolyten, magnesium(hydr)oxide of lactulose) de voorkeur, zo nodig aangevuld met een contactlaxans (senna of bisacodyl).

Tegen de misselijkheid kan een recept voor metoclopramide worden meegegeven voor het geval deze bijwerking optreedt. Treden naast misselijkheid verwardheid en/of hallucinaties op, dan is haloperidol een goede keuze. Dit werkt immers zowel anti-emetisch als antipsychotisch. De kans op een delier neemt toe bij een (te) hoge aanvangsdosering, bij snel ophogen van de dosering opioïden in het geval dat de pijn onvoldoende reageert of (bij sommige opioïden) bij ernstige nierfunctiestoornissen. Bij (aanhoudende) sufheid kan methylfenidaat een optie zijn.

De wetgeving schrijft voor patiënten die opioïden gebruiken een rijverbod voor, tenzij de patiënt ten minste veertien dagen een stabiele dosis gebruikt zonder dat hij last heeft van centrale bijwerkingen. Patiënten moeten hierover worden geïnformeerd.

Parenterale toediening van opioïden

Parenterale toediening van opioïden is vooral geschikt om pijn snel te corrigeren en de opioïdbehoefte te bepalen. Daarna kan worden overgegaan op orale of transdermale toediening. Daarnaast is deze toedieningsweg heel geschikt als de patiënt niet meer kan slikken of misselijk is en braakt. Subcutane toediening heeft de voorkeur boven de intraveneuze toediening.

Indien wordt overgegaan van orale op parenterale toediening, moet de dosering van het opioïd met een factor drie (morfine) of twee (oxycodon) worden verminderd (zie tabel C2.1).

Tabel C2.1 Omrekentabel voor opioïden.

Morfine oraal	Morfine subcutaan / intraveneus	Oxycodon oraal	Oxycodon subcutaan	Fentanyl transdermaal	Hydromorfon oraal
Mg/24 uur	Mg/24 uur	Mg/24 uur	Mg/24 uur	Microgram/h	Mg/24 uur
30	10	15	7,5	12	4
60	20	30	15	25	8
120	40	60	30	50	16
180	60	90	45	75	24
240	80	120	60	100	32
360	120	180	90	150	48
480	160	240	120	200	64

Stap III Opioïdrotatie

Niet alle mensen reageren op dezelfde manier op opioïden. Bij sommige patiënten veroorzaken lage doses al heftige bijwerkingen. Bij anderen wordt geen adequate pijnstilling verkregen bij soms hoge doses van het opioïd. In deze situaties is het geïndiceerd over te gaan op een ander opioïd. Men noemt dit opioïdrotatie of opioïdswitch.

Bij het wisselen van de opioïden onderling en/of het omzetten van de medicatie van oraal naar subcutaan, intraveneus of transdermaal moet de gebruikte dosering worden omgezet naar een equi-analgetische dosering (zie tabel C2.1) van het nieuwe middel; dat is de dosering die wat de werking betreft overeenkomt met die van het oude middel. Als opioïdrotatie wordt toegepast vanwege bijwerkingen wordt bij voorkeur met 75% van de equi-analgetische dosering begonnen. Op deze wijze verkleint men de kans op bijwerkingen. Als opioïdrotatie plaatsvindt vanwege onvoldoende pijnstilling, wordt de equi-analgetische dosering gegeven.

Wanneer kortdurend onthoudingsverschijnselen optreden (opioïden grijpen aan op verschillende receptoren), dan wordt het gestaakte opioïd alsnog in enkele dagen al afgebouwd.

> **Opioïdrotatie, een voorbeeld**
>
> Een patiënt gebruikt 2 dd 30 mg lang werkend oxycodon en voor doorbraakpijn 3 dd 10 mg kort werkend oxycodon. De omzetting naar subcutaan toegediend morfine verloopt als volgt. Hij gebruikt totaal 90 mg oxycodon per dag, hetgeen equivalent is van 180 mg oraal toegediend morfine. Dit is gelijk aan 60 mg morfine subcutaan; 75% hiervan is 45 mg/24 uur.

Bij het gebruik van of wisselen naar fentanyl transdermaal dient men er rekening mee te houden dat het ongeveer 24 uur duurt voordat de spiegel van fentanyl in het bloed constant is, en aan de andere kant dat fentanyl nog enige tijd doorwerkt als de pleister verwijderd is. Het advies is om bij rotatie van bijvoorbeeld morfine naar fentanyl de pleister te plakken, de morfine in de helft van de dosering door te geven en de volgende dag de morfine te staken. Bij rotatie van fentanyl naar morfine wordt de pleister weggehaald en wordt op dat moment gestart met de halve dosering morfine. Na 12 uur krijgt de patiënt dan de volledige dosis.

Methadon wordt veel lager gedoseerd dan morfine. Dit geldt des te sterker naarmate de patiënt tevoren meer morfine gebruikte. De omrekenfactor is als volgt:
- tot 90 mg morfine dd oraal / rectaal delen door 4
- 90-300 mg morfine dd oraal / rectaal delen door 6
- \> 300 mg morfine dd oraal / rectaal delen door 8

Middelen bij neuropathische pijn
Ook bij neuropathische pijn blijven opioïden de eerste keuze. Bij onvoldoende effect van opioïden kunnen hieraan antidepressiva en/of anti-epileptica worden toegevoegd, ook al omdat er nogal eens een combinatie voorkomt van nociceptieve en neuropathische pijn.
Van de tricyclische antidepressiva worden amitriptyline of nortriptyline gebruikt. Gabapentine en pregabalin (pregabaline) zijn van de anti-epileptica de middelen van eerste keuze. Methadon wordt regelmatig toegepast bij neuropathische pijn, maar de grote kans op intoxicatie vraagt om een voorzichtige dosering en intensieve controle. Esketamine is een NMDA-receptorantagonist en als zodanig werkzaam bij neuropathische pijn. Het is een sterk werkzaam middel dat kan worden toegevoegd aan morfine wanneer de pijn met andere middelen niet te verlichten is. Het optreden van hallucinaties is een belangrijke bijwerking.
Er staat een uitgebreide beschrijving van de middelen bij neuropathische pijn in hoofdstuk 3, casus 3.

Overige middelen bij pijn
Verschillende medicamenten die andere indicaties hebben dan pijnbestrijding kunnen een zinvolle aanvulling zijn op de behandeling met analgetica.
Anxiolytica als oxazepam (3 dd 10-25 mg) of lorazepam (3 dd 1-2 mg) verminderen angst en spanning en daardoor ook de pijnbeleving.
Indien er sprake is van een sombere stemming kunnen antidepressiva (zie hoofdstuk 3, casus 13) worden voorgeschreven.
Corticosteroïden, met dexamethason als het meest gebruikte middel, werken pijnstillend door afname van oedeem en ontstekingsreacties en remming van de prosta-

glandinesynthese. De dosering bedraagt 1-4 mg per dag in een eenmalige gift 's morgens. Het is belangrijk te zoeken naar de laagste dosis waarbij het gunstige effect behouden blijft. Als er na een week geen effect opgetreden is, moet het gestopt worden.
Langdurig gebruik van corticosteroïden (maanden) geeft kans op het ontstaan van veel bijwerkingen zoals candida-stomatitis, diabetes mellitus, proximale spieratrofie en Cushing-uiterlijk.

Vervolg casus

De heer Gevers wordt de volgende dag door de radiotherapeut gezien. Op de ct-scan blijken enkele wervels aangedaan door metastasen. De pijn in de flank blijkt veroorzaakt door een solitaire metastase in een rib. Op beide lokalisaties wordt hij aansluitend bestraald.
Voor een adequate pijnstilling blijken in de eerste weken tweemaal dosisaanpassingen noodzakelijk te zijn. Hij gebruikt na enige weken 2 dd 30 mg lang werkend morfine en daarnaast naar behoefte 10 mg kort werkend morfine. Twee weken na de bestraling zijn de pijnklachten duidelijk minder, waarna de dosering morfine omlaag kan. U gaat regelmatig langs bij de heer Gevers. U besteedt veel tijd aan de begeleiding in de vorm van adequate interventies vanwege zijn symptomen en gesprekken over de verwerking en acceptatie van de ziekte en het sterven. Na twee maanden gaat hij snel achteruit en overlijdt hij uiteindelijk rustig.
De relatie met zijn dochter blijft goed tot het einde toe.

Kernpunten

- Pijn komt veel voor in de palliatieve fase en is vaak multifactorieel bepaald.
- Een onderscheid tussen verschillende soorten pijn (nociceptief-neuropathisch) is belangrijk omdat de aanpak van deze soorten pijn verschilt.
- Het meten van pijn is een belangrijk hulpmiddel zowel bij het in kaart brengen als evalueren van de behandeling van pijn.
- Morfine is het middel van eerste keuze bij de behandeling van ernstige pijn.
- Opioïdrotatie of opioïdswitch kan een oplossing zijn bij onacceptabele bijwerkingen of onvoldoende pijnstilling ondanks adequate dosering.
- Goede voorlichting en psychische, sociale en spirituele ondersteuning zijn belangrijke pijlers van het beleid.
- Met een brede aanpak wordt pijn in de meeste gevallen draaglijk voor de patiënt.

Literatuur

Bair MJ, Robinson RL, Katon W, Kroenke K. Depression and pain comorbidity: a literature review. Arch Intern Med 2003;163:2433-45.
Dworkin RH, Backonja M, Rowbotham MC, Allen RR, Argoff CR, Bennet GJ e.a. Advances in neurological pain. Diagnosis, mechanisms and treatment recommendations. Arch Neurol 2003;60:1524-34.
Graeff A de, Besse TC, Krol RJA. Richtlijn pijn. In: Graeff A de, Bommel JMP van, Deijk RHPD van, Eijnden B van den, Oldenmenger WH, Vollaard EJ. Richtlijnen voor de praktijk. Heerenveen: Jongbloed bv (te verschijnen december 2010).

Hanks GW, De Conno F, Cherny N, Hanna M, Kalso E, McGuay HJ e.a. Morphine and alternative opioids in cancer pain; the EAPC recommendations. Brit J Cancer 2001;84:587-93.

Kwaliteitsorgaan voor de gezondheidszorg (CBO). Richtlijn Diagnostiek en behandeling van pijn bij patiënten met kanker. Utrecht: Kwaliteitsorgaan voor de gezondheidszorg (CBO), 2008.

Mc Niol E, Horowitz-Mehler N, Fisk RA, Bennett K, Gialeli-Goudos M, Chew PW e.a. Management of opioid side effects in cancer related and chronic non-cancer pain: a systematic review. J of Pain 2003;4:231-56.

Mercadente S. Opioid rotation for cancer pain. Rationale and clinical aspects. Cancer 1999;86:1856-66.

Wanrooij BS, Koelewijn M. Palliatieve zorg. De dagelijkse praktijk van huisarts en verpleeghuisarts. Houten: Bohn Stafleu van Loghum, 2007.

Bijlage 1 Pijnanamnese

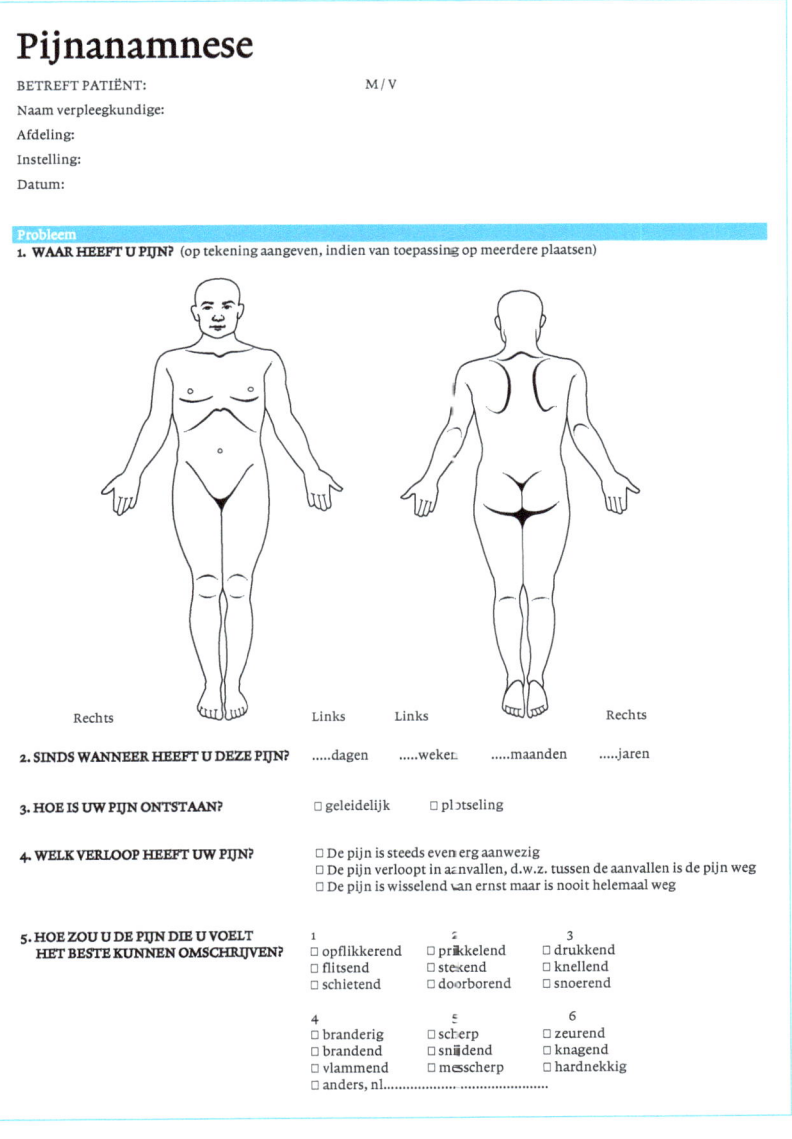

Pijnanamnese

BETREFT PATIËNT: M / V
Naam verpleegkundige:
Afdeling:
Instelling:
Datum:

Probleem

1. **WAAR HEEFT U PIJN?** (op tekening aangeven, indien van toepassing op meerdere plaatsen)

   Rechts   Links   Links   Rechts

2. **SINDS WANNEER HEEFT U DEZE PIJN?** .....dagen   .....weken   .....maanden   .....jaren

3. **HOE IS UW PIJN ONTSTAAN?** □ geleidelijk   □ plotseling

4. **WELK VERLOOP HEEFT UW PIJN?**
   □ De pijn is steeds even erg aanwezig
   □ De pijn verloopt in aanvallen, d.w.z. tussen de aanvallen is de pijn weg
   □ De pijn is wisselend van ernst maar is nooit helemaal weg

5. **HOE ZOU U DE PIJN DIE U VOELT HET BESTE KUNNEN OMSCHRIJVEN?**

1	2	3
□ opflikkerend	□ prikkelend	□ drukkend
□ flitsend	□ stekend	□ knellend
□ schietend	□ doorborend	□ snoerend

4	5	6
□ branderig	□ scherp	□ zeurend
□ brandend	□ snijdend	□ knagend
□ vlammend	□ messcherp	□ hardnekkig
□ anders, nl...................		

6. ALS U UW PIJN UITDRUKT IN EEN CIJFER TUSSEN 0 EN 10, a. heeft u op dit moment? ....
WAARBIJ 0 BETEKENT GEEN PIJN EN 10 BETEKENT b. had u gemiddeld de afgelopen week? ....
DE ERGSTE PIJN DIE U ZICH KUNT VOORSTELLEN, c. heeft u als uw pijn het minst erg is? ....
HOEVEEL PIJN d. heeft u als uw pijn op zijn ergst is? ....
e. vindt u draaglijk? ....

Etiologie (oorzaak + samenhangende factoren)

7. WAARDOOR DENKT U DAT UW PIJN WORDT
VEROORZAAKT? ....
....

8. WAARDOOR WORDT UW PIJN ERGER?   ☐ Lichamelijke verzorging   ☐ Behandelingen
  (meerdere antwoorden mogelijk)   ☐ Bepaalde stemmingen   ☐ Anders, nl.................
                                     ☐ Bepaalde houdingen en bewegingen

9. WAARDOOR KUNT U ZELF ....
DE PIJN VERLICHTEN ....
(Behalve medicijnen innemen?)

Symptomen

10. BELEMMERDE DE PIJN U DE AFGELOPEN WEEK BIJ HET
  a. inslapen   ☐ nee ☐ beetje ☐ tamelijk ☐ veel
  b. doorslapen   ☐ nee ☐ beetje ☐ tamelijk ☐ veel
  c. werd u de afgelopen week 's morgens wakker   ☐ nee ☐ beetje ☐ tamelijk ☐ veel
     met pijn?

11. Belemmerde de pijn u de afgelopen week
  a. bij normale houding en beweging   ☐ nee ☐ beetje ☐ tamelijk ☐ veel
  b. bij normale eetgewoonten   ☐ nee ☐ beetje ☐ tamelijk ☐ veel
  c. bij normale bezigheden en/of   ☐ nee ☐ beetje ☐ tamelijk ☐ veel
     werkzaamheden?
  d. in contacten met anderen   ☐ nee ☐ beetje ☐ tamelijk ☐ veel

12. WAS U DE AFGELOPEN WEEK DOOR UW PIJN
  a. gespannen   ☐ nee ☐ beetje ☐ tamelijk ☐ veel
  b. somber   ☐ nee ☐ beetje ☐ tamelijk ☐ veel
  c. zenuwachtig   ☐ nee ☐ beetje ☐ tamelijk ☐ veel
  d. boos   ☐ nee ☐ beetje ☐ tamelijk ☐ veel
  e. minder geconcentreerd   ☐ nee ☐ beetje ☐ tamelijk ☐ veel
  f. angstig   ☐ nee ☐ beetje ☐ tamelijk ☐ veel
  g. futloos   ☐ nee ☐ beetje ☐ tamelijk ☐ veel
  h. anders, nl................   ☐ nee ☐ beetje ☐ tamelijk ☐ veel

13. KUNT U ZELF AANGEVEN WELKE MEDICIJNEN U   ☐ nee   ☐ ja
TEGEN DE PIJN GEBRUIKT MET TIJDEN EN DOSERINGEN?
....
....
....
....

14. HAD U DE AFGELOPEN WEEK LAST VAN BIJWERKINGEN
VAN DE PIJNBEHANDELING, ZOALS:

Hoofdpijn	☐ nee	☐ beetje	☐ tamelijk	☐ veel
Verwardheid	☐ nee	☐ beetje	☐ tamelijk	☐ veel
Sufheid	☐ nee	☐ beetje	☐ tamelijk	☐ veel
Duizeligheid	☐ nee	☐ beetje	☐ tamelijk	☐ veel
Droge mond	☐ nee	☐ beetje	☐ tamelijk	☐ veel
Jeuk	☐ nee	☐ beetje	☐ tamelijk	☐ veel
Misselijkheid/braken	☐ nee	☐ beetje	☐ tamelijk	☐ veel
Maagpijn	☐ nee	☐ beetje	☐ tamelijk	☐ veel
Obstipatie	☐ nee	☐ beetje	☐ tamelijk	☐ veel
Anders, nl......................	☐ nee	☐ beetje	☐ tamelijk	☐ veel

15. Opmerkingen:
....
....

Handleiding pijnanamnese

De definities met betrekking tot pijn waar in deze pijnanamnese van uitgegaan wordt zijn:
- "Pijn is wat degene die pijn heeft, zegt dat het is. En het bestaat telkens als hij zegt dat het bestaat." (McCaffery, 1979)
- Acute pijn: wordt veroorzaakt door weefselbeschadigingen gekenmerkt door een relatief duidelijke relatie tussen de schadelijke prikkel en de pijn.
- Chronische pijn: pijn die langer bestaat dan de verwachte hersteltijd van de oorspronkelijke weefselbeschadiging.

De pijnanamnese is een hulpmiddel bij het verhelderen van het pijnprobleem, het stellen van (verpleegkundige) diagnoses en het afspreken van interventies.

Wanneer pijnanamnese afnemen:
- volwassenen
- patiënten met matige tot ernstige pijn (pijnintensiteit van 4 en/of hoger) en/of gebruik pijnmedicatie
- chronische pijn, volgens bovenstaande definitie
- bij langdurige pijn kan het raadzaam zijn de anamnese na verloop van tijd te herhalen.

Tevens kan de pijnanamnese gebruikt worden wanneer de patiënt gedurende de opname, of zorgvraag thuis pijn ontwikkelt. De pijnanamnese wordt, aan de hand van de volgende aanwijzingen, **ingevuld door de verpleegkundige** in samenwerking met de patiënt.

Probleem

1. Locatie van de pijn — Laat de patiënt op het plaatje aangeven waar hij de pijn voelt. Indien hij op meer dan 1 plaats pijn heeft: Geef middels cijfers aan welke pijn het voornaamst is (1) en welke minder (2,3, etc.). Indien de pijn uitstraalt, geef dit aan d.m.v arceren.

2. Hoelang deze pijn? — Laat de patiënt aangeven hoe lang hij al last heeft van deze pijn.

5. Omschrijving van de pijn — De manier waarop de patiënt zijn pijn omschrijft kan inzicht geven in de aard en de oorzaak van de klachten. Noem telkens de drie onder elkaar staande termen op en vraag de patiënt of zijn pijn op dit moment zodanig voelt. Patiënten herkennen meestal meteen de omschrijving die past bij hun pijn. Als er in een groepje twee of meer woorden op de pijn van toepassing zijn, dan kiest u dat woord dat het beste aangeeft wat voor pijn de patiënt heeft. Als er in een groepje helemaal geen woorden zitten die op de pijn van toepassing zijn, dan hoeft u niets in te vullen, en gaat u gewoon verder naar het volgende groepje woorden. Per groepje woorden kan er maximaal 1 worden aangekruist. Het is niet de bedoeling dat van elke groepje een woord wordt aangekruist.

6 e. Hoeveel pijn is draaglijk — Bij welk cijfer is de pijn nog acceptabel en belemmert de pijn de patiënt niet teveel.

Etiologie

7. Oorzaak — Laat de patiënt uitleggen wat hij denkt dat de oorzaak van zijn pijn is.

8. Verergerende factoren — Pijn kan door vele factoren verergeren. Er staat slechts een aantal genoemd. Probeer te achterhalen wat de pijn bij deze patiënt verergert. Noteer ook als de patiënt zegt dat de pijn zonder aanleiding erger wordt.

9. Pijnverlichtende factoren — Ga na wat de patiënt zelf doet of na aat om de pijn te verlichten.

Symptomen

Neem de verschillende symptomen met de patiënt door en geef aan of en in welke mate de patiënt hinder heeft van onderstaande symptomen. Geef ook aan indien het antwoord 'nee' is.

10. Invloed van pijn op slaap — Ga na of de pijn of pijnbehandeling van invloed is op het slaappatroon.

11. Invloed van pijn op andere aspecten van dagelijks leven — Ga na of de pijn of pijnbehandeling van invloed zijn op genoemde aspecten van het dagelijks leven en een probleem vormen voor het welzijn van de patiënt.

12. Invloed van pijn op stemmingen en emoties — Pijn is vaak van invloed op stemmingen en emoties. Ga na of dat bij de patiënt van toepassing is.

13. Medicijnen — Vraag de patiënt op te noemen welke medicijnen hij daadwerkelijk slikt. Vraag tevens wanneer hij deze slikt (tijden) en de dosering. Deze vraag is bedoeld om na te gaan wat de patiënt weet van zijn pijnbehandeling. Wees u bewust dat dit niet het voorschrift van de arts hoeft te zijn.

14. Last van bijwerkingen — Vraag per item of de patiënt daar last van heeft en vul, indien van toepassing, in hoeveel last.

15. Opmerkingen — Wanneer gesprek niet met patiënt gevoerd is, vermeld dan hier wie de gegevens verstrekt heeft. Tevens kunnen hier andere relevante opmerkingen worden vermeld.

Bijlage 2

Morfine: fabels en feiten

FABEL 1: MORFINE ALS PIJNSTILLER IS VERSLAVEND
Feiten: verslaving is onder te verdelen in geestelijke en lichamelijke afhankelijkheid. Als u morfine als pijnstiller gebruikt, is de kans op geestelijke afhankelijkheid zeer gering.
Zoals bij bijna ieder geneesmiddel dat langdurig wordt gebruikt, went het lichaam na verloop van tijd aan morfine. Op zich kan dat geen kwaad. Alleen als het gebruik van morfine plotseling wordt gestaakt, kan dat zogenoemde ontwenningsverschijnselen tot gevolg hebben. Dit kan worden voorkomen door de dosering geleidelijk te verlagen.

FABEL 2: VAN MORFINE HEB JE STEEDS MEER NODIG
Feiten: zoals u hebt kunnen lezen, is de kans op verslaving aan morfine zeer gering. De reden dat de dosering van morfine zo nu en dan wordt aangepast, is omdat de pijn toeneemt. Er is dan meer morfine nodig om de pijn te kunnen verminderen. Daarbij is het goed om te weten dat de dosering van morfine in principe geen maximum heeft. Er zijn mensen die het honderdvoudige van de dosering waarmee ze zijn gestart krijgen toegediend.

FABEL 3: MORFINE WERKT SUFHEID IN DE HAND
Feiten: sufheid is een bijverschijnsel dat kan optreden tijdens de eerste dagen van de behandeling met morfine. Vaak wordt echter de innerlijke rust, die optreedt als men geen last meer heeft van pijn, verward met sufheid en slaperigheid. Omdat pijn geen spelbreker meer is, kunt u beter slapen en na enkele dagen weer op krachten zijn om zo mogelijk deel te nemen aan het sociale leven.

FABEL 4: MORFINE VEROORZAAKT ADEMHALINGSMOEILIJKHEDEN
Feiten: bij de behandeling van pijn met morfine spelen ademhalingsmoeilijkheden geen enkele rol. Alleen zeer hoog gedoseerde morfine-injecties in de aderen kunnen negatief werken op de ademhaling.

FABEL 5: MORFINE HEEFT VEEL BIJWERKINGEN
Feiten: net zoals bij ieder ander geneesmiddel kunnen met morfine ook bijwerkingen optreden. De meest voorkomende bijwerking is verstopping van de darmen (obstipatie). Daarom zal uw arts u altijd een recept geven voor een laxerend middel. De meeste andere bijwerkingen treden alleen op in het begin van de behandeling. Zo kan in een aantal gevallen misselijkheid of sufheid optreden. Meestal verdwijnen deze bijwerkingen na een aantal dagen. Is dat niet het geval, dan kan uw arts hiertegen een ander middel voorschrijven.

FABEL 6: MORFINE WORDT ALLEEN GEBRUIKT IN HET EINDSTADIUM VAN KANKER
Feiten: ongeveer 25% van de morfine wordt gebruikt door patiënten met langdurige, niet door kanker veroorzaakte pijn. Morfine kan dus jaren achtereen als pijnstiller worden gebruikt en niet alleen in het eindstadium van kanker. Ook de veronderstelling dat morfine dan levensbekortend werkt, is onjuist.

Bron: Folder 'Fabels en feiten over morfine' (IKO, IKL, IKZ)

Casus 3
Een patiënt met complexe pijn

M.J.M.M. Giezeman, W.W.A. Zuurmond,
F.A.M. Winter

Casus

De heer Barendse is 57 jaar. Hij is verpleegkundige geweest, maar afgekeurd in verband met een depressie. Hij is ruim 25 jaar getrouwd. Zijn vrouw is huisvrouw en is 59 jaar. Zij hebben drie kinderen die het huis uit zijn en verspreid over het land wonen.

Enkele maanden geleden klaagde de heer Barendse over pijn in zijn linkerarm. Na analyse hiervan is de diagnose pancoast-tumor (niet-kleincellig bronchuscarcinoom in de longtop) links gesteld. Er bleek bij de diagnose al sprake te zijn van metastasen, onder andere n de tweede lumbale wervel. Hierdoor was geen curatieve behandeling meer mogelijk. Een palliatief traject werd ingezet, bestaande uit chemotherapie met onder andere cisplatine en radiotherapie, gericht op de tumor en de tweede lumbale wervel.

De pijn in de arm was na radiotherapie en met paracetamol en NSAID's enige tijd goed onder controle. Thans is de heer Barendse niet meer bij een specialist onder controle en voert u als zijn huisarts de regie over de zorg. Ofschoon iets vermagerd, is de heer Barendse nog steeds goed mobiel en zelfstandig in zijn activiteiten van het dagelijks leven (ADL). Hij heeft zijn chemo- en radiotherapie goed doorstaan en wandelt veel om zijn sombere gedachten over zijn nog resterende beperkte leven een plaats te geven. Hij heeft tijdens een periode van burn-out enkele jaren geleden ervaren dat wandelen helpt om zijn sombere gedachten te verminderen.

Nu bezoekt hij u op het spreekuur omdat hij sinds een week weer toenemende pijn in de rug en in de linkerarm heeft.

Wat zou u nog willen weten van de heer Barendse en waar let u op bij het lichamelijk onderzoek?

Specifieke anamnese

De heer Barendse zit het grootste deel van de dag in een stoel of ligt op de bank, omdat hij door de pijn in zijn rug nauwelijks nog kan lopen. Hij vraagt zich af of dit te maken heeft met zijn uitzaaiing in de wervel. Verder hoopt hij dat er wat aan te doen is, want 'zo vind ik het niks, de hele dag alleen maar zitten en liggen'.

De pijn in de rug is zeurend en continu aanwezig, vooral bij belasten. Deze pijn is enkele dagen geleden vrij plotseling verergerd. De plaats wordt hoog lumbaal aangegeven, ongeveer in het midden, met enige uitstraling naar de zijkanten. Er is geen uitstraling naar de benen. Het gevoel en de kracht in de benen zijn normaal.

Bij verder navragen blijkt de pijn in de arm stekend en brandend van karakter te zijn en min of meer continu aanwezig. De pijn strekt zich uit van halverwege de bovenarm naar de voorzijde van de onderarm en de handpalm. Soms heeft hij kortdurende pijnscheuten, met name naar de middelste vingers. Ook heeft hij tintelingen in dit gebied. De kracht in de hand en de vingers lijkt normaal.

De heer Barendse geeft desgevraagd aan dat hij probeert zijn opkomende sombere stemming te onderdrukken door steeds een eindje te gaan wandelen. Doordat hij dat nu niet kan, vindt hij het moeilijker tegen de somberheid te vechten.

Lichamelijk onderzoek

U ziet een magere man die in een rolstoel zit en moeizaam beweegt. Desondanks oogt hij nog redelijk fit. Er zijn bestralingseffecten met fibrosering opgetreden bij de linkerschouder en bestralingseffecten op de rug ter hoogte van L2.

In de arm is de sensibiliteit veranderd aan de voorzijde van de onderarm, de handpalm en de palmaire zijde van de middelste drie vingers. Aanraking wordt sterker waargenomen in dit gebied en lijkt zelfs pijnlijk te zijn. De kracht is normaal.

Hij heeft drukpijn hoog lumbaal, ongeveer ter hoogte van L2 en bovendien asdrukpijn. Sensibiliteit en kracht van de benen zijn normaal. De reflexen zijn symmetrisch en de Lasègue is beiderzijds negatief.

Probleemlijst

- pancoast-tumor, gemetastaseerd naar het skelet
- pijnklachten in de rug, plotseling verergerd
- pijn in de linkerarm en paresthesieën in de linkerhand

Welke verklaringen hebt u voor de toegenomen pijnklachten?

Beschouwing

De pijnklachten in de arm van de heer Barendse kunnen veroorzaakt worden door compressie of ingroei van de tumormassa in de linker plexus brachialis, die in de buurt ligt van de longtop. De pijn kan ook een gevolg zijn van de bestraling door fibrosering ter plaatse (bestralingsplexopathie). Indien een patiënt chemotherapie heeft gehad, kan eveneens zenuwpijn ontstaan. Deze polyneuropathie is echter meestal symmetrisch in voeten en/of handen gelokaliseerd en daardoor bij deze patiënt minder waarschijnlijk.

De pijn in de rug kan komen door botmetastasen. Nu de pijn plotseling is verergerd, bestaat bovendien de verdenking van een wervelinzakking. Compressie van het ruggenmerg bij een wervelmetastase kan ontstaan door epidurale uitbreiding van de metastase of doordat (bij een wervelfractuur) een botfragment op het ruggenmerg drukt. Oriënterend neurologisch onderzoek is dan ook altijd aangewezen bij verdenking op wervelinzakkingen of -fracturen.

Bij botmetastasen blijft de pijn meestal gelokaliseerd en is belastingsafhankelijk. Bij compressie van een zenuw zijn de klachten meestal continu, niet

> belastings- of bewegingsafhankelijk en soms uitstralend in het verzorgings-
> gebied van een zenuw, plexus of zenuwwortel (dermatoom). Dit kan gepaard
> gaan met verandering van het gevoel of vermindering van de kracht, maar
> ook met prikkelingsverschijnselen in de vorm van schietende pijn of pares-
> thesieën.

Hoe zou u de pijn van de heer Barendse classificeren?

De pijn in de arm is bijna zeker het gevolg van zenuwbeschadiging en wordt neuropathische pijn genoemd (zie verderop). De pijn in de rug is waarschijnlijk het gevolg van botbeschadiging en wordt daarom nociceptieve pijn genoemd, dat wil zeggen pijn door weefselbeschadiging.

Pijn bij oncologische aandoeningen

Bij oncologische pijn richten anamnese en lichamelijk onderzoek zich op het vinden van een oorzaak van de pijn. Hierdoor kan beter een keuze worden gemaakt voor de vorm van behandeling van de pijn. Het is daarbij van belang vast te stellen of er sprake is van nociceptieve pijn, dat wil zeggen pijn door weefselbeschadiging (somatisch of visceraal), of van neuropathische pijn, dat wil zeggen pijn veroorzaakt door beschadiging of ziekten van het zenuwstelsel, oftewel vanaf de zenuwuiteinden, zenuwen en zenuwknopen tot en met ruggenmerg en hersenen. Bij pijn bij kanker gaat in ongeveer 65% van de gevallen om nociceptieve pijn. Deze kan nog verder worden onderverdeeld in somatische pijn – pijn vanuit botten en spieren –, en viscerale pijn – pijn uit inwendige organen. In ongeveer 10% van de gevallen gaat het uitsluitend om neuropathische pijn. In ongeveer 25% van de gevallen is er sprake van een mengbeeld. De pijn wordt dan zowel veroorzaakt door weefselbeschadiging als door beschadiging van zenuwen.

De achtergronden en behandeling van nociceptieve pijn zijn uitgebreid besproken in hoofdstuk 3, casus 2.

Juist bij patiënten in de palliatieve fase kan pijn al dan niet onverwacht verergeren of kan nieuwe pijn optreden. Steeds is het dan aangewezen opnieuw diagnostische stappen te zetten. Vaak is het te voorzien dat de pijn zal verergeren en kan van tevoren al een vervolgbeleid worden afgesproken met de patiënt. In een verder gevorderd stadium van de ziekte kan in gezamenlijk overleg besloten worden verdere diagnostische stappen over te slaan, zeker als blijkt dat deze het beleid verder niet meer zullen beïnvloeden.

NEUROPATHISCHE PIJN

Neuropathische pijn ontstaat en wordt onderhouden binnen het zenuwstelsel, soms zelfs bij afwezigheid van prikkels. Deze pijn heeft, anders dan bij acute pijn het geval is, geen waarschuwingsfunctie meer en is derhalve zinloos.

Wanneer het beschadigde zenuwweefsel zich in de plexus of perifere zenuwen bevindt, spreekt men wel van perifere neuropathische pijn. Wanneer ruggenmerg of hersenen zijn aangedaan, spreekt men van centrale zenuwpijn. Deze indeling is in feite kunstmatig, omdat het centrale zenuwstelsel een 'totaalsysteem' is, waarbij onderscheid in onderdelen soms niet mogelijk is.

Pathofysiologie

De pathofysiologie van neuropathische pijn is complex. De theorie over het ontstaan ervan wordt bemoeilijkt, doordat:
- één verondersteld pathofysiologisch mechanisme verantwoordelijk kan zijn voor verschillende symptomen
- hetzelfde symptoom veroorzaakt kan worden door verschillende pathofysiologische mechanismen
- meerdere veronderstelde pathofysiologische mechanismen tegelijk bij één patiënt aanwezig kunnen zijn en zelfs kunnen veranderen in de loop der tijd

In de pathofysiologie zijn er grofweg drie mechanismen op grond waarvan neuropathische pijn kan ontstaan. Ten eerste onderscheidt men verschijnselen op basis van spontane ontladingen van zenuwen, bijvoorbeeld door compressie of door beschadiging. Als tweede mechanisme kan er sprake zijn van een toegenomen gevoeligheid van het zenuwstelsel voor (pijn)prikkels. Deze toegenomen gevoeligheid is het gevolg van reorganisatie van zenuwvezels binnen het centrale zenuwstelsel en een verandering van de gevoeligheid voor of de balans tussen neurotransmitters. Dit zijn de stoffen die zorgen voor prikkeloverdracht. Ten slotte kan de normale dempende invloed, die vooral het brein heeft op prikkels die binnenkomen in het ruggenmerg, verminderd zijn, waardoor prikkels sterker worden doorgegeven.

Welk mechanisme verantwoordelijk is voor de neuropathische pijn van een individuele patiënt is met de huidige middelen van anamnese, lichamelijk onderzoek en aanvullende diagnostiek vaak moeilijk aan te wijzen.

Symptomatologie

Neuropathische pijn heeft vaak een typisch karakter en wordt omschreven als brandend, schrijnend, schietend, stekend en/of tintelend. Tevens kan sprake zijn van koudesensatie, jeuk en/of elektrische sensaties ofwel paresthesieën. Een ander kenmerkend verschijnsel van zenuwpijn is de pijn bij aanraking, bijvoorbeeld door kledingstukken en lakens, en toegenomen gevoeligheid voor wind en tocht. Dit wordt allodynie genoemd.

Andere verschijnselen zijn: vermindering van gevoel, verhoogde gevoeligheid voor niet-pijnlijke prikkels (hyperesthesie), een versterkte pijnreactie op een geringe pijnprikkel (hyperalgesie) of een abnormale pijnlijke reactie op een herhaalde prikkel (hyperpathie). Patiënten benoemen deze kenmerken van pijn vaak als 'rare' pijn. Neuropathische pijn is over het algemeen niet afhankelijk van beweging of belasting en kan continu aanwezig zijn met een wisselende intensiteit, of intermitterend (in aanvallen). De zenuwpijn treedt altijd op in het verzorgingsgebied van het aangedane deel van het zenuwstelsel. Dit is meestal het huidverzorgingsgebied van een zenuw of zenuwwortel (dermatoom). Het kan ook het projectiegebied zijn van een deel van de hersenen of het ruggenmerg op de huid. Een enkele keer kan de pijn wel samenhangen met bewegingen, als deze bijvoorbeeld beknelling van een zenuw veroorzaken.

> **Kenmerken van neuropathische pijn**
>
> - uitstraling in het verzorgingsgebied van een zenuw of een zenuwwortel of in het projectiegebied van een deel van de hersenen of het ruggenmerg
> - karakter: vaak brandend, schrijnend, schietend, stekend of tintelend

- optreden van korte pijnscheuten
- verminderd gevoel, tintelingen
- versterkt gevoel (hyperesthesie) en pijngewaarwording (hyperalgesie, hyperpathie)
- pijn bij aanraking (allodynie)

Oorzaken

Neuropathische pijn kan vele oorzaken hebben. Als belangrijkste gelden:
- beklemming, bijvoorbeeld ten gevolge van inzakking van een wervel door osteoporose, trauma of een metastase, of door compressie door een tumor
- neurologische ziektebeelden (multipele sclerose, CVA)
- infecties (na gordelroos, ziekte van Lyme, aids)
- letsels (amputatie, operatie, bevriezing, verbranding, dwarslaesie)
- stofwisselingsstoornissen zoals diabetes mellitus, hypothyreoïdie
- intoxicaties zoals overmatig alcoholgebruik, langdurige blootstelling aan toxische stoffen (landbouwgif, lood, verfafbijtmiddelen), medicijnen (cytostatica)

Bij patiënten met kanker kan neuropathische pijn veroorzaakt worden door lokale uitbreiding van de tumor (ingroei, beklemming), maar ook door de behandeling (bestraling, cytostatica, chirurgie).

Beleid en behandeling

Medicamenteuze behandeling

Bij neuropathische pijn kunnen de volgende farmaca worden voorgeschreven:
- opioïden: tramadol, morfine, fentanyl, oxycodon, methadon
- tricyclische antidepressiva: amitriptyline, clomipramine, nortriptyline
- overige antidepressiva (SSRI en SNRI): venlafaxine, duloxetine
- anti-epileptica: pregabaline, gabapentine, carbamazepine, oxcarbazepine, fenytoine, valproïnezuur, clonazepam
- lokale applicatie: lidocaïne 3% crème, DMSO 50% crème, capsaïcine crème 0,075%
- spierrelaxantia: baclofen

In de dagelijkse praktijk worden de volgende middelen het meest gebruikt in de volgende doseringen:
- tramadol tot 400 mg/dag
- lang werkend morfine vanaf 20 mg per dag
- fentanyl-pleister vanaf 12 µg/h
- lang werkend oxycodon vanaf 10 mg per dag
- methadon vanaf 5 mg per dag
- amitriptyline 10-50 mg/dag (streefdosering ≥ 25 mg)
- pregabaline 150-600 mg/dag (streefdosering ≥ 300 mg/dag)
- gabapentine 300-3600 mg/dag (streefdosering ≥ 1800 mg/dag)

Het voorschrijven van methadon, hoge doseringen van de hiervoor genoemde middelen of combinaties van middelen wordt over het algemeen overgelaten aan degenen met een ruime ervaring in het voorschrijven daarvan.

Het is van belang de patiënt uit te leggen dat het enige tijd (dagen tot weken) kan duren voordat het effect optreedt. Over het algemeen wordt met een lage dosering gestart. Deze wordt op geleide van bijwerkingen en effect opgehoogd. Indien geen bijwerkingen optreden, kan de dagdosering elke twee tot drie dagen worden opgehoogd tot de streefdosering bereikt is of totdat het gewenste effect bereikt is.

Effectiviteit en bijwerkingen

Bij het maken van een keuze voor een middel kan gebruik worden gemaakt van twee kengetallen: de Number Needed to Treat (NNT) en de Number Needed to Harm (NNH).

Number Needed to Treat (NNT): dit getal geeft aan hoeveel mensen behandeld moeten worden om bij één persoon een belangrijke pijnvermindering te bewerkstelligen. De formule is:

$$\frac{100}{\%\text{effect}_{actief} - \%\text{effect}_{placebo}}$$

Waarin:
%effect$_{actief}$: percentage patiënten dat pijnvermindering heeft door het middel
%effect$_{placebo}$: percentage patiënten dat pijnvermindering heeft door het placebo

Number Needed to Harm (NNH) wordt vastgesteld naar analogie van het NNT en geeft een indruk van het aantal personen dat bijwerkingen vertoont tijdens de behandeling. Dit is een belangrijk gegeven, omdat het de negatieve kant van behandelingen laat zien. Helaas zijn de NNH-getallen slechts op beperkte schaal bekend.

Om een indruk te krijgen van de 'evidence-based' activiteit van de verschillende farmaca die gebruikt worden bij neuropathische pijn, hebben Finnerup et al. (2005) aan de hand van literatuuronderzoek een lijst opgesteld van NNT's en NNH's. Tabel C3.1 kan van belang zijn bij het beoordelen welk middel het best kan worden voorgeschreven. Hierbij dient te worden opgemerkt dat deze getallen alleen gebaseerd zijn op de afname van pijnscores en niet op factoren als kwaliteit van leven.

Tabel C3.1	Overzicht van NNT en NNH van farmaca bij neuropathische pijn (Finnerup et al., 2005).	
	NNT	NNH
amitriptyline	3,1 (2,7-3,7)	14,7 (10-25)
gabapentine, pregabaline	4,7 (4,0-5,6)	17,8 (12-30)
carbamazepine	2,0 (1,6-2,5)	21,7 (13-79)
opioïden	2,5 (2,0-3,2)	17,1 (10-66)
tramadol	3,9 (2,7-6,7)	9,0 (6-18)

In tabel C3.1 zijn Numbers Needed to Treat (NNT) en Numbers Needed to Harm (NNH) vergeleken van enkele veelgebruikte middelen bij de behandeling van neuropathische pijn. Getallen tussen haakjes geven de 95%-betrouwbaarheidsintervallen aan. Data zijn afkomstig van heterogene neuropathische pijnbeelden.

Welke andere mogelijkheden kent u voor de behandeling van pijn bij wervelinzakkingen?

> **Vervolg casus**
>
> U besluit bij de heer Barendse aanvullende beeldvorming van de wervelkolom te laten verrichten en overlegt hierover met zijn behandelend specialist. Dit onderzoek kan inzicht geven in de oorzaak van de pijnklachten. Het vervolgbeleid zal afhangen van de bevindingen van het aanvullende onderzoek. Voor de compressie van de plexus brachialis lijken, gezien de al opgetreden fibrosering door de bestraling, geen interventies meer mogelijk en u besluit voor de neuropathische pijn in de arm een conservatief beleid te voeren. Omdat het nog enkele dagen duurt voordat de heer Barendse terechtkan voor verdere diagnostiek, geeft u hem alvast 2 dd 20 mg lang werkend morfine en kort werkend morfine voor doorbraakpijn, in combinatie met 1 dd 25 mg amitriptyline voor de nacht. Bij de morfine geeft u één sachet macrogol / elektrolyten als laxans.
>
> De morfine is bedoeld om zowel de nociceptieve pijn van de wervelmetastase als de neuropathische pijn te verminderen. De amitriptyline geeft u als adjuvante medicatie voor de behandeling van de neuropathische pijn. Een MRI van de lumbale wervelkolom toont een recente inzakking van de tweede lumbale wervel zonder bedreiging van het wervelkanaal. Intussen is de pijn beter onder controle met de morfine en amitriptyline. De Numerical Rating Scale (NRS, zie hoofdstuk 2) wordt voor de rug gemiddeld als 2 aangegeven, maar voor de arm nog steeds als 5. U ziet na overleg met de heer Barendse af van een interventie voor de rug, maar hoogt de morfine verder op tot 2 dd 30 mg en wacht het effect van de amitriptyline af.

Bij pijn ten gevolge van wervelmetastasen is bestraling te overwegen.

Vooral bij het mammacarcinoom en de ziekte van Kahler zijn bisfosfonaten een medicamenteuze optie. Bij andere tumoren is het effect hiervan niet of niet overtuigend aangetoond.

Bij recent ontstane wervelinzakkingen kan een vertebroplastiek (injectie van botcement in de wervel) verlichting geven van de pijn.

Bij een dreigende dwarslaesie zijn chirurgische stabilisatie en decompressie geïndiceerd.

Aangezien het bij de meeste van de hier genoemde alternatieven gaat om relatief belastende behandelingen, moeten bij deze interventies de levensverwachting en de wens van de patiënt worden afgewogen tegen de belasting van de ingreep.

> **Vervolg casus**
>
> Nadat de pijn enige tijd goed onder controle is geweest, krijgt de heer Barendse toch weer pijn, vooral in de linkerarm. De brandende pijn wordt steeds heftiger, daarnaast nemen ook de tintelingen toe. Verhogen van de medicatie, met name de morfine, heeft maar een matig effect. Hij gebruikt nu 200 mg morfine per dag. Verder ophogen vindt patiënt niet acceptabel vanwege toenemende sufheid.
>
> De heer Barendse begint zich zorgen te maken: 'de pijn is nu niet meer te behandelen' en 'dit is het begin van het einde' zijn de woorden die hij op uw

> spreekuur uit. Hij is bang dat hij de rest van de tijd alleen nog maar pijn zal lijden, waardoor hij in een uitzichtloze situatie belandt zonder lichtpuntjes. Hij geeft aan dat het hem nu al niet meer lukt om te genieten van de regelmatige bezoeken van zijn kinderen en dat hij ze liever ziet gaan dan komen. In tegenstelling tot enkele maanden geleden kan hij ook niet meer de rust vinden om na te denken over de invulling van zijn verdere leven.

Hoe spelen de verschillende dimensies van de pijn hier een rol?

DIMENSIES VAN PIJN

De vier dimensies van pijn, zoals in hoofdstuk 2 omschreven, zijn: de somatische, de psychologische, de sociale en de spirituele c.q. existentiële. De somatische component betreft de progressie van de tumor en zijn uitzaaiingen, waardoor de pijn kan toenemen. Door het mogelijk optreden van tolerantie zou de pijn kunnen toenemen, omdat de effectiviteit van de analgetica dan afneemt. Bij chronische toediening van opioïden is dit verschijnsel uitvoerig gedocumenteerd. In de palliatieve setting is dit verschijnsel moeilijk te onderscheiden van toegenomen pijn door tumorprogressie en zijn er niet meer dan aanwijzingen dat dit op kan treden.

De psychologische component is te herkennen aan het zich zorgen maken over de effectiviteit en de mogelijkheden van verdere (pijn)behandeling. Daarnaast bestaat bij patiënten nogal eens de cognitie dat verminderde effectiviteit en mogelijkheden tot behandelingen een spoedig einde betekenen. Als de stemming somber wordt, kan een patiënt niet meer genieten van plezierige zaken en wordt hij onrustig. Deze factoren worden niet alleen beïnvloed door de pijn, maar oefenen op hun beurt invloed uit op de pijnbeleving. Dit kan zodanig zijn dat het de somatische component gaat overheersen.

De existentiële component wordt weerspiegeld in het zich zorgen maken over het naderende einde. Sociale aspecten oefenen op hun beurt invloed uit op de pijnbeleving.

Als niet-somatische aspecten een belangrijke rol (gaan) spelen bij de pijnbeleving, blijkt dat analgetica minder effectief zijn. Het is dan ook niet zinvol de pijnstillers zomaar op te hogen. Eerst moet beoordeeld worden waarom deze minder effectief zijn, waarbij alle vier de dimensies van de pijn worden geëvalueerd.

Hoe gaat u om met de psychosociale dimensie?

Psychosociale en spirituele aspecten

Bij deze patiënt speelt de angst dat er onvoldoende mogelijkheden zijn om de pijn te behandelen en dat daardoor de dood snel zal komen, een belangrijke rol. De arts kan verder exploreren waarop deze angsten gebaseerd zijn, zodat de patiënt door middel van voorlichting vertrouwen krijgt in een adequate, zorgvuldige en menselijke behandeling. Dit is te bereiken door open te zijn over het verloop en de prognose van de ziekte en door de zorgen en angsten rond het fysieke element aan de orde te stellen. Hoewel het waarschijnlijk niet mogelijk is alle angsten weg te nemen, kan het genoeg zijn om de patiënt het vertrouwen te geven dat hij altijd op steun kan rekenen van zijn hulpverleners om het ziekteproces draaglijk en menswaardig te maken.

De sombere stemming, het niet meer genieten van de bezoeken van de kinderen en de onrust kunnen tekenen zijn van een depressie. Het kan bijzonder moeilijk zijn normale gevoelens van angst en verdriet te scheiden van een depressie, aangezien de symptomen elkaar grotendeels overlappen. Daarnaast kunnen diverse symptomen van een depressie worden veroorzaakt door het onderliggende lijden. Naast de anamnese zijn er diverse scoringssystemen beschikbaar om de diagnose depressie te helpen stellen (zie hoofdstuk 3, casus 13) Een depressie komt niet vaker voor bij patiënten met kanker dan bij de normale populatie. Een depressie in de palliatieve fase wordt echter vaak niet herkend. Patiënten die eerder een depressie hebben meegemaakt, zijn wel kwetsbaarder voor het opnieuw doormaken hiervan. Het is in deze casus goed mogelijk dat de gevoelens met betrekking tot de pijn omslaan in een depressie.

Naast aandacht voor onderliggende angsten, is het belangrijk rust en structuur te brengen in het behandelprogramma van een patiënt. Hierdoor ontstaat er een grotere kans op succesvol behandelen van pijn en andere symptomen. Via psycho-educatie kunnen de patiënt, de partner en de familie begeleid worden om gevoelens als angst, wanhoop, somberheid en pijn beter te leren begrijpen. Daarnaast kan psycho-educatie effectief zijn om symptomen als pijn beter te beheersen, maar tevens leiden tot betere therapietrouw. Ook valt te denken aan het aanleren van verschillende ontspanningstechnieken, het dagelijks stellen van kleine doelen, het onderstrepen van het belang om open te communiceren over wensen en behoeften en het benadrukken van het heilzame effect van het delen van gevoelens en emoties.

Het bespreekbaar maken van zorgen en angsten die leven bij de patiënt zelf of bij gezinsleden, familie en vrienden kan het lijden van alle betrokkenen verzachten. Dit schept meer ruimte voor belangrijke vragen, zoals hoe om te gaan met het naderend einde en het afscheid nemen. De mogelijkheid tot hulp en steun bij vragen op het gebied van zingeving kan een rustgevende invloed hebben.

Beschouwing

Het is bij de behandeling van pijn bij kanker steeds van belang om aandacht te besteden aan het multidimensionele karakter van de pijn. Alleen door het meewegen van zowel de somatische aspecten van de pijn als de psychologische, de sociale en de existentiële aspecten kan de behandeling zo optimaal mogelijk zijn. Als een arts bijvoorbeeld uitsluitend aandacht besteedt aan somatische aspecten van pijn, terwijl de patiënt zich ernstig zorgen maakt, kan dit tot nodeloze verhoging van medicatie leiden, terwijl de pijn op een andere manier behandeld had kunnen worden.
In een aantal gevallen betekent dit dat hulpverleners met verschillende expertise zich met de behandeling zullen bezighouden. Het is dan van belang dat er steeds één hulpverlener als een regisseur het overzicht houdt over de verschillende behandelingen.

Hoe is uw verdere medicamenteuze beleid?

Gezien de toename van de pijnklachten bij de heer Barendse en het optreden van hinderlijke bijwerkingen ten gevolge van het ophogen van de morfine, is een logische stap om nu opioïdrotatie uit te voeren: het vervangen van het ene opioïd door een ander. Dit is gebaseerd op de theorie dat er verschillende subtypen opioïdreceptoren zijn. Bij het overschakelen van het ene naar het andere opioïd wordt de equianalgetische dosis uitgerekend van het nieuw voor te schrijven middel. Dit kan met behulp van de daarvoor gangbare tabellen en adviezen (zie hoofdstuk 3, casus 2). Een opioïdrotatie blijkt in een aantal gevallen te leiden tot minder bijwerkingen bij gelijkblijvende analgetische effectiviteit.

Bij neuropathische pijn wordt methadon vaak gebruikt bij opioïdrotatie vanwege de zogenoemde N-methyl-D-aspartaat (NMDA)-antagonistische eigenschappen. Blokkade van de NMDA-receptor resulteert in vermindering van de opioïdtolerantie en verbetering van de behandeling van neuropathische pijn. Het is overigens nooit bewezen dat methadon beter helpt tegen neuropathische pijn dan de andere opioïden. De omrekening van een opioïd naar methadon is complex en afhankelijk van de uitgangsdosering van het gebruikte opioïd. Hoe hoger de uitgangsdosering, hoe minder methadon relatief nodig is (zie hoofdstuk 3, casus 2). Daarnaast kan bij methadon stapeling optreden vanwege de lange en variabele halfwaardetijd. Om deze reden wordt geadviseerd de omzetting te laten doen door iemand met ervaring met dit middel.

Opioïdrotatie

- wordt toegepast indien het huidige opioïd onvoldoende werkt of te veel bijwerkingen geeft
- er kan een switch naar elk ander opioïd worden uitgevoerd
- bij voldoende pijnreductie: 75% van de berekende conversiedosis gebruiken
- bij onvoldoende pijnreductie: 100% van de berekende conversiedosis gebruiken
- methadon wordt vaak gebruikt, maar kent een wisselende conversieratio

Vervolg casus

Omdat de heer Barendse ernstige pijn heeft, vervangt u de morfine door fentanyl 50 μg/h. U kiest bewust een lagere dosering dan de equi-analgetische dosis, omdat u op basis van de anamnese vermoedt dat er sprake kan zijn van een depressie die de pijn beïnvloedt. Daarom verhoogt u de amitriptyline tot 75 mg per dag, omdat dit ook antidepressief werkt. Het lukt u bovendien om in gesprek te komen met de heer Barendse en zijn vrouw over zijn angsten voor de pijn, die hun grondslag blijken te hebben in zijn verleden als verpleegkundige. Hij heeft vaak te maken gehad met patiënten in de terminale fase van kanker. Na uitleg over de verdere mogelijkheden voor pijnstilling breekt een periode van relatieve rust aan, waarin de symptomen goed onder controle zijn.

Na enige tijd neemt de pijn in de arm toch weer toe. Ondanks hernieuwde opioïdrotatie, waarbij oxycodon en methadon worden gegeven, en adequate doseringen van diverse antineuropathische medicatie, blijft deze slecht onder controle. De pijn in de rug reageert wel goed op de therapie. Daarnaast is hij suf en misselijk.

Welke mogelijkheden heeft u nog ten aanzien van de medicamenteuze behandeling?

Het verder ophogen van opioïden lijkt onmogelijk door het optreden van de bijwerkingen. Door deze bijwerkingen echter te behandelen, wordt ruimte geschapen om de analgetische medicatie verder op te hogen: het therapeutische venster wordt vergroot. Sufheid kan bijvoorbeeld met methylfenidaat 2-3 dd 5-10 mg worden behandeld. Daarnaast kunnen misselijkheid en braken worden behandeld, te starten met metoclopramide 3-4 dd 10-20 mg, of haloperidol 2 dd 1-2 mg, zo nodig aangevuld met dexamethason vanaf 4 mg/dag (zie hoofdstuk 3, casus 5).
Een andere manier om bijwerkingen te verminderen is het veranderen van de toedieningsweg, bijvoorbeeld van oraal naar transdermaal, naar subcutaan of intrathecaal (zie verderop). Ten slotte kunnen invasieve behandelingen de opioïdbehoefte doen verminderen.

Welke andere mogelijkheden zijn er als de medicamenteuze behandeling van de pijn tekortschiet?

Invasieve behandelmogelijkheden

Als de pijn medicamenteus onbehandelbaar is en wordt veroorzaakt door vooral lichamelijke factoren, kan worden bekeken of er invasieve (anesthesiologische) behandelmogelijkheden zijn. Bij invasieve pijnbehandelingen worden selectief zenuwbanen onderbroken om de pijn te verminderen. Bij de behandeling van oncologische pijn kunnen deze banen voor langere tijd worden geblokkeerd door verhitting of door het omspuiten met neurolytische stoffen zoals alcohol 97% of fenol 8%. Ook kan medicatie in de ruggenmergs- en hersenvloeistof worden toegediend via een katheter. Hierdoor wordt de bloed-hersenbarrière gepasseerd, waardoor het effect van de toegediende stoffen sterker is dan bij systemische toediening. Een pompje zorgt voor continue toediening van het middel.
In overleg met een gespecialiseerd pijnbehandelaar kan worden nagegaan of, en welke behandelmethode het beste resultaat kan geven bij die pijn, de levensverwachting in aanmerking nemend. Bij alle (invasieve) behandelopties is het belangrijk de winst aan kwaliteit van leven af te wegen tegen de belasting van het ondergaan van een behandeling. Het is dan ook aan te bevelen om al vroeg in het palliatieve traject de behandelopties voor het vervolg te bespreken of te laten bespreken door een gespecialiseerd pijnbehandelaar. Zowel de arts als de patiënt kan dan anticiperen op mogelijke problemen en een beslissing nemen over een behandeling als daartoe nog de mogelijkheden zijn (bijv. voordat de conditie verslechtert). Bovendien kan het voor de patiënt geruststellend zijn om te weten dat er nog aanvullende behandelmogelijkheden zijn voor zijn pijn.
Hierna zijn enkele veel toegepaste behandelingen beschreven.

Plexus coeliacusblokkade

Plexus coeliacusblokkade is een indicatie bij bovenbuikspijn, vooral bij pijn veroorzaakt door een pancreastumor. Hierbij wordt een zenuwnetwerk (plexus) van het autonome zenuwstelsel dat zich boven in de buik bevindt, uitgeschakeld. Meestal wordt de plexus onder doorlichting vanuit de rug benaderd. Het is ook mogelijk dat een gastro-enteroloog deze met een endoscopisch geleid echoapparaat vanuit de maag benadert. De blokkade wordt uitgevoerd met fenol of alcohol. De pijn neemt af, zodat de medicatie kan worden verminderd. De procedure, waarbij de patiënt op de buik moet liggen, neemt 15-30 minuten in beslag. De eerste dagen erna kunnen pijn rond de prikplaats, hypotensie en diarree optreden. Een zeldzame, maar ernstige complicatie is het ontstaan van een dwarslaesie door het beschadigen van de bloedtoevoer van het ruggenmerg.

Uit de literatuur blijkt dat deze behandeling leidt tot een geringe afname van de pijn en een sterke afname van opioïdconsumptie. Het effect houdt over het algemeen lang aan. De behandeling kan eventueel herhaald worden.

Spinale katheter (intrathecale katheter)

Door het plaatsen van een katheter in de spinale ruimte kan morfine continu, eventueel gecombineerd met lokaalanesthetica en clonidine, worden toegediend. Doordat de opioïden de bloed-hersenbarrière niet meer hoeven te passeren, is de benodigde hoeveelheid van de opioïden slechts ongeveer 1/100 van de intraveneuze dosering. Intrathecale toediening is vooral geschikt voor patiënten die gedurende langere tijd hoge doseringen opioïden krijgen of als er behoefte bestaat aan toevoeging van andere analgetica aan de medicatie, met name lokaalanesthetica. Uit meta-analyses van voornamelijk casereports blijkt een verbetering van de pijnstilling in 85% van de gevallen mogelijk te zijn.

Het belangrijkste risico van de intrathecale katheter is infectie. Dit kan leiden tot een meningitis. Bij het geringste vermoeden van infectie dient een katheter dan ook altijd direct te worden verwijderd, waarna antibiotische therapie gestart moet worden, liefst op geleide van kweken.

Andere bijwerkingen zijn (voorbijgaande) hoofdpijn ten gevolge van liquorlekkage door het aanprikken van de spinale ruimte en spierzwakte bij het gebruik van lokaalanesthetica. Bij hoge doseringen van morfine (> 25 mg/dag) kan bovendien opioïdgeïnduceerde hyperalgesie (OIH) ontstaan, een toegenomen gevoeligheid voor pijn. Men moet hier des te meer op bedacht zijn wanneer hierbij bovendien allodynie en/of mycoclonieën optreden. Een OIH kan optreden wanneer de patiënt een intrathecale katheter heeft, maar ook bij patiënten (meestal) in de laatste levensfase met een andere toedieningswijze van de medicatie waarbij de opioïden snel worden opgehoogd. Bij een OIH moet 25% dosisverlaging, opioïdrotatie of behandeling met NMDA-antagonisten (bijv. ketamine) worden toegepast.

Het plaatsen van een spinale katheter is een relatief weinig belastende ingreep en kan onder plaatselijke verdoving plaatsvinden. Omdat de omrekening van (par)enterale naar spinale toediening variatie kent, is vaak enige tijd gemoeid met het vinden van de juiste dosering bij spinale toediening. Dit instellen kan zowel klinisch als – bij voldoende ondersteuning en ervaring – in de thuissituatie gebeuren.

Chordotomie

Chordotomie is een onderbreking van de pijnbanen in het ruggenmerg (de tractus spinothalamicus). Onder doorlichting wordt op het niveau C1-2 een dunne naald in de anterolaterale zijde van het ruggenmerg gebracht, contralateraal aan de zijde van de pijn (de banen verlopen gekruist). Bij testen met elektrische stroompjes voelt de patiënt, als de naald juist geplaatst is, een warmte-/koudegevoel in het pijnlijke gebied. Daarna wordt een laesie gemaakt door verhitting van de tip van de naald tot 70-90 °C gedurende tien seconden. Dit kan eventueel herhaald worden. Dit resulteert in vrijwel onmiddellijke pijnreductie. Ten gevolge van het onderbreken van de zenuwbanen kan op de langere termijn (na een jaar of langer) neuropathische pijn ontstaan. Om deze reden wordt de ingreep dan ook niet geadviseerd bij een levensverwachting van langer dan een jaar.

Een chordotomie heeft slechts een beperkt indicatiegebied, te weten eenzijdige pijn onder het niveau van het dermatoom C5, i.e. de schouder. Het is een belastende in-

greep, waarvoor de patiënt enige tijd (30-60 minuten) op de rug moet liggen met het hoofd gefixeerd. Een relatief goede fysieke conditie is dan ook vereist.
Een chordotomie leidt, mits op juiste indicatie uitgevoerd, in 80-90% van de gevallen tot een belangrijke pijnreductie. Goede follow-upcijfers ontbreken, maar het effect lijkt lang aan te houden.

Zenuwblokkades
De zenuwen die betrokken zijn bij de pijngeleiding worden door infiltratie met lokaalanesthetica, steroïden of door behandeling met hoogfrequente elektrische stroom ongevoeliger gemaakt. Ook kan in de laatste levensfase een continue verdoving van de zenuw plaatsvinden door plaatsing van een katheter waardoor lokaalanesthetica worden geïnfundeerd. Door deze laatste behandeling vermindert de spierfunctie van dat gebied. Dat kan vooral een probleem zijn als het zenuwen van een extremiteit betreft.
Om een dergelijke behandeling succesvol te laten zijn, moet het duidelijk zijn dat de pijn via één of een beperkt aantal zenuwen wordt voortgeleid.

Invasieve pijnbehandeling

Te overwegen indien medicamenteuze behandeling onvoldoende effect sorteert of met te veel bijwerkingen gepaard gaat.
Toepassing kan leiden tot een opioïdsparend effect en/of vermindering van pijn.
Een ander aangrijpingspunt leidt tot effecten die met conventionele analgetica moeilijk te bereiken zijn.
De belasting van de behandeling moet opwegen tegen de winst aan kwaliteit van leven.

Vervolg casus

Bij de heer Barendse wordt een chordotomie uitgevoerd. Hiermee is de pijn in zijn arm goeddeels verdwenen. Uiteraard blijft de pijn in zijn rug aanwezig, maar het lukt om met 75 µg/h fentanyl deze pijn weer onder controle te krijgen. De sufheid verdwijnt en de misselijkheid kan adequaat worden behandeld met 3 dd 10 mg metoclopramide.
Uiteindelijk neemt de pijn in de rug toch weer toe. Intussen is de heer Barendse echter zo verzwakt dat hij niet meer naar het ziekenhuis wil om een spinale katheter te laten plaatsen. Omdat de pijn snel toeneemt, besluit u de fentanyl om te zetten in een continue subcutane toediening van morfine. Enkele dagen later overlijdt hij rustig.

Kernpunten

- Bij pijn wordt onderscheid gemaakt tussen nociceptieve en neuropathische pijn.
- Beide soorten pijn hebben hun eigen behandelmogelijkheden.
- Pijn kent verschillende dimensies, namelijk somatische, sociale, psychische en existentiële dimensies, die ieder van invloed zijn op de pijn; behandelingen dienen zich dan ook op de op dat moment relevante dimensies te richten.
- Indien medicamenteuze pijnbehandeling tekortschiet, vallen anesthesiologische behandelingen te overwegen.
- Anticiperen op de ontwikkeling van de pijn is van belang om tijdig over te gaan op andere mogelijkheden.

Literatuur

Finnerup NB, Otto M, McQuay HJ, Jensen TS, Sindrup SH. Algorithm for neuropathic pain treatment: An evidence based proposal. Pain 2005;118:289-305.

Graeff A de, Bommel JMP van, Deijck RHPD van, Eynden B van den, Krol RJA, Oldenmenger WH, Vollaard EJ. Palliatieve zorg. Richtlijnen voor de praktijk. Heerenveen: Jongbloed bv (te verschijnen december 2010). Ook in te zien op www.pallialine.nl.

Mercadante S, Bruera E. Opioid switching: A systematic and critical review. Cancer Treatment Reviews 2006;32:304-15.

Richtlijn Diagnostiek en behandeling van pijn bij patiënten met kanker. Utrecht: CBO, 2008.

Sutton LM, Porter LS, Keefe FJ. Cancer pain at the end of life: a biopsychosocial perspective. Pain 2002;99:5-10.

Woolf CJ, Mannion RJ. Neuropathic pain: aethiology, symptoms, mechanisms, and management. Lancet 1999; 353:1959-64.

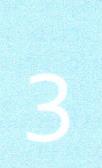

Casus 4
Een patiënte met ernstige vermoeidheid

C.C.D. van der Rijt, M.A.G. Baan

Casus

Mevrouw Heesters is 47 jaar. Ze heeft een parttimebaan voor vier uur per dag als secretaresse bij een aannemersbedrijf. Ze is gehuwd en heeft twee kinderen van 16 en 11 jaar. Mevrouw heeft diabetes mellitus type 1.
Een jaar geleden werd bij haar de diagnose gemetastaseerd mammacarcinoom gesteld. Zij had een grote tumor in de linkermamma en metastasen in de wervelkolom en het bekken. Vanwege de grootte van de tumor werd mevrouw eerst behandeld met chemotherapie. Daarna werd een gemodificeerde radicale mastectomie uitgevoerd ter voorkoming van pijn en ulceratie van de mamma. Mevrouw wordt inmiddels drie maanden behandeld met hormonale therapie in de vorm van een LHRH-analogon en tamoxifen. Mevrouw komt bij u (haar behandelend internist-oncoloog) op het spreekuur ter controle en klaagt over vermoeidheid

Wat zou u nog meer willen weten en waar let u op bij het lichamelijk onderzoek?

Specifieke anamnese

Mevrouw Heesters is alleen naar de polikliniek gekomen. Behalve dat ze vermoeid is, heeft ze last van opvliegingen. Zij heeft geen andere lichamelijke klachten. Als medicatie gebruikt ze, naast de tamoxifen, twee keer per dag insuline.
In een uitgebreid gesprek geeft zij aan alles prima te vinden, als de vermoeidheid maar minder wordt. Zij stond altijd midden in het leven en is van nature erg actief. De vermoeidheid is ontstaan tijdens de behandeling met chemotherapie en sindsdien niet meer verdwenen. Mevrouw Heesters vertelt het erg moeilijk te vinden om verantwoordelijkheden uit handen te moeten geven. Ze komt ook niet meer toe aan de dingen die ze leuk vindt. Tijdens de chemotherapie en de operatie had zij ziekteverlof, maar inmiddels werkt ze, op eigen initiatief, weer twee uur per dag. Dit valt haar zwaar, maar dat wil ze voorlopig niet melden bij de bedrijfsarts. Zodra ze thuiskomt, gaat ze naar bed totdat de kinderen uit school komen. Ze is snel geïrriteerd als de kinderen haar ook maar iets vragen. Het lukt haar niet meer haar zoon te overhoren wanneer hij zijn huiswerk heeft gemaakt. Dat gaat ten koste van zijn resultaten op school. 's Avonds gaat ze weer vroeg naar bed, maar ze slaapt slecht, omdat ze meerdere keren per nacht hevig transpirerend wakker wordt sinds zij de hormonale therapie gebruikt.
Ook op dagen dat ze niet werkt, is mevrouw Heesters nog steeds moe. Het lukt haar niet meer om met haar man en kinderen gezamenlijk activiteiten te ondernemen. Ze

durft ook niets gezamenlijks meer te plannen, omdat de vermoeidheid onverwacht kan toeslaan. Ze vindt het vervelend dat ze hierdoor niet meer zo goed kan deelnemen aan activiteiten van het gezin. Haar zoon gaat steeds meer zijn eigen weg. Haar dochter is erg betrokken bij haar moeder en probeert taakjes van haar over te nemen. Zij is daardoor minder bij haar vriendinnetjes. Beide kinderen zijn meer in zichzelf gekeerd. Mevrouw Heesters maakt zich daar zorgen over.

Ze maakt zich ook zorgen om haar relatie. Ze is bang dat haar echtgenoot haar niet meer aantrekkelijk vindt vanwege de amputatie van haar borst en omdat ze in gewicht aankomt. Ze mist de intimiteit, het delen van gevoelens met elkaar. Sinds de borstoperatie heeft haar man geen toenadering meer gezocht. Net zoals de kinderen is ook hij meer in zichzelf gekeerd.

Mevrouw Heesters is ook bang voor de toekomst. Met haar man durft ze niet over deze zaken te praten.

Lichamelijk onderzoek

U ziet een niet-zieke, wat onverzorgd uitziende vrouw. Het gewicht is sinds de start van de behandeling met vijf kilogram toegenomen. De conjunctivae zijn normaal roze gekleurd. Het litteken van de mastectomie ziet er rustig uit. Er zijn geen aanwijzingen voor cardiale of pulmonale problematiek. Bij het lichamelijk onderzoek worden geen aanwijzingen voor tumorprogressie gevonden.

Probleemlijst

- vermoeidheid
- opvliegingen
- slechte nachtrust
- prikkelbaarheid
- verandering van het eigen lichaam door mastectomie en gewichtstoename
- beperkte belastbaarheid op het werk en thuis
- communicatieproblemen thuis en op het werk
- verlies van intimiteit
- angst voor de toekomst

Vermoeidheid in de palliatieve fase

Het Amerikaanse National Comprehensive Cancer Network definieert kankergerelateerde vermoeidheid als een subjectief gevoel van uitputting dat aanhoudend aanwezig is, gerelateerd is aan kanker of aan de behandeling ervan en interfereert met het dagelijks functioneren. Ten opzichte van de normale vermoeidheid, die iedereen van tijd tot tijd ervaart, is de vermoeidheid bij kanker intensiever en meer overweldigend. Daarbij vermindert deze vermoeidheid niet door rust. De vermoeidheid kan op onverwachte momenten toeslaan en een gevoel van totale uitputting geven. Voor vermoeidheid bij andere levensbedreigende ziekten gelden dezelfde kenmerken. Ziektegerelateerde vermoeidheid kan zich op verschillende manieren presenteren. Bijna alle patiënten in de palliatieve fase zijn lichamelijk ernstig vermoeid. Daarnaast hebben zij vaak geen zin meer om iets te ondernemen, zijn ze emotioneel labiel en hebben last van concentratieproblemen en geheugenstoornissen.

Uitingsvormen van vermoeidheid

- lichamelijk: bijvoorbeeld zwakte, het niet in staat zijn tot het verrichten van lichamelijke inspanning
- emotioneel: bijvoorbeeld snel optredende geïrriteerdheid of emotionele labiliteit
- cognitief: bijvoorbeeld concentratie- en/of geheugenstoornissen
- verminderde interesse en motivatie

Beschouwing

Vermoeidheid is een van de meest voorkomende symptomen bij patiënten met kanker voor wie genezing niet meer mogelijk is. Afhankelijk van het stadium van de ziekte heeft 70% tot meer dan 90% van de patiënten last van vermoeidheid. Vrijwel alle patiënten met kanker die behandeld worden met palliatieve intentie krijgen dan ook op enig moment te maken met vermoeidheid. Maar ook bij patiënten met andere levensbedreigende aandoeningen komt vermoeidheid vaak voor.
Zoals wordt geïllustreerd in de casus van mevrouw Heesters, speelt vermoeidheid een grote rol in het dagelijks leven van een patiënt. Het is het symptoom met de grootste invloed op de kwaliteit van leven en het dagelijks functioneren, niet alleen van patiënten maar ook van hun naasten. Zelfs pijn heeft minder invloed dan vermoeidheid. Het is belangrijk om altijd naar vermoeidheid te vragen. In tegenstelling tot mevrouw Heesters noemen veel patiënten namelijk niet uit zichzelf dat ze vermoeid zijn. Zij denken dat vermoeidheid erbij hoort en dat er toch niets aan te doen valt. Artsen en andere hulpverleners vragen er nauwelijks naar, ook omdat zij zich nogal eens machteloos voelen ten aanzien van de aanpak van de vermoeidheid van hun patiënten. Er bestaat geen gemakkelijk toe te passen interventie die, wanneer enkelvoudig toegepast, de vermoeidheid snel doet verdwijnen. De aanpak van vermoeidheid vraagt veel meer een geïntegreerde benadering, zowel met betrekking tot de diagnostiek naar de onderliggende factoren als wat betreft de behandeling ervan. Actief en aandachtig luisteren is belangrijk om de verbale en non-verbale signalen van de patiënt op te vangen. Door het probleem vermoeidheid goed in kaart te brengen, kan in een aantal gevallen de oorzaak worden aangepakt en kunnen patiënten adviezen krijgen die aansluiten bij hun persoonlijke situatie en uitgangspunten.

Welke oorzaken kent u van vermoeidheid bij levensbedreigende ziekten en wat is (of zijn) naar uw idee de oorzaak (of oorzaken) van de vermoeidheid bij mevrouw Heesters?

PATHOFYSIOLOGIE EN ETIOLOGIE

Het is niet bekend hoe ziektegerelateerde vermoeidheid precies ontstaat. Wel is bekend dat vermoeidheid samenhangt met verschillende factoren die vaak in combinatie voorkomen (zie kader). Er zijn dan ook meestal meerdere oorzaken aan te wijzen, waarbij de onderliggende ziekte, de behandelingen, complicaties van de ziekte en de behandelingen daarvan, psychische factoren en bijkomende aandoeningen allemaal een rol lijken te spelen. Of deze uiteenlopende factoren de afzonderlijke uitingsvormen van vermoeidheid verschillend beïnvloeden, is niet bekend.

Oorzaken van vermoeidheid

Onderliggende ziekte:
- stadium c.q. ernst van de onderliggende ziekte: patiënten met gemetastaseerde ziekte zijn meer vermoeid dan patiënten met locoregionale ziekte

Complicaties van de ziekte:
- bloedarmoede
- elektrolytstoornissen (bijv. hypercalciëmie, hyponatriëmie, hypomagnesiëmie)
- orgaanfalen (hart, long, lever, nier, bijnier)
- hypoxie
- koorts en infectie
- trombo-embolische complicaties
- cachexie
- dehydratie

Iatrogene factoren:
- bij kanker:
  - chemotherapie
  - hormonale therapie
  - radiotherapie
  - chirurgie
- medicatie, bijv. bètablokkers, antihistaminica

Symptomen:
- ongecontroleerde lichamelijke klachten, bijv. pijn, misselijkheid en braken, obstipatie, kortademigheid

Psychische factoren:
- angst
- depressieve gevoelens
- verwerkingsproblematiek
- slaapstoornissen

Comorbiditeit:
- diabetes mellitus
- hypothyreoïdie
- cardiovasculaire aandoeningen

Hoewel de precieze pathofysiologie van ziektegerelateerde vermoeidheid niet bekend is, wordt in de literatuur verondersteld dat ontstekingsmediatoren of cytokinen een belangrijke onderliggende rol spelen. Op moleculair niveau gaat kanker vaak gepaard met een ontstekingsreactie. Enkele studies bij patiënten met kanker vonden ook daadwerkelijk een relatie tussen het vóórkomen van vermoeidheid en plasmaconcentraties van interleukine-6, interleukine-1 en neopterine. Verhoogde concentraties van cytokinen kunnen ook voorkomen ten gevolge van chemotherapie en radiotherapie. Daarnaast spelen cytokinen een rol in het ontstaan van de complicaties van de ziekte of de behandeling ervan, die op zich weer met vermoeidheid gepaard gaan, zoals bloedarmoede, cachexie en depressie.

Psychische aspecten

De diagnose van een levensbedreigende ziekte heeft grote gevolgen voor patiënten en hun naasten op alle aspecten die de kwaliteit van leven bepalen: lichamelijk, psychosociaal, functioneel en spiritueel. Dit is zeker het geval wanneer patiënten ook nog eens geconfronteerd worden met het vooruitzicht onvermijdelijk aan de ziekte te zullen overlijden. De confrontatie hiermee en de verwerking ervan kosten veel energie en kunnen ertoe leiden dat een patiënt moe wordt. Daarnaast dragen bijkomende lichamelijke en psychische gevolgen van de ziekte bij aan de (ontstane) vermoeidheid. Veel oncologische behandelingen leiden tot blijvende of tijdelijke veranderingen van het lichaam, zoals verminking bij amputaties, haarverlies bij chemotherapie of gewichtstoename bij specifieke vormen van hormonale therapie. Het kost patiënten veel moeite en energie om deze lichamelijke consequenties uiteindelijk te accepteren. Bij vrouwen wordt een borstamputatie gezien als een van de belangrijkste oorzaken van verstoring van de seksualiteit door verandering van het zelfbeeld en verlies van respect voor het eigen lichaam. Daarnaast kunnen de toegepaste behandelingen en zeker ook de onderliggende ziekte een scala aan lichamelijke klachten veroorzaken, zoals pijn, misselijkheid en braken. Deze leiden tot beperkingen in het dagelijks functioneren en kunnen de vermoeidheid verergeren.
Behalve dat patiënten lichamelijke klachten hebben, komt het regelmatig voor dat een patiënt in de palliatieve fase moeite heeft om te accepteren dat hij aan zijn ziekte zal overlijden. Veel patiënten vragen zich af waarom juist hen dat overkomt. Soms biedt een religieuze overtuiging steun, in andere gevallen neemt hierdoor juist de angst voor het overlijden en wat daarna komt toe. Patiënten zijn bang voor lichamelijke aftakeling, een toename van lichamelijke klachten en het uiteindelijke overlijden.
Mensen gaan op verschillende manieren met deze dreiging om: terwijl de één probeert zo lang mogelijk te vechten, zal de ander bewust proberen los te laten en afscheid te nemen. Al deze verschillende reacties kosten de patiënten echter energie.
De beperkingen die patiënten hebben en de vermoeidheid die zij ervaren, hebben ook grote consequenties voor de hele omgeving van de patiënt. Thuis is het minder goed mogelijk een bijdrage te leveren aan huishoudelijke activiteiten en wordt meer inspanning gevraagd van de partner en/of de kinderen. Deze beperkingen kunnen zelfs financiële gevolgen hebben, wanneer de partner hierdoor minder buitenshuis kan werken.

Beschouwing

Vermoeidheid is een complexe klacht, waaraan vele oorzaken ten grondslag kunnen liggen en die grote gevolgen kan hebben voor alle belangrijke terreinen van het leven. Dat blijkt ook uit het verhaal van mevrouw Heesters.

Zij heeft in korte tijd veel meegemaakt. Nadat de diagnose gemetastaseerd mammacarcinoom is gesteld, heeft ze een intensieve behandeling gehad. Mevrouw wordt niet alleen geconfronteerd met het besef dat genezing van dit mammacarcinoom niet mogelijk is, maar ook met de lichamelijke consequenties van het behandeltraject: de verandering van het lichaam door de mastectomie en de gewichtstoename door het vervroegd intreden van de menopauze als gevolg van de chemotherapie en de hormonale therapie. Daarbij heeft ze veel last van de opvliegingen die hierdoor zijn ontstaan. De aanvallen van transpiratie beïnvloeden de nachtrust sterk.

Mevrouw Heesters communiceert haar gevoelens, mogelijk door haar eigen negatieve zelfbeeld, niet met haar echtgenoot, terwijl ze wel behoefte heeft aan intimiteit. Het is opvallend dat de echtgenoot niet meekomt bij het bezoek aan de polikliniek. Wat de situatie voor hem betekent, is nog niet bekend. Mevrouw is in een vicieuze cirkel terechtgekomen, omdat ze zelf het initiatief heeft genomen twee uur per dag te gaan werken. Ze is dan de rest van de dag zo vermoeid, dat ze veel moet slapen en ook nog nauwelijks belangrijke activiteiten met het gezin kan ondernemen. Doordat ze de kinderen niet meer goed kan ondersteunen en ziet dat zij stiller worden, kan een schuldgevoel ontstaan. Door de lange slaapperiode overdag nemen de slaapstoornissen 's nachts weer toe. Daarbij zal haar conditie nog verder afnemen door de inactiviteit.

Het feit dat mevrouw diabetes mellitus heeft, zou verder kunnen bijdragen aan de verstoring van haar energiebalans.

DIAGNOSTIEK

Bij de anamnese is het belangrijk te vragen naar de ernst van de vermoeidheid, de wijze waarop deze zich presenteert op lichamelijk, cognitief en emotioneel gebied en naar het beloop van de vermoeidheid gedurende de dag. Het kan helpen als de patiënt enige tijd een dagboek bijhoudt waarin de klachten worden genoteerd. De vermoeidheid krijgt een cijfer van 0 tot en met 10 (Numeric Rating Scale NRS, zie hoofdstuk 2). '0' betekent geen vermoeidheidsklachten en '10' betekent de ergste vermoeidheidsklachten die de betreffende patiënt zich kan voorstellen. Hiermee krijgt zowel de patiënt als de arts inzicht in de ernst en het beloop van de vermoeidheid. Ook is het belangrijk na te gaan welke gevolgen de vermoeidheid heeft voor het dagelijks functioneren en wat de vermoeidheid betekent voor zowel de patiënt als zijn naasten.

Er ontstaat een goed beeld van de oorzaken van de vermoeidheid bij een individuele patiënt door te vragen naar het verloop ervan in de tijd in relatie tot ingestelde behandelingen, andere aandoeningen, bijkomende complicaties, stemming, lichamelijke klachten en gebruikte medicatie. Met behulp van bestaande meetinstrumenten, zoals het Edmonton Symptom Assessment System (ESAS) of een 'probleemlijst', krijgt de arts inzicht in de lichamelijke klachten van de patiënt en hoeveel last hij daarvan heeft. Hierbij valt bijvoorbeeld te denken aan pijn, misselijkheid en obstipatie. Het is ook belangrijk na te gaan hoe de sociale situatie van de patiënt is, zowel in het gezin, wat betreft vrienden en steun van andere naasten, als op het werk.

Bij het lichamelijk onderzoek wordt gelet op tekenen van ziekteprogressie, de voedingstoestand en aanwijzingen voor bijkomende aandoeningen en complicaties. Aanvullend onderzoek vindt op indicatie plaats. Wanneer de klacht vermoeidheid nieuw is, geeft oriënterend bloedonderzoek informatie over een eventueel onderliggende anemie, elektrolytstoornissen, lever- en nierfunctiestoornis, hypothyreoïdie of (ontregelde) diabetes mellitus. Afhankelijk van de bevindingen van de anamnese en het lichamelijk onderzoek vindt aanvullend afbeeldend onderzoek of functieonderzoek plaats. Om te screenen op een eventueel aanwezige angststoornis of depressie kan een specifieke vragenlijst worden gebruikt. Bij verdenking op psychische of psychiatrische problematiek wordt laagdrempelig doorverwezen naar een psycholoog respectievelijk een psychiater voor verdere beoordeling.

> **Vervolg casus**
>
> Bij mevrouw Heesters blijkt de vermoeidheid zich vooral lichamelijk te presenteren, hoewel de snelle irritatie ook een kenmerk is van emotionele disbalans. Daarbij is er duidelijk sprake van een verminderde motivatie bij een vrouw die tevoren juist veel levenslust had. Bij lichamelijk onderzoek en oriënterend laboratoriumonderzoek zijn er geen aanwijzingen voor tumorprogressie. De diabetes mellitus is goed gereguleerd. De Hospital Anxiety and Depression Scale (HADS, een screeningslijst voor angst en depressie, zie hoofdstuk 3, casus 13) laat hoge scores voor angst en depressie zien.

Welke maatregelen zou u willen voorstellen?

BELEID EN BEHANDELING

Algemeen

Zoals eerder al is aangegeven, voelen artsen zich vaak machteloos wanneer het om vermoeidheid gaat, omdat een doeltreffende enkelvoudige interventie vaak niet voorhanden is. Het is dan het gemakkelijkst om niet zelf naar vermoeidheid te vragen, of om er, wanneer de patiënt het zelf meldt, niet al te diep op in te gaan. Ook wanneer een simpele medische interventie niet direct voorhanden is, is het echter belangrijk aandacht te schenken aan een klacht die zoveel consequenties heeft voor het dagelijks leven van een patiënt. Dat draagt bij aan erkenning van vermoeidheid als probleem voor de patiënt en zijn naasten. Wanneer zorgverleners open over vermoeidheid praten, is het wellicht ook voor patiënten en hun naasten gemakkelijker hierover met elkaar in gesprek te gaan.

Integrale benadering en interdisciplinaire samenwerking

Juist vermoeidheid is een symptoom waarbij een integrale benadering gewenst is, gezien de diverse uitingsvormen ervan en de vele medische en psychische factoren die kunnen bijdragen aan het vóórkomen en de ernst ervan. Als de patiënt onder behandeling is van de medisch specialist, is het zijn taak om te beoordelen of behandeling van onderliggende medische problematiek mogelijk is. Het is belangrijk ook andere hulpverleners erbij te betrekken om in onderlinge afstemming te bepalen welke benaderingen een patiënt zo goed mogelijk kunnen ondersteunen. Hiertoe behoort ook de huisarts. Hij kent de sociale situatie van een patiënt vaak beter dan de medisch specialist en zal de coördinerende rol te zijner tijd ook weer van het ziekenhuis overnemen. Er wordt nadrukkelijk niet alleen geprobeerd de bestaande vermoeidheid te verminderen, maar ook het functioneren van de patiënt te ondersteunen wanneer de vermoeidheid niet weggenomen kan worden.

Oorzakelijke behandeling

Hierna is beschreven welke oorzaken van vermoeidheid behandeld kunnen worden. Bij een aantal daarvan staat ook beschreven welke behandeling daarbij aangewezen is.
- De onderliggende ziekte. Bij gemetastaseerde kanker betreft dit systemische therapie: chemotherapie, hormonale therapie of immuuntherapie, afhankelijk van het type tumor, de verwachte gevoeligheid van de tumor voor de behandeling en eerder gegeven behandelingen.
- De ziektegerichte behandeling. Als de behandeling van de ziekte in belangrijke mate bijdraagt aan de vermoeidheid, wordt gekeken of deze kan worden aangepast. Deze beslissing moet heel zorgvuldig en in goed overleg met de patiënt worden genomen. Hierbij worden de ernst van de vermoeidheid, de reactie van de ziekte op de behandeling, de belasting daarvan voor de patiënt en het te verwachten verloop van andere symptomen tegen elkaar afgewogen.
- Bloedarmoede. Als het mogelijk is, wordt de oorzaak van de bloedarmoede gecorrigeerd, zeker wanneer er een tekort is aan ijzer, vitamine B12 of foliumzuur. Meestal ontstaat de bloedarmoede echter direct door de onderliggende ziekte (de zgn. anemie van chronische ziekte), de toegepaste behandeling of een combinatie hiervan. Omdat er geen rechtlijnig verband bestaat tussen het Hb-gehalte en de ernst van de vermoeidheid, is het nogal eens onduidelijk of de bloedarmoede daadwerkelijk bijdraagt aan de vermoeidheid die een patiënt ervaart. In die situatie kan een proeftransfusie duidelijkheid brengen. Wanneer een bloedtransfusie wordt gegeven, is het belangrijk het effect daags na de transfusie te evalueren om te weten of het geven van bloed in de toekomst zinvol is. Een bloedtransfusie geeft een snelle reactie en kan uitermate bruikbaar zijn om patiënten met een korte levensverwachting te ondersteunen toch bepaalde activiteiten te verrichten die voor hen belangrijk zijn. Voor patiënten met bloedarmoede die behandeld worden met palliatief gerichte chemotherapie, kan behandeling met erytropoëtische groeifactoren worden overwogen (zie tabel C4.1). Omdat epoëtinen niet direct een stijging van het Hb-gehalte geven, is behandeling hiermee alleen zinvol wanneer de chemotherapie naar verwachting nog ten minste twaalf weken gecontinueerd wordt. Epoëtinen zijn gecontraïndiceerd voor patiënten met bloedarmoede die niet gerelateerd is aan chemotherapie. Bij deze patiënten staat de veiligheid van epoëtinen namelijk ter discussie vanwege de kans op complicaties (met name trombose) en een mogelijk negatief effect op de overleving. Om veiligheidsredenen wordt wel geadviseerd ook bij patiënten die palliatief gerichte chemotherapie krijgen, het Hb-gehalte niet boven de 7,4 mmol/l te laten doorstijgen.
- Elektrolytstoornissen.
- Gewichtsverlies. Als het mogelijk is, wordt de onderliggende oorzaak behandeld (zie ook hoofdstuk 3, casus 5).
- Bijwerkingen van medicatie. Heroverweeg de indicatie en saneer of wijzig waar mogelijk de medicatie.
- Andere complicaties van de onderliggende ziekte of de behandeling daarvoor.
- Comorbiditeit.
- Andere ongecontroleerde symptomen, zoals pijn en kortademigheid.
- Angst en depressie (zie ook hoofdstuk 3, casus 13).
- Slaapstoornissen.

Tabel C4.1	Medicijnen voor de behandeling van chemotherapie-geïnduceerde anemie.			
Middel	Werkingsmechanisme	Toedienings-weg	Dosering	Bijzonderheden
epoëtine-alfa	erytropoëtine-analoog	s.c.	40.000 IU 1× per week*	streef Hb max. 7,4 mmol/l
epoëtine-bèta	erytropoëtine-analoog	s.c.	30.000 IU 1× per week*	streef Hb max. 7,4 mmol/l
darbepoëtine-alfa	erytropoëtine-analoog	s.c.	6,75 µg/kg 1× per 3 weken* 2,25 µg/kg 1× per week*	streef Hb max. 7,4 mmol/l

* Bij onvoldoende stijging van het Hb-gehalte (< 0,6 mmol/l) na vier weken dosering verdubbelen; bij te snelle stijging (> 1,3 mmol/l na vier weken of bereiken maximaal streef Hb) dosering 25-50% verminderen.

Niet-medicamenteuze symptomatische behandeling

1. Voorlichting en leren prioriteiten te stellen
   Een zorgverlener kan zowel in het ziekenhuis als in de thuissituatie door middel van voorlichting belangrijke ondersteuning bieden aan patiënten en hun naasten. Die voorlichting betreft bijvoorbeeld:
   - informatie over de wijze waarop vermoeidheid zich presenteert
   - factoren die de mate van vermoeidheid beïnvloeden
   - factoren die deze mogelijk verminderen
   - informatie over de bijwerkingen van behandelingen en hun effect op vermoeidheid

   De informatie moet aansluiten bij de behoefte en het begrip van patiënten. Door ook de naasten hierbij te betrekken, leren ook zij beter om te gaan met het probleem vermoeidheid. Dit vermindert gevoelens van onmacht en vergroot het begrip voor de beperkingen van de patiënt in het dagelijks leven. Het geven van informatie stimuleert patiënten ook om beter voor zichzelf te zorgen. Daarvoor is het onder 'diagnostiek' genoemde dagboek goed te gebruiken. Patiënten leren op deze manier waardoor zij meer of minder vermoeid zijn. Dit kan hen helpen prioriteiten te stellen, in te zien hoe zij belangrijke activiteiten over de tijd kunnen spreiden en leren dat zij regelmatig ook even rust moeten nemen. De verpleegkundige kan een patiënt ondersteunen door hem te stimuleren deze keuzen te maken of door alternatieven te suggereren voor activiteiten die de patiënt veel energie kosten. Dit draagt bij aan het versterken van zijn autonomie en waardigheid. Dit geldt vooral voor ernstig zieke patiënten die bedlegerig zijn en voor wie het maken van keuzes, bijvoorbeeld wat betreft de tijdstippen waarop zij verzorgd willen worden, een van de weinige mogelijkheden is om die regie te houden.

2. Ondersteunende zorg
   - Psychologische begeleiding
     Gespecialiseerde centra voor ondersteuning van patiënten met kanker, maatschappelijk werkenden en klinisch psychologen bieden professionele begeleiding aan patiënten in de palliatieve fase door middel of individuele of groepsbegeleiding. In de gespecialiseerde centra zijn ook programma's voor de ondersteuning van kinderen en partners van patiënten met kanker. Samen met een professionele psychosociale hulpverlener kan een patiënt zoeken hoe hij het beste kan omgaan met bijvoorbeeld de angst voor en de onzekerheid over de toekomst. Tevens kunnen patiënten ondersteuning krijgen wanneer zij na een verminking het eigen lichaam weer moeten leren waarderen.

- Ondersteuning van naasten
  Ook voor naasten kan de vermoeidheid belastend en moeilijk te begrijpen zijn. Verlies van seksualiteit en intimiteit kan ook voor de partner een groot probleem zijn. Wanneer partners niet goed met elkaar communiceren, kan dat gevolgen hebben voor hun relatie. Als mensen hun problemen niet bespreken en vervolgens niet oplossen, groeien zij steeds meer uit elkaar. Goede communicatie is dus erg belangrijk.
- Contact met lotgenoten
  Via de werkgroep vermoeidheid van de Nederlandse Federatie van Kankerpatiëntenorganisaties (NFK) of in inloophuizen is contact met lotgenoten mogelijk. Soms helpt het om met iemand te praten die weet waarover hij het heeft, ervaringen uit te wisselen en gevoelens met iemand in een vergelijkbare situatie te delen om een moeilijke periode door te komen. Ook praktische informatie kan veel steun opleveren.
- Methoden om te ontspannen
  Ontspanningsoefeningen en luisteren naar muziek zijn enkele voorbeelden. Bij het luisteren naar muziek wordt doelgericht gebruikgemaakt van de invloeden van muziek op de lichamelijke, emotionele en spirituele beleving van personen. Het is een gemakkelijke interventie die voor iedereen toegankelijk is. Het ligt voor de hand om gebruik te maken van de muziekverzameling van patiënten zelf.
- Uiterlijke verzorging
  Patiënten kunnen worden geattendeerd op de Stichting Goed Verzorgd, Beter Gevoel. Een goed verzorgd uiterlijk draagt bij aan het zelfvertrouwen van eenieder. Wie er goed uitziet, voelt zich vaak ook veel beter.
- Betrekken van andere zorgverleners
  Fysiotherapeuten bieden ondersteuning door actieve betrokkenheid bij het hierna genoemde revalidatieprogramma. Diëtisten kunnen patiënten begeleiden in geval van ongewenste gewichtsafname of -toename.

3. Training en revalidatie
   Bij patiënten met een goede conditie draagt fysieke training c.q. revalidatie bij aan het herstel van de conditie en vermindering van de vermoeidheid na afloop van een systemische behandeling. Voorwaarde is dat patiënten een redelijke conditie hebben. De training vindt plaats onder begeleiding van een ervaren fysiotherapeut. De integrale kankercentra bieden, in samenwerking met de Vereniging van Revalidatie Instellingen in Nederland en de Nederlandse Federatie van Kankerpatiëntenverenigingen, een dertien weken durend programma aan, waarbij fysieke training wordt gecombineerd met psychologische begeleiding.

Medicamenteuze symptomatische behandeling

Corticosteroïden en methylfenidaat hebben een plaats in de medicamenteuze behandeling van vermoeidheid bij kanker (zie ook tabel C4.2). Deze behandeling is aangewezen wanneer de behandeling van de onderliggende oorzaak van de vermoeidheid onvoldoende effect heeft of wanneer er geen zinvolle oorzakelijke behandelingen voorhanden zijn. De keuze voor een van de twee middelen wordt vooral bepaald door bijkomende problematiek waarvoor één van beide middelen eveneens geïndiceerd kan zijn.

Medicamenteuze therapie heeft een beperkt effect met betrekking tot de mate en de duur van het effect ervan.

Tabel C4.2	Medicijnen voor de behandeling van kankergerelateerde vermoeidheid.				
Middel	Werkingsmechanisme	Toedienings-weg	Dosering	Bijzonderheden	
prednison	onbekend	oraal	1 dd 30 mg	voor kortdurend symptomatische behandeling, max 4 weken	
dexamethason	onbekend	oraal	1 dd 4 mg	voor kortdurend symptomatische behandeling, max 4 weken	
methylfenidaat	dopamineagonist psychostimulans	oraal (tablet)	2-3 dd 5-20 mg	niet combineren met dopamineanta-gonisten met centrale werking niet later dan 16 uur doseren om slaapproblemen te voorkomen	

- Corticosteroïden.
  Een argument om corticosteroïden te kiezen is bijvoorbeeld de aanwezigheid van andere klachten die ook goed kunnen reageren op corticosteroïden, zoals anorexie, misselijkheid of lokaal oedeem bij metastasen in het centrale zenuwstelsel. Het effect kan al na een paar dagen geëvalueerd worden. Hoewel corticosteroïden krachtig (kunnen) werken, verdwijnt het effect vaak na een aantal weken. Daarbij leidt langdurig gebruik van corticosteroïden regelmatig tot ernstige bijwerkingen, zoals proximale myopathie en Cushing-uiterlijk. Behandeling wordt dan ook vooral geadviseerd bij patiënten met een korte levensverwachting of bij patiënten met een langere levensverwachting wanneer er een reden is om te verwachten dat de vermoeidheid tijdelijk is (bijv. gedurende of direct na chemotherapie). Zij krijgen dan een kortdurende symptomatische behandeling (maximaal 4 weken).
- Methylfenidaat.
  Argumenten om te kiezen voor methylfenidaat zijn bijvoorbeeld aanwijzingen voor het bestaan van een depressie en/of wanneer een patiënt last heeft van sufheid bij gebruik van opioïden. De patiënt krijgt om te beginnen een dosis van 2-3 dd 5 mg, te verhogen tot 2-3 dd 10 mg en zo nodig tot 2-3 dd 20 mg. Om slaapproblemen te voorkomen, wordt de laatste dosering uiterlijk om 16.00 uur gegeven. Het effect kan vrijwel direct geëvalueerd worden. Indien het middel niet werkt, wordt de behandeling gestopt. Omdat methylfenidaat bindt aan dopaminerge receptoren is het op theoretische gronden niet zinvol het middel te combineren met centraal werkende dopaminereceptorantagonisten, zoals antipsychotica en metoclopramide. Men dient terughoudend te zijn met het gebruik van methylfenidaat als de patiënt hypertensie, ischemisch hartlijden, een psychose of delier in de voorgeschiedenis heeft. Wanneer een patiënt al psychofarmaca gebruikt, wordt eerst overlegd met een psychiater.

Vervolg casus

Nadat u onderliggende lichamelijke oorzaken voor de vermoeidheid heeft uitgesloten, stuurt u mevrouw Heesters door naar een psycholoog. Deze vindt stemmingsproblemen die samenhangen met de vermoeidheid, maar geen aanwijzingen voor het bestaan van een depressie. Daarnaast heeft mevrouw meerdere gesprekken met de verpleegkundige van de polikliniek. Mevrouw Heesters realiseert zich goed dat de vermoeidheid ingrijpende veranderingen teweegbrengt in het gezin. Zij kan niet meer goed deelnemen aan het gezinsleven. Langzaam beseft ze dat ze de beperkte energie die ze heeft vooral gebruikt voor het werk buitenshuis. In overleg met de bedrijfsarts besluit ze een paar maanden langer volledig in de Ziektewet te blijven. Ze gebruikt inmiddels een aantal technieken om beter met de vermoeidheid om te gaan: ze neemt regelmatig een korte periode rust, staat op vaste tijden op en gaat elke dag even naar buiten voor een korte wandeling. Met deze structuur slaapt mevrouw Heesters 's nachts beter, hoewel ze nog regelmatig wakker wordt door de opvliegingen.
De psycholoog ondersteunt mevrouw Heesters om weer vertrouwen te krijgen in haar eigen lichaam en om haar angsten bespreekbaar te maken met haar echtgenoot. Langzamerhand lukt het haar om haar man toe te staan haar weer te strelen en te knuffelen. Met het herstel van het lichamelijk contact durft zij uiteindelijk ook met haar man over haar angsten voor de toekomst te praten.
Na een periode van drie maanden is de vermoeidheid van mevrouw Heesters afgenomen, maar zeker niet verdwenen. Toch lukt het haar veel beter ermee om te gaan, omdat ze beter in staat is haar prioriteiten te bepalen.

Conclusie

Vermoeidheid is een ingewikkeld symptoom. Bij het ontstaan ervan kunnen veel verschillende factoren een rol spelen. Het is daarom van belang goed met de patiënt te communiceren, om een beeld te krijgen van de aspecten die bij de betreffende patiënt bijdragen aan het ontstaan van de vermoeidheid. Bij de patiënte uit de casus spelen met name niet-lichamelijke factoren een rol. Communicatie hierover kan leiden tot een duidelijke verbetering van de vermoeidheid, zoals uit de casus blijkt.

Kernpunten

- Ziektegerelateerde vermoeidheid kan zich presenteren met zowel lichamelijke, emotionele en cognitieve klachten als een vermindering van interesse
- Vermoeidheid wordt door lichamelijke (ziekte- en therapiegerelateerde) en psychische factoren beïnvloed
- Het is belangrijk om vermoeidheid te onderkennen en te bespreken, ook als er weinig of geen mogelijkheden tot behandeling lijken te zijn
- Door het afnemen van een goede anamnese kan een duidelijk beeld worden verkregen waar het probleem ligt en kan worden ingespeeld op de behoeften van patiënt en partner
- De behandeling van vermoeidheid vraagt om zorgvuldige interdisciplinaire afstemming

- De behandeling richt zich enerzijds op het wegnemen van de onderliggende oorzaak, anderzijds op het ondersteunen van patiënt en naasten bij het prioriteren, bij het vinden van een balans van rust en activiteit en op psychosociale ondersteuning
- Symptomatische medicamenteuze behandeling bestaat uit corticosteroiden of methylfenidaat
- Levensbedreigende ziekten en de behandeling ervan hebben voor patiënten psychische en lichamelijke gevolgen. Deze gevolgen kunnen hun weerslag hebben op de relaties van patiënten binnen en buiten het gezin

Literatuur

Ahlberg K, Ekman Tor, Gaston-Johansson F, Mock V. Assessment and management of cancer-related fatigue in adults. The Lancet 2003;362: 640-50.

Curt GA, Breitbart W, Cella D et al. Impact of cancer-related fatigue on the lives of patients: new findings from the fatigue coalition. The Oncologist 2000;5:353-60.

Goedendorp MM, Gielissen MFM, Verhagen CAHHVM, Bleijenberg G. Psychosocial interventions for reducing fatigue during cancer treatment in adults. Cochrane Colaboration 2009.

Minton O, Richardson A, Sharpe M, Hotopf M, Stone P. A systematic review and meta-analysis of the pharmacological treatment of cancer-related fatigue. J Nat Cancer Inst 2008;100:1155-66.

Rijt CCD van der, Vrehen H, Krol RJA. Richtlijn vermoeidheid bij kanker in de palliatieve fase. In: Graeff A de, Bommel JMP van, Deijck RHPD van, Eynden B van den, Krol RJA, Oldenmenger WH, Vollaard EJ. Palliatieve zorg. Richtlijnen voor de praktijk. Heerenveen: Jongbloed bv (te verschijnen december 2010). Ook in te zien op www.pallialine.nl.

Casus 5
Een patiënt met klachten van het maag-darmkanaal 1

A. de Graeff, G.M. Hesselmann

Casus

De heer De Jong is 67 jaar. Hij is getrouwd en heeft twee volwassen kinderen. Hij was tot aan zijn pensioen (nu twee jaar geleden) werkzaam als accountant. Een jaar geleden werd bij hem een coloncarcinoom met levermetastasen vastgesteld. Er is een hemicolectomie links verricht en aansluitend is hij behandeld met palliatieve chemotherapie. Twee maanden geleden werd de chemotherapie gestaakt, omdat er op de CT-scan sprake was van progressie: toename in grootte en aantal van de levermetastasen en ontstaan van ascites. De verdere behandeling en begeleiding zijn in goed overleg met de specialist overgedragen aan u, de huisarts van de heer De Jong. Zijn echtgenote belt omdat ze zich zorgen maakt. De lichamelijke toestand van haar man gaat achteruit. Hij eet slecht en valt af. Hij is toenemend misselijk en braakt.
U legt een visite af.

Wat wilt u aan de heer De Jong en zijn echtgenote vragen en waar let u op bij het lichamelijk onderzoek?

Specifieke anamnese

De heer De Jong is in de afgelopen week erg verzwakt. Hij kan zich nog wel aankleden en verzorgen, maar tot veel meer is hij niet in staat. Hij ligt een groot deel van de dag op de bank en komt eigenlijk niet meer buiten.
Het eten smaakt hem niet meer en als hij wat eet, heeft hij snel een gevoel van verzadiging. Hij weegt zichzelf niet, maar denkt dat hij in de afgelopen weken fors is afgevallen. Mevrouw De Jong draagt voortdurend eten aan, maar haar man krijgt het niet of nauwelijks naar binnen.
De heer De Jong gebruikt al langer morfine in verband met pijnklachten rechtsboven in de buik. U hebt een paar dagen geleden de dosering opgehoogd, omdat de pijn erger werd. De pijn staat momenteel niet op de voorgrond.
Sinds een paar dagen is hij toenemend misselijk. Hij heeft een paar keer overgegeven. De ontlasting komt moeilijk en is hard en keutelig.
Als medicatie gebruikt hij lang werkend morfine 2 dd 60 mg, kort werkend morfine zo nodig (bij doorbraakpijn) 20 mg en lactulose 1 dd 15 ml.
De heer De Jong en zijn echtgenote maken zich grote zorgen over de situatie. Ze vragen zich af of hij niet extra moet worden gevoed. Hij wil ook graag dat er iets aan de misselijkheid en de moeizame ontlasting wordt gedaan.

Lichamelijk onderzoek

U ziet een vermagerde, slecht uitziende man die op de bank ligt en nauwelijks in staat is overeind te komen. Hij is helder en geeft adequaat antwoord op de vragen. Hij maakt geen sombere indruk.

Bij inspectie van de mond is het slijmvlies vochtig, er is geen roodheid of beslag en er zijn geen laesies van het mondslijmvlies.

Bij inspectie van de buik ziet u een mediaan litteken. De peristaltiek is spaarzaam, maar klinkt normaal. Klinisch zijn er geen aanwijzingen voor ascites. De lever is sterk vergroot en reikt rechts tot in het kleine bekken. Verder voelt u geen abnormale weerstanden.

Bij rectaal toucher voelt u harde ontlasting in de ampul.

Probleemlijst

- verslechterende lichamelijke toestand
- gebrek aan eetlust
- gewichtsverlies
- misselijkheid en braken
- obstipatie

Beschouwing

Klachten van het maag-darmkanaal komen frequent voor in de palliatieve fase, zeker bij patiënten met kanker: anorexie (gebrek aan eetlust) bij 53%, gewichtsverlies bij 46%, snelle verzadiging bij 23%, misselijkheid bij 31%, braken bij 20% en obstipatie bij 37%. Ze kunnen grote gevolgen hebben voor de kwaliteit van leven.

Zoals ook wordt geïllustreerd in de casus van de heer De Jong, komen deze klachten in veel gevallen in combinatie met elkaar voor, omdat ze elkaar beïnvloeden en vaak dezelfde oorzaken hebben. Het vóórkomen ervan wordt beïnvloed door diagnose (vaker bij colon- en ovariumcarcinoom), geslacht (vaker bij vrouwen) en leeftijd (vaker op jongere leeftijd).

Goede diagnostiek, bestaande uit een volledige anamnese en lichamelijk onderzoek en zo nodig aanvullend onderzoek, zoals een echo of CT-scan van de buik of endoscopisch onderzoek, is essentieel.

Bij beslissingen over diagnostiek en behandeling spelen de situatie en de wensen van de patiënt en zijn omgeving een belangrijke rol. Een belangrijke overweging daarbij is de ingeschatte levensverwachting. Uit onderzoek is bekend dat artsen over het algemeen de neiging hebben om de levensverwachting te overschatten, met name naarmate de ingeschatte levensverwachting langer is en de arts de patiënt beter kent. Er bestaan geen harde criteria om tot een betrouwbare inschatting te komen. De belangrijkste indicator is de lichamelijke toestand van de patiënt. Deze komt tot uiting in het gewichtsverloop en in de mate waarin de patiënt nog ambulant is en in staat is tot activiteiten van het dagelijks leven (ADL). Indicaties voor de stervensfase (waarbij de levensverwachting dagen tot hooguit 1-2 weken

> bedraagt) zijn toenemende bedlegerigheid, niet meer eten en weinig drinken, sufheid en verwardheid.
> Op basis van eerdergenoemde overwegingen schat u de levensverwachting van de heer De Jong op enkele weken. Zoals we in het verloop van deze ziektegeschiedenis zullen zien, speelt de levensverwachting een rol bij sommige beslissingen ten aanzien van het beleid en de behandeling.

De in de probleemlijst genoemde klachten en problemen zullen nu achtereenvolgens aan de hand van de casus verder worden uitgewerkt.

Anorexie en gewichtsverlies

Wat voor syndroom heeft de heer De Jong?

Wat zijn de oorzaken van het gebrek aan eetlust en het gewichtsverlies?

Anorexie is gebrek aan eetlust. Onder *cachexie* wordt een verslechterende lichamelijke gesteldheid verstaan, gekenmerkt door vermagering en spieratrofie. Cachexie gaat gepaard met complexe veranderingen in het metabolisme van eiwitten, vetten en koolhydraten. *Asthenie* betekent algemene zwakte, gekenmerkt door lichamelijke vermoeidheid, verminderd vermogen tot lichamelijke activiteit en psychische uitputting, blijkend uit concentratiestoornissen, geheugenverlies en emotionele labiliteit. Het *anorexie-cachexiesyndroom* is een combinatie van anorexie, cachexie en asthenie.

Het anorexie-cachexiesyndroom komt voor in het eindstadium van alle levensbedreigende ziekten (bijvoorbeeld kanker, COPD, hartfalen, ALS, aids), maar kan ook eerder in het ziektebeloop optreden. Bij de ziekte kanker is dit vooral het geval bij het pancreascarcinoom.

PATHOFYSIOLOGIE EN ETIOLOGIE
Gewichtsverlies in de palliatieve fase treedt op door een verminderde inname van voedingsstoffen (vaak in samenhang met anorexie), een verhoogd verlies of verbruik ervan en/of specifieke metabole stoornissen. Deze metabole stoornissen kunnen al vroeg in het beloop van de ziekte ontstaan en voorafgaan aan de klinische manifestaties van cachexie. Ze worden gekenmerkt door een verhoogde eiwitafbraak, vooral in de spieren (leidend tot spieratrofie), een normale of verhoogde productie en verbruik van glucose en een normaal of toegenomen basaalmetabolisme. De precieze mechanismen die leiden tot de specifieke metabole veranderingen van het anorexie-cachexiesyndroom zijn niet bekend. De huidige literatuur suggereert dat in het lichaam en door de tumor geproduceerde cytokinen belangrijke mediatoren zijn van cachexie. Cytokinen zijn intracellulaire eiwitten die een belangrijke regulerende rol spelen bij intracellulaire processen. Verhoogde productie van bepaalde cytokinen (o.a. tumour necrosis factor (TNF), interleukine-1, interleukine-6 en gamma-interferon) leidt tot het vrijkomen van stoffen die direct invloed hebben op het metabolisme van koolhydraten, vetten en eiwitten, zoals proteolysis-inducing factor (PIF) en lipid-mobilizing factor (LMF).

Oorzaken van gewichtsverlies in de palliatieve fase

Verminderde inname of resorptie van voedingsstoffen
- algemene symptomen: vermoeidheid, pijn, dyspneu, depressie
- anorexie
- symptomen van het maag-darmkanaal: slecht functionerend gebit of gebitsprothese, trismus, veranderingen in smaak en reuk, droge mond, taai speeksel, stomatitis, neurologische of mechanische passagestoornissen van keel, slokdarm of maag, misselijkheid en braken, peritonitis carcinomatosa, ileus, malabsorptie, leverfunctiestoornissen ten gevolge van levermetastasen, obstipatie
- verminderde mogelijkheid tot zelfzorg en inname van voedsel

Verhoogd verlies of verbruik van voedingsstoffen
- verhoogd verlies door diarree, fistels, eiwitverlies uit de darm, ascites of ulcererende wonden
- verhoogd verbruik bij koorts of verbruik van voedingsstoffen door de tumor (betekenis onzeker)

Metabole veranderingen

Beschouwing

Op basis van de gegevens van anamnese en lichamelijk onderzoek zijn er meerdere factoren bij de heer De Jong aanwijsbaar die kunnen bijdragen aan de anorexie en het gewichtsverlies: vermoeidheid, pijn, smaakstoornissen, misselijkheid, braken en obstipatie (mede als mogelijke bijwerking van morfine), compressie van de maag door de vergrote lever, peritonitis carcinomatosa (als oorzaak van ascites, zie verderop), obstipatie, mechanische gevolgen van de ascites en de eerdergenoemde metabole veranderingen.

Psychosociale aspecten

Voeding wordt gezien als een bijdrage aan leven en gezondheid. Bij de patiënt met een progressieve ziekte komt steeds meer naar voren dat de functie van de voeding verandert en dat voeding uiteindelijk geen bijdrage meer levert aan de gezondheid, de bestrijding van de ziekte en de verlenging van het leven. De patiënt is steeds minder in staat om van voedsel te genieten. Anorexie en cachexie kunnen grote gevolgen hebben voor het lichaamsbeeld en psychosociaal functioneren van deze patiënten. Het wegvallen van de sociale functie van eten en maaltijden kan belangrijke implicaties hebben. De patiënt en zijn naasten moeten dan hun verwachting omtrent de rol van voeding bijstellen.

Het is van belang te beseffen dat de naasten anders tegen de voedingsproblemen kunnen aankijken dan de patiënt. Voeding is een belangrijk onderdeel van de zorg die zij kunnen bieden en is vaak synoniem met verwennen, aandacht geven en actief ondersteunen van de partner. Dit kan leiden tot het idee bij de naasten dat 'de patiënt moet eten, want anders gaat hij dood'. Dit te moeten opgeven is een confrontatie met het naderende einde en kan een gevoel van machteloosheid geven c.q. bestaande gevoelens van machteloosheid versterken.

DIAGNOSTIEK

Belangrijke aspecten van de anamnese zijn de mate van de anorexie en het gewichtsverlies, voeding en maaltijden, de hiervoor genoemde symptomen, medische voorgeschiedenis en medicatie. Daarnaast wordt aandacht geschonken aan de beleving en gedachten van de patiënt en zijn directe omgeving over de voeding en het gewichtsverlies.

Bij het lichamelijk onderzoek wordt gelet op het gewicht (in relatie tot lengte) en is er speciale aandacht voor de inspectie van de mond-keelholte en onderzoek van de buik. Aanvullend onderzoek (vooral beeldvorming of endoscopisch onderzoek) kan aangewezen zijn, afhankelijk van de aard en ernst van de klachten, de belasting van het onderzoek, de levensverwachting en de wensen van de patiënt. Laboratoriumonderzoek voegt weinig toe. Een laag serumalbumine kan wijzen op een slechte voedingstoestand, maar kan ook het gevolg zijn van andere oorzaken, bijvoorbeeld van leverfunctiestoornissen.

Welke behandeling(en) overweegt u ten aanzien van de anorexie en het gewichtsverlies?

Welke informatie geeft u aan de heer De Jong en zijn echtgenote en hoe begeleidt u hen bij deze problematiek?

BELEID EN BEHANDELING

Algemeen

Het primaire doel van de behandeling is het verbeteren c.q. handhaven van de kwaliteit van leven door de anorexie, asthenie en alle symptomen die daaraan ten grondslag liggen dan wel het gevolg ervan zijn, zo goed mogelijk te behandelen.

Het doen toenemen dan wel het handhaven van het gewicht c.q. de voedingstoestand is geen doel op zichzelf. Het gewicht kan wel worden gebruikt als een maat voor de kwaliteit van leven en de effectiviteit van de behandeling. Daarbij moet wel worden bedacht dat het gewicht vertekend kan zijn door de aanwezigheid van ascites of oedeem.

Bij de keuze van de behandeling speelt de levensverwachting van de patiënt een belangrijke rol bij de afweging tussen enerzijds de belasting van de behandeling voor de patiënt en naasten en anderzijds de verwachte bijdrage aan de kwaliteit van leven en de overleving. Gewichtsverlies in de palliatieve fase is vaak ziektegerelateerd en daardoor (uiteindelijk) onvermijdelijk. Het is belangrijk dat, naarmate de ziekte voortschrijdt en de prognose verslechtert, zowel de behandelaar als de patiënt en diens naasten accepteren dat het verbeteren of handhaven van de voedingstoestand niet meer haalbaar is. In die situatie zal vaak afgezien worden van bepaalde behandelingen, omdat hiervan geen zinvol effect verwacht mag worden en deze behandelingen meer nadelen dan voordelen hebben.

Omdat de toestand van de patiënt en de aanwezige klachten veranderen in het beloop van de ziekte, is het belangrijk de situatie van de patiënt regelmatig opnieuw in kaart te brengen en de doelstellingen zo nodig bij te stellen.

Begeleiding en ondersteuning

Een goede begeleiding begint met een inventarisatie van de ideeën, wensen en verwachtingen van de patiënt en diens naasten.

Goede voorlichting over de zin (en onzin) van voeding en voedingsinterventies (in relatie tot de toestand van de patiënt en de levensverwachting) is essentieel. Indien handhaving van de voedingstoestand geen haalbaar doel meer is, moet dit duidelijk worden uitgelegd. Daarbij kan ook worden benoemd dat 'de patiënt niet dood gaat omdat hij niet meer eet, maar dat hij niet meer eet omdat hij dood gaat'.

Een goed begrip van de situatie door de patiënt en zijn naasten kan leiden tot betere acceptatie en voorkomt gevoelens van frustratie en machteloosheid bij alle partijen. Het plezier in het eten en de maaltijden kan soms worden hersteld, omdat er dan geen druk meer op ligt.

Vaak zijn hiervoor meerdere gesprekken nodig.

Oorzakelijke behandeling

Het anorexie-cachexiesyndroom kan gezien worden als begeleidend verschijnsel van de onderliggende ziekte. De implicatie hiervan is dat als ziektegerichte behandeling mogelijk en effectief is, dit ook zal leiden tot een afname of verdwijnen van de symptomen. Omdat het syndroom meestal in het eindstadium van de ziekte optreedt, is dit slechts zelden het geval. In het geval van de heer De Jong behoort een ziektegerichte benadering niet (meer) tot de mogelijkheden.

Niet-medicamenteuze symptomatische behandeling

Afhankelijk van de situatie van de patiënt en het doel van de behandeling wordt gekozen voor verschillende voedingsinterventies. Een diëtiste kan hierbij zinvolle ondersteuning geven.

Adequate voeding levert voldoende energie en voedingsstoffen om de voedingstoestand te handhaven of te verbeteren. Nogal eens wordt hierbij ook gebruikgemaakt van *aanvullende voeding*: een assortiment aan dieetproducten en dieetpreparaten bestemd voor oraal gebruik als aanvulling op de gewone voeding.

In verband met de vaak beperkte capaciteit van de maag c.q. het bestaan van een vertraagde maagontlediging kan de patiënt het beste frequente kleine porties eten. Bij de bereiding moet rekening worden gehouden met eventuele veranderingen in smaak.

In bijzondere gevallen wordt gebruikgemaakt van *sondevoeding*: dun vloeibare voeding die via een neussonde of een percutane endoscopische gastrostomie (PEG-) katheter wordt toegediend in de maag of het duodenum. Sondevoeding in de palliatieve fase wordt vooral gegeven bij patiënten met slik- of hoge passagestoornissen, bijvoorbeeld bij patiënten met ALS of een obstructie van de slokdarm of maag door tumor.

Wanneer handhaving van de voedingstoestand geen haalbaar doel meer is, wordt overgegaan op *palliatieve voeding*; deze is uitsluitend gericht op het welbevinden en verlichten van klachten. De patiënt eet alleen wat hij lekker vindt en waar hij zin in heeft.

Medicamenteuze symptomatische behandeling

Indien er sprake is van symptomen die leiden tot of bijdragen aan de anorexie en het gewichtsverlies, kunnen deze medicamenteus worden behandeld. Hierbij kan gedacht worden aan behandeling van pijn (analgetica), dyspneu (morfine), koorts (antipyretica), schimmelinfecties van mondholte of slokdarm (fungostatica), misselijkheid en braken (anti-emetica en prokinetica, zie verderop), resorptiestoornissen (pancreasenzymen), diarree (loperamide), depressie (antidepressiva) en angst (anxiolytica). Zie hiervoor de desbetreffende casus van dit boek. De heer De Jong heeft diverse symptomen (pijn, snelle verzadiging, misselijkheid, obstipatie) waarvoor (verandering van) medicamenteuze behandeling is aangewezen.

Indien medicatie bijdraagt aan de anorexie en het gewichtsverlies (bijvoorbeeld door het optreden van misselijkheid of obstipatie als bijwerking), moet bijstelling (verandering of dosisverlaging) ervan worden overwogen.

Er is veel onderzoek verricht naar de medicamenteuze behandeling van de metabole stoornissen. Twee groepen middelen hebben een effect dat aangetoond is door placebogecontroleerd onderzoek:
- Progestativa (bijv. megestrolacetaat 1 dd 480-800 mg) hebben een bewezen positieve invloed op eetlust en gewicht (maar niet op de overleving). Ze worden toegepast bij patiënten met een levensverwachting van minimaal enkele maanden.
- Corticosteroïden (dexamethason 1 dd 4-8 mg of prednison 1 dd 30-60 mg) hebben een bewezen positieve invloed op anorexie en algemeen welbevinden, maar niet op het gewicht. Ze worden toegepast bij patiënten met een levensverwachting van enkele weken.

Misselijkheid en braken

Wat zijn de oorzaken van de misselijkheid en het braken bij de heer De Jong en welke behandeling(en) overweegt u?

PATHOFYSIOLOGIE EN ETIOLOGIE

Het optreden van misselijkheid en braken wordt gereguleerd door het braakcentrum, gelokaliseerd in de hersenstam. Bij het ontstaan van misselijkheid zijn verschillende neurotransmitters betrokken, zoals dopamine, serotonine (5HT3), histamine, acetylcholine en neurokinine-1. Dopamineantagonisten, serotonineantagonisten, antihistaminica, anticholinergica en neurokinine-1-antagonisten zijn dan ook effectief als anti-emeticum.

De belangrijkste aanvoerende banen van het braakcentrum zijn afkomstig van:
- de nervus vagus, geactiveerd door perifere stimulatie van chemo- en mechanoreceptoren in maag, darm, leverkapsel en peritoneum
- de chemoreceptor trigger zone (eveneens gelokaliseerd in de hersenstam, maar buiten de bloed-hersenbarrière), geactiveerd door chemisch / metabole factoren
- het evenwichtsorgaan, geactiveerd door houdingsveranderingen en visuele prikkels, zoals bij wagen- of zeeziekte
- hogere corticale centra, geactiveerd door hersenmetastasen, meningitis carcinomatosa of psychische invloeden

De efferente banen gaan onder andere naar de maag. Daarbij is de 5HT4-receptor in de maagwand betrokken. Behandeling met prokinetica (metoclopramide of domperidon) activeren deze receptor en bevorderen daardoor de maagontlediging.

Oorzaken van misselijkheid en braken

Vertraagde maagontlediging:
- gastroparese door autonome disfunctie ten gevolge van medicamenten (opioïden, middelen met anticholinerge (bij)werking), radiotherapie, invasie van de maagwand door tumor, paraneoplastisch, diabetes mellitus
- opvulling van de maag door tumor
- compressie van de maag door tumor, levermetastasen of ascites
- obstructie van pylorus of duodenum
- gastritis of ulcus (peptisch, medicamenteus of ten gevolge van radiotherapie)

Andere abdominale oorzaken:
- infiltratie of tractie van mesenterium door peritonitis carcinomatosa (met of zonder ascites)
- obstipatie
- ileus
- levermetastasen (door rekking van het leverkapsel, compressie van de maag en/of metabole veranderingen c.q. icterus)
- pancreatitis, cholecystitis / galstenen, hepatitis, nierstenen
- hoesten of hik met reflectoir braken

Chemische / metabole oorzaken:
- medicamenteus (o.a. opioïden, chemotherapeutica)
- hypercalciëmie
- hyponatriëmie
- acute nierinsufficiëntie
- bacteriële toxinen (sepsis)

Vestibulaire oorzaken:
- medicamenteus (opioïden, aspirine)
- prikkeling van labyrint: wagenziekte, ziekte van Menière of labyrintitis
- tumor van binnen- of middenoor of schedelbasis

Cerebrale / psychische oorzaken:
- hersenmetastasen of meningitis carcinomatosa
- psychische factoren: angst en spanning

Beschouwing

Misselijkheid en braken treden vaak, maar niet altijd samen op. Over het algemeen heeft misselijkheid meer gevolgen voor de kwaliteit van leven dan braken. Persisterende klachten van misselijkheid en braken kunnen leiden tot dehydratie, metabole ontregeling, ondervoeding, uitputting, bloedverlies in de slokdarm, aspiratiepneumonie en niet meer kunnen of willen innemen van medicatie.
In het geval van de heer De Jong zijn meerdere factoren aanwijsbaar die

kunnen leiden tot misselijkheid en braken: bijwerkingen van de morfine, vertraagde maagontlediging, compressie van de maag door de vergrote lever en/of ascites, rekking van het leverkapsel door levermetastasen, peritonitis carcinomatosa en obstipatie. Bij patiënten met kanker moet altijd rekening gehouden worden met hypercalciëmie (meestal in aanwezigheid van botmetastasen) en hersenmetastasen als oorzaken van misselijkheid en braken. Bij de heer De Jong zijn deze oorzaken minder waarschijnlijk (maar niet onmogelijk), omdat er geen sprake is van (bekende) botmetastasen en omdat er geen neurologische verschijnselen zijn. Bot- en hersenmetastasen komen bovendien zelden voor bij het coloncarcinoom.

DIAGNOSTIEK
Bij de anamnese wordt gevraagd naar:
- duur, beloop en ernst van de misselijkheid en de relatie ervan tot maaltijden, houding en beweging
- frequentie van het braken, relatie tot de maaltijden, houding en beweging evenals hoeveelheid van het braaksel, aspect en geur ervan, aanwezigheid van voedselresten en bloedbijmenging
- relatie tussen misselijkheid en braken
- de belasting van de klachten voor de patiënt
- gebruik van anti-emetica en het effect ervan
- andere klachten
- inname van voeding en vocht
- gewichtsverlies
- medicatie en alcoholgebruik
- psychische klachten

Bij het lichamelijk onderzoek let de arts op de voedings- en hydratietoestand. Verder inspecteert hij de mond, onderzoekt de buik (littekens, peristaltiek, aanwijzingen voor obstipatie, ascites, hepatomegalie of andere abnormale weerstanden), doet rectaal toucher en (bij verdenking op hersenmetastasen) doet neurologisch onderzoek en fundoscopie (papiloedeem?).
Op indicatie wordt aanvullend onderzoek verricht:
- laboratoriumonderzoek: creatinine, natrium, kalium, calcium (geïoniseerd of gecorrigeerd voor laag serumalbumine), leverfuncties
- beeldvorming: buikoverzichtsfoto, echo of CT-scan van de buik, CT-scan of MRI hersenen
- gastroscopie

Psychosociale aspecten

Chronische misselijkheid en braken kunnen, net als andere chronische symptomen (bijv. pijn of kortademigheid), grote gevolgen hebben voor de stemming van de patiënt en daardoor ook voor de naasten.
Vooral het braken en de gevolgen ervan betekenen een grote belasting voor zowel de patiënt als de naasten. Braaksel heeft een onaangename geur, de patiënt vindt het vaak moeilijk hierbij steeds weer om hulp te moeten vragen en de naasten moeten het braaksel opruimen.
Het is belangrijk dat hulpverleners hierbij stilstaan en zo nodig zorgen voor praktische ondersteuning, bijvoorbeeld door een wijkverpleegkundige.

BELEID EN BEHANDELING

Oorzakelijke behandeling
- behandeling van de onderliggende ziekte
- aanpassen c.q. staken van medicatie; bij opioïden: overweeg opioïdrotatie of verandering van toedieningsweg
- bij obstructie van maaguitgang of duodenum: stentplaatsing of gastrojejunostomie
- behandeling van ulcus pepticum, gastritis, pancreatitis, cholelithiasis, nephrolithiasis, obstipatie, pijn of hoesten
- behandeling van elektrolytstoornissen (hyponatriëmie of hypercalciëmie)
- bij ascites: overweeg een ontlastende ascitespunctie (zie verder)
- bij ileus: zie verderop
- bij hersenmetastasen: corticosteroïden (ter vermindering van het oedeem rond de metastasen) en evt. radiotherapie

Niet-medicamenteuze symptomatische behandeling
De volgende maatregelen kunnen effectief zijn:
- rustige omgeving en frisse lucht
- ruimzittende kleding
- frequente kleine maaltijden
- rechtopzittende houding bij en na het eten
- vermijden van de aanblik en de geur van eten (maaltijden buiten de kamer bereiden of gebruik maken van kant-en-klare maaltijden; eten eventueel lauw of koud opdienen)
- drinken van cola
- goede mondhygiëne.

Indien er aanwijzingen zijn dat er sprake is van (dreigende) dehydratie en/of elektrolytstoornissen, kunnen vocht en elektrolyten worden toegediend.
Psychologische technieken (met name afleiding, ontspanningsoefeningen en geleide verbeelding) kunnen helpen om de invloed van angst en spanning op het optreden van misselijkheid en braken te verminderen

Medicamenteuze symptomatische behandeling
De volgende middelen worden toegepast als anti-emetica:
- dopamineantagonisten: metoclopramide, domperidon, haloperidol
- prokinetica: metoclopramide, domperidon
- serotonineantagonisten: ondansetron, granisetron, tropisetron
- neurokinine-1-antagonist: aprepitant
- corticosteroïden: dexamethason, prednison
- anticholinergica en antihistaminica: cyclizine, scopolamine, butylscopolamine
- levomepromazine en olanzapine

De meest gebruikte middelen met hun werkingsmechanisme, toedieningsweg, dosering en bijwerkingen staan vermeld in tabel C5.1.

Tabel C5.1 Medicijnen voor de behandeling van misselijkheid en braken.[1]

Middel	Werkingsmechanisme	Toedieningsweg	Dosering	Bijzonderheden
metoclopramide	dopamineantagonist prokineticum serotonineantagonist (in hoge doseringen)	oraal	3-4 dd 10-20 mg	extrapiramidale bijwerkingen, sufheid, bewegingsonrust
		rectaal	3-4 dd 20-40 mg	
		s.c. en i.v.	40-100 mg/24 hr	
domperidon	dopamineantagonist prokineticum	oraal	3-4 dd 10-20 mg	alternatief voor metoclopramide
		rectaal	3-4 dd 60-120 mg	
haloperidol	dopamineantagonist	oraal (tablet)	2 dd 1-2 mg	niet combineren met metoclopramide
		buccaal (druppels)	2 dd 1-2 mg	
		s.c. en i.v.	2-4 mg/24 hr	
ondansetron	serotonineantagonist	oraal en sublinguaal	2 dd 8 mg	eerste keuze bij chemo- of radiotherapie obstipatie als bijwerking
		rectaal	1 dd 16 mg	
		s.c. en i.v.	2 dd 8 mg	
dexamethason	onbekend	oraal	1 dd 4-8 mg	afbouwen tot laagst werkzame dosis
		s.c. en i.v.	1 dd 4-8 mg	
cyclizine	antihistaminicum zwak anticholinergicum	oraal	3-4 dd 50 mg	
		rectaal	3 dd 100 mg	
levomepromazine	dopamineantagonist serotonineantagonist antihistaminicum anticholinergicum	oraal (tablet)	1 dd 6,25-25 mg a.n.	sufheid wordt niet vergoed
		buccaal (inhoud ampul)	1dd 6,25-25 mg a.n.	
		s.c. en i.v.	1 dd 6,25-25 mg a.n.	

1 Zie tabel C6.1 voor middelen, specifiek gebruikt bij misselijkheid en braken ten gevolge van ileus.

Anti-emetica worden meestal oraal of buccaal / sublinguaal toegediend. Bij heftig braken of wanneer orale toediening om andere redenen niet mogelijk is, worden ze rectaal (metoclopramide, domperidon, ondansetron) of parenteraal (metoclopramide, haloperidol, ondansetron, dexamethason, butylscopolamine, levomepromazine) toegediend. Scopolamine wordt transdermaal toegediend.

In het algemeen zijn metoclopramide en domperidon de middelen van eerste keuze, omdat ze zowel een prokinetische werking (op de maag) als centrale werking (op het braakcentrum en de chemoreceptor triggerzone door remming van de dopaminerge neurotransmissie) hebben. In circa 70% van de gevallen kan hiermee een verbetering

van de klachten worden bereikt. Alternatief is een behandeling met haloperidol. Dit middel heeft echter geen prokinetisch effect.
Indien (bij adequate dosering) onvoldoende effect van deze middelen optreedt, wordt dexamethason toegevoegd.
De derde stap is behandeling met levomepromazine (als monotherapie), serotonineantagonisten (meestal in combinatie met dexamethason) of cyclizine.
Bij misselijkheid en braken door chemo- of radiotherapie is een serotonineantagonist het middel van eerste keuze (cave: obstipatie is een veelvoorkomende bijwerking), meestal gecombineerd met dexamethason en soms met aprepitant.
Indien angst en spanning een rol spelen, moet behandeling met benzodiazepines (oxazepam of lorazepam) worden overwogen.

Obstipatie

Wat zijn de oorzaken van obstipatie bij de heer De Jong en welke behandeling(en) overweegt u?

Onder *obstipatie* wordt het weinig frequent en met moeite produceren van ontlasting verstaan. Meestal is de ontlasting hard. Dit is echter niet altijd het geval.
Objectieve maatstaven die in de literatuur gebruikt worden voor obstipatie zijn:
- een defecatiefrequentie van minder dan driemaal per week
- een defecatieduur van meer dan tien minuten
- noodzaak tot persen bij meer dan 25% van de defecaties

Onder *fecale impactie* wordt de situatie verstaan dat de ontlasting in de dikke darm zodanig indikt en hard is dat het spontaan lozen ervan niet meer mogelijk is. In de meeste gevallen bevindt de impactie zich in het rectosigmoïd. Een leeg rectosigmoïd sluit fecale impactie echter niet uit.

Obstipatie kan leiden tot *paradoxale diarree* of *overloopdiarree*: lekkage van dunne ontlasting langs een ingedikte fecesprop. Het is van groot belang deze oorzaak te onderkennen bij patiënten met diarree en daarbij een behandeling in te stellen die gericht is op obstipatie in plaats van diarree.
Voor de patiënt betekent obstipatie vaak een grote aantasting van de kwaliteit van leven, waarvan de ernst door behandelaars regelmatig wordt onderschat. Preventieve maatregelen zijn van groot belang.
Obstipatie treedt op bij circa 40% van patiënten in de palliatieve fase. Bij gebruik van opioïden treedt obstipatie op bij 40-70% van de patiënten.

PATHOFYSIOLOGIE EN ETIOLOGIE
Voor een ongestoorde darmmotiliteit en defecatie zijn de volgende factoren van belang:
- propulsieve peristaltiek van dunne darm en colon; deze wordt gereguleerd door het parasympathische zenuwstelsel
- evenwicht tussen secretie en resorptie van vocht in dunne darm en colon
- onbelemmerde passage van de darminhoud
- adequate defecatiereflex bij vulling van het rectum

Voldoende lichaamsbeweging en inname van vezels en vocht bevorderen een goede defecatie.

Oorzaken van obstipatie

Ziektegerelateerd:
- obstructie of compressie van de darm door tumor
- peritonitis carcinomatosa
- neurologische aandoeningen (hersentumoren, CVA, M. Parkinson, compressie van ruggenmerg, cauda equina of plexus lumbosacralis door tumor, dwarslaesie door andere oorzaken, ALS, paraneoplastische autonome neuropathie, spierdystrofie)
- hypercalciëmie

Secundaire factoren:
- verminderde inname van voedsel, vezels en/of vocht resp. dehydratie
- inactiviteit
- niet kunnen defeceren op toilet of postoel / gebrek aan privacy tijdens defecatie
- sufheid, verwardheid en depressie

Medicamenteus:
- opioïden
- middelen met anticholinerge (bij)werking
- chemotherapeutica (met name vinca-alkaloïden)
- serotonineantagonisten
- andere middelen (o.a. aluminium bevattende antacida, ijzerpreparaten, diuretica, anticonvulsiva, verapamil)

Bijkomende aandoeningen:
- diabetes mellitus, hypothyreoïdie, hypokaliëmie, irritable bowel syndrome, rectokèle, uterusprolaps, anusfissuur / stenose, hemorroïden, perianaal abces

Obstipatie in de palliatieve fase is meestal multifactorieel bepaald. Secundaire tumorgerelateerde factoren en medicatie (vooral opioïden) zijn de meest voorkomende oorzaken. Er is geen duidelijke relatie tussen de dosis van de opioïden en het optreden resp. de ernst van obstipatie.

> **Beschouwing**
>
> Het gebruik van morfine lijkt bij de heer De Jong een belangrijke oorzaak van zijn obstipatie. Ondanks het voorschrijven van laxantia bij de start van de behandeling met opioïden treedt obstipatie nog relatief vaak op. Aanpassing van de laxantia is dan noodzakelijk.
>
> Bij de heer De Jong zijn ook andere factoren aanwijsbaar die kunnen leiden tot obstipatie: peritonitis carcinomatosa (als oorzaak van de ascites), verminderde inname van voeding, vezels en vocht, en inactiviteit. Andere oorzaken van obstipatie bij patiënten met kanker, zoals mechanische obstructie, hypercalciëmie of compressie van ruggenmerg, cauda equina of plexus lumbosacralis, zijn in zijn geval onwaarschijnlijk.

DIAGNOSTIEK

Bij de anamnese wordt gevraagd naar alle aspecten van de defecatie: frequentie, consistentie en hoeveelheid, bijmenging van bloed en/of slijm, tenesmi, loze aandrang, mate van persen, pijn tijdens defecatie, gevoel van onvolledige evacuatie, incontinentie, omstandigheden tijdens defecatie (toiletfaciliteiten, privacy), eerder genomen (niet-medicamenteuze en medicamenteuze) maatregelen ter bevordering van de defecatie en het effect daarvan.

Verder is het van belang te vragen naar de mictie, inname van voeding en vocht, andere klachten (anorexie, vol gevoel, misselijkheid en braken, buikpijn, flatulentie, onrust, sufheid) en medicatie.

Bij het lichamelijk onderzoek wordt vooral aandacht besteed aan het onderzoek van de buik, aangevuld met inspectie van de anus en een rectaal toucher. Op indicatie wordt neurologisch onderzoek verricht.

Aanvullend onderzoek (laboratoriumonderzoek, beeldvormend onderzoek of endoscopisch onderzoek) is zelden geïndiceerd.

PREVENTIE

Obstipatie is in veel gevallen te voorkomen. Wanneer obstipatie eenmaal is opgetreden, kan dit zeer belastend zijn voor de patiënt. De behandeling ervan is soms zeer problematisch. Hier geldt dus meer dan ooit dat 'voorkomen beter is dan genezen'. Maatregelen gericht op preventie zijn in de palliatieve fase niet altijd haalbaar. Toch is een aantal aandachtspunten en leefregels van belang:

- Schep een gunstige sanitaire omgeving. Laat de patiënt bij voorkeur naar het toilet of op de postoel gaan. Zorg ervoor dat, als de drang tot defeceren aanwezig is, de patiënt hiertoe de gelegenheid, privacy en rust krijgt. Zorg voor goede steun van de voeten, zo nodig met behulp van een voetenbankje of -steun.
- Laat de patiënt, als dat mogelijk is, voldoende vocht drinken (minstens 1500 ml per dag).
- Streef naar een gevarieerd vezelrijk dieet (vooral bij het ontbijt) en een regelmatig voedingspatroon. Het gebruik van vezels is gecontraïndiceerd bij patiënten die onvoldoende (minder dan 1500 ml/dag) vocht tot zich kunnen nemen en bij een (dreigende) ileus.
- Adviseer zoveel mogelijk lichaamsbeweging (indien haalbaar).

- Start in de volgende gevallen preventief met laxantia (zie 'Medicamenteuze symptomatische behandeling' en tabel C5.2):
  - bij de start van behandeling met opioïden
  - bij aanwezigheid van twee of meer van de volgende risicofactoren: bedlegerigheid, uitputting, onvoldoende inname van vocht en/of voeding, cognitieve disfunctie, gebruik van medicatie met sterke anticholinerge (bij)werking, ziekte van Parkinson, neurologische uitval (ongeacht de oorzaak), hypercalciëmie

BELEID EN BEHANDELING

Algemeen
Het behandelen van obstipatie heeft primair tot doel om de ontlasting zacht te maken en gemakkelijk te produceren. In de meeste gevallen wordt gestreefd naar een defecatiefrequentie van eens in de één tot twee dagen.
Het verdient aanbeveling om de defecatiefrequentie en de consistentie van de feces dagelijks bij te (laten) houden. Bij het behandelen van obstipatie zijn voorlichting, leefregels en voedingsadviezen (mits haalbaar) van minstens even groot belang als de medicamenteuze behandeling. Meestal moeten deze behandelingen worden gecombineerd.

Oorzakelijke behandeling
Wanneer sprake is van een specifieke oorzaak van obstipatie zijn de volgende behandelingen te overwegen:
- chirurgie of stent bij lokale obstructie
- chemotherapie bij daarvoor gevoelige tumoren (met name het ovariumcarcinoom)
- radiotherapie van de wervelkolom bij epidurale compressie
- correctie van hypokaliëmie en hypercalciëmie
- aanpassen van medicatie die obstipatie veroorzaakt of bevordert. In geval van therapieresistente obstipatie bij gebruik van opioïden kan opioïdrotatie zinvol zijn. Er zijn duidelijke aanwijzingen dat fentanyl minder vaak tot obstipatie leidt dan andere opioïden.
- substitutie van schildklierhormoon bij hypothyreoïdie
- behandeling van lokale rectale of anale problematiek

Niet-medicamenteuze symptomatische behandeling
Als obstipatie is opgetreden, worden alle maatregelen die genoemd zijn onder 'Preventie' toegepast resp. geoptimaliseerd (voor zover mogelijk en haalbaar).
In ernstige gevallen is bij fecale impactie manuele evacuatie noodzakelijk.

Medicamenteuze symptomatische behandeling
Laxantia kunnen als volgt worden ingedeeld (zie tabel C5.2):
- osmotische laxantia (slecht resorbeerbare anorganische zouten, waardoor via osmose veel water in de darm wordt vastgehouden)
- volumevergrotende middelen (moeilijk afbreekbare polysachariden die water vasthouden en daardoor opzwellen)
- contactlaxantia (bevorderen de peristaltiek door chemische prikkeling van de darmwand)
- emollientia (verhogen het watergehalte van de feces door hun oppervlakte-spanningsverlagende eigenschappen)

Tabel C5.2 Laxantia

Laxans	Werking	Dosis	Opmerking
macrogol / elektrolyten	osmotisch	1-2 sachets bij fecale impactie: tot 8 sachets dd binnen 6 uur gedurende maximaal 3 dagen	sommige preparaten hebben een vieze smaak
magnesiumoxide	osmotisch	3 dd 500-1000 mg	grote tabletten niet bij gestoorde nierfunctie
magnesiumhydroxide	osmotisch	3 dd 724-1448 mg	niet gelijktijdig innemen met tetracyclines, ijzer of chinolonen
lactulose	osmotisch	1-2 dd 15-30 (stroop) of 12-24 g granulaat (poeder)	voor sommigen: vieze smaak, opgeblazen gevoel, flatulentie
lactitol	osmotisch	1-2 dd 20-30 ml of 10-20 g granulaat	flatulentie niet vergoed
psyllium	volume vergrotend	1-3 dd 1 sachet of 1 maatdop	vochtinname meer dan 1500 ml/dag!
sterculiagom	volume vergrotend	1-2 dd 1-2 maatlepels of 1 sachet	vochtinname meer dan 1500 ml/dag!
bisacodyl	contactlaxans	10-20 mg p.o. voor de nacht of 10 mg supp 's morgens	soms buikkrampen niet gelijktijdig gebruiken met antacida of melk
sennosiden A + B	contactlaxans	1-2 dd 10-20 ml	vieze smaak soms buikkrampen
natriumlaurylsulfoacetaat	emolliens	1 microklysma (5 ml)	bij fecale impactie
natriumfosfaatklysma	osmotisch	1-3 dd 1 klysma (133 ml)	bij fecale impactie
natriumdocusaat + sorbitolklysma	emolliens	1-3 dd 1 klysma (120 ml)	bij fecale impactie kan voorafgaande aan fosfaatklysma worden gegeven

Het effect en gebruiksgemak van laxantia verschillen per patiënt. Er is weinig vergelijkend onderzoek gedaan naar de effectiviteit van laxantia. Een specifieke keuze kan dan ook op basis hiervan meestal niet worden gemaakt, maar vaak uitsluitend op grond van klinische ervaring, voorkeur van de patiënt en kosten.

De orale toedieningsweg verdient de voorkeur. Orale laxantia moeten regelmatig worden ingenomen en niet intermitterend.

De eerste keus is meestal een osmotisch laxans (bijv. macrogol / elektrolyten of magnesium(hydr)oxide, evt. lactulose of lactitol). Bij onvoldoende effect wordt een contactlaxans (senna of bisacodyl) toegevoegd.

Bij een volle ampulla recti en zeker bij fecale impactie wordt aanvankelijk mede of uitsluitend gekozen voor een (micro)klysma. Er kan ook gekozen worden voor hoge doseringen macrogol / elektrolyten p.o. Pas na succesvol rectaal laxeren kan worden gestart met (andere) orale laxantia.

Bij een (dreigende) ileus zijn orale laxantia (relatief) gecontraïndiceerd. Methylnaltrexon (een opioïdantagonist die subcutaan wordt toegediend) kan worden toegepast als er sprake is van obstipatie bij gebruik van opioïden ondanks adequaat gebruik van laxantia. Na toediening treedt bij 40-50% van de patiënten binnen vier uur een defecatie op. Omdat methylnaltrexon de bloed-hersenbarrière niet passeert, wordt het pijnstillend effect van opioïden niet geantagoneerd.

Wat bespreekt u met de heer De Jong en zijn echtgenote en welk behandelplan zou u nu opstellen voor de heer De Jong?

Vervolg casus

U hebt een uitgebreid gesprek met het echtpaar. Daarbij blijkt dat beiden zich bewust zijn van de ernst van de situatie en van het naderende overlijden. Tot dusverre hebben ze daarover echter moeilijk met elkaar en met de kinderen kunnen spreken. U geeft aan hoe belangrijk het is om hierover met elkaar en met de kinderen in gesprek te gaan.
Voor het eerst is er ook ruimte en gelegenheid in het gesprek om te praten over de wensen en ideeën van de heer De Jong en zijn echtgenote met betrekking tot het sterven. Ze geven beiden aan dat zij willen dat de heer De Jong thuis blijft. De heer De Jong meldt spontaan dat euthanasie voor hem niet aan de orde is. U noemt de mogelijkheid van palliatieve sedatie en legt uit in welke situatie dit kan worden toegepast. U belooft alles te zullen doen om te proberen zijn klachten zo goed mogelijk te verlichten. In het gesprek legt u uit dat pogingen tot handhaven van de voedingstoestand zinloos zijn en leiden tot frustratie en machteloosheid voor beiden en dat het belangrijk is om de druk van het 'moeten eten' af te halen. U adviseert om regelmatig wat te eten, maar alleen wat lekker is en wat hij naar binnen kan krijgen. U stelt verder voor om te starten met metoclopramide en dexamethason, in de hoop daarmee de misselijkheid te verminderen en de eetlust en het algemeen welbevinden te verbeteren. U benadrukt dat daarmee het gewichtsverlies niet zal worden voorkomen.
De heer De Jong krijgt eenmalig een miniklysma (natriumlaurylsulfoacetaat) en u vervangt de lactulose door macrogol/elektrolyten 2 dd 1 sachet. U bespreekt het belang van niet-medicamenteuze maatregelen ten aanzien van de stoelgang, maar de haalbaarheid daarvan in de situatie van de heer De Jong lijkt zeer beperkt.
U spreekt af dat u over twee dagen terugkomt om het gesprek te vervolgen en te horen of de genomen maatregelen effect hebben gesorteerd.
Na twee dagen blijkt de situatie verbeterd. De heer De Jong en zijn vrouw zijn meer in gesprek en de kinderen zijn betrokken bij de situatie. De misselijkheid is vrijwel geheel verdwenen en de eetlust is beter. De obstipatie blijft echter een probleem. U schrijft een fosfaatklysma voor en roteert van morfine naar fentanyl transdermaal. De behandeling met macrogol/elektrolyten wordt gecontinueerd. Daarna komt de defecatie, zij het moeizaam, op gang.

Kernpunten

- Klachten van het maag-darmkanaal komen in de palliatieve fase veel voor (vaak in combinatie met elkaar) en kunnen grote gevolgen hebben voor de kwaliteit van leven.
- Het anorexie-cachexiesyndroom is een onderdeel van het stervensproces.
- Als metabole afwijkingen ten grondslag liggen aan anorexie en gewichtsverlies, kan behandeling met progestativa of corticosteroïden worden overwogen.
- Misselijkheid en braken in de palliatieve fase ontstaan vooral door passagestoornissen (functioneel of mechanisch) van het maag-darmkanaal of als bijwerking van medicatie.
- De medicamenteuze symptomatische behandeling van misselijkheid en braken bestaat in eerste instantie uit metoclopramide of domperidon, eventueel in combinatie met dexamethason.
- Bijwerkingen van medicatie en secundaire factoren (verminderde inname van voedsel, vezels en vocht, inactiviteit, niet kunnen defeceren op het toilet) zijn de belangrijkste oorzaken van obstipatie in de palliatieve fase.
- Preventie en behandeling van obstipatie bestaan uit niet-medicamenteuze maatregelen, meestal aangevuld met behandeling met een osmotisch laxans, zo nodig in combinatie met een contactlaxans.

Literatuur

Anorexie en gewichtsverlies
Graeff A de, Leermakers J, Hesselmann GM. Richtlijn anorexie en gewichtsverlies. In: Graeff A de, Bommel JMP van, Deijck RHPD van, Eynden B van den, Krol RJA, Oldenmenger WH, Vollaard EJ. Palliatieve zorg. Richtlijnen voor de praktijk. Heerenveen: Jongbloed bv (te verschijnen december 2010). Ook in te zien op www.pallialine.nl.
Inui A. Cancer anorexia-cachexia syndrome: Current issues in research and management. CA Cancer J Clin 2002;52:72-91.

Misselijkheid en braken
Glare P, Pereira G, Kristjanson LJ, Stockler M, Tattersall M. Systematic review of the efficacy of antiemetics in the treatment of nausea and vomiting in patients with far-advanced disease. Supp Care Cancer 2004;12:432-40.
Graeff A de, Molenkamp CM, Hesselmann GM. Richtlijn misselijkheid en braken. In: Graeff A de, Bommel JMP van, Deijck RHPD van, Eynden B van den, Krol RJA, Oldenmenger WH, Vollaard EJ. Palliatieve zorg. Richtlijnen voor de praktijk. Heerenveen: Jongbloed bv (te verschijnen december 2010). Ook in te zien op www.pallialine.nl.
Stephenson J, Davies A. An assessment of aetiology-based guidelines for the management of nausea and vomiting in patients with advanced cancer. Supp Care Cancer 2006;14:348-53.

Obstipatie
Graeff A de, Krol RJA. Richtlijn obstipatie. In: Graeff A de, Bommel JMP van, Deijck RHPD van, Eynden B van den, Krol RJA, Oldenmenger WH, Vollaard EJ. Palliatieve zorg. Richtlijnen voor de praktijk. Heerenveen: Jongbloed bv (te verschijnen december 2010). Ook in te zien op www.pallialine.nl.
Larkin PJ, Sykes NP, Centeno C et al. The management of constipation in palliative care: clinical practice recommendations. Palliat Med 2008;22:796-807.

Casus 6
Een patiënt met klachten van het maag-darmkanaal 2

A. de Graeff, G.M. Hesselmann

Casus

De ziektegeschiedenis van de heer De Jong is in hoofdstuk 3, casus 5 al aan de orde geweest. Kort samengevat gaat het om een patiënt met een gemetastaseerd coloncarcinoom met levermetastasen. In verband met anorexie en misselijkheid bent u, de huisarts van de heer De Jong, kortgeleden gestart met dexamethason en metoclopramide. Daarnaast heeft de heer De Jong obstipatie, waarvoor een behandeling is ingesteld met macrogol/elektrolyten. Zijn pijnklachten zijn goed onder controle met een fentanylpleister. De heer De Jong is goed op de hoogte van zijn situatie. Hij en zijn vrouw hebben in een gesprek met u aangegeven dat zij willen dat hij thuis overlijdt. Gedurende twee weken na de start van de hiervoor genoemde medicatie is de situatie min of meer stabiel. Daarna neemt de misselijkheid weer toe. De echtgenote van de heer De Jong belt u dat de buik van haar man zo dik wordt. U legt opnieuw een visite af.

Wat denkt u dat er aan de hand is en hoe stelt u de diagnose?

Specifieke anamnese
In de afgelopen week is de misselijkheid geleidelijk toegenomen en braakt de heer De Jong ook af en toe. Sinds drie dagen neemt de buikomvang duidelijk toe. Daarbij is hij ook wat kortademig. De ontlasting komt om de dag en is nog steeds wat hard. De algehele conditie gaat geleidelijk achteruit. De eetlust is wel wat verbeterd, maar het gewicht lijkt verder af te nemen. De heer De Jong eet af en toe kleine beetjes.

Lichamelijk onderzoek
De buik is zichtbaar opgezet en de navel puilt uit. Bij auscultatie hoort u een normale peristaltiek. Bij percussie vindt u een houdingsafhankelijke demping in de flanken. De lever is onveranderd sterk vergroot.
U constateert dat er thans sprake is van ascites.

> **Probleemlijst**
>
> – toenemende misselijkheid en braken
> – progressieve ascites

Ascites

Wat is de oorzaak van de ascites bij de heer De Jong en welke behandeling(en) overweegt u?

Onder *ascites* wordt een pathologische vochtophoping in de peritoneaalholte verstaan. In de palliatieve fase komt ascites vooral voor bij patiënten met kanker ('maligne ascites'). De meest voorkomende oorzaak is *peritonitis carcinomatosa* – metastasering in het peritoneum. Ascites kan ook optreden bij uitgebreide levermetastasering. Ascitesvocht is meestal heldergeel. Zeker bij maligne oorzaken kan het vocht troebel (wijzend op een hoog eiwitgehalte) en/of bloederig zijn. Zelden heeft ascites een *chyleus* (wit tot groen) aspect. Dit laatste wijst op een verhoogd gehalte aan triglyceriden en/of cholesterol.

PATHOFYSIOLOGIE EN ETIOLOGIE

Onder normale omstandigheden bevat de buikholte een kleine hoeveelheid (maximaal 100 ml) strokleurig vocht. Hiervan wordt 40-80% ieder uur vervangen. De vloeistof komt vrij via de peritoneale capillairen (influx) en draineert via lymfebanen in het diafragma en de ductus thoracicus in het veneuze stelsel (efflux).
Ascites ontstaat meestal door een combinatie van een verhoogde influx en een verminderde efflux.
Een verhoogde influx kan ontstaan door:
- verhoogde permeabiliteit van peritoneale capillairen, vermoedelijk ten gevolge van humorale factoren: glycoproteïnen, vascular endothelial growth factor (VEGF) en/of vascular permeability factor (VPF). Hierdoor treden vocht en albumine uit, wat een hoog albuminegehalte veroorzaakt van de ascites (*exsudaat*)
- verlaging van het serumalbumine. Hierdoor neemt de colloïd-osmotische druk af. Er is sprake van een *transsudaat* (laag albuminegehalte)
- verhoogde druk in de levervenen (met name bij uitgebreide levermetastasen of levercirrose) of de v. cava inferior (bij hartfalen). Hierbij treedt activering van het renine-angiotensine-aldosteronsysteem op en is er sprake van een transsudaat

Een verminderde efflux kan ontstaan door:
- blokkade van lymfevaten in het diafragma
- beschadiging of obstructie van de ductus thoracicus of retroperitoneale lymfevaten, wat leidt tot chyleuze ascites

Een verhoogde permeabiliteit van peritoneale capillairen en obstructie van lymfevaten in het diafragma zijn de belangrijkste mechanismen die leiden tot ascites bij patiënten met kanker. Bij patiënten met levermetastasen of een eindstadium van levercirrose of hartfalen is een verhoogde hydrostatische druk in de levervenen respectievelijk de v. cava inferior het oorzakelijke mechanisme.

> **Oorzaken van ascites**
>
> Maligne:
> - peritonitis carcinomatosa
> - uitgebreide levermetastasen
> - obstructie van de v. porta, de vv. hepaticae of de v. cava inferior
> - pericarditis carcinomatosa
> - beschadiging of obstructie van de ductus thoracicus
>
> Niet-maligne:
> - levercirrose
> - trombose van de vv. hepaticae (Budd-Chiarisyndroom)
> - hartfalen
> - pericarditis constrictiva
> - verlaagd serumalbumine (nefrotisch syndroom, ondervoeding, leverinsufficiëntie)
> - infecties (bacterieel, waaronder tuberculose, en parasitair)

> **Beschouwing**
>
> Ascites treedt bij patiënten met kanker meestal op in het kader van een uitgebreid gedissemineerd proces. Het kan echter ook de eerste uiting van de ziekte zijn.
> De gemiddelde overleving van patiënten met maligne ascites is twintig weken vanaf het moment dat de ascites wordt vastgesteld. Na één jaar is 10% van de patiënten nog in leven. De prognose is sterk afhankelijk van de aard van de onderliggende maligniteit en de mogelijkheden tot behandeling daarvan.
> In 80% van de gevallen is er sprake van een ovarium-, colorectaal-, maag-, pancreas-, mamma- of longcarcinoom of een non-Hodgkinlymfoom.
> De meest voorkomende oorzaak is een peritonitis carcinomatosa als gevolg van een ovariumcarcinoom.
> Bij de heer De Jong is met de beschikbare gegevens niet te differentiëren tussen ascites op basis van peritonitis carcinomatosa en ascites op basis van uitgebreide levermetastasering. Statistisch is er een grotere kans op het bestaan van een peritonitis carcinomatosa.

DIAGNOSTIEK

De diagnose ascites wordt gesteld op basis van anamnese en lichamelijk onderzoek, soms aangevuld met een proefpunctie of echografie. Ascites wordt soms bij toeval ontdekt door radiologisch onderzoek (echografie of CT-scan), dat om een andere reden wordt verricht.
Ascites kan gepaard gaan met de volgende klachten:
- geleidelijk toename van de buikomvang (de broek/rok sluit steeds moeilijker)
- gewichtstoename

- anorexie/snel vol gevoel na het eten; soms zuurbranden, misselijkheid en/of braken
- dyspneu
- enkeloedeem
- vermoeidheid en verminderde mobiliteit

De meest voorkomende symptomen zijn een opgezette buik en enkeloedeem. Pijnklachten treden zelden op.

Bij het lichamelijk onderzoek kan er sprake zijn van:
- sterk opgezette, glanzende buik met uitgezette flanken en verstreken navel
- bij percussie: demping in de flanken die zich verplaatst bij draaien op de linker- of rechterzijde ('shifting dullness')
- bij palpatie: vloeistofgolf op te wekken
- hoogstand van het diafragma, zowel links als rechts

Soms kan het moeilijk zijn om ascites aan te tonen bij lichamelijk onderzoek, vooral bij adipeuze mensen.

Bij twijfel over de aanwezigheid van ascites kan verdere diagnostiek worden verricht:
- een proefpunctie met een 10 ml spuit met een lange naald (diameter 0,8 mm)
- echografie is een gevoelig onderzoek voor het aantonen van vocht. Bij de echografie kan aan de echografist gevraagd worden om aansluitend te puncteren of de beste punctieplaats op de huid te markeren, zodat men zelf de punctie kan verrichten. Door middel van echografie kan tevens beoordeeld worden of er sprake is van geloketteerd vocht (zie verderop)

Analyse van het ascitesvocht kan informatie geven over de oorzaak:
- macroscopisch aspect. Bij een transsudaat is er altijd sprake van heldere ascites. Bij een exsudaat kan er sprake zijn van heldere of van troebele en/of bloederige ascites
- biochemisch onderzoek. Een laag eiwitgehalte (< 30 g/l of 20-25% van het eiwitgehalte in het serum), een laag albuminegehalte (serumalbumineconcentratie minus albumineconcentratie in ascites < 11 g/l) en een laag LDH-gehalte wijzen op een transsudaat, een hoog eiwit- en LDH-gehalte op een exsudaat
- een hoog triglyceridengehalte is bewijzend voor chyleuze ascites
- leukocytengehalte met differentiatie (bij verdenking op infectieuze oorzaak)
- grampreparaat en bacteriële kweek bij verdenking op bacteriële infectie. Ziehl-Neelsen-kleuring en tuberculosekweek bij verdenking op tuberculose
- cytologisch onderzoek. Een positieve tumorcytologie is bewijzend voor een peritonitis carcinomatosa. Een negatieve cytologie sluit een peritonitis carcinomatosa echter niet uit. Bij andere oorzaken van ascites bij patiënten met kanker is de cytologie meestal negatief

BELEID EN BEHANDELING

Oorzakelijke behandeling

Bij patiënten met kanker kan chemotherapie worden overwogen, vooral bij een mammacarcinoom, ovariumcarcinoom, colorectaal carcinoom, non-Hodgkinlymfoom en adenocarcinoom van onbekende origine.

Niet-medicamenteuze symptomatische behandeling

De meest toegepaste behandeling is een ontlastende ascitespunctie. Deze kan in het ziekenhuis gedaan worden, maar is ook goed in de eerste lijn uit te voeren. Hiermee treedt in 90% van de gevallen een tijdelijke verlichting op van de symptomen. Het effect ervan houdt meestal één tot twee weken aan. Herhaalde puncties zijn vaak noodzakelijk. Meestal worden de klachtenvrije periodes steeds korter. Soms treedt een tijdelijke lekkage op ter plaatse van de punctieplaats. Bij langdurige lekkage kan eventueel een stomazakje geplakt worden.

Mogelijke bijwerkingen zijn voorbijgaande bloeddrukdaling, vooral in staande houding (met name bij ascites ten gevolge van portale hypertensie en/of levercirrose), voorbijgaande pijn en/of darmkrampen (vooral na volledig leegdraineren van de ascites), eiwitverlies en een daling van het serumalbumine.

Mogelijke complicaties zijn bloeding, darmperforatie en bacteriële peritonitis. Deze treden echter zeer zelden op.

Soms (vooral na uitgebreide eerdere chirurgie) is er sprake van geloketteerde ascites. Een punctie resulteert dan alleen in afname van ascites in het loket waarin gepuncteerd wordt.

In sommige gevallen kan gebruik worden gemaakt van een verblijfskatheter. Deze kan alleen in het ziekenhuis worden ingebracht, al dan niet onder echografische controle. Het voordeel hiervan is dat er continue drainage plaatsvindt. Een verblijfskatheter kan enkele dagen of zelfs voor onbepaalde tijd in situ blijven. In veel gevallen treedt echter binnen enkele dagen verstopping van de katheter op. Daarnaast is er een risico op infecties (huidinfecties bij de insteekplaats, bacteriële peritonitis en sepsis).

Bij een afsluiting van de v. porta kan stentplaatsing door een gespecialiseerde interventieradioloog worden overwogen.

Medicamenteuze symptomatische behandeling

De waarde van diuretica bij de behandeling van maligne ascites is zeer beperkt. Een proefbehandeling met diuretica is te overwegen indien er sprake is van ascites met de kenmerken van een transsudaat (zie onder Diagnostiek) ten gevolge van uitgebreide levermetastasen.

Diuretica hebben een belangrijke plaats in de behandeling van ascites als gevolg van andere ziekten (bijv. levercirrose, decompensatio cordis, pericarditis, nefrotisch syndroom).

In veel situaties (vooral in de eerste lijn) is er geen zekerheid over de aard van de ascites. Het besluit tot al dan niet diuretische behandeling kan dan worden genomen aan de hand van het macroscopische aspect van de ascites (bij heldere ascites) en de medische gegevens (aanwijzingen voor levermetastasen of niet-maligne oorzaken; geen aanwijzingen voor peritonitis carcinomatosa). Bij twijfel kan een proefbehandeling worden overwogen.

Meestal krijgt de patiënt eerst spironolacton 1 dd 100 mg per os, eventueel gecombineerd met furosemide 2-3 dd 20-40 mg p.o. Indien het gewicht minder dan 0,5 kg per dag daalt, wordt de dosis van de spironolacton om de paar dagen met 100 mg per dag verhoogd, tot een dosis van 1 dd 400 mg. Het effect is pas na één tot twee weken te beoordelen.

Bij gebruik van diuretica worden NSAID's gestaakt.

Vervolg casus

U verricht een ontlastende ascitespunctie. Hierbij wordt drie liter troebel en hemorragisch ascitesvocht verkregen. Omdat dit het aspect is van een exsudaat, start u niet met diuretica. U verricht tien dagen later opnieuw een ontlastende ascitespunctie, omdat de buik weer erg opgezet is. Hierbij wordt vier liter ascites gepuncteerd.
Vijf dagen later belt de echtgenote van de heer De Jong weer. Haar man heeft krampende buikpijn en braakt sinds een aantal dagen.
U legt een visite af.

Wat denkt u dat er aan de hand is, waar vraagt u naar en waar let u op bij het lichamelijk onderzoek?

Specifieke anamnese

De heer De Jong is in de afgelopen dagen verder achteruitgegaan. Hij ligt nu de hele dag op bed. Sinds een paar dagen braakt hij regelmatig. Hij kan nog kleine beetjes drinken, maar bij grotere hoeveelheden komt het er onmiddellijk weer uit. Naast de bekende pijn in de leverstreek (die niet duidelijk is toegenomen) heeft hij nu last van een aanvalsgewijze krampende buikpijn. De laatste drie dagen is er geen ontlasting meer gekomen. De buik is opgezet en af en toe horen hij en zijn vrouw de buik rommelen.
De heer De Jong geeft aan dat hij inziet dat het einde niet meer ver weg is en geeft opnieuw aan dat hij beslist niet meer naar het ziekenhuis wil. Hij lijkt de situatie goed te aanvaarden.
Zijn vrouw en kinderen zijn bij het gesprek aanwezig. Mevrouw De Jong is vermoeid, mede doordat ze slaap tekortkomt omdat ze haar man 's nachts regelmatig moet bijstaan. De kinderen zijn veel aanwezig en ondersteunen hun ouders zo goed mogelijk.

Lichamelijk onderzoek

De heer De Jong maakt een zieke indruk. Tijdens het gesprek zegt hij dat hij buikkrampen heeft en moet hij één keer heftig braken.
De buik is opgezet en u hoort zonder stethoscoop de peristaltiek. Bij auscultatie zijn er periodes met een stille buik, afgewisseld met gootsteengeruisen. Er is opnieuw (een matige hoeveelheid) ascites. De buik is niet pijnlijk bij palpatie. Bij rectaal toucher is de ampul leeg.

Beschouwing

Er is nu sprake van een ileus. Een ileus in de palliatieve fase is een complicatie die in veel gevallen (zoals ook bij de heer De Jong) in de laatste weken van het leven optreedt. De mogelijkheden tot behandeling zijn dan vaak beperkt. In dergelijke gevallen wordt in overleg met de patiënt een afweging gemaakt of verdere diagnostiek zinvol en gewenst is.

> Gelet op de lichamelijke toestand en de uitdrukkelijke wens van de heer De Jong om niet meer naar het ziekenhuis te gaan, besluit u tot conservatieve behandeling thuis.

Ileus

Onder een *ileus* wordt een verminderde tot opgeheven passage van de dunne of dikke darm verstaan. Deze kan het gevolg zijn van een gedeeltelijke of totale afsluiting van de darm op één of meerdere plaatsen (*mechanische ileus*), een verminderde of opgeheven motiliteit (*paralytische ileus*) of een combinatie van beide mechanismen. Onder een *hoge ileus* wordt een opgeheven passage in het duodenum of proximaal in het jejunum verstaan.

Bij patiënten met een ileus is er in de helft van de gevallen sprake van een dunnedarmileus en in een derde van de gevallen van een dikkedarmileus. In de overige gevallen zijn zowel dunne als dikke darm betrokken.

In de palliatieve fase ontstaat een ileus nogal eens geleidelijk en is er meestal geen volledige obstructie. Doordat de passage vaak maar gedeeltelijk opgeheven is, kan de symptomatologie in de loop van de tijd sterk wisselen.

Men spreekt van *pseudo-obstructie* indien er sprake is van een verminderde of opgeheven motiliteit van een darmsegment. Dit kan worden veroorzaakt door tumorinfiltratie van darmmusculatuur, mesenterium of plexus coeliacus en/of peritonitis carcinomatosis of door autonome disfunctie (paraneoplastisch of ten gevolge van medicamenten).

Een ileus bij patiënten in de palliatieve fase wordt vaak door een maligne aandoening veroorzaakt. Het is echter niet zeldzaam dat er bij een bekende maligniteit een benigne oorzaak voor de ileus bestaat, zoals adhesies, fibrose of fecale impactie. Een ileus komt voor bij 3% van de patiënten met een vergevorderd stadium van kanker. Bij patiënten met een ovariumcarcinoom of een colorectaal carcinoom treedt deze vaker op. Een ileus kan ook optreden bij patiënten met andere aandoeningen dan kanker.

ETIOLOGIE

Oorzaken van een ileus

Obstructie:
- obstructie door primaire tumor of metastase (uitgaande van de darmwand of door compressie van buiten)

Pseudo-obstructie:
- infiltratie van darmmusculatuur, mesenterium of plexus coeliacus door tumor/peritonitis carcinomatosa
- autonome disfunctie (paraneoplastisch, medicamenteus, diabetes mellitus)
- medicamenteus (opioïden, middelen met anticholinerge (bij)werking)
- elektrolytstoornissen (hypokaliëmie, hypercalciëmie)

Andere oorzaken:
- adhesies en fibrose
- fecale impactie
- postoperatief
- acute bacteriële peritonitis, sepsis

Beschouwing

De heer De Jong heeft vermoedelijk een ileus op basis van peritonitis carcinomatosa. Daarnaast kan obstipatie als gevolg van de opioïden een (bijkomende) rol spelen. De mogelijkheid van obstructie door tumor of adhesies kan echter niet met zekerheid worden uitgesloten.

DIAGNOSTIEK

De symptomen van een ileus (kunnen) zijn:
- misselijkheid en braken. Het braken kan intermitterend of continu optreden en het braaksel kan naar feces ruiken
- pijn:
  - aanvalsgewijs als gevolg van darmspasmen en/of
  - continu aanwezig. Deze continue abdominale pijn ontstaat door uitzetting van de darmlissen of door infiltratie door tumor
- opzetten van de buik door ophoping van lucht en/of vocht in de darm en in sommige gevallen door tevens aanwezige ascites
- obstipatie of paradoxale diarree

Het beeld is vaak wisselend, omdat de mate van obstructie wisselt. Meestal ontstaan de symptomen geleidelijk in een periode van dagen tot weken. Er is zelden sprake van een acute afsluiting. Bij een dunnedarmileus beginnen de klachten vaker acuut en staat braken meer op de voorgrond dan bij een dikkedarmileus.

Bij het lichamelijk onderzoek is de buik meestal opgezet. Soms is peristaltiek zichtbaar of zonder stethoscoop hoorbaar.

Bij auscultatie kan de peristaltiek afwezig zijn ('stille buik' bij een paralytische ileus) of juist verhoogd klinken, eventueel met gootsteengeruisen (mechanische ileus). In de praktijk wisselen periodes met gootsteengeruisen en periodes met een stille buik elkaar af. Vaak is het onderscheid tussen paralytische en mechanische ileus op klinische gronden niet goed te maken. Bij een hoge ileus kan de peristaltiek aanvankelijk normaal zijn.

De percussie kan hypersonoor zijn (indien er veel lucht in de darmen aanwezig is) of juist gedempt (bij vochtophoping in de darmen). Een ileus komt nogal eens voor in combinatie met ascites. In dat geval is er sprake van demping in de flanken.

De buik kan pijnlijk zijn bij palpatie. Soms zijn er tumormassa's palpabel. Belangrijk is het rectaal toucher. Bij volledige afsluiting van de darm is de ampulla recti leeg. Indien de ileus veroorzaakt wordt door fecale impactie is de ampul meestal gevuld met harde feces.

Als er sprake lijkt te zijn van een ileus, staat men in de thuissituatie voor de keuze al dan niet aanvullende diagnostiek en behandeling te laten doen. Dit impliceert meestal verwijzing naar het ziekenhuis. Dit gebeurt alleen als het nodig is om het therapeutisch beleid vast te stellen en als het in overeenstemming is met de wensen van de patiënt.

Een buikoverzicht komt als eerste onderzoek in aanmerking. Hierbij worden de mate van uitzetting van de darm en eventuele vloeistofspiegels zichtbaar. Tevens kan men een indruk krijgen van de lokalisatie van de obstructie (in dunne of dikke darm) en over het bestaan van fecale stase. Bij een hoge ileus of een beginnende lage ileus kan het buikoverzicht geheel normaal zijn.

Bij verdenking van een peritonitis carcinomatosa en/of ascites kan een echografie verricht worden. Soms (vooral bij geleidelijk ontstane en incomplete ileus) is röntgenonderzoek met waterig contrast (gastrografine) of een CT-scan geïndiceerd om beter geïnformeerd te raken over de oorzaak van de ileus. In geselecteerde gevallen wordt endoscopisch onderzoek (gastroscopie of coloscopie) verricht (met name als stentplaatsing wordt overwogen).

BELEID EN BEHANDELING

Algemeen

Wanneer de (waarschijnlijkheids)diagnose ileus gesteld is, moet een beslissing worden genomen over het te volgen beleid. De behandeling is sterk afhankelijk van de situatie en wordt vooral bepaald door de onderliggende oorzaak en de mogelijkheden om deze te behandelen, de symptomatologie, de levensverwachting en de wens van de patiënt.

De behandeling bij een acute presentatie bestaat meestal uit symptoombestrijding (met name behandeling van pijn, misselijkheid en braken), vasten en parenterale vochttoediening. Als de patiënt heftig braakt en/of wanneer chirurgie overwogen wordt, kan drainage van de maaginhoud door middel van een (tijdelijke) neussonde plaatsvinden. In de acute fase is behandeling met corticosteroïden een optie (zie verderop).

Bij een acute afsluiting worden oraal toegediende laxantia gestaakt. Voor rectaal laxeren is in de acute fase soms wel een plaats. De voorkeur gaat uit naar hoog opgaande klysma's, zoals een fosfaatklysma om de peristaltiek te bevorderen, eventueel voorafgegaan door een docusaatklysma om de ontlasting te weken. Soms herstelt de darmpassage hiermee enigszins. Bij een persisterende ileus worden de klysma's gestaakt.

Als een patiënt ascites heeft, kan een ascitesdrainage het comfort van de patiënt verhogen. De kans dat hiermee de passage weer op gang komt, is echter klein.

Bij ongeveer een derde van de patiënten verbetert het beeld binnen enkele dagen zodanig dat verder geen specifieke behandeling meer nodig is. In deze situatie zijn aanvullend onderzoek en behandeling dan ook niet geïndiceerd.

Bij de meeste patiënten met een vergevorderd stadium van kanker zal de situatie echter niet wezenlijk verbeteren. Er moet dan beoordeeld worden of operatief ingrijpen, stentplaatsing of chemotherapie (zie verderop) mogelijk en zinvol is of dat een conservatieve, symptomatische benadering is aangewezen.

Oorzakelijke behandeling

Operatie

Een chirurgische ingreep kan bestaan uit:
- resectie en reanastomose
- het aanleggen van een bypass (bijvoorbeeld gastro-enterostomie of anastomose tussen twee darmsegmenten)
- decompressie door aanleggen van een ileo- of colostoma
- adhaesiolysis

De beslissing al dan niet te opereren is bijzonder moeilijk, omdat bij vergevorderde stadia van kanker chirurgie een hoge morbiditeit en mortaliteit heeft. De operatiemortaliteit bedraagt 4 tot 32%. Postoperatieve complicaties zoals wonddehiscentie, wondinfectie, intra-abdominale abcesvorming, sepsis, bloeding, enterocutane fistel, diepe veneuze trombose en/of longembolie komen voor in 12-55% van de gevallen. Het percentage patiënten bij wie de darmobstructie na de operatie daadwerkelijk is opgeheven, varieert van 32 tot 68. De mediane overlevingsduur na operatie loopt in verschillende studies sterk uiteen en varieert van één tot elf maanden.

In de palliatieve fase is het in veel gevallen beter om niet te opereren. Met medicamenten, eventueel aangevuld met een hevelende maagkatheter (door middel van een neussonde of een PEG-katheter (zie verderop)), is vaak goede palliatie mogelijk. Anderzijds kan in geselecteerde gevallen met een chirurgische ingreep soms de beste palliatie bereikt worden.

Operatief ingrijpen wordt verricht indien er een gerede kans is op een zinvol resultaat. Dit zal vooral het geval zijn bij patiënten in een goede algehele conditie met een gelokaliseerde en goed benaderbare obstructie en een nog redelijke levensverwachting, zeker als er verdenking bestaat op een mogelijk benigne oorzaak van de obstructie. In de fase rond het operatieve ingrijpen kan parenterale voeding de kans op perioperatieve complicaties verminderen en het postoperatieve herstel bevorderen. Het is van groot belang bij het starten hiervan goede afspraken te maken over de duur van de voeding en het staken ervan.

De beslissing al dan niet te opereren moet zeer zorgvuldig en in overleg met patiënt en familie genomen worden.

Stentplaatsing

Bij lokale obstructie van pylorus/duodenum of van het colon of rectum kan een endoscopisch geplaatste stent de passagestoornis opheffen. Met deze techniek is in de afgelopen jaren toenemend ervaring opgedaan. Bij geselecteerde patiënten treedt bij meer dan 90% verbetering van de passageklachten op. Na zes maanden is de stent nog doorgankelijk bij ten minste 75% van de patiënten. Complicaties zijn stentmigratie (10%), occlusie (10%), bloeding (5%), perforatie (4%), fistelvorming en, bij colorectale stents, anorectale pijn en tenesmi (5%). Stentplaatsing kan ook plaatsvinden als acute interventie ter voorbereiding van electieve chirurgie.

Chemotherapie

Chemotherapie is een optie bij patiënten met een ileus op basis van een ovarium- of colorectaal carcinoom. Vaak betreft het echter patiënten die al uitgebreid voorbehandeld zijn, waarbij weinig of geen effect van chemotherapie meer verwacht mag worden. Bij patiënten met een ileus op basis van andere maligniteiten zijn er slechts zelden mogelijkheden tot chemotherapie.

Niet-medicamenteuze symptomatische behandeling

Met symptomatische behandeling kan vaak goede palliatie bereikt worden.
De gemiddelde overlevingsduur van deze patiënten varieert van een aantal dagen tot soms maanden. Als regel wordt de patiënt geleidelijk suffer en raakt hij uiteindelijk in coma als gevolg van onvoldoende inname van voeding en vocht en door voortgang van de ziekte. Het gevoel te verhongeren of verdorsten treedt hierbij niet op. Ook als de patiënt niet meer kan drinken, zal hij meestal rustig sterven. Een geleidelijke vermindering van vochtinname bij een ernstig zieke patiënt van wie het bewustzijn geleidelijk afneemt, heeft andere gevolgen dan wanneer een gezond mens plotseling verstoken blijft van vocht. In deze situatie is een goede mondverzorging van groot belang.
Een dergelijke aanpak vraagt expliciete ondersteuning van de direct betrokken naasten in de vorm van goede voorlichting en het bespreken van de hierbij optredende emoties. Het kan voor hen bijzonder moeilijk zijn om hun dierbare in deze toestand te zien verkeren.

Parenterale vochttoediening

In veel gevallen is nog wel enige inname van vocht mogelijk. Bij een conservatieve behandeling wordt daarom meestal afgezien van parenterale voeding. Eventueel gestarte parenterale vochttoediening kan meestal gestaakt worden. Dit is zeker het geval bij patiënten die thuis verblijven of uit het ziekenhuis naar huis gaan. Als de patiënt nog een langere levensverwachting heeft (weken tot enkele maanden) en inname van vocht niet of nauwelijks mogelijk is of de patiënt blijft klagen over dorst, ondanks goede mondverzorging en ondanks regelmatig kleine hoeveelheden drinken, kan parenterale vochttoediening overwogen worden. Dit kan i.v. of via een hypodermoclyse toegediend worden (zie ook hoofdstuk 3, casus 11).

Maagdrainage

Als een patiënt blijft braken, is er de keuze tussen permanente maagdrainage (via een neussonde of een PEG-katheter), waardoor braken niet meer optreedt, of een situatie zonder maaghevel, waarbij het braken blijft voortbestaan. De beslissing hierover is afhankelijk van de ernst en de frequentie van het braken, de wens van de patiënt en de mate waarin hij het braken belastend vindt. Goede mondverzorging is dan wel extra belangrijk om een vieze smaak in de mond te voorkomen. Indien gekozen wordt voor maagdrainage, kan de patiënt wel normaal drinken, waardoor hij proeft wat hij drinkt en ook de klachten van een droge mond afnemen. Het gebruikte vocht komt er echter direct via de drain weer uit.

Medicamenteuze symptomatische behandeling

De belangrijkste symptomen die bestreden moeten worden zijn misselijkheid en braken, koliekpijnen en continue buikpijn. Omdat het onzeker is of oraal toegediende medicatie geresorbeerd wordt, wordt deze bijna altijd gestaakt. De strikt noodzakelijke medicatie wordt dan rectaal of parenteraal toegediend. Over het algemeen heeft parenterale toediening de (sterke) voorkeur; rectale toediening is geschikt ter overbrugging, maar niet voor langdurige toediening.
In de thuissituatie is continue subcutane infusie van medicamenten met behulp van een draagbaar pompje een goede manier om de medicijnen toe te dienen. Deze toediening kan ook intermitterend plaatsvinden via een subcutaan infuusnaaldje dat enkele dagen tot een week in situ kan blijven. In het ziekenhuis maakt men meestal gebruik van de intraveneuze toedieningsweg.

De volgende middelen worden gebruikt (zie ook tabel C6.1):
- *Dexamethason* zou het oedeem rond de obstructie verminderen en zodoende de obstructie mogelijk zelfs opheffen. Daarnaast heeft het een direct anti-emetisch effect. Bij een acute obstructie kan een proefbehandeling gegeven worden.
- *Octreotide* is een analoog van het hormoon somatostatine. Het middel remt de productie van diverse gastro-intestinale hormonen, het vermindert de darmmotiliteit en de mesenteriale doorbloeding. Door dit alles neemt de productie van darmvocht af. Octreotide heeft vooral een plaats bij overigens onbehandelbaar braken. Het is effectiever dan butylscopolamine.
- *Butylscopolamine* is een anticholinergicum met een antisecretoir, anti-emetisch en spasmolytisch effect. Het anticholinergisch effect zorgt voor vermindering van secretie, peristaltiek en tonus van de darm en leidt daardoor tot afname van het braken. Het spasmolytisch effect is van belang bij koliekpijnen. Het vermindert ook het braken. Een bijwerking is een droge mond.
- *Metoclopramide* wordt soms gegeven aan patiënten met een ileus die misselijk zijn en braken. Bij een volledige obstructie van de darm kunnen buikpijnklachten als gevolg van het prokinetische effect (bevordering van de maagontlediging in een niet-functionerende darm) toenemen. In dat geval wordt metoclopramide vervangen door *haloperidol*.
- *Morfine* bestrijdt de continue pijn beter dan de koliekpijnen. De obstiperende werking van morfine is een bezwaar, maar het voordeel van het pijnstillend effect zal over het algemeen zwaarder wegen dan het nadeel van het stilleggen van de darm.

Tabel C6.1 Medicamenteuze behandeling van misselijkheid, braken en pijn ten gevolge van ileus.

Middel	Werking	Dosering
dexamethason	oedeemvermindering anti-emeticum	1 dd 8 mg s.c./i.v.
octreotide	antisecretoir	3 dd 100-300 microgram s.c./i.v. of 300-900 microgram/24 hr s.c./i.v.
butylscopolamine	antisecretoir spasmolyticum	40-120 mg/24 hr s.c./i.v.
metoclopramide	anti-emeticum	40-100 mg/24 hr s.c./i.v. evt. 4 dd 20-40 mg supp.
haloperidol	anti-emeticum	2 dd 1-2 mg s.c./i.v. of 2-4 mg/24 hr s.c./i.v.
morfine	analgeticum	afhankelijk van eerder opioïdgebruik bij opioïdnaïeve patiënt: startdosis 20 mg/24 hr s.c./i.v.

Vervolg casus

U start met butylscopolamine s.c. in de hoop daarmee zowel de krampende buikpijn als het braken onder controle te krijgen. U belt hiervoor het technische thuiszorgteam, dat zorgt voor een subcutane pomp met een cassette met butylscopolamine. De heer De Jong is nog in staat om kleine beetjes te drinken. Omdat hij zichzelf niet meer kan verzorgen en zijn vrouw overbelast dreigt te raken, schakelt u de thuiszorg in. Na een dag is de buikpijn onder controle, maar neemt het braken toch weer toe. De heer De Jong krijgt een tweede subcutane pomp met octreotide. Hiermee komt ook het braken grotendeels onder controle. Hij gaat echter hard achteruit. Uiteindelijk overlijdt hij na een week in alle rust te midden van zijn vrouw en kinderen. Ondanks de snelle lichamelijke achteruitgang hebben zij allen de laatste weken ervaren als een waardevolle periode van afscheid.

Kernpunten

- Ascites in de palliatieve fase is meestal het gevolg van een peritonitis carcinomatosa.
- Als een patiënt last heeft van de gevolgen van de ascites (bijvoorbeeld opgezette buik, buikpijn of kortademigheid) wordt een ontlastende punctie verricht.
- Bij ascites ten gevolge van levermetastasen of ten gevolge van niet-maligne oorzaken kan behandeling met diuretica worden overwogen.
- Een ileus in de palliatieve fase ontstaat meestal ten gevolge van een peritonitis carcinomatosa.
- Er is zelden sprake van een volledige afsluiting van de darm.
- Met een symptomatische behandeling wordt er vaak goede verlichting van de klachten bereikt.

Literatuur

Ascites

Adam RA, Adam YG. Malignant ascites: Past, present, future. J Am Coll Surg 2004;198:999-1011.

Aslam N, Marino CR. Malignant ascites. New concepts in pathophysiology, diagnosis and management. Archives Intern Med 2001;161:2733-7.

Graeff A de, Krol RJA. Richtlijn ascites. Graeff A de, Bommel JMP van, Deijck RHPD van, Eynden B van den, Krol RJA, Oldenmenger WH, Vollaard EJ. Palliatieve zorg. Richtlijnen voor de praktijk. Heerenveen: Jongbloed bv (te verschijnen december 2010). Ook in te zien op www.pallialine.nl.

Ileus

Graeff A de, Hesselman GM. Richtlijn ileus. Graeff A de, Bommel JMP van, Deijck RHPD van, Eynden B van den, Krol RJA, Oldenmenger WH, Vollaard EJ. Palliatieve zorg. Richtlijnen voor de praktijk. Heerenveen: Jongbloed bv (te verschijnen december 2010). Ook in te zien op www.pallialine.nl.

Ripamonti CI, Easson AM, Gerdes H. Management of malignant bowel obstruction. Eur J Cancer 2008;1105-15.

Casus 7
Een patiënt met longkanker en dyspneu, hoesten en hemoptoë

E.F. Smit, A.M.C. Dingemans

Casus

De heer Bom is 62 jaar. Hij was eigenaar van een reisbureau. Een halfjaar geleden heeft hij zijn bedrijf verkocht en hoopte met zijn vriend te gaan genieten van hun tweede huis in Barcelona. Kort daarna werd bij hem echter een niet-kleincellig longcarcinoom stadium IV vastgesteld met een tumor in de rechter bovenkwab en uitzaaiingen in mediastinale lymfeklieren en lever. De ernst van de situatie en het feit dat genezing geen optie meer is, werden uitgebreid met hem en zijn partner besproken. Hij kreeg een behandeling met vier kuren gemcitabine/cisplatine, waarbij een partiële response werd bereikt. De behandeling verliep zonder problemen en hij voelde zich daarna prima. Hij is daarna nog een aantal weken naar zijn huis in Spanje geweest. De heer Bom presenteert zich nu bij u, zijn huisarts, met forse kortademigheid. Zijn vriend is meegekomen, want deze maakt zich ernstig zorgen. Hij vindt die benauwdheid van de heer Bom een angstige aangelegenheid.

Wat zou u verder van hem willen weten en waar let u op bij lichamelijk onderzoek?

Hoe bepaalt u of iemand kortademig is?

Specifieke anamnese

Bij navragen vermeldt de heer Bom dat hij sinds enkele weken toenemend kortademig is. Er is geen acuut moment geweest waarop de klachten zijn begonnen. Hij heeft geen koorts of pijn vastzittend aan de ademhaling. Hij hoest niet meer dan anders en geeft weinig sputum op. Hij heeft geen bloed opgehoest. De kortademigheid neemt niet toe bij platliggen, hij heeft geen dikke enkels, geen pijn op de borst en ook geen hartkloppingen bemerkt. Hij is de laatste weken wel wat afgevallen en de eetlust is minder geworden. Soms heeft hij een vol gevoel na het eten.
Bij navragen vertelt de heer Bom niet bang te zijn, maar zich wel zorgen te maken dat zijn ziekte weer actief is geworden. Vooral zijn vriend kan er moeilijk mee omgaan dat de ziekte is teruggekomen. Hij moet er niet aan denken de heer Bom in de toekomst te moeten missen.

Lichamelijk onderzoek

De heer Bom is rustig en praat met volledige zinnen. De ademhalingsfrequentie is 24 per minuut. Hij heeft geen stridor. De pols is regulair equaal, hij heeft geen pulsus paradoxus. De halsvenen zijn niet gestuwd. Bij percussie van de thorax is er demping rechts basaal. Ter plaatse is het ademgeruis verminderd. U hoort over de longen en het hart geen afwijkingen. De lever is niet palpabel.

> **Probleemlijst**
>
> − niet-kleincellig longcarcinoom met metastasen
> − kortademigheid
> − angst bij de partner over de benauwdheid
> − angst bij de partner over komend verlies

Longkanker heeft een slechte prognose. Bij een groot deel van de patiënten is op het moment van diagnose al sprake van gemetastaseerde ziekte. De standaardbehandeling in die situatie bestaat uit chemotherapie, met als doel levensverlenging en behoud c.q. verbetering van de kwaliteit van leven. Patiënten blijven in principe bij een longarts onder behandeling, maar er zal steeds nauw overleg zijn met de huisarts. Het is van groot belang dat deze een vinger aan de pols houdt om zodoende problemen tijdig te signaleren. In dit hoofdstuk worden enkele van deze problemen beschreven: dyspneu, hoesten en hemoptoë.

Dyspneu

Dyspneu is een subjectieve sensatie. Volgens de definitie van de American Thoracic Society is dyspneu een term die gebruikt wordt om een gevoel van ademhalingsongemak weer te geven. Het belangrijkste aspect in deze definitie is dat dyspneu subjectief is: de beleving van de patiënt is de gouden standaard voor de aanwezigheid c.q. de ernst van de dyspneu en voor de beoordeling van het effect van de behandeling. Dat wil zeggen dat de sensatie van dyspneu aanwezig kan zijn zonder objectief waarneembare tekenen hiervan, zoals tachypneu, cyanose of gebruik van hulpademhalingsspieren.
Patiënten benoemen dyspneu vaak als kortademigheid of benauwdheid.

PREVALENTIE
Dyspneu komt voor bij 35% van de patiënten met kanker in de palliatieve fase, bij longkanker zelfs bij 70%.

PATHOFYSIOLOGIE EN ETIOLOGIE
De ademhaling wordt gereguleerd vanuit ademhalingscentra in de medulla oblongata en de pons. Deze worden indirect aangestuurd vanuit centrale en perifere chemoreceptoren en direct door de nervus vagus. Deze chemoreceptoren reageren op een verandering van vooral de pCO_2 en de zuurgraad van het bloed. Soms reageren deze receptoren ook op de pO_2 in het bloed (vooral bij chronische hypercapnie).
De ademhalingscentra sturen de ademhalingsspieren aan door middel van motorneuronen. De belangrijkste ademhalingsspier is het diafragma. Daarnaast zijn de intercostaalspieren van belang bij het ademen.
Een disbalans tussen de in- en output van de ademhalingscentra leidt waarschijnlijk tot een sensatie van dyspneu. Een patiënt kan dyspneu ervaren zonder dat er sprake is van hypoxemie of hypercapnie.

De mate van dyspneu komt vaak niet overeen met de ernst van het onderliggende probleem.
In het kader zijn verschillende mechanismen en oorzaken van dyspneu weergegeven.

Mechanismen en oorzaken van dyspneu

Toegenomen ademarbeid
Stugheid van thoraxwand/pleura:
- mesothelioom
- pleuritis carcinomatosa

Verstijving van longweefsel:
- pneumonie/pneumonitis
- uitgebreide longmetastasen
- lymphangitis carcinomatosa
- longfibrose

Obstructie van hogere luchtwegen:
- tumor
- taai sputum
- corpus alienum

Afname van ventilerend oppervlak:
- longresectie
- atelectase
- corpus alienum
- longcollaps door pleuravocht
- pneumothorax

Afname diffusieoppervlak:
- COPD
- longembolie
- interstitiële longafwijkingen
- pneumonie

Extrapulmonaal:
- ascites
- levermetastasen

Zwakte van de ademhalingsspieren
- uitputting/cachexie (terminale fase)
- neurologische aandoeningen (bijv. ALS)

Toegenomen ventilatoire behoefte
- anemie
- koorts

Overig
- cardiaal: ritmestoornis, pericarditis carcinomatosa, hartfalen
- vena cava superior syndroom

ANAMNESE EN LICHAMELIJK ONDERZOEK

De anamnese richt zich o.a. op de volgende factoren: is de dyspneu houdingsafhankelijk, is de klacht acuut ontstaan of is de dyspneu progressief. Ook dient er aandacht te zijn voor de gevoelens die de dyspneu opwekt. Bij het lichamelijk onderzoek wordt gelet op aanwezigheid van stridor, cyanose, tekenen van een vena cava superior syndroom (gestuwde halsvenen en versterkte venentekening op de thorax) en pulsus paradoxus. Een pulsus paradoxus duidt op een instroombelemmering in de rechter harthelft, bijvoorbeeld ten gevolge van een longembolie of pericarditis. Om een pulsus paradoxus vast te stellen wordt de bloeddruk gemeten bij normale ademhaling en bij diepe inspiratie. Een afname van de systolische druk met > 10 mmHg duidt op een pulsus paradoxus.

Percussie en auscultatie van de longen kunnen aanwijzingen geven voor pleuravocht of atelectase (demping en verminderd ademgeruis), exacerbatie van COPD (verlengd expirium, rhonchi), hartfalen (crepitaties), pneumothorax (verminderd ademgeruis, hypersonore percussie) of longembolie (pleurawrijven).

Welk aanvullend onderzoek is zinvol?

Welke informatie geeft een saturatiemeter?

Wat is de meest waarschijnlijke oorzaak van zijn kortademigheid?

AANVULLEND ONDERZOEK

Het aanvullend onderzoek richt zich, ook in het eindstadium van de ziekte, in eerste instantie op behandelbare oorzaken. Afhankelijk van de bevindingen bij het lichamelijk onderzoek en het stadium van de ziekte, kan het eerste aanvullende onderzoek bestaan uit een X-thorax, Hb-bepaling en ECG.

Een zuurstofsaturatiemeter kan soms behulpzaam bij het stellen van een indicatie voor zuurstoftherapie. In het ziekenhuis verdient het aanbeveling om bij een lage zuurstofsaturatie een arteriële bloedgasanalyse te verrichten alvorens daadwerkelijk zuurstoftherapie te starten (zie verderop voor indicaties voor zuurstoftherapie).

Vervolg casus

U denkt aan pleuravocht als oorzaak van de dyspneu. U bespreekt de situatie met de heer Bom en vraagt na hoe hij en zijn vriend de benauwdheid ervaren. Beiden antwoorden dat het angstig blijft. U geeft aan dat u er alles aan zult doen om de situatie draaglijk te houden. Tegelijkertijd geeft u aan dat het verstandig is om niet te lang te wachten met zaken die nog geregeld moeten worden. Het kan zijn dat de heer Bom daar in een later stadium de energie niet meer voor heeft. Daarop barst de vriend in snikken uit. U neemt daar even de tijd voor, terwijl uw spreekuur verder uitloopt. Dan vraagt u of ze behalve elkaar nog andere mensen tot steun hebben. Ze blijken een grote vriendenkring te hebben. Ze geven ook aan dat ze het samen wel denken te redden.
U verwijst de heer Bom naar de longarts, die een X-thorax laat maken. Daarop is een sluiering rechts te zien met verplaatsing van de trachea naar links. Dit beeld past bij pleuravocht.
De heer Bom wordt opgenomen en er wordt een ontlastende pleuradrainage verricht, waarbij 1,5 liter pleuravocht afloopt. Cytologisch onderzoek toont maligne cellen aan in het pleuravocht, passend bij het eerder gediagnosticeerde longcarcinoom. Aansluitend aan de drainage wordt een pleurodese met talk verricht.

> **Beschouwing**
>
> Korte tijd na het staken van de palliatieve chemotherapie is er thans weer sprake van progressie van de ziekte. De mogelijkheden van tweedelijns chemotherapie in deze situatie zijn beperkt. Het accent van de behandeling verschuift van ziektegericht naar symptoomgericht.

BELEID EN BEHANDELING

Algemeen

Net zoals bij andere symptomen in de palliatieve fase is de eerste stap in het beleid de aanpak van behandelbare oorzaken. Daarnaast richt de behandeling zich op het verlichten van klachten (symptomatische behandeling) door middel van niet-medicamenteuze en/of medicamenteuze maatregelen. Vaak wordt deze ondersteuning ook al tijdens de oorzakelijke behandeling(en) gestart.

De aandacht richt zich nadrukkelijk zowel op de patiënt als op zijn naasten. Voor allen kan benauwdheid een zeer beangstigende ervaring kan zijn.

Oorzakelijke behandeling

In het volgende overzicht zijn de mogelijkheden tot behandeling van de oorzaken van dyspneu systematisch weergegeven.

> **Oorzakelijke behandeling van dyspneu bij patiënten met kanker**
>
> - van de onderliggende ziekte: palliatieve chemotherapie of radiotherapie
> - bij obstructie van grote luchtwegen: tracheotomie, plaatsing van stent of endobronchiale behandeling
> - behandeling van comorbiditeit (COPD, reflux)
> - bij pneumonie: antibiotica
> - bij longembolie: anticoagulantia
> - bij pleuravocht, pericardvocht of ascites: punctie of drainage
> - bij pneumothorax: drainage
> - bij vena cava superior syndroom: stentplaatsing, radiotherapie of chemotherapie
> - bij anemie: bloedtransfusie
> - bij pneumonitis ten gevolge van radio- of chemotherapie: corticosteroïden
> - bij angst: ondersteunende gesprekken

Niet-medicamenteuze symptomatische behandeling

In het volgende kader wordt een aantal niet-medicamenteuze interventies genoemd die kortademigheid kunnen verlichten.

> **Niet-medicamenteuze symptomatische behandeling van dyspneu**
>
> - instructie en uitleg
> - leefregels
> - zuurstof
> - ventilatie c.q. afkoeling
> - ademhalingstechnieken
> - houdingsadviezen
> - ontspanning
> - uitzuigen (bij tracheostoma)
> - luchtbevochtiging

In gerandomiseerde studies is aangetoond dat het geven van instructie, uitleg en leefregels leidt tot vermindering van de ervaren kortademigheid.
De hiervoor genoemde interventies omvatten:
- uitgebreide analyse met betrekking tot dyspneu en factoren die deze verergeren of verbeteren
- adviezen aan patiënt en familie hoe om te gaan met de dyspneu
- ingaan op psychologische factoren rondom de dyspneu en de gedachten over de toekomst
- aanleren van ademhalingstechnieken en ontspanningsoefeningen
- stellen van doelen en verdelen van activiteiten over de dag
- vroegtijdig herkennen van problemen waarvoor medicamenteuze interventie geïndiceerd is

Het gebruik van zuurstof is slechts geïndiceerd bij patiënten met een aangetoonde hypoxemie én een vermindering van de sensatie van dyspneu na het gebruik van zuurstof. De belangrijkste werking van zuurstof berust waarschijnlijk op een koeling van de uiteinden van de nervus trigeminus en het palatum molle.
Afkoeling of het gebruik van een ventilator zijn waarschijnlijk even effectief.
Uitzuigen wordt over het algemeen niet aanbevolen. Het is onaangenaam voor de patiënt, is slechts een tijdelijke oplossing en frequent uitzuigen geeft uiteindelijk toename van de mucusproductie ten gevolge van lokale irritatie. Bij een tracheostoma is uitzuigen van taai secreet echter wel zinvol.
Luchtbevochtiging kan soms nuttig zijn, vooral bij patiënten met een tracheostoma.
Het is niet bewezen dat interventie door een fysiotherapeut toegevoegde waarde heeft. Soms kunnen ademhalingsoefeningen bij patiënten met extreme paniek zinvol zijn.

Medicamenteuze symptomatische behandeling

> **Medicamenteuze symptomatische behandeling van dyspneu**
>
> - opioïden
> - bronchusverwijders
> - mucolytica
> - corticosteroïden
> - benzodiazepines.

Morfine is het meest effectieve medicijn voor de behandeling van dyspneu. Dit is aangetoond in meerdere placebogecontroleerde gerandomiseerde studies en in een meta-analyse. Vernevelen van morfine is niet effectief. Indien patiënten om andere redenen al morfine gebruiken, is het ophogen van morfine vanwege de dyspneu met 25-50% effectief gebleken.

Van andere opioïden zijn geen gerandomiseerde studies bekend. Wel blijkt uit een casusverslag de mogelijke effectiviteit van oraal transmucosaal fentanylcitraat. Er zijn geen gegevens over het effect op dyspneu van oxycodon of transdermaal toegediend fentanyl.

Luchtwegverwijders zijn geïndiceerd bij patiënten met tevens een onderliggend COPD en ter bevordering van het ophoesten van sputum. Vernevelen van luchtwegverwijders is zelden geïndiceerd. De toediening van een dosisaerosol met behulp van een voorzetkamer geeft dezelfde depositie van het geïnhaleerde medicament.

Voor het geven van mucolytica is weinig bewijs te vinden.

Vernevelen van fysiologisch zout kan patiënten helpen die zeer veel last hebben van mucusproductie en dit moeilijk kunnen ophoesten (bijv. bij patiënten met een tracheostoma of met een tumor in het hoofd-halsgebied).

Corticosteroïden zijn effectief bij COPD, bij een radiatiepneumonitis en helpen mogelijk bij lymphangitis carcinomatosa en het vena cava superior syndroom. Gelet op de mogelijke bijwerkingen dient het effect nadrukkelijk geëvalueerd te worden.

Benzodiazepines kunnen toegevoegd worden aan morfine wanneer er sprake is van angst of spanning. Meestal wordt gebruikgemaakt van oxazepam, lorazepam of midazolam. Eén studie heeft aangetoond dat het toevoegen van midazolam aan morfine een beter effect heeft dan alleen morfine.

> **Vervolg casus**
>
> De heer Bom is na de pleura drainage veel minder benauwd. Op de X-thorax na de drainage is duidelijke progressie te zien van de tumor in de rechter bovenkwab en zijn er tevens aanwijzingen voor nieuwe longmetastasen. Daarop is besloten om tweedelijns chemotherapie te starten. Na vier kuren is de ziekte stabiel.
> U bezoekt de heer Bom regelmatig. Hij vertelt u dat hij in toenemende mate last heeft van hoesten, vooral 's nachts.

Wat kunnen oorzaken zijn van hoesten bij een patiënt met kanker in de palliatieve fase?

Hoesten

ETIOLOGIE EN PREVALENTIE

Hoesten is een complex symptoom. Het is een reflex die ontstaat ten gevolge van prikkeling van de luchtwegen en is bedoeld om de luchtwegen vrij te maken. Vaak is het lastig om de precieze oorzaak te achterhalen. Het komt voor bij 28% van de patiënten met kanker in de palliatieve fase. Er kan zowel sprake zijn van een droge hoest als een productieve hoest. Hoesten kan leiden tot slapeloosheid, braken, uitputting en syncope.

OORZAKEN

Oorzaken van hoesten bij patiënten met kanker

Pulmonaal:
- endobronchiale tumor
- pleuritis carcinomatosa
- longembolie
- lymphangitis carcinomatosa
- pneumonitis
- infectie
- hyperreactiviteit

Extrapulmonaal:
- reflux
- postnasal drip
- tracheo-oesofageale fistel
- paralyse van een stemband

Comorbiditeit
- COPD
- interstitiële longafwijkingen
- astma
- hartritmestoornissen
- hartfalen
- bijwerking van medicamenten (met name ACE-remmers)

ANAMNESE EN LICHAMELIJK ONDERZOEK

De anamnese richt zich vooral op klachten en verschijnselen die wijzen op behandelbare oorzaken van hoesten, zoals post-nasal drip, reflux, infectie en exacerbatie van COPD. Ook hier is het belangrijk om aandacht te hebben voor luxerende momenten en het effect van het hoesten op het algemeen welbevinden. Bij een tracheo-oesofageale fistel treedt het hoesten vaak houdingsafhankelijk op. Ook aspiratie kan een oorzaak zijn van hoesten. Bij lichamelijk onderzoek is vooral de auscultatie van de longen belangrijk: laag frequente rhonchi duiden bijvoorbeeld op mucus, een inspiratoire stridor past bij een hoge obstructie (bijv. tracheatumor) en bronchiaal ademgeruis bij een pneumonie. Een nasale spraak kan indicatief zijn voor post-nasal drip en heesheid voor een stembandparalyse.

BELEID EN BEHANDELING

Algemeen
Hoesten kan enorm belastend zijn voor de patiënt. Als het hoesten erg hardnekkig is, heeft dit een negatieve invloed op zijn welbevinden. Als het hoesten ook 's nachts optreedt, komen noch de patiënt noch de naasten toe aan voldoende nachtrust. Enkele eenvoudige adviezen kunnen, naast de hierna beschreven interventies, bijdragen aan het verminderen van de hoest, zoals voldoende ventilatie en het vermijden van roken in de buurt van de patiënt (als deze zelf niet rookt).
Helaas is hoesten een lastige en vaak moeilijk te behandelen klacht.

Oorzakelijke behandeling
De behandeling richt zich in eerste instantie op de oorzaak. Daarbij moet de behandeling van extrapulmonale oorzaken zoals reflux en post-nasal drip niet vergeten worden. Wanneer tumor in de trachea of grote luchtwegen is ingegroeid, kan endobronchiale therapie effectief zijn.
Corticosteroïden kunnen gegeven worden bij lymphangitis carcinomatosa of radiatiepneumonitis. Een proefbehandeling met een luchtwegverwijder zoals ipratropiumbromide of salbutamol kan worden gegeven, vooral wanneer er sprake is van een onderliggende COPD. Het toedienen door middel van een vernevelaar is niet effectiever dan toedienen via een dosisaerosol met voorzetkamer en is daarom zeer zelden geïndiceerd. Zo is er ook weinig evidentie dat het vernevelen van mucolytica (zoals acetylcysteïne) effectief is.

Niet-medicamenteuze symptomatische behandeling
Algemene maatregelen die effectief kunnen zijn:
- houdingsadviezen (het hoofd hoger leggen in de nacht)
- gebruik van een luchtbevochtiger
- aanleren van hoesttechniek bij productieve hoest ('huffen')

Medicamenteuze symptomatische behandeling
Verschillende medicijnen kunnen eraan bijdragen dat de hoest vermindert, zoals dextromethorfan of noscapine. Als dit niet helpt, dempt de hoestprikkel mogelijk met codeïne of morfine. Daarbij wordt ook een laxans voorgeschreven. Daarnaast kan een anticholinergicum zoals promethazinesiroop gegeven worden. Dit heeft als mogelijk voordeel dat het tevens slaapverwekkend is. Bij zeer therapieresistente hoest kan vernevelen met lidocaïne of bupivacaïne overwogen worden. Een bijwerking hiervan is een verminderde slikreflex.

Symptomatische behandeling van hoesten

Niet-medicamenteus:
- houdingsadviezen
- luchtbevochtiging
- bij productieve hoest: aanleren van hoesttechniek ('huffen').

Medicamenteus:
- dextromethorfan of noscapine
- opioïden: codeïne of morfine
- promethazine
- vernevelen met lidocaïne of bupivacaïne.

Vervolg Casus

Ondanks houdingsadviezen, luchtbevochtiging en behandeling met dextromethorfan blijft de heer Bom last houden van hoesten. Na behandeling met morfine treedt enige verbetering op.
Twee maanden na het afsluiten van de tweedelijns behandeling heeft de heer Bom opnieuw, maar nu in heel korte tijd ontstane, ernstige dyspneu. In grote paniek belt zijn vriend 112.
Op de Spoedeisende Hulp wordt een duidelijke stridor gehoord. De heer Bom is hemodynamisch stabiel en heeft een saturatie van 92% zonder zuurstof. Bij bronchoscopie blijkt dat de tumor vanuit de rechter bovenkwab doorgroeit in de trachea. De vernauwing is nog wel te passeren met de scoop en de linker hoofdbronchus is nog open en vrij van tumor.

Welke mogelijkheden kent u om een dergelijke obstructie te behandelen?

Endobronchiale therapie

Bij obstructie van de grote luchtwegen spreekt men van een bedreigende obstructie als meer dan 50% van het lumen vernauwd is. Bij endobronchiale tumorgroei kan er debulking plaatsvinden door middel van laserbronchoscopie, cryotherapie, diathermie of argonplasmacoagulatie. Met uitzondering van cryotherapie wordt het palliatieve effect direct bereikt.
Bij obstructie door compressie van buitenaf kan een endobronchiale stent geplaatst worden. In de meerderheid van de gevallen wordt hiermee een goede afname van de klachten bereikt. Belangrijke complicaties zijn dislocatie van de stent, mucusimpactie, granulatie aan het einde van de stent en reobstructie door de tumor. Alleen ervaren interventielongartsen kunnen stents plaatsen.

Vervolg casus

Bij de heer Bom wordt een stent geplaatst, waarna de dyspneu duidelijk afneemt. Hierna heeft de heer Bom nog een aantal goede weken. Daarna neemt zijn kortademigheid echter weer toe.
Bij één van uw huisbezoeken meldt de heer Bom dat hij bang is dat hij zal stikken. Ook zijn partner is bang, zowel voor de benauwdheid als voor de gedachte dat de heer Bom zou kunnen stikken. Bijvoorbeeld doordat de stent dicht gaat zitten.

Hoe zou u deze vraag van de heer Bom beantwoorden?

Psychosociale aspecten

Als de dyspneu toeneemt, zijn patiënten vaak bang om te stikken. Ook voor naasten is dit een beangstigende situatie. Gelukkig komt daadwerkelijk stikken weinig voor, alleen als er sprake is van een obstructie van de luchtwegen door de tumor, taai sputum of bij een bloeding.
Vaak is het al een opluchting wanneer dit bespreekbaar wordt gemaakt en uitgelegd wordt dat stikken zelden voorkomt. Daarnaast dient besproken te worden dat door middel van bijvoorbeeld morfine de sensatie van dyspneu kan worden verminderd en dat, mocht een van de hiervoor genoemde situaties zich voordoen, geprobeerd zal worden het bewustzijn van de patiënt met midazolam te verlagen zodat hij de sensatie van zeer ernstige benauwdheid niet meer beleeft. In de thuissituatie zal een arts bijna altijd te laat zijn om de midazolam toe te dienen. In een ziekenhuis of hospice is de kans groter dat een arts er op tijd bij is of is deze taak gedelegeerd aan de altijd aanwezige verpleging.

Vervolg casus

U bespreekt met de heer Bom en zijn partner dat u in zijn geval niet kunt uitsluiten dat er sprake zou kunnen zijn van reobstructie van de stent door tumorgroei. De heer Bom en zijn partner willen graag dat hiernaar verder onderzoek wordt gedaan. In overleg met de longarts wordt de heer Bom kortdurend opgenomen.
Er wordt opnieuw een bronchoscopie verricht, waarbij blijkt dat de stent goed doorgankelijk is. Nadat met de heer Bom en zijn partner de angst voor de dyspneu en het stikken uitgebreid is besproken, is er veel meer rust gekomen. Een ophoging van de dosis morfine blijkt afdoende om de sensatie van dyspneu acceptabel te maken.
U komt wekelijks op huisbezoek. Bij het laatste bezoek meldt de heer Bom dat hij die ochtend plotseling bloed heeft opgehoest.
Bij navraag blijkt dat hij de voorafgaande dagen wat spoortjes bloed heeft opgehoest. Deze ochtend was dat ineens een bodem van een kopje vol helderrood bloed. Terwijl u bij hem bent, hoest hij nogmaals een bodempje helderrood bloed op.

Hemoptoë

PREVALENTIE EN ETIOLOGIE

Hemoptoë komt bij ongeveer 50% van de patiënten met longkanker voor. Wanneer de patiënt klaagt over bloed ophoesten, is het soms lastig om uit te maken of er sprake is van hemoptoë, haematemesis dan wel een epistaxis. Het is dan van belang om te weten of het helderrood bloed is (epistaxis meer waarschijnlijk) dan wel bloed vermengd met sputum. Vooral bij patiënten van wie al bekend is dat zij een centrale tumor hebben met ingroei in de vaten bestaat er een risico van een massale hemoptoë. Dit komt voor bij ongeveer 3% van de patiënten met longkanker.

ONDERZOEK EN BEHANDELING

In de klinische setting wordt er bijna altijd een bronchoscopie verricht om vast te stellen waar het focus van de bloeding is. Mocht er een endobronchiale tumor zichtbaar zijn, dan kan laser- of cryotherapie overwogen worden. Tevens kan via bronchialis angiografie een embolisatie van het voedend vat worden verricht met behulp van een coil.

Afhankelijk van de levensverwachting kan palliatieve radiotherapie overwogen worden of een palliatieve resectie (bijv. bij resttumor na eerder radiotherapie).

Een vermindering van de hemoptoë kan eventueel bewerkstelligd worden met tranexaminezuur.

Mocht er sprake zijn van een trombopenie dan dient deze uiteraard gecorrigeerd te worden. Tevens dient gebruikte antistolling gecoupeerd te worden met behulp van vitamine K of fresh frozen plasma.

Behandeling van hemoptoë

- endobronchiale therapie
- embolisatie
- radiotherapie
- medicamenteus (tranexaminezuur)
- toedienen van trombocyten bij trombopenie
- couperen van antistolling

Mocht de kans groot zijn op een massale hemoptoë, dan is het goed om de omgeving hierop voor te bereiden. Vanwege het visuele aspect bij een massale hemoptoë kunnen uit voorzorg donkere handdoeken en beddengoed geadviseerd worden.

In de acute situatie is de aanbeveling de patiënt op de zij te laten liggen waar vermoedelijk de bloeding vandaan komt, om overloop naar de niet-aangedane long te voorkomen.

Vervolg casus

Terwijl u telefonisch overlegt met de longarts, roept de vriend van de heer Bom dat hij meer bloed begint op te hoesten. Bovengekomen treft u de heer Bom zeer angstig en benauwd aan, terwijl hij in golven bloed ophoest. U dient hem direct een hoge dosis midazolam toe. U vraagt zijn vriend om achter de heer Bom te gaan zitten en hem vast te houden. Enkele minuten later overlijdt de heer Bom in de armen van zijn vriend.

Dreigende verstikking

Het beleid bij een dreigende verstikking in het terminale stadium is acute palliatieve sedatie door middel van het toedienen van een hoge dosis midazolam. Bij een massale hemoptoë overlijdt de patiënt meestal in zeer korte tijd. Omdat dit een zeer angstige ervaring is, ook voor de omgeving, is het advies om een naaste achter de patiënt te laten plaatsnemen. Wanneer een patiënt aan massale hemoptoë overlijdt, is dit voor de omgeving een traumatische ervaring die nazorg behoeft.

Vervolg casus

Na de crematie gaat u nog eens langs bij de vriend van de heer Bom. Deze is erg verdrietig, maar ook blij dat alles achter de rug is. Hij vindt het prettig om nog even met u na te praten over de laatste ogenblikken van de heer Bom. Als u vraagt of hij denkt het verder alleen te redden, antwoordt hij dat hij dat nog niet weet. Het is nog te vers allemaal. U drukt hem op het hart om langs te komen als hij daartoe behoefte voelt.

Kernpunten

- Dyspneu komt zeer frequent voor bij patiënten met kanker en gaat bijna altijd gepaard met angst.
- Dyspneu is subjectief.
- Dyspneu is niet hetzelfde als hypoxemie
- Rust en aandacht voor leefregels zijn essentiële onderdelen van het beleid.
- Morfine is de hoeksteen van de medicamenteuze symptomatische behandeling.
- Benzodiazepines worden bij dyspneu vaak toegevoegd aan morfine vanwege de optredende angst.
- De aandacht voor naasten maakt nadrukkelijk deel uit van het beleid.
- Hoesten is vaak moeilijk te behandelen.
- Hemoptoë is een ernstig symptoom, waarvoor diverse behandelingsopties bestaan.
- Bij dreigende verstikking kan acute palliatieve sedatie geïndiceerd zijn.

Literatuur

Baas AAF, Zylicz Z, Hesselmann GM. Richtlijn dyspneu en hoesten. In: Graeff A de, Bommel JMP van, Deijck RHPD van, Eynden B van den, Krol RJA, Oldenmenger WH, Vollaard EJ. Palliatieve zorg. Richtlijnen voor de praktijk. Heerenveen: Jongbloed (te verschijnen december 2010). Ook in te zien op www.pallialine.nl
Ben-Aharon I, Gafter-Gvili A, Paul M, Kibovici L, Stemmer SM. Interventions for alleviating cancer-related dyspnea: a systematic review. J Clin Oncol 2008;26:2396-2404.
Booth S, Moosavi SH, Higginson IJ. The etiology and management of intractable breathlessness in patients with advanced cancer: a systematic review of pharmacological therapy. Nat Clin Pract Oncol 2008;5:90-100.
Dy SM, Lorenz KA, Naeim A, Sanati H, Walling A, Lorenz KA. Evidence-based recommendations for cancer fatigue, anorexia, depression, and dyspnea. J Clin Oncol 2008;26:3886-95.

Casus 8
Een patiënt met COPD

J.C. Antons, M.J. Boeree

Casus

De heer Van der Steen is 72 jaar. Hij is getrouwd en heeft drie kinderen. Tot hij op zijn 58e vervroegd met pensioen ging, werkte hij in een suikerfabriek. Hij heeft van zijn 13e tot en met zijn 63e levensjaar gerookt, in totaal 80 packyears. Toen hij 62 jaar was, is bij hem een ernstige vorm van chronic obstructive pulmonary disease (COPD) vastgesteld. De afgelopen jaren hebben zich verschillende episodes voorgedaan met toename van klachten. Deze exacerbaties werden door u, zijn huisarts, behandeld. Hij heeft de afgelopen jaren enkele malen in het ziekenhuis gelegen in verband met een ernstige exacerbatie.

Zijn longfunctie is in de loop der jaren achteruitgegaan. De éénsecondewaarde is 0,79 liter (27% van voorspeld). Er is derhalve sprake van een ernstige vorm van COPD. Aangezien hij in rust hypoxemisch bleef met een pO_2 van 7,8 kPa (normaalwaarde 10,6-13,3 kPa), is een jaar geleden bij ontslag uit het ziekenhuis onderhoudsbehandeling met zuurstof voor thuis aangevraagd. Twee maanden geleden is hij vanwege totale respiratoire insufficiëntie tijdens een pneumonie kortdurend invasief beademd en vervolgens nog kortdurend non-invasief. Bij ontslag van de Intensive Care is afgesproken dat hij bij een nieuwe episode van totale respiratoire insufficiëntie alleen nog ondersteund zal worden met non-invasieve beademing. Gelet op de ernst van zijn COPD is eveneens afgesproken hem niet meer te reanimeren. Thuis is hij de afgelopen maanden alleen in staat geweest tot zeer geringe inspanning. Hij krijgt hulp bij ADL-activiteiten. Hij heeft regelmatig last van hoestbuien, waarbij hij met moeite een geringe hoeveelheid taai slijm ophoest. Ook in rust ervaart hij periodes met kortademigheid. Vooral de combinatie met de hoestbuien ervaart hij als zeer angstig. U hebt hem sinds zijn ontslag uit het ziekenhuis al viermaal thuis behandeld met een prednison stootkuur. De heer Van der Steen was nooit een forse man, maar de laatste jaren is hij enkele kilo's afgevallen. Ondanks het starten van bijvoeding lukt het hem niet om op gewicht te blijven. U bezoekt hem regelmatig thuis.

Zijn echtgenote heeft nu een visite aangevraagd, omdat haar man in toenemende mate kortademig is en 's nachts slecht slaapt.

Wat zou u nog meer willen weten en waar let u op bij het lichamelijk onderzoek?

Specifieke anamnese

De heer Van der Steen vertelt in korte zinnen dat hij zich de afgelopen dagen steeds meer kortademig is gaan voelen. Hij hoest weinig geel / groen sputum op. Hij heeft geen koorts. Zijn eetlust is matig, het eten kost hem veel energie en hij is verder afgevallen. Het slapen gaat slecht. Bij liggen ervaart hij meer kortademigheidsklachten en toename van hoesten. Hij slaapt bij voorkeur zittend in de stoel. Hij heeft last van dikke voeten en enkels. De afgelopen dagen heeft hij veel extra inhalatiemedicatie gebruikt, zonder veel effect op zijn kortademigheid. Hij voelt zich vermoeid.

Wat is uw differentiaaldiagnose naar aanleiding van deze gegevens?

Differentiaaldiagnose

- exacerbatie COPD mogelijk op basis van luchtweginfectie
- rechts decompensatio cordis bij cor pulmonale
- longembolieën bij immobilisatie

Lichamelijk onderzoek

U ziet een magere man, voorovergebogen zittend in een stoel. Hij draagt een zuurstofbrilletje in de neus. De heer Van der Steen is helder en antwoordt adequaat. Hij maakt een vermoeide indruk. Hij heeft een toegenomen ademfrequentie van 30 keer per minuut. De bloeddruk is 150/85 mmHg en de pols 110/min, regulair aequaal. De centraal veneuze druk is verhoogd. Zijn temperatuur is 37,6 graden Celsius. Bij beluisteren van de longen is zeer zacht ademgeruis te horen met een verlengd expirium. Beiderzijds basaal zijn enkele crepitaties te horen. Over het hart zijn normale tonen hoorbaar, zonder souffles. Bij onderzoek van de buik is er een palpabele leverrand onder de ribbenboog. Aan de enkels en voeten heeft hij pitting oedeem.

Probleemlijst

- dypsneu
- vermoeidheid
- slecht slapen
- slechte eetlust
- gewichtsverlies

Beschouwing

U hebt te maken met een 72-jarige man met ernstig COPD. Er lijkt sprake te zijn van een tussentijdse exacerbatie zonder duidelijk uitlokkend moment. Na de vorige opname in het ziekenhuis is een behandelbeperking afgespro-

ken. De heer Van der Steen is sindsdien verder achteruitgegaan.
Bij iedere patiënt met ernstig COPD breekt een periode aan waarin de vraag komt of er nog beïnvloedbare, te behandelen, factoren zijn of dat de laatste levensfase is aangebroken waarbij niet langer sprake is van reversibiliteit van klachten. Het is niet goed mogelijk om in te schatten wanneer de heer Van der Steen zal overlijden. In de praktijk overlijden veel patiënten met ernstig COPD in het ziekenhuis. Dit heeft waarschijnlijk veel te maken met de moeilijke voorspelbaarheid van het overlijden. Er is een aantal prognostische factoren bekend die het inschatten van de levensverwachting kunnen ondersteunen. Deze factoren worden later in dit hoofdstuk besproken.
Bij de behandeling van patiënten met ernstig COPD is het doorgaans belangrijk om de patiënt bij de besluitvorming te betrekken, bijvoorbeeld door tijdige uitleg te geven over de ernst van de ziekte en over de behandeling (gericht op ondersteuning en niet zozeer op reversibiliteit van klachten). Verder is het zinvol patiënten te stimuleren na te denken over het eigen sterven, over behandelbeperkingen met betrekking tot reanimeren en intensive care opnamen. Door met een patiënt dergelijke thema's te bespreken, kan hij gemakkelijker zelf de regie houden, bijvoorbeeld over iets concreets als: 'wil ik nog opgenomen worden in het ziekenhuis of wil ik thuis blijven?' Het kan ook helpen om behandeldoelen beter te definiëren. Bij sommige culturele achtergronden is deze volledige openheid echter niet gewenst. Hiervoor verwijzen we naar hoofdstuk 4.

COPD

PATHOFYSIOLOGIE

COPD is een chronische obstructieve longziekte, die zich kenmerkt door irreversibele, vaak progressieve bronchusobstructie. COPD wordt veroorzaakt door het inhaleren van schadelijke gassen en rook. In de westerse wereld wordt COPD meestal veroorzaakt door het roken van sigaretten. Bij COPD is niet alleen sprake van betrokkenheid van de long, maar ook van systemische inflammatie, die bijvoorbeeld kan leiden tot een afname van de spiermassa en spierkracht en tot gewichtsverlies. Per definitie is er bij COPD sprake van bronchusobstructie met een tiffeneau-index (éénsecondewaarde (FEV_1) / vitale capaciteit (FVC)) kleiner dan 70%. De ernst van de COPD wordt aangegeven met de GOLD-classificering, waarbij een indeling wordt gemaakt op basis van de FEV_1.

GOLD-classificering

- GOLD I (FEV_1 > 80% van voorspeld)
- GOLD II (FEV_1 50%-80%)
- GOLD III (FEV_1 30-50%)
- GOLD IV (FEV_1 < 30%, of totale respiratoire insufficiëntie)

CLASSIFICATIE VAN DE ERNST VAN COPD

De groep van COPD-patiënten is zeer heterogeen. Het is moeilijk om de ernst van COPD en de invloed die de ziekte heeft op het leven van een patiënt uit te drukken in maat en getal. De GOLD-classificatie is hiervoor een niet-ideale indeling, omdat deze maar matig correleert met de voorspelbaarheid van mortaliteit en de ervaren kwaliteit van leven. Het Nijmeegs Integral Assessment Framework (NIAF) heeft het concept algehele gezondheidsstatus geformuleerd. De algehele gezondheidsstatus wordt bepaald door vier domeinen: het fysiologisch functioneren, de ervaren klachten, de beperkingen in het dagelijks leven en de kwaliteit van leven (zie figuur C.8.1).

Ter illustratie: een patiënt met een ernstige functionele stoornis kan weinig klachten en beperkingen ervaren, maar ook het omgekeerde kan het geval zijn. Het NIAF heeft geleid tot een scoringssysteem, gevalideerd voor COPD-patiënten, waarmee op een integrale manier de gezondheidstoestand van een individuele patiënt in kaart kan worden gebracht. Dit scoringssysteem, het *Nijmegen Clinical Screening Instrument* (NCSI), correleert beter met de algehele gezondheidstoestand van een COPD-patiënt dan alleen de éénsecondewaarde. Het NCSI kan worden gebruikt om zorg op maat te leveren aan een individuele COPD-patiënt, aansluitend bij zijn / haar behoefte. Het kan een hulpmiddel zijn om bij een patiënt in een eerdere fase bepaalde zorgbehoeften te signaleren en palliatieve behoeften beter te onderkennen en te behandelen. Ook het gebruik van een klachtendagboek of een NRS-score voor het meten van bijvoorbeeld dyspneu kan toegevoegde waarde hebben.

EPIDEMIOLOGIE
In Nederland hadden in 2008 ongeveer 316.500 patiënten COPD. Dit getal is waarschijnlijk een onderschatting van het totaal aantal patiënten. Jaarlijks overlijden ongeveer 6500 mensen aan COPD. Dit is 4,6% van de totale sterfte.

BEHANDELING EN BELEID

Algemeen
De ziekte COPD is niet te genezen. De behandeling van COPD richt zich, wanneer de diagnose eenmaal gesteld is, op stabilisatie van de ziekte door middel van voorkómen van achteruitgang en verlichting van klachten De achteruitgang is mede gerelateerd aan de tussentijdse verslechteringen, zogeheten exacerbaties, die meestal uitgelokt worden door een virale of bacteriële luchtweginfectie. Overige factoren voor achteruitgang zijn onder andere het persisterend roken. De behandeling van COPD is in te delen in de niet-medicamenteuze symptomatische, de medicamenteuze symptomatische behandeling en overige behandelmogelijkheden.

Welke niet-medicamenteuze behandelingen van COPD kent u?

Niet-medicamenteuze symptomatische behandeling
Het stoppen met roken is hierbij de belangrijkste interventie. Stoppen met roken vermindert de achteruitgang in longfunctie, maar voorkomt dit echter niet (zie figuur C.8.2).

De niet-medicamenteuze behandeling van COPD is verder vooral gericht op:
- informatie en voorlichting
- het optimaliseren van de fysieke conditie door middel van training
- training van de perifere en ademhalingsspierkracht, wat een vermindering van de dyspneusensatie bewerkstelligt

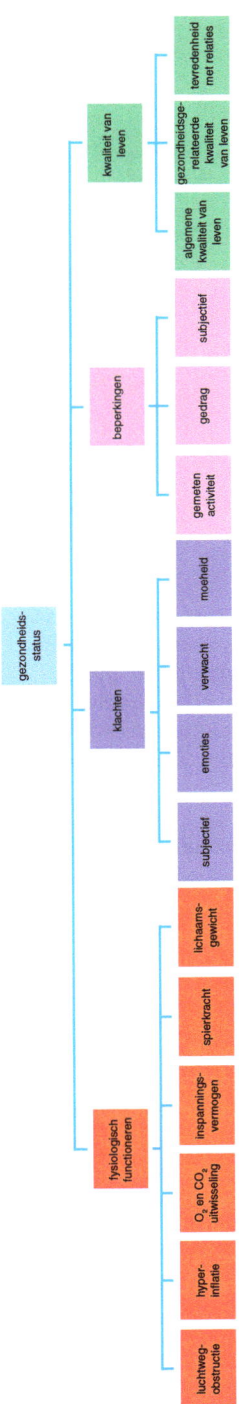

Figuur C.8.1 Nijmegen Clinical Screening Instrument (NCSI).

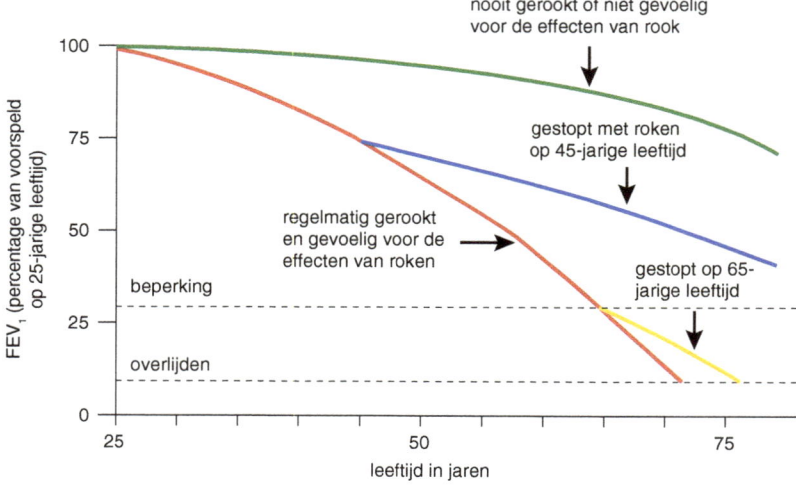

Figuur C.8.2 Geadapteerde fletcher-curve (naar Fletcher en Peto, 1977).

- ademhalingstechnieken gericht op vermindering van dyspneu, waarbij ook aandacht wordt gegeven aan de optimale houding ten behoeve van het ademhalen, bijvoorbeeld licht vooroverleunend zitten of staan, en evacuatie van sputum
- temporegulatie, ADL-training, dagindeling, verdelen van activiteiten over de dag
- optimaliseren van de voedingstoestand (adequaat lichaamsgewicht) en de lichaamssamenstelling (adequate vetvrije massa als maat voor de hoeveelheid spiermassa) door middel van voedingsadviezen van de diëtiste
- psychosociale ondersteuning
- verhogen van zelfmanagement, onder andere medicatiegebruik / medicatietrouw en compliance van de zuurstoftherapie.

Bij de niet-medicamenteuze behandeling is een rol weggelegd voor meerdere disciplines. Naast de huis- en/of longarts kunnen bijvoorbeeld de praktijkondersteuner, de longverpleegkundige, de diëtiste, de fysiotherapeut, de geestelijk verzorger en/of de psycholoog een bijdrage leveren. Een onderdeel van de niet-medicamenteuze behandeling is poliklinische of klinische longrevalidatie, waarbij men op multidisciplinaire en geïntegreerde wijze het optimaliseren van de algehele gezondheidstoestand van een patiënt nastreeft, met de hiervoor genoemde doelen als leidraad. Enerzijds wordt gestreefd naar optimaliseren van de onderliggende longaandoening, anderzijds naar herstel van activiteit en maatschappelijke participatie. Concrete voorbeelden van deze vorm van behandelen zijn: het aanleren van ademhalingstechnieken zoals *pursed lips breathing* (het uitademen met gesloten lippen waardoor er een positieve eind-expiratoire druk ontstaat en de luchtwegen bij het uitademen langer open blijven), aanpassen van de lichamelijke activiteit aan de fysieke beperking door bijvoorbeeld rustpauzes in te lassen, omlaag brengen van het tempo en de activiteit zo mogelijk zittend doen, zoals zittend douchen. Ook het gebruik van hulpmiddelen, zoals een rollator of looprek en scootmobiel, kan de actieradius vergroten. Als de ADL-activiteiten te veel inspanning vergen, kan ondersteuning door de partner of thuiszorg uitkomst bieden.

Er wordt gestreefd naar acceptatie van de chronische ziekte en maximale adaptatie eraan.

Medicamenteuze symptomatische behandeling

De medicamenteuze behandeling bestaat onder andere uit inhalatiemedicatie in de vorm van anticholinergica of β2-agonisten, gericht op het bereiken van optimale bronchusverwijding. Hierbij valt de keuze meestal op lang werkende anticholinergica (tiotropium) en β2-agonisten (zoals formoterol en salmeterol). Kort werkende bronchusverwijders, vooral salbutamol, kunnen hier als rescue-medicatie aan toegevoegd worden. Bronchusverwijders in een verneveIde vorm hebben wat betreft werking geen toegevoegde waarde boven bronchusverwijders geïnhaleerd met een dosisaerosol en voorzetkamer. Inhalatiemedicatie via poederinhalator is vaak meer afhankelijk van de inspiratiekracht, maar heeft, mits adequaat gebruikt, eenzelfde werking. De toevoeging van inhalatiecorticosteroïden bij patiënten die vaak exacerbaties hebben, heeft als doel het aantal exacerbaties te doen afnemen. Exacerbaties worden over het algemeen behandeld met prednisonstootkuren, vaak in combinatie met antibiotica. Onderhoudsbehandeling met prednison of antibiotica wordt niet aanbevolen.

Er is een beperkte indicatie voor andere medicatie, zoals theofylline.

Overige behandelmogelijkheden

Zuurstoftherapie

Bij de ernstiger vormen van COPD kan er een chronische hypoxemie zijn ($pO_2 < 7,3$ kPa of pO_2 7,3-8,0 kPa met tekenen van rechter hartbelasting). Dit is een indicatie voor het starten van onderhoudsbehandeling met zuurstof gedurende ≥ 15 uur/dag. Hiermee verbetert de overleving. Bovendien heeft dit een gunstig effect op de inspanningstolerantie, de weefseloxygenatie, de druk in de arteria pulmonalis en het psychisch functioneren (waarschijnlijk t.g.v. een afname van cerebrale hypoxemie). Het is aan te bevelen om een patiënt voor het starten van een onderhoudsbehandeling met zuurstof kort in het ziekenhuis op te nemen om voorlichting te geven, de verwachtingen van de patiënt en zijn naasten te exploreren en de controle en het voorkomen van eventuele CO_2-stapeling te bespreken. Als een patiënt goed is ingesteld op zuurstoftherapie, is verdere controle niet noodzakelijk, tenzij er sprake is van CO_2-stapeling.

Er kleven verschillende nadelen aan het gebruik van zuurstof. Zo kan een patiënt zich afhankelijk gaan voelen van de zuurstof. Het zuurstofbrilletje kan bij de communicatie met naasten als een fysieke belemmering ervaren worden. Het kan leiden tot toename van inactiviteit en aan huis gebonden zijn. Patiënten mogen niet meer roken. Er is een verhoogd brandgevaar en er zijn hoge kosten verbonden aan zuurstofgebruik.

Over het effect van zuurstof op de dyspneusensatie wordt later in het hoofdstuk ingegaan.

Operatieve ingrepen

Bij de ernstigste vormen van COPD kan een uni- of bilaterale longtransplantatie overwogen worden. Een longtransplantatie verbetert de overleving bij ernstig COPD. Een absolute voorwaarde hiervoor is het stoppen met roken. Er mag geen relevante comorbiditeit zijn. Naast de lange wachttijden, leidt dit ertoe dat longtransplantatie slechts voor weinig COPD-patiënten een optie is.

Longvolumereductiechirurgie bij patiënten met significant emfyseem is soms een behandeloptie, maar wordt slechts zelden toegepast.

Overig

Een interessante nieuwe ontwikkeling is de techniek van endobronchiale applicaties die reductie van hyperinflatie of bewuste atelectase van bulleuze gebieden kunnen bewerkstelligen en daarmee een verbetering van de ademmechanica geven. Dit is nog geen standaardtherapie en de toepasbaarheid moet nog verder uitgezocht worden.

ZIEKTEBELOOP BIJ COPD

Bij COPD is meestal sprake van een langdurig ziekteproces met geleidelijke, soms ook snel progressieve, achteruitgang. De ziekte kenmerkt zich dus door tussentijdse exacerbaties met toename van klachten en, deels reversibele, achteruitgang (zie figuur 1.2 grafiek b in hoofdstuk 1). Exacerbaties zijn niet goed te voorspellen. Wel kan getracht worden door optimalisatie van niet-medicamenteuze en medicamenteuze behandeling het aantal exacerbaties zo veel mogelijk te reduceren.

Het grillige ziektebeloop maakt het noodzakelijk om bij patiënten met ernstige COPD continu te streven naar zorg op maat. Hierbij neemt met het vorderen van de ziekte de behandeling gericht op stabilisatie af en nemen de palliatieve en ondersteunende behandelingen toe. Het verdient aanbeveling om naar alle aspecten van de gezondheidstoestand te kijken, zoals geformuleerd in de vier domeinen.

Wat kan u helpen om in te schatten hoe lang uw patiënt nog te leven heeft?

PROGNOSE VAN COPD

De levensverwachting van een COPD-patiënt is 8,5 jaar korter dan gemiddeld. Bij het voorspellen van mortaliteit van COPD zijn meerdere indicatoren van belang.

Negatieve voorspellers met betrekking tot de mortaliteit bij COPD

- een lage FEV_1 (< 50% van voorspeld)
- verminderd inspanningsvermogen uitgedrukt in de 6-minuten loopafstand (6MWD)
- verlaagde BMI (body mass index), verlaagde vetvrije massa-index (VVMI)
- hoog ervaren dyspneu gescoord op de Modified Medical Research Council (MMRC-) dyspneuschaal
- hoge leeftijd
- roken
- > 3 acute exacerbaties per jaar
- hypercapnie
- hypoxemie
- comorbiditeit (meestal cardiovasculair)
- ontstaan van pulmonale hypertensie / cor pulmonale
- verminderde kwaliteit van leven (QoL), gescoord met behulp van een betrouwbare vragenlijst

---

Dit zijn alle onafhankelijke voorspellers, zodat het inschatten van de levensverwachting van een individuele patiënt moeilijk blijft. Het (toegenomen) verlies aan zelfredzaamheid kan een aankondiging zijn van verdere achteruitgang en een naderend overlijden. Als belangrijke aanvullende *trigger* voor een behandelaar om het aanbreken van de laatste levensfase te onderkennen, kan de verrassingsvraag gebruikt worden. Hierbij vraagt een behandelaar zich af: 'zou ik verbaasd zijn als mijn patiënt zou overlijden in de komende twaalf maanden?' Als het antwoord 'nee' is, is een ondersteunende benadering gericht op palliatie geïndiceerd.

Vervolg casus

De behandelend longarts heeft na de laatste opname met de heer Van der Steen en zijn vrouw besproken dat de heer Van der Steen een ernstige vorm van COPD heeft en dat de kans aanwezig is dat hij op niet al te lange termijn zal overlijden ten gevolge van zijn COPD. Hierbij doet de longarts geen concrete uitspraken over de verwachte levensduur. Hij geeft duidelijk aan dat hij de heer Van der Steen blijft begeleiden. De heer Van der Steen vindt dit gesprek zeer confronterend, al is hij zelf eigenlijk al overtuigd van het feit dat hij niet lang meer zal leven. Hij geeft tijdens dit gesprek aan erg op te zien tegen een lijdensweg en dat hij bang is om te stikken. De longarts benoemt de mogelijke behandelingen van ernstige benauwdheid en de angst om te stikken, zoals het gebruik van morfine, en benadrukt nog eens dat hij de patiënt in nauw overleg met de huisarts blijft ondersteunen.

Beschouwing

In deze fase is het belangrijk een patiënt een realistische voorstelling van zaken te geven en tegelijkertijd uitzicht te bieden op enige kwaliteit van leven gedurende de laatste periode. Voor een patiënt is het belangrijkste te weten dat hij door zijn behandelaars niet in de steek wordt gelaten. De huisarts kan in de laatste levensfase de zorg in de thuissituatie volledig overnemen, met ondersteuning van de thuiszorg. Als de huisarts ervoor kiest een patiënt niet naar het ziekenhuis in te sturen, maar hem thuis te laten, zal hij zich enerzijds richten op behandeling van optredende exacerbaties, anderzijds op bestrijding van de kortademigheid en andere klachten die horen bij de laatste levensfase. De ondersteuning bij ADL-activiteiten, zoals wassen en aankleden, kan verder worden uitgebreid met behulp van de thuiszorg. Hierbij is het belangrijk dat ook zijn echtgenote, als primaire mantelzorger, goede begeleiding krijgt.

Bestrijding van kortademigheid in eindstadium COPD

Medicamenteuze behandeling

Wanneer conventionele luchtwegmedicatie geen verlichting van de kortademigheid meer geeft, is morfine geïndiceerd. Andere opioïden, zoals fentanyl, oxycodon en methadon, zijn mogelijk ook werkzaam, maar zijn niet onderzocht op hun effect op dyspneu. Morfine heeft tevens een gunstig effect op afname van de hoest. Morfine kan zowel oraal, subcutaan als intraveneus gegeven worden. Lage doseringen morfine zijn meestal voldoende (zie tabel C8.1). In vernevelde vorm lijkt morfine niet effectief.

Tabel C8.1	Morfinedosering.

Ernstige dyspneu:
- startdosis: 4-6 dd 2,5-5 mg s.c./4-6 dd 5-10 mg oraal
- bij onvoldoende effect de uitgangsdosering met 50% verhogen
- onderhoudsdosis: 24 uursbehoefte: dagdosis in preparaten met vertraagde afgifte

Extra morfinebehoefte bij doorbraak dyspneu: 15% van de 24 uursdosis.

Proportioneel toegediende morfine geeft geen versnelling van de dood bij mensen met ernstig COPD. Het is niet nodig terughoudend te zijn bij het starten van morfine. Sterker nog, de ervaren ernstige kortademigheid leidt tot een sterke verslechtering van de kwaliteit van leven, zodat patiënten door het achterwege laten van morfine een mogelijkheid tot verbetering wordt onthouden.

Het toevoegen van een anxiolyticum of een sederend middel, zoals oxazepam, lorazepam of diazepam, kan een additief effect hebben bij moeilijk te bestrijden dyspneu of doorbraak dyspneu. Slaapmedicatie kan zinvol zijn bij een verstoorde nachtrust.

Wat is de waarde van zuurstoftherapie bij ernstige benauwdheid bij COPD?

Zuurstoftherapie bij ernstige dyspneu

Zuurstof ter bestrijding van hypoxemie en dyspneu is waarschijnlijk zinvol, maar in beperkte mate. Dyspneu en hypoxemie zijn niet hetzelfde. Patiënten kunnen dyspneu ervaren zonder hypoxemisch te zijn en ook na correctie van een hypoxemie kunnen dyspneuklachten blijven bestaan. Er is niet veel wetenschappelijk onderzoek gedaan naar het effect van zuurstof op kortademigheid. Er is hierbij evidence zowel voor als tegen het gebruik van zuurstof. De indicatie om in deze fase zuurstoftherapie aan te bieden of, als de patiënt deze behandeling al heeft daarmee door te gaan, moet bij voorkeur gesteld worden in overleg tussen de eerste en de tweede lijn. Het lijkt het meest raadzaam om het gebruik van zuurstof ter bestrijding van dyspneu door middel van een proefbehandeling te evalueren, bij voorkeur gecombineerd met gebruikmaking van een score voor dyspneu verkregen via een NRS. Normaliter wordt tussen de 0,25 en 2 liter O_2/min. gegeven. Zonder luchtbevochtiger kan via een neusbril tot 4 liter zuurstof per minuut gegeven worden. Slaapstoornissen, hoofdpijn 's morgens en cognitieve stoornissen, zoals sufheid en verwardheid, kunnen een indicatie zijn van CO_2-stapeling. Het verrichten van een saturatiemeting heeft geen toegevoegde waarde en kan achterwege blijven.

De heer Van der Steen gebruikt al langdurig zuurstof in verband met zijn hypoxemie. Vanwege de onrust die dit teweeg zou brengen, is het niet opportuun deze behandeling in deze fase van zijn ziekte te herevalueren of te staken.

Vervolg casus

De heer Van der Steen geeft aan toch graag opgenomen te willen worden in het ziekenhuis. Bij vorige opnamen voelde hij zich in het ziekenhuis minder angstig dan thuis. Ook is hij bij de vorige opname toch nog iets opgeknapt. U besluit hem in te sturen naar het ziekenhuis, waar hij door de longarts wordt gezien op de Spoedeisende Hulp. Deze neemt eveneens de anamnese af en verricht lichamelijk onderzoek. Aanvullend wordt een saturatiemeting verricht met een pulseoxymeter. De perifere saturatie bedraagt 86% bij zijn gebruikelijke 1 l O_2/min. Tevens wordt een arteriële bloedgasanalyse verricht, waarbij een partieel gecompenseerde respiratoire acidose te zien is: pH 7,33 (normaalwaarde 7,38-7,43), hypoxemie pO_2 6,9 kPa (10,6-13,3 kPa), hypercapnie pCO_2 8,5 (4,5-6,0 kPa), en verhoogd bicarbonaat 32 mmol/l (22-26 mmol/l). Het CRP is laag, er is geen leukocytose en het creatinine is normaal. Het Hb-gehalte is verhoogd, Hb 10,8 mmol/l (7,4-9,9 mmol/l). De leverproeven, ASAT, ALAT, AF, gGT, zijn alle net verhoogd boven de norm. De thoraxfoto laat een licht, vooral rechtszijdig, vergroot hart zien met laagstaande diafragmahelften met stompe sinus pleurae. Er zijn geen infiltratieve afwijkingen, vaatredistributie of pneumcthorax te zien. Het ECG toont tekenen van rechtsbelasting met een P-pulmonale en een rechter asdraai.

Welke differentiaaldiagnose stelt u nu aan de hand van de bevindingen van de longarts?

Differentiaaldiagnose

- exacerbatie COPD mogelijk op basis van luchtweginfectie
- rechts decompensatio cordis bij cor pulmonale
- longembolieën bij immobilisatie

De longarts concludeert dat er sprake is van een exacerbatie COPD zonder aanwijsbare oorzaak. Er is een totale respiratoire insufficiëntie met een respiratoire acidose en decompensatio cordis rechts. Te overwegen valt om longembolieën uit te sluiten met behulp van een d-dimeer in combinatie met klinische beslisregels. Indien deze verhoogd is, moet een CT-thorax angiografie verricht worden. Het is bekend dat een groot percentage, tot wel 50%, van de patiënten die opgenomen worden met een exacerbatie COPD, longembolieën heeft. Omdat de longarts nu een goede verklaring heeft voor de klachten wordt op dit moment geen aanvullende diagnostiek verricht.

Tot welke vorm van behandeling zou u overgaan?

Wat zijn de voor- en de nadelen van een behandeling in het ziekenhuis en een behandeling thuis?

De behandeling in het ziekenhuis

De medicamenteuze basis van de behandeling van een COPD-exacerbatie is in het ziekenhuis in principe dezelfde als thuis en bestaat uit een combinatie van medicatie en fysiotherapeutische en verpleegkundige ondersteuning. Bij een ziekenhuisopname kan non-invasieve beademingsondersteuning meerwaarde hebben. Bij een respiratoire acidose, pH < 7,35, in combinatie met vermoeidheid en dyspneu, bestaat er een indicatie voor non-invasieve beademing. Bij non-invasieve beademing wordt in- en expiratoire ademhalingsondersteuning gegeven met behulp van een non-invasieve beademingsmachine. Hierbij krijgt de patiënt een beademingskap op het gezicht, waarbij in ieder geval de neus en mond geheel bedekt zijn. Deze vorm van beademing ondersteunt de ademhaling en geeft een patiënt de kans om uit te rusten.

Het streven is om de hypercapnie te verminderen en de oxygenatie te verbeteren. De beademingsdrukken worden getitreerd met als parameters de arterieel gemeten O_2- en CO_2-spanning. De toegediende zuurstofconcentratie wordt getitreerd op basis van de perifeer gemeten saturatie. Momenteel is er vooral in de acute fase van een COPD-exacerbatie bij respiratoire acidose een indicatie voor non-invasieve ademhalingsondersteuning. Deze ademhalingsondersteuning wordt afgebouwd en gestopt na verbetering van de exacerbatie. Er zijn aanwijzingen dat het bij een chronische hypercapnie bij ernstig COPD zinvol is om door te gaan met chronische nachtelijke non-invasieve beademing. Dit uit zich in verminderde dyspneusensatie, een verbeterd inspanningsvermogen en lagere pCO_2-waarden overdag. Dit is echter nog geen standaardtherapie.

Vervolg casus

Bij de heer Van der Steen wordt gestart met non-invasieve beademing. Ondanks de ingezette behandeling van de exacerbatie gaat het met de heer Van der Steen één dag na opname niet beter. Hij verdraagt de neus / mondkap van de non-invasieve beademing slecht. Hij wordt angstig op het moment dat hij de kap op krijgt en heeft moeite de beademingsmachine te volgen bij het ademen. Hij rust niet uit en wordt in toenemende mate vermoeid. De weinig productieve hoestbuien blijven komen en maken zijn kortademigheid nog erger. Tijdens een hoestbui heeft hij het gevoel te zullen stikken. Zowel met als zonder het dragen van de beademingskap ervaart hij ernstige kortademigheid. Gedurende de nacht is de heer Van der Steen continu wakker geweest. Hij is angstig en heeft aan de verpleegkundige gevraagd of hij de volgende dag wel zal halen. De hypercapnie neemt verder toe. De hypoxemie is te corrigeren met zuurstof, maar de behoefte aan zuurstofsuppletie neemt toe. Er wordt gestreefd naar een saturatie > 92%.

Beschouwing

Bij patiënten met ernstige COPD kan de situatie ontstaan dat de ingezette behandeling van een exacerbatie onvoldoende effect heeft op de klachten. Dit is het moment waarop gestreefd moet worden naar betere symptoombestrijding. Idealiter zouden de behandeling van de exacerbatie en de symptomatische behandeling meer naast elkaar moeten bestaan. De ingezette medicamenteuze behandeling en non-invasieve ademhalingsondersteuning hebben bij de heer Van der Steen onvoldoende effect. De toename van de respiratoire insufficiëntie, zich uitend in een toename van de hypercapnie en toename van de zuurstofbehoefte, is prognostisch slecht. De longarts concludeert dat er sprake is van een fase waarin de nadruk van de behandeling meer moet komen te liggen op verlichting van zijn voornaamste klacht: de dyspneu. De kans dat de heer Van der Steen op heel korte termijn zal overlijden ten gevolge van zijn COPD is groot.

Welke aanvullende diagnostiek zou u nog willen doen?

Vervolg casus

De longarts spreekt nog diezelfde middag met de patiënt, zijn echtgenote en hun zoon. De longarts legt uit dat de heer Van der Steen niet reageert op de gestarte behandeling. Hij stelt voor om de behandeling met behulp van morfine meer te richten op het bestrijden van de kortademigheidsklachten en de hoestbuien. Hierbij geeft hij aan dat de kans dat de heer Van der Steen nu snel zal overlijden aan zijn COPD groot is en dat de behandeling gericht is op het verlichten van het stervensproces. Als hij ondanks de morfine nog angstig blijft en moeite houdt met slapen, kan hij een rustgevend middel krijgen. De heer Van der Steen geeft aan dat hij weet hoe het ervoor staat. De afgelopen periode thuis heeft hij als zeer frustrerend en moeizaam ervaren. Hij heeft er vrede mee dat zijn tijd is gekomen. Zijn zoon voegt er nog aan toe dat vader al vaker heeft gezegd geen gevecht te willen voeren tegen de dood en dat hij opziet tegen een lijdensweg.

De longarts vraagt of de heer Van der Steen in het ziekenhuis wil blijven of de laatste fase van zijn leven thuis wil zijn. De heer Van der Steen maakt duidelijk dat hij zich in het ziekenhuis minder angstig voelt dan thuis. Hij wil graag opgenomen blijven. Omdat de longarts verwacht dat de heer Van der Steen door het staken van de non-invasieve beademing waarschijnlijk op zeer korte termijn (binnen enkele dagen) zal overlijden ten gevolge van de respiratoire insufficiëntie, stemt hij hiermee in. De heer Van der Steen en zijn directe familie krijgen psychosociale begeleiding aangeboden in de vorm van ondersteunende gesprekken met de maatschappelijke werkster en de geestelijk verzorger. De heer Van der Steen krijgt morfine subcutaan toegediend in lage doseringen, 2,5-5 mg per dosis. Hiermee is zijn kortademigheid iets verminderd en zijn de hoestbuien afgenomen. In verband met het verstoorde slaapritme en de vermoeidheid krijgt hij voor de nacht slaapmedicatie. Hoewel non-invasieve beademing ook in dit stadium van de behandeling gunstig kan zijn om de dyspneu en vermoeidheid te bestrijden, laat men het bij de heer Van der Steen achterwege, aangezien hij het matig verdragen heeft. De behandeling met prednison wordt in een lage dosering voortgezet, omdat dit nog verlichting van zijn dyspneu kan geven. De bronchusverwijders worden voortgezet, net als de zuurstof. Hij krijgt een antidecubitus behandeling omdat hij steeds in bed ligt en vanwege zijn ondergewicht.

De kortademigheid van de heer Van der Steen is met de morfine nog niet voldoende onder controle. Af en toe krijgt hij een aanvalsgewijze hevige kortademigheid, vaak uitgelokt door een hoestbui, die hem erg belemmert. Op deze momenten is hij erg angstig. Het ophogen van de morfine, die inmiddels elke twee tot drie uur gegeven wordt, leidt ertoe dat de heer Van der Steen wel wat suf is geworden, maar niet vrij van klachten. De morfine wordt met een subcutane pomp toegediend, om op een patiëntvriendelijke manier frequente bolussen te kunnen geven. Het toevoegen van oxazepam, 3 dd 10 mg, heeft onvoldoende effect.

Beschouwing

De situatie is momenteel nog steeds onbevredigend. De kortademigheid en in het bijzonder de angst ten gevolge van de kortademigheid zijn onvoldoende onder controle. In deze situatie kan overgegaan worden tot het toevoegen van lorazepam, oxazepam of midazolam aan de behandeling. Hiermee is het mogelijk de kortademigheid en de angst van de patiënt beter te behandelen en hem meer comfort te geven.

Vervolg casus

De heer Van der Steen krijgt enkele malen 10 mg midazolam toegediend. Hierdoor is hij voldoende comfortabel. Zijn echtgenote en kinderen zijn voortdurend bij hem aanwezig. Zijn echtgenote is verdrietig, maar is blij dat haar man niet meer hoeft te vechten tegen de kortademigheid. Een dag later overlijdt de heer Van der Steen. Zijn echtgenote en kinderen zijn tevreden over de gang van zaken. Ze zijn bedroefd dat hij is overleden, maar waarderen het dat hij in alle rust, in het bijzijn van zijn familie, gestorven is.

Beschouwing

Uit deze casus zijn meerdere leerpunten te halen. Bij ernstig COPD, zoals in deze casus GOLD IV met respiratoire insufficiëntie, is het moeilijk te voorspellen hoe de ziekte zich zal gedragen. Patiënten kunnen binnen korte tijd overlijden, maar kunnen ook nog meerdere jaren leven, zij het met over het algemeen een lage kwaliteit van leven. Uit onderzoek is gebleken dat veel COPD-patiënten in het ziekenhuis overlijden. Ook wordt vlak voor het overlijden vaak nog gestart met behandeling van de exacerbatie. Uit dit onderzoek komt verder naar voren dat de bestrijding van klachten, zoals kortademigheid, en daardoor het verbeteren van de kwaliteit van leven, minder goed verloopt dan bij patiënten met longkanker. In beginsel – dat wil zeggen, als het overeenstemt met de culturele achtergrond van de patiënt – is het wenselijk om bij patiënten met ernstige COPD tijdig, bij voorkeur in een stabiele periode, te bespreken hoe zij aankijken tegen hun eigen levenseinde. Een patiënt zou zich er tijdig van bewust moeten zijn dat hij kan overlijden. Het geeft hem de mogelijkheid om na te denken over het sterven. Waar wil ik sterven? Wat moet er nog geregeld worden? Het stelt een patiënt in de gelegenheid met zijn naasten alles te regelen en te bespreken. Ook verdient het aanbeveling om poliklinisch te bespreken wanneer intensivecarebehandeling of hartreanimatie niet meer zinvol is. Dit voorkomt dat er in een acute situatie een voor patiënt en familie confronterend gesprek moet worden gevoerd. Als met een patiënt met een ernstige vorm van COPD tijdig besproken is dat de kans groot is om te overlijden ten gevolge van COPD, zijn er meer mogelijkheden voor goede logistiek van palliatieve en terminale zorg. Er kan overleg plaatsvinden tussen huisarts en longarts.

De zorg voor een COPD-patiënt in de laatste levensfase is een geïntegreerd onderdeel van de gehele COPD-zorg en kan niet worden gezien als een opzichzelfstaand iets. Ook kan er een multidisciplinair palliatief team bij betrokken worden indien zich specifieke problemen voordoen. De regie van de laatste levensfase blijft daardoor meer in handen van de patiënt zelf. Indien nodig kan op deze wijze eerder ondersteuning gegeven worden aan de partner en andere naasten. Een ziekenhuisopname ter bestrijding van hevige kortademigheid kan complementair zijn, zoals deze casus illustreert.

Kernpunten

- COPD is een niet-curabele chronische longziekte.
- De beperkingen die een COPD-patiënt ervaart, zijn slecht uit te drukken in maat en getal.
- De ziekte COPD gedraagt zich grillig, het ziektebeloop en het overlijden zijn slecht te voorspellen.
- Door het tijdig signaleren van achteruitgang en afname van de kwaliteit van leven kan geanticipeerd worden op goede palliatieve zorg in de laatste levensfase.

Literatuur

Celli BR, Cote CG, Marin JM, Casanova C, Montes de Oca M, Mendez RA e. a. The body-mass index, airflow obstruction, dyspnoe and exercise capacity index in chronic obstructive pulmonary disease. N Engl J Med 2004;10:1005-12.
Curtis JR. Palliative and end-of-life care for patients with severe COPD. Eur Resp J 2008;32:796-803.
Elkington H, White P, Addington-Hall J, Higgs R, Edmonds P. The healthcare needs of chronic obstructive pulmonary disease patients in the last years of life. Palliat Med 2005;19:485-91.
Fletcher C, Peto R. The natural history of chronic airflow obstruction. Br Med J 1977;1:1645-48.
Kotz D, Wesseling G, Huibers MJH, Schayck OCP van. Efficacy of confrontational counselling for smoking cessation with previously undiagnosed mild to moderate airflow limitation: study protocol of a randomized controlled trial. BMC Public Health 2007;7:332.
Kwaliteitsinstituut voor de Gezondheidszorg CBO in samenwerking met Nederlandse Vereniging voor Longziekten en Tuberculose en het Nederlands Huisartsen Genootschap. Richtlijn Ketenzorg COPD. Utrecht: CBO, 2004.
Kwaliteitsinstituut voor de Gezondheidszorg CBO in samenwerking met Nederlandse Vereniging voor Longziekten en Tuberculose en het Nederlands Huisartsen Genootschap. EBRO-Richtlijn Medicamenteuze therapie COPD. Utrecht: CBO, 2007.
Murray SA, Kendall M, Boyd K, Sheikh A. Illness trajectories and palliative care. BMJ 2005;330:1007-11.
Murray SA, Pinnock H, Sheikh A. Palliative care for people with COPD: we need to meet the challenge. Prim Care Respir J 2006;15:362-4.
Rocker GM, Tasnim Sinuff DM, Horton R, Hernandez P. Advanced chronic obstructive pulmonary disease: innovative approaches to palliation. J Palliat Med 2007;3:783-96.
Vercoulen JH, Daudey L, Molema J, Vos PJ, Peters JB, Top M, et al. An integral assessment framework of health status in chronic obstructive pulmonary disease (COPD). Int J Behav Med 2008;15:263-79.

Casus 9
Een patiënt met hartfalen

F.H. Rutten

Casus

De heer Bruizigen is 85 jaar. Tijdens zijn werkzame leven was hij waterbouwtechnisch ingenieur. Hij is meer dan vijftig jaar getrouwd en woont in een klein huis aan de rivier met zijn echtgenote. Zij heeft enkele jaren geleden een ernstig CVA gehad. Dit heeft tot blijvende gedragsveranderingen bij haar geleid, zodat hij nu het huishouden moet 'aansturen', geholpen door hun enige dochter die in dezelfde stad woont en door een gezinshulp. De heer Bruizigen heeft sinds tien jaar hypertensie. Hij heeft sinds vier jaar in wisselende mate last van kortademigheid bij inspanning. Volgens de cardioloog ligt het aan de longen en volgens de longarts toch vooral aan zijn hart. Dit alles bevordert het geloof in het kunnen van de gezondheidszorg niet echt bij patiënt. Geleidelijk wordt de kortademigheid erger en komen vermoeidheid en uitputting na inspanning er als klachten bij. 'Ik word een dagje ouder.' Hij merkt dat het denken en ordenen hem ook meer moeite kost. 'Het alsmaar tegen hem aanpraten' van zijn vrouw leidt vaak tot een verzuchting bij hem. De gezinshulp bevalt maar matig: 'steeds weer zo'n ander jong ding, regelmatig afzeggen of op andere tijden komen; het liefst probeer ik alles zelf te doen met mijn dochter en schoonzoon'.
Na achtereenvolgens een pneumonie, een klein CVA, boezemfibrilleren en een myocardinfarct te hebben doorgemaakt, is uiteindelijk een maand geleden de diagnose hartfalen gesteld.

Wat is hartfalen en op grond van welke criteria wordt de diagnose gesteld?

Hartfalen
Hartfalen is een complex klinisch syndroom, waarbij de patiënt klachten ervaart zoals kortademigheid, verminderde inspanningstolerantie en enkeloedeem. Het kernelement is een verminderde pompfunctie van het hart. De diagnose kan worden gesteld als:
a. iemand klachten heeft passend bij hartfalen, zoals kortademigheid (al dan niet 's nachts), verminderde inspanningstolerantie, perifeer oedeem en nycturie (≥ 2 keer per nacht) én
b. er bij lichamelijk onderzoek tekenen zijn passend bij hartfalen, zoals een naar lateraal verplaatste (buiten de medioclaviculair lijn gelegen) ictus cordis in rugligging dan wel een heffende en verbrede ictus in linker zijligging. Daarbij kunnen ook andere tekenen van overvulling optreden, zoals pulmonaal crepiteren, peri-

feer oedeem, verhoogde centraal veneuze druk en een derde harttoon (galopritme) én

c. er structurele of functionele afwijkingen aan het hart zijn aan te tonen die leiden tot (systolische en/of diastolische) ventriculaire disfunctie van het hart. Dit kan het beste door middel van echocardiografie aangetoond worden

Er bestaat geen referentietest ('gouden standaard') voor de diagnose hartfalen.

De ventriculaire disfunctie betreft nagenoeg altijd de linkerkamer (in zo'n 99% van de gevallen) en zeer zelden alleen de rechterkamer (cor pulmonale).

Vindt men bij echocardiografie (ECG) een verminderde ejectiefractie ($\leq$ 45%) van de linkerventrikel dan spreekt men van hartfalen met verminderde linkerventrikel ejectiefractie (LVEF) ofwel 'systolisch' hartfalen. Is de LVEF > 45% en kan men diastolische disfunctie aantonen (verminderde relaxatie en verhoogde stijfheid van de linkerhartkamer), dan spreekt men van hartfalen met behouden LVEF ofwel 'diastolisch' hartfalen. Ongeveer 50% van de patiënten heeft systolisch (met of zonder diastolisch) hartfalen en 50% alleen diastolisch hartfalen.

Diastolische disfunctie leidt tot een verminderde 'zuigkracht' van het hart en tot een verminderde vullingsgraad van het hart tijdens diastole. Dit leidt met name bij inspanning en verhoogde hartfrequenties (tachycardie) tot een verminderde vulling van de kamers en daarmee tot een verminderde ejectiefractie. Bij systolische disfunctie van het hart is de contractiliteit van (een deel van) het myocard verminderd, bijvoorbeeld door beschadiging (necrose) als gevolg van een doorgemaakt myocardinfarct. Dit heeft tot gevolg dat de systolische uitdrijving van bloed uit vooral de linkerkamer verminderd is.

Het tekortschieten van de pompfunctie leidt tot compensatiemechanismen die heel geschikt zijn voor de korte termijn maar op de lange termijn destructief zijn, omdat ze te veel van het verzwakte hart vergen ('mank paard de sporen geven'). De bekendste compensatiemechanismen zijn activatie van het renine-angiotensine-aldosteronsysteem (RAAS) en het (ortho)sympathische zenuwstelsel. Het RAAS zorgt voor vocht- en zoutretentie en vasoconstrictie en daarmee voor extra vulling van het vaatbed. Het sympathisch zenuwstelsel verhoogt de hartfrequentie en induceert eveneens vasoconstrictie. Beide geactiveerde systemen zorgen dus voor extra vochtaanbod aan het hart en een verhoogde hartfrequentie, met als gevolg een betere cardiale pompfunctie. Hiervoor moet het hart wel extra hard werken. Wanneer het hart dit niet aankan door beschadiging (in het verleden), bijvoorbeeld door een myocardinfarct, langdurige hypertensie, hartklepgebrek of hartritmestoornis, leidt het tot aanpassingen van het hart. Indien de beschadiging langdurig en geleidelijk inwerkt, zoals bij hypertensie, dan treedt hypertrofie van de linkerkamer op. Dit leidt echter uiteindelijk tot verminderde relaxatie en stijfheid van het hart (diastolische disfunctie). Is de beschadiging 'kort en krachtig', zoals bij een myocardinfarct, dan treedt 'remodellering' op: dilatatie van het hart. Door toename van het einddiastolische volume in de linkerkamer hoeft het hart minder krachtig samen te trekken om toch nog een goede cardiale output te krijgen, terwijl de LV ejectiefractie dalende is (systolische disfunctie). In beide gevallen van compensatie schiet het hart uiteindelijk als pomp tekort en worden het RAAS en sympathisch zenuwstelsel extra gestimuleerd. Behandeling van hartfalen bestaat dan ook uit het afremmen van het RAAS en sympathisch zenuwstelsel en uit het verminderen van de vochtretentie.

PREVALENTIE VAN HARTFALEN

Hartfalen komt vaak voor bij ouderen. De prevalentie is slechts 1% bij mensen jonger dan 65 jaar, maar neemt dan snel toe met het vorderen van de leeftijd en bedraagt 7-10% bij mensen die ouder zijn dan 65 jaar.

OORZAKEN VAN HARTFALEN

Zonder uitputtend te zijn, zijn de volgende oorzaken of uitlokkende factoren van belang, omdat ze consequenties hebben voor het beleid:
- atriumfibrilleren en andere ritme- en geleidingsstoornissen
- hartklepafwijkingen (vooral aortastenose en mitralisklepinsufficiëntie)
- hypertensie
- ischemische hartziekte
- medicatie (zoals NSAID's, langdurig gebruik van corticosteroïden, klasse III-antiaritmica, cytostatica, non-dihydropyridine calciumantagonisten)
- intoxicaties (alcohol, cocaïne, sporenelementen zoals kwik, kobalt, arsenicum)
- voeding (thiaminedeficiëntie, obesitas)
- cardiomyopathieën (familiair/genetisch, als gevolg van myocarditis)
- anemie (zowel ten gevolge van chronische ziekte als door andere oorzaken), COPD, longembolie, pneumonie, andere ernstige infecties
- endocrien (o.a. diabetes mellitus, hyperthyreoïdie en (in mindere mate) hypothyreoïdie, M. Cushing, feochromocytoom)

> **Vervolg casus**
>
> De cardioloog liet een echocardiogram maken dat een diffuus verminderderde linkerventrikelfunctie liet zien met een ejectiefractie van ongeveer 40% en een verhoogde druk in de arteria pulmonalis. Verder was er sprake van een concentrische linkerventrikelhypertrofie en een matige aortaklepstenose. De cardioloog stelde een medicamenteus beleid voor. Gezien de hoge druk in de a. pulmonalis, de leeftijd en de comorbiditeit werd eventuele aortaklepvervanging als te belastend en te gevaarlijk beschouwd, met bovendien slechts een kleine kans op succes.
> De heer Bruizigen heeft u, zijn huisarts, gevraagd om een visite, omdat hij is gevallen.

Welke vragen zou u willen stellen aan de heer Bruizigen en waar zou u specifiek op letten bij het lichamelijk onderzoek?

Specifieke anamnese

Mijnheer blijkt al weken 's nachts kortademig te zijn en onrustig te slapen. Overdag heeft hij het gevoel uitgeput te zijn. Hij ligt dagelijks 's middags twee uur op bed om bij te komen. Na zijn 'middagtuk' op weg naar de wc werd hij plots licht in het hoofd en is hij schuin achterover gevallen. Behalve een kneuzing van zijn rug en achterhoofd heeft hij hier geen gevolgen van ondervonden. Als medicatie gebruikt hij furosemide 1 dd 80 mg, bisoprolol 1 dd 5 mg, isosorbidemononitraat 1 dd 10 mg, isosorbidedinitraat 5 mg sublinguaal zo nodig, acenocoumarol volgens voorschrift, ramipril 1 dd 10 mg en spironolacton 1 dd 25 mg. Daarnaast gebruikt hij temazepam 20 mg als slaaptablet en soms diclofenac voor costomyogene pijnen ('pijn in alle botten en spieren') als paracetamol onvoldoende helpt.
De heer Bruizigen geeft aan erg geschrokken te zijn van zijn val. Hij vraagt zich af wat hem nog te wachten staat en hoe het ziektebeloop verder zal zijn.

Lichamelijk onderzoek

De bloeddruk van de heer Bruizigen is 110/70 mmHg in zittende houding en 94/62 mmHg in staande houding, met de arm ondersteund. De polsslag is 80 slagen/minuut irregulair en inequaal, terwijl de hartfrequentie (gemeten aan het hart) 96 slagen/minuut bedraagt (polsdeficit van 16 slagen/minuut). Hij heeft geen koorts. De tong is wat droog.

Over de longen hoort u verspreid grofblazige rhonchi. Er worden geen crepitaties gehoord. De centraal veneuze druk is niet verhoogd. De hartpunt is in rugligging niet palpabel, wel in linkerzijligging. Dan is de ictus heffend en verbreed. Verder hoort u een graad 2/6 systolische crescendo-decrescendo souffle met als punctum maximum de tweede intercostaalruimte rechts (passend bij de bekende aortastenose). De lever is niet palpabel. Er is een klein beetje 'pitting' oedeem van de enkel, maar er is ook pigmentverkleuring van de huid aan de onderbenen, lichte varicosis en een tweetal insufficiënte venae perforantes (passend bij chronische veneuze insufficiëntie).

Probleemlijst

- kortademigheid, onrustig slapen en vermoeidheid ten gevolge van hartfalen op basis van een oud myocardinfarct, aortaklepstenose, hypertensie en atriumfibrilleren
- een val

Wat vertelt u de heer Bruizigen en zijn echtgenote ten aanzien van zijn vraag wat hem te wachten staat?

Welke oorzaken zijn er aan te wijzen voor de val van de heer Bruizigen?

Wat verstaat u onder palliatieve zorg bij hartfalen?

ZIEKTEBELOOP EN LEVENSVERWACHTING VAN PATIËNTEN MET HARTFALEN

Wat de heer Bruizigen precies te wachten staat, is moeilijk te voorspellen. Zie hiervoor ook figuur 1.2 in hoofdstuk 1. Het te verwachten ziektebeloop zal grillig zijn. Gezien zijn leeftijd is er bij hem sprake van hartfalen 'boven op' algehele achteruitgang. Het hartfalen zal daarom zijn weg naar het overlijden maar gedeeltelijk bepalen. Voor een groot gedeelte zullen 'lichamelijke en mentale kwetsbaarheid' en comorbiditeit hieraan bijdragen. COPD, diabetes mellitus, anemie van chronische ziekte, nierlijden met verminderde glomerulaire filtratie, depressie en cognitieve stoornis / dementie komen zeer vaak voor bij ouderen met hartfalen. Dit is anders dan bij relatief jonge mensen (jonger dan 65 jaar) met hartfalen; daar wordt de eindfase veel meer bepaald door het verergeren van het hartfalen.

Hartfalen kan gepaard gaan met een scala aan verschillende symptomen (zie hoofdstuk 2, tabel 2.2).

Kortademigheid en vermoeidheid / uitputting komen het meest voor en zijn maar gedeeltelijk met medicijnen te verlichten. Pijn komt ook vaak voor ('van top tot teen', geen gelokaliseerde pijn zoals bij kanker). Het betreft vaak pijn als gevolg van verminderde doorbloeding van de spieren. De pijn is zelden 'allesoverheersend' en reageert slecht op pijnstillers. Verder blijven patiënten met hartfalen veelal enigszins mobiel tot het einde van het leven.

Veel mensen met hartfalen zijn bang voor ernstige benauwdheid ('ga ik stikken dokter?') in de eindfase. Daarnaast zijn ze, net als mensen met andere ziektebeelden waarbij de dood nadert, bang voor oncontroleerbare pijn en verlies aan waardigheid. Het is goed om hierover in een vroeg stadium te spreken.

De levensverwachting van de heer Bruizigen is moeilijk te bepalen. De mediane overleving van mensen met hartfalen bedraagt ongeveer vijf jaar. Gezien zijn hoge leeftijd en de bijkomende aortaklepstenose en atriumfibrilleren zal de levensverwachting in zijn geval lager zijn. Bij mensen die worden opgenomen in verband met een exacerbatie van hun hartfalen is de overleving veel beperkter. De éénjaarsoverleving bedraagt dan maar 50%. Een ziekenhuisopname bij deze aandoening is dus een sterke negatieve prognostische voorspeller.

Veertig tot vijftig procent van de patiënten met hartfalen overlijdt plotseling (waarschijnlijk door een ventriculaire hartritmestoornis). Indien de arts dit in een vroeg stadium bespreekt met patiënten en mantelzorgers, geeft het vaak veel rust. Tegen een plotse dood wordt over het algemeen niet opgezien.

PALLIATIEVE ZORG BIJ HARTFALEN

Slechts in een klein deel van de gevallen (bijvoorbeeld als er sprake is van een klepgebrek, anemie of thiaminedeficiëntie) is de oorzaak van hartfalen curatief te behandelen. In alle andere gevallen is de behandeling palliatief van opzet.

Het ziektebeloop is bij hartfalen veel moeilijker te voorspellen dan bij andere ziekten in de palliatieve fase (zie hoofdstuk 1, figuur 1.2).

Er is bij hartfalen sprake van een grote overlap tussen ziektegerichte palliatie en symptoomgerichte palliatie (zie hoofdstuk 1, figuur 1.1). Anders dan bij bijvoorbeeld de ziekte kanker, wordt de ziektegerichte (overwegend medicamenteuze) behandeling vaak tot kort voor het overlijden voortgezet. Ook in late stadia worden invasieve therapieën voor hartfalen (zoals intraveneus diuretica of inotropica, biventriculaire pacemaker, linkerkamer 'assist device' en harttransplantatie) toegepast.

VALLEN BIJ PATIËNTEN MET HARTFALEN

Valpartijen komen frequent voor bij (vooral oude) mensen met hartfalen en kunnen meerdere oorzaken hebben.

> **Oorzaken van vallen bij patiënten met hartfalen**
>
> - orthostatische hypotensie
> - ritme- of geleidingsstoornis ten gevolge van de hartaandoening of door elektrolytstoornissen
> - samenhangend met oudere leeftijd:
>   - uitglijden, struikelen door verminderde snelheid van reflexen en afgenomen motorische coördinatie
>   - coördinatiestoornissen door comorbiditeit (neurologische aandoeningen, o.a. ziekte van Parkinson) en medicatie
> - combinaties van de hiervoor genoemde factoren

Orthostatische hypotensie is een veelvoorkomende oorzaak voor vallen bij patiënten met hartfalen. Dit komt doordat patiënten met hartfalen veelal medicatie gebruiken die een bloeddrukverlagend effect heeft. Dit leidt bij houdingsveranderingen (van liggen naar staan en lopen) door de combinatie van een verminderderde pompfunctie van het hart en stuggere, minder elastische vaten tot systolische bloeddrukdaling en onderperfusie van vooral de hersenen, met vallen tot gevolg. In het geval van de heer Bruizigen wordt dit effect versterkt door de aortaklepstenose (het hart moet tegen een weerstand pompen) en het atriumfibrilleren (ontbreken van de 'atriale kick' leidt tot minder 'gevulde' hartslagen). Gebruik van benzodiazepines overdag kan ook leiden tot een verminderde spiercoördinatie en duizeligheid en daarmee een verhoogde valneiging.

BELEID EN BEHANDELING

Algemeen
Een goede samenwerking tussen huisarts, cardioloog en hartfalenverpleegkundige is essentieel. De meeste ziekenhuizen in Nederland hebben een hartfalenpolikliniek, waar patiënten niet alleen door de cardioloog worden gezien, maar ook door een hartfalenverpleegkundige. Zij controleert de patiënten, zorgt voor optimale therapietrouw van de patiënten, begeleidt hen en optimaliseert de niet-medicamenteuze behandeling.

Oorzakelijke behandeling
Het is belangrijk om na te gaan wat de oorzaak is van het hartfalen. Goed behandelbare oorzaken zijn hartklepgebreken (mits operatieve correctie mogelijk is), anemie (tenzij van chronische ziekte; deze is slecht behandelbaar), ontregelde schildklierfunctie, hypertensie en cardiale ischemie. Bij de grote meerderheid van mensen met hartfalen kan men de oorzaak ervan niet wegnemen of niet voldoende effectief behandelen en is de behandeling symptomatisch.

Niet-medicamenteuze symptomatische behandeling
Beperking van de vochtinname (niet meer dan 1500 ml per dag), zoutbeperking en beweegadviezen (vooral aerobe inspanning naar vermogen) hebben een belangrijke plaats in de behandeling.
In sommige gevallen is het ook van groot belang om het roken te staken en het alcoholgebruik te beperken.
Een beperkt aantal patiënten kan een biventriculaire pacemaker en/of een interne cardiale defibrillator krijgen. De biventriculaire pacemaker (cardiac resynchronisation therapy, CRT) zorgt voor het meer synchroon samentrekken van beide hartkamers, de interne cardiale defibrillator (ICD) voor het defibrilleren op het moment dat ventrikelfibrilleren optreedt. Een biventriculaire pacemaker is een gecombineerd implantaat met ICD-functie. Dit wordt een CRT-D genoemd. Zoals al vermeld, komt plotse (hart)dood veel voor bij mensen met hartfalen (40-50% van alle doodsoorzaken bij patiënten met hartfalen), vaak ten gevolge van ventrikelfibrilleren. Door een schok vanuit het hart zelf kan zo'n plotse dood voorkomen worden. Daar de prijs van deze implantaten daalt en de indicatie uitbreidt, wordt men er als (huis)arts vaker mee geconfronteerd. Het is belangrijk te weten dat men de ICD-functie kan uitzetten. Dit is mogelijk wanneer de patiënt niet meer tegen de schokken kan (sommigen hebben heel vaak schokken nodig met een hoge energiestroom) of wanneer het levenseinde in zicht komt en de patiënt bewust voor de optie van plots overlijden kiest. Uitzetten van de ICD-functie is ook mogelijk bij patiënten met andere ziekten die stervende zijn.

Medicamenteuze symptomatische behandeling

De medicamenteuze basisbehandeling voor mensen met hartfalen waarvoor geen afdoende oorzakelijke behandeling mogelijk is, bestaat uit diuretica (overvulling bestrijden), ACE-remmers (RAAS afremmen) en bètablokkers (sympathisch zenuwstelsel afremmen). Indien dit onvoldoende helpt, kan een aldosteronantagonist (zoals spironolacton) of een angiotensine II-receptorblokker toegevoegd worden (verdere remming RAAS). Aandacht voor een aspect als therapietrouw is van groot belang.

De medicamenteuze behandeling van hartfalen is primair gericht op het verlichten van symptomen en het handhaven of verbeteren van de kwaliteit van leven. Behandeling met ACE-remmers, bètablokkers en spironolacton leidt daarnaast tot een verbetering van de overleving.

De drie basismedicijnen (diureticum, ACE-remmer en bètablokker) zijn veelal tot in een zeer vergevorderd stadium van hartfalen nodig om de klachten zo adequaat mogelijk te bestrijden. Enerzijds is de behandeling in de eindfase gericht op behandeling van overvulling (longen en 'ter rechter zijde van het hart': lever, darmwand, benen en het sacrum bij bedlegerige patiënten). Anderzijds dient voor zo goed mogelijke weefselperfusie te worden gezorgd (niet te hoge en niet te lage bloeddruk). Overvulling leidt gemakkelijk tot slechte resorptie van voedsel (vocht in darmwand), ulcera aan de benen, maar bovenal dyspneu (interstitieel vocht in de longen). Diuretica zijn nodig voor regulering van de vullingstoestand, ACE-remmers en bètablokkers voor het titreren van een zo gunstig mogelijke bloeddruk, hartfrequentie en vaatweerstand. De dosering wordt getitreerd op geleide van de klachten, gewichtsveranderingen en de hoogte van de bloeddruk.

Psychosociale aspecten

Anders dan bij kanker wordt de beleving van hartfalen 'gekleurd' door het grillige beloop met frequente exacerbaties. Zeker bij ernstige exacerbaties denkt de patiënt dood te gaan, terwijl hij na aanpassing van de medicatie (thuis of in het ziekenhuis) weer een heel eind kan opknappen, soms tot het niveau van voor de exacerbatie. Het chronisch progressieve beloop van hartfalen met exacerbaties maakt ook dat het einde minder goed voorspelbaar is. Voor het overige verschilt de beleving voor de patiënt met hartfalen en zijn naasten niet zo veel van die van iemand met een maligniteit. Ook patiënten met hartfalen maken zich in de eindfase zorgen over controle van pijn, benauwdheid en andere ziektegerelateerde klachten. Zij kunnen zich ook zorgen maken over mogelijk ongewenste verlenging van het leven, verlies van autonomie, de belasting voor de mantelzorgers en de relatie met hun geliefden. Het is belangrijk dat de arts bespreekt welke maatregelen ten aanzien van verlenging van het leven wel en niet (meer) gewenst zijn.

Vervolg casus

U denkt dat orthostatische hypotensie bij relatieve ondervulling (door medicatie en weinig drinken) de oorzaak is van het vallen van de heer Bruizigen. U stopt het isosorbidemononitraat (hij lijkt geen angineuze klachten te hebben de laatste tijd) en halveert de furosemide naar 1 dd 40 mg (om minder sterk vocht te laten uitscheiden). Patiënt krijgt de instructie om zich dagelijks te wegen en bij gewichtstoename van > 2 kg of nachtelijke benauwdheid weer contact op te nemen. Verder laat u bloed prikken en een elektrocardiogram maken en spreekt u na één week een vervolgvisite af.

Welke laboratoriumbepalingen zou u laten doen?

Vervolg casus

Het laboratoriumonderzoek geeft de volgende bevindingen: Hb 8,5 mmol/l (normaal 8,6-10,0 mmol/l bij mannen), Ht 0,43 (0,38-0,49), glucose 8,5 mmol/l (4,0-6,9 nuchter), kalium 4,5 mmol/l (3,5-5,0), natrium 138 mmol/l (135-145), creatinine 165 µmol/l (62-106), NT-proBNP 16773 pg/ml;1996 pmol/l (normaal < 125 pg/ml; 15 pmol/l).
Het elektrocardiogram laat rustig atriumfibrilleren zien, 84 slagen/minuut, met q-golven over de onderwand als uiting van een oud onderwandinfarct. Er zijn geen andere afwijkingen.
Na één week voelt de heer Bruizigen zich weer iets beter. Hij is 1,5 kg aangekomen. Bij lichamelijk onderzoek is de bloeddruk 122/76 (zittend) en 114/70 mmHg (staand), de pols 76 irregulair en inequaal. De slijmvliezen zijn weer normaal vochtig. Over de longen hoort u geen crepitaties. Patiënt heeft geen enkeloedeem.

Beschouwing

Gezien de bevindingen bij anamnese en lichamelijk onderzoek, maar ook het aanvullend onderzoek, wordt u bevestigd in de vorige week gestelde diagnose orthostatische hypotensie. Door het aanpassen van de medicatie is de ondervulling weer opgeheven. In deze fase is echter te verwachten dat er weer gemakkelijk overvulling kan optreden.
Behandeling van hartfalen, zeker in de eindfase, betekent schipperen tussen over- en ondervulling met een nauwe therapeutische marge. Dit is het gevolg van de beperkte pompcapaciteit van het hart en de verminderde nierfunctie. De sterk verhoogde waarde van NT-proBNP, een B-type natriuretisch peptide, past bij ernstig hartfalen. Hoe hoger deze waarde, hoe ernstiger het hartfalen en hoe slechter de prognose. Normaal is deze niet hoger dan 125 pg/ml (15 pmol/l). Gezien de leeftijd van de heer Bruizigen en de verminderde nierfunctie, zou het zonder hartfalen ongeveer tweemaal verhoogd mogen zijn (tot 250 pg/ml = 30 pmol/l). B-type natriuretisch hormoon wordt in de linkerkamer gemaakt als reactie op verhoogde wandspanning. De oorzaak hiervan is meestal druk- of volumeoverbelasting van de linkerkamer (het belangrijkste deel van het hart om het bloed rond te pompen).

Vervolg casus

Enkele tweewekelijkse bezoeken later is de heer Bruizigen redelijk in evenwicht. U hebt hiervoor wel spironolacton 1 dd 25 mg moeten toevoegen, omdat er weer overvulling ontstond (nachtelijke kortademigheid en tekenen van overvulling bij lichamelijk onderzoek). De systolische bloeddruk schommelt rond de 90-110 en de hartfrequentie tussen de 72-92 slagen/min. Het creatinine is iets verbeterd (143 µmol/l), serumnatrium en -kalium zijn niet veranderd.
Tijdens de huisbezoeken valt het u op dat de heer Bruizigen voor het eerst een wat sombere indruk maakt. U bespreekt dit met hem en zijn echtgenote. Daarbij komen ook levensbeschouwelijke c.q. spirituele aspecten aan bod. De heer en mevrouw Bruizigen zijn van huis uit gereformeerd, maar beiden niet meer gelovig. Zij geloven niet in een leven na de dood. In de gesprekken geven ze aan zich bewust te zijn van het naderende levenseinde van de heer Bruizigen. Ze zijn daar bij vlagen erg verdrietig over, maar lijken het ook wel te kunnen accepteren. Ze hebben geen behoefte aan ondersteuning op dit gebied.

DEPRESSIE BIJ HARTFALEN

Een depressie of depressieve stemming komt veel voor bij chronisch progressieve aandoeningen, zeker ook bij hartfalen. Daarnaast veroorzaakt hartfalen chronische vermoeidheid en slaapproblemen die maken dat de patiënt overal tegenop ziet. Deze klachten ontstaan door chronische hypoxemie met onderperfusie van alle organen, inclusief de hersenen.
Depressie volgens de DSM-IV-criteria komt bij 20% van de mensen met hartfalen voor (ongeveer 4-5 keer vaker dan bij een leeftijdgecorrigeerde algemene populatie). Het is moeilijk te ontrafelen of de depressieve verschijnselen veroorzaakt worden door een depressie 'pur sang' of door het hartfalen. Waarschijnlijk vormt een al dan niet bestaand negatief zelfbeeld een van de weinige nog 'objectieve' vragen om depressie waarschijnlijk te maken.
Er is weinig onderzoek verricht naar depressie en een depressieve stemming bij hartfalen. Het is bekend dat de depressieve stemming varieert naarmate de patiënt beter of slechter is ingesteld. In individuele gevallen kunnen gesprekstherapie en medicatie overwogen worden. Omdat de tricyclische antidepressiva gecontraïndiceerd zijn, blijven medicamenteus de SSRI's over. Onderzoek laat echter weinig of geen effect zien van SSRI's. Methylfenidaat, een middel dat in de palliatieve fase gebruikt wordt bij de behandeling van depressie, is gecontraïndiceerd vanwege de sympathicomimetische werking (hartfrequentieverhogend, energieverbruik van het hart verhogend). Er zijn aanwijzingen dat bewegen wel een (licht) gunstig effect heeft op depressie. In het geval van de heer Bruizigen is wellicht enige mobilisatie in huis mogelijk. Meer dan dat is waarschijnlijk niet haalbaar.

Vervolg casus

U vindt dat de verminderde stemming eerder door het hartfalen komt dan dat er sprake is van een depressie. U vraagt een fysiotherapeut om eens per week bij de heer Bruizigen langs te gaan om hem zoveel als kan begeleid te mobiliseren (wandelen met de rollator onder begeleiding, hoofdzakelijk in huis). U stopt, in overleg met hem, de niet strikt noodzakelijke medicatie, namelijk de acenocoumarol en de digoxine. De verhoogde kans op een

> trombo-embolie door te stoppen met acenocoumarol neemt hij bewust. U wilt ook de temazepam stoppen, maar daar wil hij absoluut niet aan.
> De heer Bruizigen gebruikt dan nog de volgende medicatie: furosemide 1 dd 40 mg, bisoprolol 1 dd 5 mg, isosorbidedinitraat 5 mg sublinguaal zo nodig bij nachtelijke benauwdheid, ramipril 1 dd 10 mg, spironolacton 1 dd 25 mg en temazepam 20 mg voor de nacht. Hij gebruikt af en toe paracetamol voor zijn pijnlijke spieren en bij erge pijn wel eens een diclofenac; hij weet dat dit niet zo goed is voor zijn hart. Daarom is hij er zuinig mee. Hij is momenteel eigenlijk alleen kortademig bij inspanning en hij wijst een lage dosering morfine van de hand. Hij wil 'bijblijven' om op zijn vrouw te kunnen passen. Hij houdt zich vrij goed aan de niet-medicamenteuze behandeladviezen (niet meer dan 2 borreltjes per dag, maximaal 1500 ml per dag drinken, niet roken, zoutbeperkt dieet).
> Als u weggaat, vraagt hij u nogmaals of er niets aan zijn vermoeidheid valt te doen. Hierop legt u uit dat gedoseerde inspanning (met hulp van de fysiotherapeut) hierop een enigszins gunstig effect heeft, maar dat er geen 'antimoeheidspil' bestaat.

Welke problemen kunnen er nog meer optreden als het hartfalen verder toeneemt?

Zoals al gezegd, lijkt de eindfase bij hartfalen slechts gedeeltelijk op die van iemand met een maligniteit; pijn, bedlegerigheid, delier en cachexie vormen hier zeker geen kernproblemen. Bij de oudere patiënt met hartfalen lijkt de eindfase meer op een versneld 'aftakelen' met meer of minder geleidelijk uitval / verminderde functie van zuurstofgevoelige organen (het hart zelf, hersenen, longen en nieren). Kernsymptomen in deze fase zijn dan ook moeheid, uitputting, kortademigheid (vooral bij minimale inspanning), angst, 'distress', depressieve klachten, slaapproblemen en gebrek aan eetlust.
Diuretica, morfine en soms lage doseringen benzodiazepines zijn de meest gebruikte medicijnen tegen de kortademigheid. De ernst van de kortademigheid in het eindstadium van de ziekte bij oudere patiënten met hartfalen valt vaak mee. Dit komt onder andere door de verminderde inname van vocht bij continueren van de diuretica en ACE-remmers, waardoor zij eerder gedehydreerd raken. Zij hebben dan ook weinig diuretica nodig.
Bij jongere mensen (onder de 65 jaar) met eindstadium hartfalen is kortademigheid nogal eens een groot probleem. Zij hebben vaak intraveneus toegediende lisdiuretica nodig. Deze manier van toedienen is nodig, omdat de resorptie van medicatie slecht is door vochtophoping in de darmwand.
Morfine kan bij terminaal hartfalen helpen zowel de toch vaak aanwezige pijn (hypoperfusie van de spieren) te temperen als de eventueel aanwezige kortademigheid te verminderen. Morfine zorgt voor veneuze en arteriolaire vasodilatatie (bestrijdt daardoor kortademigheid als gevolg van vochtophoping in de longen) en vermindert de gevoeligheid voor koolzuurdioxide van het ademhalingscentrum waardoor de 'respiratoire distress' minder wordt. Dat wil zeggen dat, ook al ademt de patiënt te weinig om de organen van voldoende zuurstof te voorzien, dit niet leidt tot het gevoel adem tekort te komen.
Daarnaast heeft het door het centraal narcotische effect een anxiolytische, 'distress' verminderende werking. Zeker bij ouderen is een lage dosering morfine (2 dd 10 mg lang werkend morfine per dag) vaak voldoende. Vooral bij hoge doseringen morfine komt delier (met angst en dysforie) frequent voor.

Vervolg casus

Inmiddels is de thuiszorg verder uitgebreid en heeft de heer Bruizigen een alarmeringssysteem. De ouderenzorg van de CGD biedt ondersteuning en geeft hem adviezen hoe om te gaan met zijn echtgenote, die van de ernst van de situatie weinig lijkt te begrijpen.
Hij is in vier weken tijd weer 2 kg aangekomen. U herhaalt het laboratoriumonderzoek. Dit laat de volgende uitslagen zien: Hb 8,2 mmol/l, Ht 0,39, kalium 6,3 mmol/l, natrium 133 mmol/l en creatinine 147 μmol/l.

Wat zou u nu doen?

Nierfunctieverlies en verstoring van elektrolyten komen veel voor bij gebruik van ACE-remmers en diuretica, zeker wanneer de doseringen regelmatig bijgesteld worden en de vochtinname van patiënten erg wisselend is. Het is daarom belangrijk regelmatig de nierfunctie en elektrolyten te controleren.
De belangrijkste bevindingen zijn het te hoge serumkalium en te lage serumnatrium bij een ongeveer gelijkblijvende nierfunctie. De verhoging van het kalium kan ontstaan doordat zowel spironolacton als ACE-remmers (beide zijn RAAS-remmers en spironolacton is ook een kaliumsparend diureticum) de kaliumspiegel kunnen verhogen. Lisdiuretica neigen ertoe juist het kalium te verlagen. Een verlaagd serumnatrium kan gepaard gaan met een normale vullingstoestand, ondervulling of overvulling (hypovolemische resp. hypervolemische hyponatriëmie). Als er sprake is van overvulling, kunnen diuretica gegeven worden.

Vervolg casus

U vermindert de spironolacton naar 1 dd 12,5 mg en hoogt de furosemide op naar 1 dd 80 mg. Het gewicht neemt weer een beetje af en de heer Bruizigen voelt zich naar omstandigheden weer iets beter dan de weken ervoor. Geleidelijk levert hij wel in. Hij heeft wat spierverval, vooral van de armen en benen. De fysiotherapie is gestopt; dit was te vermoeiend voor hem.
Een volgende laboratoriumcontrole aan huis laat het volgende zien: Hb 7,5 mmol/l, Ht 0,37, kalium 4,7 mmol/l, natrium 136 mmol/l, creatinine 150 μmol/l.

Hoe denkt u over een behandeling van de anemie?

HARTFALEN EN ANEMIE
Er ontstaat bij het voortschrijden van hartfalen vaak anemie. Dit komt door de verslechterende nierfunctie die bij hartfalen altijd optreedt (door hypoxie en anti-RAAS-medicatie). De nieren produceren daardoor minder erytropoëtine. Daarnaast zorgt verminderde doorbloeding (hypoxie) van het beenmerg voor verminderde aanmaak van erytrocyten. Dit mechanisme treedt bij veel chronisch progressieve ziekten op. Deze 'anemie van chronische ziekte' is niet goed te bestrijden. Behandeling met ijzer is alleen maar zinvol als er een aangetoond ijzertekort bestaat, bijvoorbeeld door deficiënte voeding.

Vervolg casus

U bezoekt de heer Bruizigen in verband met diarree. U besluit hierop loperamide te geven, temeer omdat hij gedehydreerd raakt. Ook vermindert u tijdelijk de furosemide naar 1 dd 40 mg. Na één week knapt hij hier toch weer van op. U stopt de loperamide en verhoogt de furosemide weer naar 1 dd 80 mg.
Vier dagen later overlijdt de heer Bruizigen plotseling in zijn slaap.

Beschouwing

De oorzaak van de acute hartdood is niet met zekerheid te stellen. Een ventriculaire ritmestoornis (en uiteindelijk ventrikelfibrilleren) lijkt echter wel waarschijnlijk. Dit kan geluxeerd zijn door de diarree en daardoor ontstane elektrolytstoornissen. Hypokaliëmie, maar ook hyperkaliëmie, kan ritmestoornissen uitlokken, zeker bij een ziek en verzwakt hart. Zoals al gezegd, overlijdt 40-50% van de mensen met hartfalen plotseling. Slechts ongeveer 20% overlijdt met het beeld van alsmaar toenemend hartfalen. De overige 30% overlijdt aan vooral de comorbiditeit (bijvoorbeeld respiratoire insufficiëntie bij COPD, nierfalen).
De diarree kan zijn ontstaan als gevolg van slechte perfusie van de darmen (door het hartfalen), maar ook door een 'simpele' buikgriep.
Zoals uit de casus blijkt en ook uit de bespreking ervan, is palliatie in de eindfase van hartfalen van groot belang. De inhoud hiervan is echter vaak anders dan bij mensen met kanker. Kernelementen van palliatie, zoals klachtgericht denken met zoveel mogelijk verlichting van klachten, oog en oor voor de psychosociale noden van patiënt en partner en aandacht voor spirituele aspecten, zijn echter ook bij een patiënt met hartfalen belangrijk. Verder valt op dat de ziekte grillig kan verlopen, wat vraagt om frequente aanpassing van de medicatie en regelmatige controle van nierfunctie en elektrolyten.

Kernpunten

- De kernsymptomen van hartfalen zijn kortademigheid, vermoeidheid c.q. verminderde inspanningstolerantie en enkeloedeem.
- Een curatieve behandeling van de oorzaak is slechts zeer zelden mogelijk.
- Het beloop is chronisch progressief met vaak periodieke exacerbaties.
- De niet-medicamenteuze behandeling bestaat uit beperking van vocht en zout, beweegadviezen, staken van roken, beperking van alcoholgebruik en soms plaatsing van een biventriculaire pacemaker en/of een interne cardiale defibrillator (ICD).
- De medicamenteuze behandeling bestaat vooral uit diuretica, ACE-remmers en bètablokkers.
- In het beloop van de ziekte kan de patiënt met verschillende problemen te maken krijgen, zoals slaapproblemen, pijn, vallen, depressie, anemie van chronische ziekte en cachexie.

- In het eindstadium heeft de patiënt vaak in toenemende mate last van kortademigheid (vooral patiënten < 65 jaar). Behandeling met morfine is dan dikwijls noodzakelijk.
- Veertig tot vijftig procent van de patiënten overlijdt plotseling als gevolg van een ritmestoornis.

Literatuur

Bellersen L, Knubben AGMJ, Krol RJA. Richtlijn hartfalen. In: Graeff A de, Bommel JMP van, Deijck RHPD van, Eynden B van den, Krol RJA, Oldenmenger WH, Vollaard EJ. Palliatieve zorg. Richtlijnen voor de praktijk. Heerenveen: Jongbloed bv (te verschijnen december 2010). Ook in te zien op www.pallialine.nl.

Dickstein K, Cohen-Solal A, Filippatos G, McMurray JJ, Ponikowski P, Poole-Wilson PA et al. ESC Guidelines for the diagnosis and treatment of acute and chronic heart failure 2008: the Task Force for the Diagnosis and Treatment of Acute and Chronic Heart Failure 2008 of the European Society of Cardiology. Developed in collaboration with the Heart Failure Association of the ESC (HFA) and endorsed by the European Society of Intensive Care Medicine (ESICM). Eur Heart J 2008;29:2388-442.

Ellershaw J, Ward C. Care of the dying patient: the last hours or days of life. BMJ 2003;326:30-4.

Hanratty B, Hibbert D, Mair F, May C, Ward C, Capewell S et al. Doctors' perceptions of palliative care for heart failure: focus group study. BMJ 2002;325:581-5.

Jaarsma T, Beattie JM, Ryder M, Rutten FH, McDonagh T, Mohacsi P et al. Palliative care in heart failure: a position statement from the palliative care workshop of the Heart Failure Association of the European Society of Cardiology. Eur J Heart Fail 2009;11:433-43.

Janssen DJA, Spruit MAS, Wouters EFM, Schols JMGA. Daily symptom burden in end-stage chronic organ failure: a systematic review. Pall Med 2008;22:938-48.

Murray MD, Haag KM, Black PK, Hall SD, Brater DC. Variable furosemide absorption and poor predictability of response in elderly patients. Pharmacotherapy 1997;17:98-106.

Murray SA, Boyd K, Kendall M, Worth A, Benton TF, Clausen H. Dying of lung cancer or cardiac failure: prospective qualitative interview study of patients and their carers in the community. BMJ 2002;325:929.

Murray SA, Sheikh A. Palliative care beyond cancer: Care for all at the end of life. BMJ 2008;336:958-9.

Naeije R. Pulmonary hypertension and right heart failure in chronic obstructive pulmonary disease. Proc Am Thorac Soc 2005;2:20-2.

Rutledge T, Reis VA, Linke SE, Greenberg BH, Mills PJ. Depression in heart failure. A meta-analytic review of prevalence, intervention effects, and associations with clinical outcomes. J Am Coll Cardiol 2006;48:1527-37.

Rutledge T, Reis VA, Linke SE, Greenberg BH, Mills PJ. Depression in heart failure. A meta-analytic review of prevalence, intervention effects, and associations with clinical outcomes. J Am Coll Cardiol 2006;48:1527-37.

Rutten FH, Walma EP, Kruizinga GI, Bakx HCA, Lieshout J van. NHG-Standaard Hartfalen, eerste herziening. Huisarts Wet 2005;48:64-76.

Casus 10
Een patiënt met krachtsverlies

J.C. de Goeijen, E.Th. Kruitwagen-van Reenen, L.H. van den Berg

Casus

De heer Van Buren, 63 jaar, is sinds vorig jaar gepensioneerd. Hij werkte als hoofd technische dienst bij een gezondheidszorginstelling. Patiënt is gehuwd, heeft drie kinderen en twee kleinkinderen. Zes maanden geleden is bij hem amyotrofische laterale sclerose (ALS) vastgesteld. De ziekte is ongeveer vijftien maanden geleden begonnen met problemen bij het lopen. Vervolgens gingen ook het spreken en slikken moeilijker en ontstond er gewichtsverlies. Patiënt heeft twee maanden geleden een percutane endoscopische gastrostomie (PEG)-sonde gekregen om naast de intake per os, voldoende voeding- en vochtinname mogelijk te maken. De communicatie is steeds moeilijker geworden door de toename van de dysartrie. Hij communiceert door te schrijven en met behulp van een spraakcomputer.
Daarnaast heeft hij veel hinder van overmatige speekselvloed. De voorgeschreven medicatie helpt onvoldoende. De loopproblemen zijn in de afgelopen maanden toegenomen. Hierdoor is de heer Van Buren meer hulpbehoevend geworden en gebruikt hij sinds enkele weken een elektrische rolstoel. Aan het huis is afgelopen maand een portocabin geplaatst waardoor het mogelijk is hem thuis te blijven verzorgen. De portocabin is niet groot genoeg om een tweepersoonsbed in te plaatsen, waardoor de heer Van Buren gescheiden slaapt van zijn partner.
Patiënt heeft in gesprekken met u, zijn behandelend revalidatiearts, en met zijn huisarts binnen enkele weken na de diagnose al aangegeven dat hij voldoende kwaliteit van leven erg belangrijk vindt en dat euthanasie voor hem een optie is als hij het leven met ALS niet meer draaglijk vindt. In deze gesprekken heeft hij laten vastleggen dat hij geen invasieve beademing wil, ook niet in een latere fase van de ziekte.
De heer Van Buren komt met zijn echtgenote bij u op consult en geeft aan dat hij benauwd wordt als hij plat ligt. Daarom slaapt hij met twee kussens. Hij verslikt zich regelmatig in zijn speeksel en heeft veel hinder van speekselvloed uit zijn mond. De voeding gaat nu volledig via de PEG-sonde en de communicatie verloopt geheel door te schrijven of met behulp van de spraakcomputer. De transfers gaan steeds moeilijker. Sinds twee weken is er een tillift en komt de thuiszorg om in de ADL-zorg te ondersteunen. Patiënt geeft aan dat hij erg vermoeid is en, ondanks de goede zorgen, steeds meer moeite krijgt het leven vol te houden.

Wat zou u nog meer willen weten en welk aanvullend onderzoek doet u?

Specifieke anamnese en aanvullend onderzoek

Het blijkt dat de heer Van Buren drie tot vier keer per nacht met hoofdpijn wakker wordt, wat eerder nooit het geval was. De hoofdpijn verdwijnt in de loop van de ochtend. Patiënt geeft aan dat het hoesten minder krachtig gaat en dat hij moeite heeft zijn sputum goed op te hoesten en weg te slikken. Hij is echter niet kortademig, ook niet bij inspanning.

Om de ademhalingsfunctie in kaart te brengen wordt de vitale capaciteit (VC) gemeten en een bloedgasbepaling gedaan. De vitale capaciteit bedraagt 72% van de voorspelde waarde. De betrouwbaarheid van de meting kan echter worden beïnvloed door de aanwezige zwakte in de mond en het gelaat. De capillaire bloedgaswaarde toont een licht verhoogd pCO_2 van 46 mmHg (normaal 35-45 mmHg) en een verhoogd actueel bicarbonaat van 29,5 mm/l (normaal 20-26 mmol/l). De pO_2 is normaal. De heer Van Buren gebruikt tijdens het gesprek regelmatig een theedoek om het speeksel dat uit zijn mond loopt, weg te vegen.

Hij maakt geen depressieve indruk en vertelt te genieten van de bezoeken van zijn kinderen en kleinkinderen. Hij zegt dat de toenemende afhankelijkheid en het moeilijk kunnen communiceren de grootste invloed hebben op zijn ervaren kwaliteit van leven. De Hospital Anxiety and Depression Scale (HADS) (zie hoofdstuk 3, casus 13) geeft geen aanwijzingen voor het bestaan van een depressie.

Probleemlijst

- progressief krachtsverlies bij ALS
- slaapproblemen
- toenemende vermoeidheid
- verminderde hoestkracht
- overmatige speekselvloed
- wens tot levensbeëindiging in geval van onvoldoende kwaliteit van leven

Amyotrofische laterale sclerose

PREVALENTIE

Amyotrofische laterale sclerose (ALS) is een van de meest ernstige en invaliderende aandoeningen van het zenuwstelsel. Het kan bij iedereen op volwassen leeftijd ontstaan. De incidentie bedraagt twee tot drie per 100.000 mensen. Bij 5-10% van de patiënten komt het in de familie voor (de familiaire vorm van ALS: FALS), meestal met een autosomaal dominante overerving. Als ALS niet in de familie voorkomt, spreken we van de sporadische vorm van ALS (SALS).

PATHOFYSIOLOGIE EN BELOOP

ALS leidt tot progressieve zwakte van spieren in armen, benen, gelaat en romp doordat de motorische zenuwcellen in het ruggenmerg, de hersenstam en de hersenen langzaam afsterven. Het begin is sluimerend met zwakte in een hand of voet of met onduidelijk spreken als eerste uitingen. De zwakte neemt toe en breidt zich uiteindelijk uit naar alle dwarsgestreepte spieren. De mate van progressie is vrijwel lineair. Patiënten overlijden gemiddeld drie jaar na het ontstaan van de eerste verschijnselen als gevolg van de zwakte van de ademhalingsspieren. Twintig procent van de patiënten leeft langer dan vijf jaar. Andere functies van het zenuwstelsel blijven bij de meeste patiënten gedurende de ziekte vrijwel volledig intact. In zeldzame gevallen is er een combinatie van ALS met frontotemporale dementie (FTD).

BELEID EN BEHANDELING

Algemeen

Het doel van de begeleiding en behandeling van patiënten met ALS is het optimaliseren van de kwaliteit van leven en het niveau van functioneren van de patiënt en zijn naasten door middel van goede zorg, verstrekking van hulpmiddelen en begeleiding. Hierbij dient er voldoende en laagdrempelige aandacht te zijn voor de patiënt en partner. Vaak maken beiden in een eigen tempo een verwerkingsproces door.
Er zijn nog geen geneesmiddelen die ALS genezen of de achteruitgang kunnen stoppen. Riluzole, een glutamaatremmer, in een dosering van 2 dd 50 mg, is het enige medicijn waarvan een gunstig effect op het beloop van ALS is aangetoond. Enkele grote placebogecontroleerde studies laten zien dat patiënten met ALS die riluzole gebruiken gemiddeld drie tot zes maanden langer leven dan patiënten in de placebogroep. Er zijn aanwijzingen dat er een beter effect is als riluzole in een vroeg stadium van de ziekte gegeven wordt.

Het beloop van de ziekte en daarbij het ontstaan van steeds weer nieuwe symptomen vragen om een continue aanpassing aan de nieuwe situatie, het nemen van besluiten over praktische zaken, maar ook over bijvoorbeeld beademing.

Meest voorkomende symptomen bij ALS

- functionele beperkingen
- nachtelijke spierkrampen
- fasciculaties
- spasticiteit
- slikstoornissen
- kortademigheid
- emotionele labiliteit
- angst, depressie, slapeloosheid
- obstipatie
- speekselvloed
- taai speeksel / slijm
- pijn
- cognitieve problemen

Voor de behandeling van de meeste symptomen, zoals obstipatie en pijn, geldt dat hierbij algemene richtlijnen ten aanzien van diagnostiek en behandeling gevolgd kunnen worden.
In de begeleiding en behandeling vervult zowel de revalidatiearts als de huisarts een belangrijke rol. In de fase na de diagnose, waarin hulpmiddelen, voorzieningen en symptoombehandeling van groot belang zijn, is de revalidatiearts de belangrijkste behandelaar. In de terminale fase, de fase waarin de ademhalingszwakte binnen afzienbare tijd tot overlijden lijdt, is de huisarts de belangrijkste behandelaar. Bij het bespreken van eventueel actieve levensbeëindiging zijn uiteraard beide disciplines betrokken.

Symptomatische behandeling

Functionele beperkingen

Door de spierzwakte in armen en/of benen ontstaan vele beperkingen, waardoor er een grote behoefte ontstaat aan hulpmiddelen. Al in een vroeg stadium moet voorlichting gegeven worden over de hulpmiddelen die beschikbaar zijn. De aanvraag dient ook in een zo vroeg mogelijk stadium te gebeuren vanwege de progressie van de ziekte. Procedures rondom de aanvraag van hulpmiddelen en zorg vergen over het algemeen veel tijd en zijn voor de patiënt met ALS en diens partner / mantelzorger vaak onduidelijk. Het gaat hier om hulpmiddelen op maat, zoals orthesen, robotarm of een aangepaste rolstoel met een bediening die in de loop van de tijd aan te passen is met bijvoorbeeld alternatieve besturing en/of een neksteun.

De patiënt kan het vroegtijdig aanvragen van een hulpmiddel of voorziening ervaren als een confrontatie met de progressie van de ziekte, wat de besluitvorming kan vertragen.

> **Aanbevelingen om een aanvraagprocedure te versnellen**
>
> – Informeer bij de gemeente en de zorgverzekeraar of er een spoedprocedure bestaat.
> – Geef de patiënt en de instanties alle informatie die nodig is om de aanvraag snel te kunnen afhandelen.
> – Maak de aanvraag zo compleet mogelijk, rekening houdend met de achteruitgang in het functioneren in de toekomst.
> – Bied de patiënt hulp en ondersteuning aan bij het aanvragen. Dit kan praktische hulp zijn bij het invullen van een aanvraagformulier, het verstrekken van informatie over procedures, het uitproberen van hulpmiddelen, het oefenen met een geleverd hulpmiddel, maar ook ondersteuning bij een gesprek met een indicatiesteller of tijdens een selectieprocedure bij een leverancier.

Speekselvloed

Bij ALS is er een onvermogen om het speeksel adequaat te transporteren en door te slikken. Het gaat dus niet zozeer om een verhoogde productie van speeksel. Speekselvloed vergroot het risico op aspiratie en op orofaciale infecties. Een behandeling is geïndiceerd als een patiënt aangeeft er last van te hebben.

De behandeling bestaat uit het toedienen van medicatie met een anticholinerge (bij)werking zoals amitriptyline 3 dd 10 mg of 1-2 dd 25 mg, scopolaminepleister 1,5 mg / 3 dagen of atropine sublinguaal 3 dd 0,25-0,75 mg.

Indien deze behandeling onvoldoende effectief is, kan gekozen worden voor botuline-injecties of radiotherapie beiderzijds met een lage dosis snelle elektronen (10-14 MeV). De behandeling met botuline moet gebeuren door een ervaren arts, onder echoscopie, vanwege het risico van een toename van slikstoornissen. Ondanks zorgvuldige toediening worden soms ernstige bijwerkingen beschreven, zoals slikproblemen en luxatie van de kaak. Ten slotte kan speekselvloed met radiotherapie behandeld worden, waarbij er een risico van een te droge mond bestaat.

Sommige patiënten hebben baat bij een draagbaar afzuigapparaat. Dit kan worden aangevraagd via de zorgverzekering. Niet alle zorgverzekeraars vergoeden dit echter.

Depressie, slapeloosheid

Depressie komt, net als slapeloosheid, in alle stadia van ALS regelmatig voor, maar niet vaker dan bij andere aandoeningen. Direct na de diagnose maken de meeste patiënten een periode van reactieve depressie door.

Het diagnosticeren van een depressie met bestaande meetinstrumenten is niet volledig betrouwbaar (zie hoofdstuk 3, casus 13), omdat dit veelal vragenlijsten zijn met vragen over stemming, maar ook vragen over somatische en fysieke aspecten. De meeste patiënten met ALS scoren op deze vragen laag als gevolg van hun ziekte. Slaapstoornissen kunnen het gevolg zijn van respiratoire insufficiëntie en/of beperkte mobiliteit, pijn en angst. Overdag kunnen daardoor klachten van vermoeidheid, hoofdpijn en traagheid optreden. Mobiliteitsproblemen, zoals moeite met draaien in bed, leveren vaak een onderbroken nachtrust op voor de patiënt en dikwijls ook voor de partner. Dit kan een indicatie zijn voor nachtzorg.

Er is terughoudendheid geboden ten aanzien van het gebruik van slaapmiddelen, indien er aanwijzingen zijn voor ademhalingsproblemen. Wanneer er, ondanks aangetoonde verminderde ademhaling, een indicatie voor slaapmedicatie is, wordt geadviseerd amitriptyline 1 dd 10-25 mg a.n. voor te schrijven. Dit medicijn is minder sederend dan hypnotica en blijkt het slapen te bevorderen.

Verminderde hoestkracht / taai speeksel en slijm

Zwakte van de uitademingsspieren leidt tot onvoldoende ophoesten, slijmstapeling en pulmonale infecties. Taai speeksel of slijm vormt een groot probleem voor patiënten met verminderde hoestkracht.

Er is onvoldoende bewezen of er effect is van acetylcysteïne of B-receptorantagonisten (zoals metoprolol of propranolol), het vernevelen met fysiologisch zout of anticholinergische bronchodilatoren. Indien er echter sprake is van taai slijm wordt één van deze middelen voorgeschreven. Meestal wordt gestart met acetylcysteïne 200-400 mg per dag.

Een fysiotherapeut kan betrokken naasten instructies geven voor 'manual assisted cough', waardoor de hoestflow verbeterd kan worden.

Om de hoestkracht te verbeteren, kan de patiënt het airstacken geleerd worden. Airstacken is een techniek waarbij lucht via een masker of een mondstukje in de longen wordt geblazen. Het voornaamste doel van deze techniek is het verbeteren van de hoestkracht. Goede hoestkracht is belangrijk om te voorkomen dat er slijm in de longen achterblijft en luchtweginfecties veroorzaakt. Wanneer de hoestkracht met airstacken verbetert, eventueel gecombineerd met comprimeren (dit is duwen in de buik onder de borstkas), zou dit kunnen leiden tot een afname van het aantal luchtweginfecties. Ook de duur en de ernst van deze infecties zouden kunnen afnemen. Belangrijk is wel dat de mensen die willen gaan airstacken, in staat zijn met open mond lucht vast te houden, dus niet in de wangen. Om deze reden lukt airstacken vaak niet goed bij patiënten met bulbaire zwakte.

Door regelmatig te airstacken, wordt bereikt dat de borstkas verder uitzet dan tijdens een spontane ademhalingsbeweging. Hierdoor wordt de borstkas mogelijk soepeler gehouden. Dit is te vergelijken met het doorbewegen van armen en benen. Het stijver worden van de borstkas gaat geleidelijk en geeft over het algemeen geen klachten. Mogelijk gaat het ademen wat zwaarder met een stijve borstkas. Dit is niet direct merkbaar, maar op het moment dat mensen moeten worden beademd, voelen ze in het begin spierpijn doordat de borstkas door het inblazen van lucht verder uitzet. Airstacken kan niet voorkómen dat chronische beademing bij mensen met een spierziekte op een gegeven moment noodzakelijk wordt.

In principe kunnen mensen met een spierziekte en verminderde hoestkracht baat hebben bij airstacken. Dit kunnen zowel mensen zijn die al non-invasief, dat wil zeggen met een neus- of mond-neusmasker, beademd worden, als mensen die nog niet beademd worden.

Respiratoire insufficiëntie

Respiratoire insufficiëntie ontstaat door zwakte van de ademhalingsspieren, buikspieren en het diafragma. Het ontstaat geleidelijk en regelmatige navraag naar symptomen en klachten van nachtelijke hypoventilatie en meting van de vitale capaciteit zijn noodzakelijk om tijdig behandeling te starten. Bij een zeer geleidelijke achteruitgang kunnen klachten ook geheel ontbreken, terwijl er dan overdag wel al hypercapnie kan zijn.

In het kader zijn de belangrijkste aspecten en klachten van de nachtelijke hypoventilatie weergegeven.

Aspecten van nachtelijke hypoventilatie:
- sputumretentie
- gebruik van hulpademhalingsspieren
- verminderde adembewegingen
- cyanose, tachypneu
- gestoorde interpunctie (= maken van korte zinnen door gebrek aan adem)
- oedemen
- recidiverende luchtweginfecties

Klachten van nachtelijke hypoventilatie:
- algemene vermoeidheid
- slaperigheid overdag
- onrustige slaap
- bedplassen
- verwardheid
- stemmingsverandering
- angst om te gaan slapen
- moeite met ophoesten
- dyspneu
- ochtendhoofdpijn
- verwardheid
- nachtmerries

Vrijwel alle patiënten met ALS overlijden als gevolg van respiratoire insufficiëntie. In de meeste gevallen is er sprake van chronische respiratoire insufficiëntie als gevolg van een geleidelijke toename van zwakte van de ademhalingsspieren. Een acute respiratoire insufficiëntie kan ontstaan door obstructie van de hogere luchtwegen, acute infectie of aspiratie. Ontstaat deze bij een al bestaande chronische respiratoire insufficiëntie, dan leidt deze situatie zonder therapeutisch ingrijpen vrijwel zonder uitzondering tot een snel overlijden.

De behandeling van respiratoire insufficiëntie bestaat uit niet-invasieve of invasieve beademing en/of het bestrijden van symptomen.

Niet-invasieve beademing en invasieve beademing

Chronische niet-invasieve beademing is een volume- en drukgestuurde beademing met behulp van een kapje over de neus en/of mond of een gezichtsmasker. De vorm van beademen verbetert de kwaliteit van leven en verlengt de levensduur. Bij toename van de respiratoire insufficiëntie wordt deze beademing onvoldoende effectief. Invasieve beademing is beademing via een tracheastoma. Deze vorm van beademen wordt afgeraden bij patiënten met ALS. Deze beademing verlengt wel de levensduur maar verbetert niet de kwaliteit van leven. De zorg thuis voor een patiënt met ALS en invasieve beademing is zeer intensief en leidt bijna altijd tot overbelasting van de mantelzorg en tot opname in een verpleeghuis.

Het is van groot belang tijdig informatie te geven over de behandeling van chronische respiratoire insufficiëntie en acute respiratoire insufficiëntie en de besluitvorming hierover schriftelijk vast te leggen. Zo kunnen patiënten een weloverwogen besluit nemen en wordt voorkomen dat in acute situaties een ingrijpend besluit over wel of niet-invasief beademen genomen moet worden.

Een besluit om niet-invasief beademd te willen worden, heeft in situaties dat de ademhalingsspieren al verzwakt zijn tot gevolg dat een niet-reanimerenverklaring moet worden vastgelegd. Reanimatie leidt in deze situatie bijna altijd tot chronisch invasieve beademing.

Voor het instellen op beademing worden patiënten verwezen naar één van de vier Centra voor Thuisbeademing verbonden aan de Academische Ziekenhuizen (Utrecht, Groningen, Rotterdam, Maastricht). De centra geven informatie over beademing en zij indiceren, begeleiden en optimaliseren de zorg rond beademing. Wanneer een patiënt informatie wil hebben over de mogelijkheden van beademing is het advies te verwijzen bij een vitale capaciteit < 80% en/of bij symptomen of klachten van nachtelijke hypoventilatie en/of bij een bloedgaswaarde die wijst op respiratoire insufficiëntie.

Beschouwing

Uit deze casus blijkt dat patiënten met ALS binnen een aantal maanden na het stellen van de diagnose met een groot aantal problemen geconfronteerd kunnen worden waarover zij op korte termijn besluiten moeten nemen: aanpassingen in huis, aanschaf rolstoel, PEG-sonde en inschakelen van de thuiszorg. Bij de heer Van Buren wijzen de ochtendhoofdpijn, slaapstoornis, verlaagde vitale capaciteit en afwijkende bloedgaswaarde op een respiratoire insufficiëntie.

Het gebruik van een theedoek is een duidelijke aanwijzing voor overmatige speekselvloed.

De toename van de mobiliteitsproblemen en dysartrie is reden om het voorzieningenpakket te evalueren.

Dit betekent een groot aantal verlieservaringen voor patiënt en zijn partner, naast de acceptatie en verwerking van de diagnose. Het vaststellen van een verminderde ademhalingsfunctie betekent voor patiënten dat het einde in zicht komt.

Psychosociale aspecten

De emotionele belasting voor patiënten met ALS en hun partners is groot. Naast het verwerken van de vele verliezen zijn er in elke fase praktische problemen die leiden tot contacten met een groot aantal hulpverleners en instanties. Naast huisarts, neuroloog en revalidatiearts zijn er andere leden van het revalidatieteam betrokken bij de begeleiding, zoals een fysiotherapeut, ergotherapeut, diëtist, logopedist en maatschappelijk werker. Bij aanpassingen in huis en het organiseren van hulpmiddelen zijn het Centrum Indicatiestelling Zorg (CIZ), gemeente en leverancier betrokken. Eenduidige informatie van verschillende hulpverleners, ondersteuning bij de besluitvorming en goede afstemming tussen de betrokken disciplines zijn van groot belang.
De ervaren kwaliteit van leven speelt een belangrijke rol bij ALS. Onderzoeken wijzen uit dat de problematiek van de hulpmiddelenvoorziening hierop een negatieve invloed heeft. De begeleiding door een gespecialiseerd ALS-revalidatieteam beïnvloedt de zorg rond de hulpmiddelenvoorziening en de kwaliteit van leven in positieve zin.
Een actieve copingstijl lijkt tevens positief gerelateerd aan de kwaliteit van leven. Er zijn verschillende lijsten beschikbaar die inzicht kunnen geven in coping en draagkracht van patiënt en partner (bijvoorbeeld: de Utrechtse Coping Lijst (UCL), Hospital Anxiety and Depression Scale (HADS – zie ook bijlage 1 bij hoofdstuk 3, casus 13) en de Caregiver Strain Index (CSI)).

Wat bespreekt u met de heer Van Buren en zijn echtgenote?

Vervolg casus

Voor de behandeling van de speekselvloed gebruikt de heer Van Buren al amitriptyline, maar zonder effect. U bespreekt de mogelijkheden van botuline en radiotherapie. De behandeling met radiotherapie is niet geschikt voor hem, omdat hij voor het aanmeten van het masker dat bij de bestraling gebruikt wordt, plat moet kunnen liggen. Dit kan hij niet meer.
Al in een eerdere fase is uitgebreid gesproken over de mogelijkheid dat ook de spieren voor de ademhaling zwakker gaan worden, wat uiteindelijk tot overlijden zal leiden. U bespreekt met de heer Van Buren en zijn echtgenote dat zijn klachten en symptomen en de uitslagen van de onderzoeken wijzen op een progressie van zwakte van deze spieren. U informeert hen over de mogelijkheid van niet-invasieve en invasieve beademing en vertelt dat niet-invasieve beademing als doel heeft de klachten te verminderen en dat het mogelijk enige levensverlenging geeft. Patiënt bevestigt nogmaals zijn besluit onder geen beding invasief beademd te willen worden, maar wil wel een verwijzing naar het Centrum voor Thuisbeademing om uitgebreide informatie over niet-invasieve beademing te krijgen. U legt uit dat een besluit om niet-invasief te willen worden beademd tevens een verklaring van niet-reanimeren is.
U besluit patiënt met spoed te verwijzen.
U vraagt de fysiotherapeut het airstacken te oefenen met de heer Van Buren.
U geeft aan dat het van belang is opnieuw met de huisarts te spreken over de wensen en besluiten ten aanzien van beademing en reanimeren en deze schriftelijk vast te leggen.

De heer Van Buren heeft twee weken na het bezoek aan de revalidatiearts een gesprek bij het Centrum voor Thuisbeademing. Tijdens dit bezoek is opnieuw zijn ademhalingsfunctie onderzocht en daaruit bleek dat deze nog verder verzwakt was.
Patiënt en zijn echtgenote hebben besloten geen enkele vorm van beademing te willen en maken een afspraak met de revalidatiearts en huisarts voor een gesprek over het verdere verloop en de mogelijkheden van euthanasie.

Wat vertelt u de heer Van Buren en echtgenote over het verdere verloop en over de mogelijkheden van euthanasie?

De laatste levensfase

Allereerst is van belang met patiënten en partners tijdig te spreken over de laatste levensfase, in het bijzonder als men met vragen over euthanasie komt. Klachten of symptomen van respiratoire insufficiëntie kunnen worden verlicht. Uit wetenschappelijk onderzoek blijkt dat ruim 90% van de patiënten met ALS rustig overlijdt. Doordat de ademhalingsspieren steeds zwakker worden, treedt er een CO_2-stapeling in het bloed op. Hierdoor wordt de patiënt suffer, vermoeider en slaperiger. Veel patiënten overlijden in hun slaap.

Stikken komt zelden voor. Wel kan er sprake zijn van benauwdheid of kortademigheid. Dit wordt vooral veroorzaakt door slijm dat onvoldoende kan worden opgehoest. Als dergelijke klachten voorkomen, kan een patiënt angstig worden. De nabijheid van de partner en ontspanning kunnen helpen. Daarnaast is het mogelijk medicatie te geven om kortademigheid, angst en slijmvorming te verminderen. In sommige situaties is het wenselijk dat de patiënt noodmedicatie (zie tabel C10.1) in huis heeft om te gebruiken bij acute benauwdheid. De wetenschap dat deze medicatie aanwezig is, vermindert soms de angst van patiënten.

Vaak denken patiënten dat zij benauwd zijn door een tekort aan zuurstof. Hypoxie kan optreden bij een pulmonale infectie of slijmstapeling in de hypofarynx. Een lage dosis zuurstof kan dan de kortademigheid verminderen. Een te hoge dosering kan echter een averechts effect hebben door een toename van de CO_2-stapeling. Indien er geen sprake is van hypoxie, is 1 l/min vaak voldoende als symptoomverlichting. De maximale dosering is 2 l/min.

Tabel C10.1 Behandeladviezen bij kortademigheid zonder beademing.

Snel verergerend	Geleidelijk verergerend
in geval van angst: oxazepam 4 dd 10-15 mg, oraal of via PEG, of lorazepam 0,5-2,5 mg onder de tong zo nodig door mantelzorger toe te dienen, na telefonisch overleg met de huisarts en in afwachting van zijn komst	bij niet ernstige kortademigheid: beginnen met 2 dd 10 mg lang werkend morfine oraal of met 6 dd 5 mg morfinedrank via PEG zo nodig kan de dosering worden verhoogd tot het gewenste effect is bereikt
morfine 2,5-10 mg s.c. of i.v., zo nodig na 4 uur herhalen	een toedieningsalternatief is morfine s.c. of i.v. iedere 4 uur 2,5 mg al deze doseringen kunnen zo nodig worden verhoogd tot het gewenste effect is bereikt
bij onvoldoende effect van hiervoor genoemde maatregelen: sedatie overwegen	bij cyanose of aangetoonde hypoxie 0,5-1,0 liter per minuut via een zuurstofbril

Het is dus ook bij deze groep patiënten belangrijk om symptomen goed te behandelen. Soms is palliatieve sedatie een optie in de laatste fase van de ziekte (zie hoofdstuk 3, casus 16).

Ook bij patiënten met ALS is het, net als bij andere patiënten die ernstig lijden, mogelijk om euthanasie uit te voeren. Voor hen gelden dezelfde criteria als voor andere patiënten (zie kader). Zo moet op een bepaald moment een SCEN-arts geconsulteerd worden.
Patiënten bepalen in overleg met de arts het moment van de euthanasie.

Euthanasie

Bij het stellen van de indicatie voor en het uitvoeren van euthanasie dienen de in de euthanasiewet genoemde zorgvuldigheidseisen in acht genomen te worden. Deze zorgvuldigheidseisen houden in dat de arts:
1. de overtuiging heeft gekregen dat er sprake is van een vrijwillig en weloverwogen verzoek van de patiënt
2. de overtuiging heeft gekregen dat er sprake is van uitzichtloos en ondraaglijk lijden van de patiënt
3. de patiënt heeft voorgelicht over de situatie waarin deze zich bevindt en over diens vooruitzichten
4. met de patiënt tot de overtuiging is gekomen dat er voor de situatie waarin hij zich bevindt geen redelijke andere oplossing is
5. ten minste één andere, onafhankelijke arts heeft geraadpleegd die de patiënt heeft gezien en schriftelijk zijn oordeel heeft gegeven over de zorgvuldigheidseisen, bedoeld in de onderdelen 1 tot en met 4
6. de levensbeëindiging of hulp bij zelfdoding medisch zorgvuldig uitvoert en meldt aan de gemeentelijk lijkschouwer

Beschouwing

In Nederland overleed tussen 1994 en 1998 één op de vijf patiënten met ALS door euthanasie of hulp bij zelfdoding. Dit was een relatief hoog percentage en werd geweten aan mogelijk inadequate palliatieve zorg, onderdiagnosticeren van depressie, zich een last voelen voor de omgeving en gevoelens van hopeloosheid. In de jaren daarna is veel aandacht besteed aan het verbeteren van de zorg. In de periode 2000-2008 is vanuit het ALS Centrum Nederland opnieuw onderzocht wat het percentage euthanasie en hulp bij zelfdoding is en wat de kenmerken van patiënten hierbij zijn. Het percentage is ongewijzigd gebleven voor patiënten met ALS, waar bij andere patiëntengroepen een afname te zien is. De meest gerapporteerde redenen voor ondraaglijk lijden bij ALS waren angst om te stikken (45%) en afhankelijkheid (29%). Tussen de groep patiënten met een uitdrukkelijk verzoek tot euthanasie of hulp bij zelfdoding en de groep patiënten zonder dit verzoek is geen verschil in kenmerken wat betreft de zorg, symptomen van depressie en zich tot last voelen. Van alle patiënten beoordeelt 84% de algemene zorg als goed of uitstekend. Een mogelijke verklaring voor het gelijk gebleven percentage euthanasie en hulp bij zelfdoding bij patiënten met ALS is dat, hoewel de mogelijkheden in de zorg verbeterd zijn, veel symptomen nog steeds als ondraaglijk worden ervaren en onbehandelbaar zijn, bijvoorbeeld het verlies van de mogelijkheid om te spreken en de toenemende afhankelijkheid.

Vervolg casus

Kort na dit gesprek vraagt de heer Van Buren u de SCEN-arts te consulteren. Hij heeft nog de wens over drie weken zijn 40-jarige huwelijksdag in kleine kring te vieren, maar wil kort daarna een datum met u bespreken voor de euthanasie.
Drie weken hierna oordeelt de SCEN-arts dat aan de zorgvuldigheidseisen is voldaan. Enkele dagen na het bezoek van de SCEN-arts overlijdt patiënt rustig in zijn slaap.

Kernpunten

- ALS is een progressieve ziekte waarbij een proactieve houding ten aanzien van hulpmiddelen en aanpassingen noodzakelijk is.
- Afspraken over beademing en reanimeren dienen in een vroege fase, bij beginnende zwakte van de ademhalingsspieren, gemaakt te worden.
- Verwijzing naar het Centrum voor Thuisbeademing is aangewezen bij een VC onder de normaalwaarde (80%) en/of bij symptomen of klachten van nachtelijke hypoventilatie en/of een afwijkende bloedgaswaarde die wijst op respiratoire insufficiëntie.
- De angst om te stikken moet bespreekbaar gemaakt worden en met goede informatie over de laatste fase weerlegd worden.
- In de begeleiding is het essentieel de partner / mantelzorgers speciale aandacht te geven.
- Euthanasie komt relatief vaak voor bij patiënten met ALS, waarbij angst om te stikken en toename van afhankelijkheid veelvoorkomende redenen zijn hierom te vragen.

Literatuur

Andersen PM, Borasio GD, Dengler R, Hardiman O, Kollewe K, Leigh PN, Pradat PF, Silani V, Tomik B. Good practice in the management of amyotrophic lateral sclerosis: Clinical guidelines. An evidence-based review with good practice points. EALSC Working Group. Amyotrophic Lateral Sclerosis 2007;8:195-213.

Berg LM van den, Berg JP van den, Goeijen JC de. Richtlijn ALS. In: Graeff A de, Bommel JMP van, Deijck RHPD van, Eynden B van den, Krol RJA, Oldenmenger WH, Vollaard EJ. Palliatieve zorg. Richtlijnen voor de praktijk. Heerenveen: Jongbloed bv (te verschijnen december 2010).

Berg JP van den, Kalmijn S, Lindeman E, Veldink JH, Visser M de, Graaff MM van der, Wokke JHJ, Berg LH van den. Multidisciplinary ALS care improves quality of life in patients with ALS. Neurology 2005;65:1264-7.

Berg LH van den, Goeijen JC de, Kruitwagen-van Reenen ETH, Schelhaas JH, Visser M de. Amyotrofische laterale sclerose. Behandeling en begeleiding. ALS Centrum Nederland, 2009.

Bourke SC, Tomlinson M, Williams TL, Bullock RE, Shaw PJ, Gibson GJ. Effects of non-invasive ventilation on survival and quality of life in patients with amyotrophic lateral sclerosis: a randomised controlled trial. Lancet Neurol 2006;5:140-7.

Griez EJ, Colasanti A, Diest R van, Salamon E, Schruers K. Carbon dioxide inhalation induces dose-dependent and age-related negative affectivity. PloS ONE 2007;10:e987.

Leadbetter S, Douglas-Jones AG. Asphyxiation by glottic impaction of nasal secretions. Am J Forensic Med Pathol 1989;10:235-8.

Lechtzin N. Respiratory effects of amyotrophic lateral sclerosis: problems and solutions. Respir Care 2006;51:871-81.

Maessen M, Veldink JH, Onwuteaka-Philipsen BD, Vries JM de, Wokke JHJ, Wal G van der, Berg LH van den. Trends and determinants of end-of-life practices in ALS in the Netherlands. Neurology 2009;73:954-61.

Miller RG, Jackson CE, Kasarskis EJ, England JD, Forshew D, Johnston W, Kalra S, Katz JS, Mitsumoto H, Rosenfeld J, Shoesmith C, Strong MJ, Woolley SC. Practice Parameter update: Drug, nutritional, and respiratory therapies (an evidence-based review). Neurology 2009;73:1218-26.

Miller RG, Jackson CE, Kasarskis EJ, England JD, Forshew D, Johnston W, Kalra S, Katz JS, Mitsumoto H, Rosenfeld J, Shoesmith C, Strong MJ, Woolley SC. Practice Parameter update: The care of the patient with amyotrophic lateral sclerosis: Multidisciplinary care, symptom management, and cognitive / behavioural impairment (an evidence-based review). Neurology 2009;73;1227-33.

Neudert C, Oliver D, Wasner M, Borasio GD. The course of the terminal phase in patients with amyotrophic lateral sclerosis. J Neurol 2001;248:612-6.

Belangrijke websites

www.vsca.nl/thuisbeademing.php?id=32

Casus 11
Een patiënte met CVA en slikproblemen

J.M. Lensink, R.T.C.M. Koopmans, J.M. Bossers

Casus

Mevrouw Abbink is een 82-jarige weduwe met vijf kinderen. Tot voor kort woonde zij in een eigen woning en kon ze zich nog goed zelf redden. Drie weken geleden trof haar dochter haar 's ochtends in huis aan, ze was niet aanspreekbaar en haar rechterarm en -been waren verlamd. Bij opname in het ziekenhuis bleek ze een hersenstambloeding te hebben doorgemaakt, met als gevolg een hemiparese rechts, dysartrie en slikstoornissen. Tijdens de ziekenhuisopname maakte zij een pneumonie door. In verband met de slikstoornissen kreeg zij een neus-maagsonde. Op sommige momenten was zij niet goed aanspreekbaar, op andere momenten kon zij helder en alert reageren. Er is tijdens de ziekenhuisopname van drie weken slechts gering herstel opgetreden.

Hoe is de prognose na een cerebrovasculair accident (CVA) en welke factoren bepalen de prognose?

CVA

Een CVA is door de World Health Organization gedefinieerd als 'plotseling ontstane klinische verschijnselen van een focale stoornis van de hersenfunctie met een duur van meer dan 24 uur (of eindigend met de dood) waarvoor geen andere oorzaak aanwezig lijkt dan een vasculaire stoornis'. De oorzaak is vaker toe te schrijven aan een infarct (80%) dan aan een bloeding (20%). De incidentie is 2 tot 3 per 1000 patiënten per jaar, na het 65e levensjaar oplopend naar 14 per 1000 per jaar.

Vijftien procent van de patiënten overlijdt binnen een week en 25% binnen een maand. Vijf jaar na het optreden van het eerste CVA is circa de helft van de patiënten overleden.
De prognose van een intracerebrale bloeding is slechter dan die van een infarct. Vijftig procent van de patiënten met een bloeding is overleden na 30 dagen versus 10% in geval van een infarct.
De volgende factoren hebben een negatief voorspellende waarde voor de prognose ten aanzien van overleving, waarbij de eerste drie indicatief kunnen zijn voor een bloeding. Het onderscheid is echter alleen met zekerheid te maken aan de hand van beeldvormend onderzoek, CT- of MRI-scan.

> **Factoren met een negatief voorspellende waarde voor prognose overleving CVA**
>
> - bewustzijnsstoornissen in de eerste 48 uur (Eye Motor Verbal-score < 8 op de Glasgow Coma Scale (maximaal 15))
> - blazende ademhaling
> - dwangstand van de ogen
> - hoge leeftijd
> - comorbiditeit

Vijftig procent van het herstel treedt binnen drie weken op, terwijl na zes maanden weinig functieherstel meer te verwachten valt.
Patiënten met een doorgemaakt CVA hebben in de eerste vijf jaar 30-50% kans op een recidief. Uiteindelijk overlijdt circa 35% van de patiënten aan een hartziekte en 30% aan een nieuw CVA.

BELEID IN RELATIE TOT OVERLEVING EN FUNCTIONELE STATUS

De behandeling van een infarct en een bloeding verschilt in de acute fase. Bij een infarct kan de patiënt, indien aan een aantal criteria wordt voldaan, in aanmerking komen voor trombolyse. Aangezien het onderscheid tussen een infarct en een bloeding alleen met beeldvormend onderzoek te maken is en de trombolyse binnen drie uur gestart dient te worden, is het zaak een patiënt met (verdenking op) een CVA met spoed in te sturen. Uit onderzoek is gebleken dat trombolyse binnen drie uur na het ontstaan van het CVA een gunstig effect heeft op zowel de mortaliteit als op de prognose in de zin van herstel. Exclusiecriteria voor trombolyse zijn een uitval van langer dan drie uur of van onbekende duur, een gedaald bewustzijn, een snelle spontane verbetering en het gebruik van anticoagulantia. Een mogelijke complicatie van deze behandeling is het optreden van intracerebrale bloedingen.

Naast trombolyse bestaat de behandeling na een CVA vooral uit:
- voorkómen en behandelen van complicaties (zie verder)
- secundaire preventie (identificeren en behandelen van risicofactoren)
- stimuleren van herstel
- begeleiden van patiënt en familie
- goede palliatieve zorg in geval van een slechte prognose ten aanzien van overleving

Opname op een stroke unit resulteert een jaar nadien in een relatieve risicoreductie van de kans op overlijden of het hebben van een handicap met 22%. Algemeen wordt aangenomen dat de gunstige resultaten van stroke units zijn toe te schrijven aan de snellere diagnostiek, preventie van en sneller ingrijpen bij complicaties, de technisch betere verpleging (op gebied van verslikken, decubitus, incontinentie) en de intensievere revalidatie.

De restsymptomen na een CVA hangen sterk samen met de lokalisatie en grootte van het infarct. Veelal houdt de patiënt een parese van arm en/of been en cognitieve stoornissen over aan zijn CVA. Ook komen slikstoornissen, afasie en apraxie voor. Bij een infarct in het hersenstamgebied, zoals bij mevrouw Abbink het geval is, betreffen de uitvalsverschijnselen vaak bewustzijnsstoornissen, pupilafwijkingen, nystagmus, draaiduizeligheid, stoornissen in de oogbewegingen, facialisparese, motorische stoornissen van tong- en farynxmusculatuur (met als gevolg dysartrie en slikstoornissen) en contralaterale hemiparese.

Complicaties die kunnen optreden in de acute fase van een CVA zijn:
- hypertensie
- slikstoornissen met als mogelijk gevolg aspiratiepneumonie
- diep veneuze trombose en/of longembolie
- incontinentie
- koorts
- delier
- decubitus, vooral bij paretische patiënten
- schouderproblemen aan de aangedane zijde (pijn of capsulitis)
- metabole ontregeling, bijvoorbeeld ontregeling van een (pre-existente) diabetes mellitus of dehydratie
- obstipatie ten gevolge van verminderde mobiliteit

Deze complicaties zijn medebepalend voor het herstel en dienen daarom zo goed mogelijk voorkómen of anders adequaat behandeld te worden.

> **Vervolg casus**
>
> Op vrijdagmiddag wordt mevrouw Abbink vanuit het ziekenhuis in het verpleeghuis opgenomen. In de summiere overdracht staat dat zij voor revalidatie komt. U, de specialist ouderengeneeskunde, bezoekt haar direct na binnenkomst. U treft een zieke, kortademige vrouw aan met een snelle rochelende ademhaling. Zij reageert nauwelijks op aanspreken. Een anamnese is door de benauwdheid en het verlaagd bewustzijn niet goed mogelijk.

Waar let u op bij lichamelijk onderzoek?

Lichamelijk onderzoek

Mevrouw Abbink heeft een temperatuur van 38,7 °C, de bloeddruk is 160/80 mmHg, de pols 100/min regulair en de ademfrequentie is 28/min. Bij percussie en auscultatie van de longen zijn er een demping en ronchi rechts achter te horen. Neurologisch onderzoek is door het verlaagd bewustzijn niet goed mogelijk. Wel valt op dat er rechts sprake is van een slappe parese, waarbij de arm meer aangedaan lijkt dan het been. U stelt de diagnose pneumonie, waarschijnlijk als gevolg van aspiratie.

> **Probleemlijst**
>
> Somatisch aandachtsgebied:
> - hemiparese rechts
> - slikstoornissen
> - dysartrie
> - (aspiratie)pneumonie met koorts
> - verhoogd decubitusrisico

Psychisch aandachtsgebied:
- wisselend verlaagd bewustzijn
- mogelijk cognitieve stoornissen.

Maatschappelijk aandachtsgebied:
- probleem om naar thuissituatie terug te keren
- ontbreken beleidsafspraken
- kinderen die met een onverwacht ziekbed van hun moeder geconfronteerd worden

Welk beleid zou u voorstellen?

U besluit met de kinderen te praten over het behandelbeleid. Hoewel er tot nu toe nauwelijks herstel is opgetreden na het CVA, hebben zij toch nog de hoop dat hun moeder kan revalideren. In goed overleg spreekt u met elkaar af mevrouw optimaal te behandelen binnen het verpleeghuis. U besluit tot een niet-reanimeerbeleid en, wanneer behandeling in het verpleeghuis niet tot herstel leidt, haar niet meer in te sturen naar het ziekenhuis. Mevrouw Abbink krijgt antibiotica (doxycycline) via de sonde, 2 l O_2/min. ter verlichting van de benauwdheid, wisselligging en er is extra aandacht voor de mondverzorging. De sondevoeding wordt gecontinueerd.

Multidisciplinaire samenwerking

Naast de medische zorg bent u als specialist ouderengeneeskunde verantwoordelijk voor het inschakelen en coördineren van de verschillende disciplines die bij de zorg voor mevrouw Abbink betrokken zijn. De fysiotherapeut adviseert over haar lighouding, geeft advies over de transfers en bekijkt de mogelijkheden om te mobiliseren. De ergotherapeut geeft adviezen ter preventie van decubitus. De logopediste beoordeelt de slikfunctie en adviseert ten aanzien van het geven van orale voeding. De diëtiste tot slot is erbij betrokken in verband met de sondevoeding.

Beschouwing

Mevrouw Abbink heeft een ernstig bloedig CVA doorgemaakt. De kans op volledig herstel is niet groot, ze heeft veel prognostisch ongunstige factoren. Toch zal bij het begin van een opname bij een dergelijke patiënt in principe voor een actief behandelbeleid worden gekozen, tenzij er uitgesproken wensen zijn of een behandelverbod aanwezig is. De arts zal zich in eerste instantie zelf een beeld vormen van de herstelmogelijkheden van patiënte en de tijd gebruiken om patiënte en de kinderen beter te leren kennen.

Slikproblemen

Slikproblemen komen veel voor bij neurodegeneratieve aandoeningen als M. Parkinson, dementie en bij cerebrovasculaire pathologie. Bij CVA's komen slikstoornissen in de acute fase bij 42-67% van de gevallen voor. Een slikstoornis is een verstoring van

het transport van vloeibaar of vast voedsel van mond naar maag, al dan niet gepaard gaande met klachten van verslikken. In de eerste vijf dagen na een CVA treedt hierdoor bij 19-42% van de patiënten aspiratie op. Bij aspiratie komt voedsel of speeksel in de luchtwegen. Ook door reflux van maaginhoud kan aspiratie optreden. Dit kan leiden tot een aspiratiepneumonie. Deze vorm van pneumonie is moeilijk te behandelen vanwege de atypische verwekkers en doordat aspiratie vaak recidiveert en daarmee de oorzaak van de pneumonie aanwezig blijft. Verslikken is een acuut probleem, waarbij zoveel vloeistof of voedsel in de luchtwegen is terechtgekomen dat er een hoestprikkel optreedt of zelfs dyspneu. Slikproblemen kunnen, doordat de patient onvoldoende voedsel en/of vocht tot zich kan nemen, ook leiden tot gewichtsverlies, obstipatie of een verhoogde kans op urineweginfecties. Daarnaast speelt vaak de angst voor verslikken en daardoor angst voor stikken een rol.
Het tijdig opmerken en behandelen van slikstoornissen is dus van groot belang.

Medicijnen kunnen ook slikstoornissen veroorzaken. Zo kunnen anticholinergica, diuretica, tricyclische antidepressiva en opioïden een verminderde speekselproductie veroorzaken, wat het slikken bemoeilijkt. Antipsychotica kunnen extrapiramidale bijwerkingen geven, waaronder slikstoornissen. Sommige middelen beschadigen het slijmvlies van orofarynx of oesofagus en vele middelen kunnen een negatieve invloed hebben op aandacht en concentratie en op die manier het slikproces verstoren.

ANAMNESE EN LICHAMELIJK ONDERZOEK
Bij een vermoeden van een slikprobleem wordt via anamnese en onderzoek getracht een beeld te krijgen van zowel oorzaak als gevolgen van de slikproblemen. Wat zijn precies de klachten, hoe lang bestaan ze, bij welke voedingsconsistentie treden de klachten het meest op en spelen andere omstandigheden als houding of afleiding tijdens de maaltijd een rol? Ook wordt gevraagd hoe de patiënt en zijn omgeving de slikstoornissen ervaren.
Bij de anamnese hoort ook een inventarisatie van de gebruikte medicijnen, zeker als er geen duidelijke oorzaak is aan te wijzen, of als de slikproblemen vrij plotseling ontstaan of verergeren.

> **Het slikproces**
>
> Observatie van het slikken geeft een indruk van de fase waarin het slikproces is verstoord.
> De vier fasen in het slikproces:
> 1. voorbereidende fase: voedsel in de mond verzamelen, kauwen en vormen van de bolus
> 2. orale transportfase: transport van de bolus van mond naar farynx (duurt ongeveer 1 sec)
> 3. faryngeale fase: transport van orofarynx naar hypofarynx, waarbij de adem reflectoir vastgehouden wordt en de stembanden en epiglottis de luchtpijp afsluiten
> 4. oesofageale fase: transport door de slokdarm tot in de maag

De eerste drie vormen samen de orofaryngeale fase. Problemen in deze fase kunnen leiden tot hoesten tijdens of na de maaltijd, zich verslikken, articulatieproblemen, 'natte' stem na het slikken of hoorbare ademhaling na de maaltijd.

Klachten die op een probleem in de oesofageale fase wijzen, zijn pijn achter het borstbeen, zuurbranden, regurgitatie of braken en nachtelijk hoesten.

Door middel van neurologisch onderzoek (met name onderzoek naar het bewustzijn) en onderzoek van mondholte (candidiasis, ontstoken elementen, tonsillitis) en hals wordt geprobeerd een oorzaak aan te tonen.

Verder lichamelijk onderzoek geeft een beeld van de mogelijke gevolgen: dehydratie, ondervoeding, obstipatie en afwijkingen bij auscultatie van de longen.

AANVULLEND ONDERZOEK

De logopedist kan een functioneel slikonderzoek verrichten en de diëtiste kan een voedingsanamnese afnemen. Eventueel kan dynamisch beeldvormend onderzoek worden aangevraagd om zo beter te bepalen in welke fase van het slikproces het probleem zich voordoet, of kan een KNO-arts in consult gevraagd worden.

BELEID EN BEHANDELING

De arts zal met patiënt en/of diens vertegenwoordiger spreken over de prognose, risico's en de wensen van de patiënt. Vanwege het vaak progressieve karakter van slikstoornissen moet duidelijk besproken worden hoe lang met behandelen moet worden doorgegaan, wat aanvaardbare risico's zijn en hoe gehandeld moet worden bij achteruitgang of calamiteiten.

Bij de symptomatische behandeling kan de logopedist een grote rol spelen door functionele behandeling: oefentherapie gericht op verbetering van de slikfunctie door spiertraining en koudestimulatie ter verbetering van de sensibiliteit. Hiervoor is het noodzakelijk dat de patiënt goed gemotiveerd is, een intact bewustzijn heeft en redelijk cognitief functioneert.

De logopedist kan daarnaast adviezen geven aan verzorging en familie om slikstoornissen te voorkomen of te verminderen. Deze adviezen betreffen onder meer:
- consistentie en samenstelling van de voeding: bijvoorbeeld gebruik van verdikkingsmiddel, geen twee consistenties door elkaar (soep met ballen)
- wijze van toedienen van eten: geen afleiding tijdens de maaltijd, rekening houden met eventuele hemianopsie, niet te veel op de lepel
- houding tijdens en na de maaltijd: goed rechtop om het oesofageale transport te vergemakkelijken
- hulpmiddelen: aangepaste lepel, tuitbeker
- mondverzorging: achtergebleven voedsel uit de mond verwijderen

Als deze adviezen niet leiden tot een voldoende inname van vocht en voeding of als er recidiverende aspiratiepneumonieën optreden, is kunstmatig toedienen van voeding en vocht een optie. Aan dit besluit gaat, zeker in het kader van een progressief neurologisch beeld, een zorgvuldige afweging vooraf.

Wat zou u ter sprake brengen in een gesprek met een patiënt en/of diens vertegenwoordiger over het kunstmatig toedienen van voeding en vocht?

Beschouwing

In een dergelijk gesprek is het van groot belang aandacht te besteden aan zowel de medische afwegingen als de emotionele aspecten. Het besluit om met sondevoeding te starten is gemakkelijker en emotioneel minder beladen dan het besluit om sondevoeding te staken. Het is daarom belangrijk duidelijk af te spreken wat het doel van de behandeling is en op welke momenten een evaluatie plaatsvindt. Ook dient goed benoemd te worden wat de consequenties zijn als het doel niet gehaald wordt. Ten slotte moeten de mogelijke complicaties en de gevolgen daarvan besproken worden. Als de patiënt een verlaagd bewustzijn heeft of wilsonbekwaam is, denkt de arts met de vertegenwoordiger na over het beleid in het geval dat de patiënt sondevoeding weigert of afweert. Het staken van de toediening op elk moment kan weerstand bij de familie oproepen. Deze mogelijkheid moet dan ook in het eerste gesprek al aan de orde komen. Daarnaast zal er aandacht moeten zijn voor de emoties die dit oproept.

Vervolg casus

Na het weekend blijkt mevrouw Abbink enigszins te zijn opgeknapt. De verpleging vertelt dat tijdens het weekeinde de sonde eruit was geraakt en dat mevrouw bij het opnieuw plaatsen heel duidelijk zei: 'ik trek hem eruit, ik wil dit niet!'. De verpleging vertelt u moeite te hebben om de sonde tegen haar zin in terug te plaatsen. U gaat opnieuw in gesprek met de familie. Haar kinderen vertellen dat moeder in het ziekenhuis wel 40 maal de sonde eruit getrokken heeft en dat men daarom zelfs haar niet-paretische hand vastbond. Waarom mevrouw de sonde er steeds uit trekt, is noch voor de verpleging noch voor haar kinderen duidelijk. Heeft ze er hinder van? Overziet ze wel voldoende de mogelijke gevolgen? Is ze misschien depressief, wat immers vaak voorkomt na een CVA? Al pratend met elkaar blijkt het erg moeilijk om tot antwoorden te komen. Omdat mevrouw op dit moment weer een sonde heeft en het toch niet helemaal duidelijk is of ze er bezwaar tegen heeft, wordt besloten de sondevoeding voort te zetten en bij een eventueel volgende keer dat mevrouw de sonde er uit trekt, de situatie opnieuw te beoordelen.

Kunstmatige toediening van vocht

Maag-neussonde

De maag-neussonde is door arts of verpleegkundige bij de meeste mensen vrij eenvoudig in te brengen. Via een sonde kan een patiënt behalve vocht en voeding medicijnen toediend krijgen.
Nadelen van een sonde zijn:
- Mogelijke problemen met inbrengen bij patiënten met slikstoornissen of niet-coöperatieve patiënten. De sonde kan dan opkrullen in de keelholte.

- Verhoogd risico op luchtweginfecties door aspiratie. Dit risico is het grootst bij patiënten met bewustzijnsstoornissen of mensen voor wie een (half) zittende houding niet mogelijk is.
- Nogal wat patiënten ervaren de neussonde als hinderlijk en met name verwarde patiënten kunnen deze daarom nog wel eens verwijderen. Deels terugtrekken kan aspiratie veroorzaken. Om verwijdering te voorkomen, kan gekozen worden voor fixatie van de handen. Dit vormt weer een extra belasting, brengt mogelijke risico's met zich mee en vereist daarom een zeer zorgvuldige afweging.

Juridisch gezien zijn het inbrengen van een neus-maagsonde en het hierdoor toedienen van vocht (en voeding en medicatie) medische handelingen, waarvoor een indicatie van een arts en toestemming van de patiënt nodig zijn.

Hypodermoclyse

Als er gedurende een beperkte periode alleen behoefte is aan toediening van extra vocht, is de hypodermoclyse een in de ouderenzorg veel gehanteerde methode voor rehydratie. De hypodermoclyse werd vroeger veel toegepast, is daarna lange tijd in onbruik geweest en wordt de laatste jaren weer meer voorgeschreven.

Bij een hypodermoclyse wordt via een kleine, subcutaan ingebrachte infuusnaald vocht ingebracht. De naald wordt (meestal) in het bovenbeen ingebracht en soms wordt gekozen voor een dubbel systeem, ingebracht in beide benen. Op deze wijze kan de patiënt tot wel 1500 cc vocht (NaCl 0,9%, NaCl 0,45%/gluc 2,5% of glucose 5%) per dag krijgen.

Een voordeel van de hypodermoclyse is dat deze gemakkelijk is in te brengen. Omdat de insteekplaats vaak het been is, wordt het als minder hinderlijk ervaren dan een sonde of een intraveneus infuus. Ook is het risico op hartfalen door overvulling minder groot dan bij een intraveneus infuus, omdat het vocht langzamer (en bij overvulling bijna niet meer) in de circulatie komt.

Nadelen zijn: een (klein) risico op infectie van de insteekplaats, stokkende opname van vocht met als gevolg oedeemvorming en pijn en in zeer zeldzame gevallen stagnatie van de circulatie met gangreen als gevolg.

> **Vervolg casus**
>
> Mevrouw knapt niet verder op. Zij heeft nog steeds een wisselend bewustzijn en is niet goed aanspreekbaar. De prognose is slecht. U probeert er samen met haar kinderen achter te komen wat haar wensen zouden zijn in deze situatie en zo de zogeheten gereconstrueerde wil te achterhalen. In het verleden heeft mevrouw bij herhaling gezegd niet afhankelijk te willen worden, nooit als een 'kasplantje' in leven gehouden te willen worden en nooit naar een verpleeghuis te willen. Zelfs een seniorenwoning was niet bespreekbaar. De kinderen en u zijn het erover eens dat levensverlengende behandelingen eigenlijk niet meer in het belang van moeder zijn. Een zogenoemd symptomatisch beleid, dat volledig gericht is op klachtenverlichting en geen levensverlenging meer nastreeft, zou hier op zijn plaats zijn. Enkelen van de kinderen vinden het desondanks erg moeilijk om te stoppen met de actieve behandeling. Daarom is het van belang op dit moment geen overhaaste beslissingen te nemen. U legt uit dat u als arts uiteindelijk beslist over het al dan niet stoppen van de behandeling, maar dat u streeft naar instemming van mevrouw zelf en consensus binnen de familie. Hoewel mevrouw verminderd aanspreekbaar is, wordt besloten toch nog eens te proberen met haar te praten over haar wensen.

Hoe verloopt de besluitvorming bij patiënten met een gedaald of wisselend bewustzijn?

Wilsbekwaamheid en vertegenwoordiging

Krachtens de Wet op de Geneeskundige Behandelingsovereenkomst (WGBO) moet een arts voor ieder onderzoek en/of behandeling toestemming krijgen van de patiënt. De patiënt moet daarbij voldoende geïnformeerd worden over mogelijkheden, verwachtingen, alternatieven, mogelijke complicaties etc.
Voorwaarde is wel dat de patiënt in staat is tot een 'redelijke waardering van belangen', ook wel 'wilsbekwaamheid' genoemd. In geval van *wilsonbekwaamheid* dient de arts zich te wenden tot een vertegenwoordiger van de patiënt (hierover later meer).

WILSBEKWAAMHEID

Uitgangspunt is dat een patiënt wilsbekwaam moet worden geacht tot het tegendeel is bewezen.
Een patiënt is volledig wilsbekwaam ter zake van een beslissing, wanneer hij voldoet aan vier criteria. Het minst wilsbekwaam is hij wanneer hij alleen aan het eerste criterium – of zelfs dit niet – voldoet.

De criteria voor wilsbekwaamheid

- kenbaar maken van een keuze
- begrijpen van relevante informatie
- beseffen en waarderen van de betekenis van de informatie voor de eigen situatie
- logisch redeneren en betrekken van de informatie in het overwegen van behandelopties

---

Wilsbekwaamheid is geen vaststaand gegeven, maar kan variëren met het besluit dat genomen moet worden en kan fluctueren in de tijd. We zien dat mevrouw Abbink een wisselend bewustzijn heeft. Daarmee zal ook haar wilsbekwaamheid variëren. Hoe belangrijker de beslissing, hoe hoger de eisen die aan de beslisvaardigheid van de patiënt worden gesteld. In deze casus gaat het over een besluit over levensverlengend handelen. De eisen aan de wilsbekwaamheid zijn dus hoog.
Als een behandelaar twijfelt aan de wilsbekwaamheid, is het zaak dit eerst te toetsen bij de patiënt door te proberen de situatie in duidelijke bewoordingen uit te leggen, vragen te stellen waaruit kan blijken of hij deze informatie begrepen heeft en kan toepassen en tot slot de patiënt te vragen om te proberen een antwoord te geven op de voorliggende vraag. Dit moeten bij voorkeur neutrale, eenduidige en gesloten vragen zijn. Op deze wijze wordt geprobeerd de actuele wil in beeld te brengen. Als dat niet mogelijk is, moet overwogen worden of een herstel van de wilsbekwaamheid mogelijk is (bijvoorbeeld door het verlagen van de dosering van sederende medicatie) en of het mogelijk is de beslissing zo lang uit te stellen.

SHARED DECISION MAKING

Bij meerderjarige *wilsonbekwame* patiënten maakt men bij de besluitvorming in de praktijk bij voorkeur gebruik van zogeheten shared decision making. Hierbij worden alle partijen die de patiënt kennen, betrokken bij de besluitvorming. Het gaat dan om de vertegenwoordigers, maar ook bijvoorbeeld over de verpleging / verzorging die een patiënt in een korte tijd vaak al goed heeft leren kennen en weet wat iemand wel of niet prettig vindt en hoe iemand reageert op de ingezette behandeling.

Shared dicision making

Bij shared decison making worden de volgende stappen onderscheiden.

Verstrekken van medische informatie
1. Bespreek de aard van het besluit – wat is het klinische probleem waarover we spreken?
2. Bespreek behandelalternatieven.
3. Bespreek de voor- en nadelen van de verschillende mogelijkheden.
4. Bespreek de onzekerheden – wat is de kans op succes?
5. Ga na in hoeverre de informatie begrepen is.

Exploreren van wensen van de patiënt
6. Ga na of er informatie is over wensen van de patiënt op het gebied van medische behandelingen.

Ga na welke rol de familie wil spelen in de besluitvorming
7. Bespreek de rol van de familie in de besluitvorming. Deze zal altijd betrokken moeten worden, ook al zullen sommigen ertoe neigen de besluitvorming volledig bij de arts te laten.
8. Ga na of er behoefte is aan input van anderen. Wil men nog iemand consulteren?

Besluitvorming
9. Exploreer de reikwijdte van de beslissing – hoe zal het leven van de patient worden beïnvloed?
10. Ga na wat de familie het beste besluit vindt voor de patiënt.

Als er sprake is van een langer durende wilsonbekwaamheid is het verstandig afspraken te maken over de vertegenwoordiging.

VERTEGENWOORDIGING
In de WGBO wordt de volgende volgorde van vertegenwoordiging gehanteerd:
- een door de rechter benoemde curator of mentor
- een schriftelijk gemachtigde, die door patiënt toen hij nog wilsbekwaam was, is aangewezen om zijn belangen te behartigen
- een echtgenoot, geregistreerde partner of levensgezel
- ouder, kind, broer of zus

De vertegenwoordiger wordt geacht een 'goed vertegenwoordigerschap' te betrachten, wat inhoudt dat hij probeert zich zoveel mogelijk te richten naar de (verwachte) wil van de patiënt en de patiënt zoveel mogelijk bij de beslissingen betrekt.

De vertegenwoordiger heeft recht op informatie, inzagerecht in het dossier van degene die hij vertegenwoordigt en het recht aanwezig te zijn bij eventuele behandelingen.

Een vertegenwoordiger mag over het algemeen geen hoogstpersoonlijke beslissingen nemen voor de patiënt, zoals besluiten over levensverlengende handelingen, sterilisatie of schriftelijke wilsverklaringen. Wel speelt zijn visie een belangrijke rol in het reconstrueren van de wil van de patiënt.

De hulpverlener volgt in principe de beslissing van de vertegenwoordiger, maar kan deze naast zich neerleggen als deze in strijd is met de professionele standaarden of als hij zelf oordeelt dat het besluit niet in het belang van de patiënt is. Hierbij beroept de hulpverlener zich op het in de WGBO beschreven 'goed hulpverlenerschap'.

Vervolg casus

Zowel de kinderen als uzelf proberen op een helder moment met mevrouw in gesprek te gaan. Op de vraag of alles gedaan moet worden om haar in leven te houden, antwoordt ze nu: 'dat is me nogal een vraag'. Na uitleg dat voor optimale behandeling naast voeding en vocht via de sonde andere antibiotica nodig zijn vanwege haar benauwdheid, zegt ze: 'dat moeten we dan maar proberen'. Ze maakt hierbij een berustende indruk. U besluit haar amoxicilline en ciprofloxacine te geven en de sondevoeding te continueren. Ook de zuurstof wordt gecontinueerd, omdat dit haar benauwdheid duidelijk verlicht. Er wordt met de familie afgesproken om aan het eind van de week weer te evalueren, zo nodig eerder. De dagen hierna lijkt ze iets op te knappen. Ze geeft zelfs aan wel eens uit bed te willen komen en iets te willen drinken.

Enkele dagen later treedt echter weer verslechtering op en reageert ze minder dan de dagen tevoren.

Wat zou nu uw behandelvoorstel zijn? En om welke reden(en)?

Gezien de slechte prognose en het feit dat er niet echt herstel optreedt, wordt in goed overleg met de kinderen besloten over te gaan tot een symptomatisch beleid. De antibiotica worden gestopt; de zuurstof wordt gecontinueerd zolang dit voor mevrouw geen hinder oplevert. Ter verlichting van de dyspneu krijgt mevrouw een lage dosis morfine s.c.

Beschouwing

In deze fase blijft het van belang symptomen van benauwdheid, pijn, angst of andere verschijnselen goed te observeren en passende behandelingen daarvoor in te stellen (zie de betreffende hoofdstukken). De sondevoeding is hierbij een medisch zinloze behandeling geworden, zal alleen maar klachten kunnen geven zoals aspiratie en zal het stervensproces onnodig verlengen.

Vervolg casus

U besluit om de kunstmatige toediening van voeding en vocht te stoppen. Nadat u dit aan de kinderen heeft verteld, gaat u naar mevrouw toe en probeert haar de genomen beslissingen uit te leggen en de gevolgen van dit besluit mede te delen. Enkele dagen later overlijdt mevrouw in alle rust en in aanwezigheid van haar kinderen.

Kernpunten

- Na een CVA kunnen in een aantal gevallen complicaties en restverschijnselen leiden tot een terminale fase, waarin een palliatief beleid gevoerd wordt.
- Slikstoornissen vragen om een goede analyse van de mogelijke oorzaken en een zorgvuldig afgewogen beleid.
- Het besluit om al of niet kunstmatig vocht en/of voeding toe te dienen, dient zorgvuldig genomen te worden in overleg met de patiënt (als dat mogelijk is) en met de betrokken naasten.
- Goede informatie aan de naasten over de gevolgen van een dergelijk besluit kan de verwerking van het verlies vergemakkelijken.
- De wilsbekwaamheid van een patiënt dient per situatie beoordeeld te worden.
- In geval van wilsonbekwaamheid worden besluiten genomen in overleg met een vertegenwoordiger en/of via de methode van shared decision making.

Literatuur

Been M de, Dijk KR van, Erbrink JF, Ewals F, Gilse Y van, Helle R. Beginselen en vuistregels bij wilsonbekwaamheid bij oudere cliënten met een complexe zorgvraag. NVVA, 2008.

Hertogh CH. Dehydratie en rehydratie. Verpleeghuisartsopleiding VU, 1997.

Ritmeijer CAM, Dijkerman E, Kan ARM van, Koenders HM, Kuijvenhoven FT, Meijden NAEM van der, et al. NVVA-richtlijn Slikproblemen.NVVA, 2001.

Smalbrugge M. Revalidatie na CVA. Verpleeghuisartsopleiding VU, 1998.

Verhoeven S, Beusmans GHMI, Bentum STB van, Binsbergen JJ van, Pleumeekers HJCM, Schuling J, Wiersma Tj. Huisarts Wet 2004;47(101):509-20.

White DB, Braddock III CH, Bereknyei S, Curtis JR. Toward shared decision making at the end of life in intensive care units. Arch Intern Med 2007;167:461-7.

Witmer JM, Roode RP de. Van wet naar praktijk. Implementatie van de WGBO. Deel 2 Informatie en toestemming. KNMG, 2004.

Casus 12
Een patiënte met een ulcererend mammacarcinoom

H. Lintz-Luidens, C.M.M. Veldhoven

Casus

Mevrouw Peters is 79 jaar oud. Zij is sinds tien jaar weduwe en heeft drie volwassen kinderen die geen van allen in de buurt wonen. Zij woont zelfstandig en zorgt volledig voor zichzelf. Zij is niet vaak ziek en komt zelden bij haar huisarts.
Mevrouw heeft een aantal maanden geleden een knobbel ontdekt in haar linkerborst, maar dit genegeerd, in de hoop dat het niets ernstigs was. Zelfs toen de knobbel in omvang toenam en begon te zweren, heeft mevrouw geen hulp gezocht, onder andere uit angst om haar zelfstandigheid te verliezen. Zij verbond haar wond met oude lakens en moltons en trok zich terug. Hierdoor raakte zij in een isolement. Zij verzon excuses om niet de deur uit te hoeven en haar kinderen niet te hoeven ontvangen. Toen zich een penetrante geur in huis verspreidde, kon zij echter niet meer voor de kinderen verbergen dat er iets aan de hand was.
De kinderen vragen u, haar huisarts, om nu een huisbezoek te doen.

Wat zou u nog meer willen weten en waar let u op bij het lichamelijk onderzoek?

Anamnese

Mevrouw Peters heeft haar gewoonlijk op rolletjes lopende huishouden verwaarloosd, omdat zij te moe is. Zij vindt de indringende stank van de wond erg naar. Verder geeft zij aan dat haar kennissen en kinderen vinden dat zij veranderd is. Zij zegt dat zij heel erg bang is dat zij kanker heeft en dat deze angst haar totaal geblokkeerd heeft om aan de bel te trekken. Mevrouw Peters schaamt zich hiervoor. Zij realiseert zich nu wel dat er iets gedaan moet worden en dat zij waarschijnlijk naar een ziekenhuis zal moeten. Zij ziet hier erg tegenop.
Mevrouw geeft aan zich, op de moeheid en de wond na, goed gezond te voelen. Zij heeft weinig pijn en heeft geen koorts, de eetlust is normaal en zij is niet afgevallen. Zij geniet nog dagelijks van haar glaasje wijn. Zij voelt zich schuldig en ongemakkelijk, omdat de geur zo penetrant is en zij moeilijk kan verbergen dat zij dit onaangenaam vindt.
Een dochter is bij het bezoek aanwezig en is zichtbaar aangedaan door de situatie. U merkt dat zij, als zij bij het onderzoek het ulcus voor het eerst ziet en dacht erop voorbereid te zijn, de aanblik en de geur ervan confronterend en aangrijpend vindt.

Waar let u op bij het lichamelijk onderzoek?

Lichamelijk onderzoek

Bij onderzoek ziet u een timide vrouw die een nerveuze indruk maakt. Zij is bleek, heeft een bloeddruk van 120/80 en een pols van 108/min, regulair. In de linkermamma zit een paddenstoelvormig ulcus met een omvang van 20 bij 10 cm. Het ulcus heeft een penetrante geur, produceert veel wondvocht (exsudaat) en bloedt gemakkelijk. In de linkeroksel en supraclaviculair zijn klieren palpabel. De lever is niet vergroot. Bij verder lichamelijk onderzoek vindt u geen bijzonderheden.
U merkt dat u schrikt van de aanblik van het ulcus en de doordringende geur.

Probleemlijst

- groot ulcus van de linkermamma met een penetrante geur, overmatige productie van exsudaat en een verhoogde bloedingsneiging.
- vermoeidheid.
- schaamte.
- sociaal isolement.
- ontkenning.
- angst.

Beschouwing

Een oncologisch ulcus ('zweer') is een complicatie die kan voorkomen bij verschillende soorten kanker. Kenmerkend is het verlies van epitheel of huid die door de infiltratie van maligne cellen geen natuurlijke neiging tot genezing meer vertoont. Over de incidentie van oncologische ulcera zijn weinig gegevens bekend, omdat er geen registratie plaatsvindt.
Het ulcus kan gepaard gaan met een verhoogde bloedingsneiging, overmatige exsudaatvorming en een penetrante geur, onder meer veroorzaakt door weefselversterf. Vaak isoleert een patiënt zich, omdat het ulcus zo ruikt. Ook is er nogal eens sprake van angst en schaamtegevoel om naar de dokter te gaan en komt het proces pas aan het licht als de symptomen niet meer voor de buitenwereld te verbloemen zijn.
U denkt dat er bij mevrouw Peters sprake is van een mammacarcinoom met doorgroei in de huid, waardoor er een oncologisch ulcus is ontstaan. Zij vertoont alle verschijnselen die hierbij nogal eens voorkomen.

Welke stappen zou u ondernemen?

Bij verdenking op een oncologisch ulcus is de enige juiste optie de patiënt te verwijzen naar het ziekenhuis voor verder onderzoek en het bepalen van het beleid. De diagnostiek en behandeling van de onderliggende aandoening en van het ulcus gaan hierbij hand in hand met aandacht voor de bijkomende klachten, bijvoorbeeld voor de angst die de patiënt voor de mogelijke diagnose kan hebben ontwikkeld. Professionele psychosociale hulpverlening kan patiënt en naasten ondersteunen bij het omgaan met de aandoening en adviseren over het doorbreken van het isolement. De patiënt is niet geholpen met verwijten over een eventueel delay, maar heeft behoefte aan begrip. Geurproblematiek, het vochtverlies en bloedverlies kunnen met een goede wondverzorging beter beheersbaar worden. Het afnemen van een wondanamnese en het bepalen van de productkeuze door een wondconsulent zijn van essentieel belang, naast ondersteuning door deskundige (wijk)verpleging. Het is belangrijk dat hiervoor voldoende tijd beschikbaar is. Indien nodig kan nog een palliatief consultatieteam van de integrale kankercentra worden geconsulteerd.

Vervolg casus

Mevrouw Peters stemt na een uitgebreid gesprek in met doorverwijzing naar het ziekenhuis. Gezien de ernst van de problematiek kan zij dezelfde week nog terecht op de mammapoli. Er wordt een biopt genomen, bloed afgenomen en er worden afspraken gemaakt voor disseminatieonderzoek (botscan, echo lever, X-thorax).
De chirurg schakelt de verpleegkundige wondconsulent in. Zij maakt een wondanalyse, stelt een behandelplan op en bepaalt het wondverzorgingsbeleid. Omdat mevrouw Peters een laag Hb-gehalte heeft, krijgt ze poliklinisch een bloedtransfusie.
Er is geen indicatie voor ziekenhuisopname en mevrouw gaat weer naar huis. De bevindingen en het beleid worden in overleg met mevrouw naar u teruggekoppeld met het verzoek op korte termijn een familiegesprek te voeren. Doel hiervan is te bepalen hoe met de situatie zoals de penetrante geur en de bloedingsneiging van het ulcus om te gaan en behoeften te inventariseren.
Het familiegesprek vindt plaats. Dit wordt door alle partijen als confronterend ervaren. De kinderen voelen zich schuldig, omdat zij niet eerder gemerkt hebben dat er iets met moeder aan de hand was. Zij geven direct aan onvoorwaardelijk achter haar te staan en haar waar nodig ondersteuning te zullen geven. Er worden met u vervolgafspraken gepland ter ondersteuning en om zicht op de situatie te houden. Mevrouw weigert in eerste instantie hulp van de thuiszorg, maar ziet later in het gesprek wel in dat dit nodig is

Het oncologisch ulcus

Er wordt onderscheid gemaakt tussen een oncologische wond en een oncologisch ulcus. Een oncologische wond is een huiddefect, ontstaan door de behandeling van een maligniteit, zoals chirurgie of radiotherapie. Het onderliggend weefsel is benigne. Een oncologisch ulcus is een huiddefect ontstaan door groei van de tumor zelf of van een metastase in de huid. Het onderliggend weefsel is maligne.

PATHOFYSIOLOGIE EN ETIOLOGIE

Een oncologisch ulcus kan ontstaan door:
- aantasting van de huid door een tumor, primair uitgaande van de huid of oppervlakkige slijmvliezen, bijvoorbeeld een basaalcelcarcinoom, plaveiselcelcarcinoom, maligne melanoom, vulvacarcinoom, Merkel-celtumor of cutaan lymfoom of door een lokaal recidief van een van deze tumoren
- aantasting van de huid door ingroei van een onder de huid gelegen tumor (of een lokaal recidief of lymfekliermetastase daarvan), bijvoorbeeld een plaveiselcelcarcinoom van de mondholte, farynx of larynx, mammacarcinoom, sarcoom, blaascarcinoom, cervixcarcinoom of rectumcarcinoom.

- metastasering in de huid, bijvoorbeeld bij maligne melanoom, mamma-, bronchus-, colorectaal-, ovarium- of niercarcinoom.

De voorkeurslokalisaties voor oncologische ulcera hangen samen met de aard van de primaire maligniteit en zijn:
- hoofd-halsgebied bij plaveiselcelcarcinomen van mondholte, farynx en larynx
- thoraxwand en mamma bij mamma- en bronchuscarcinoom
- liezen, regio pubica en perineum bij blaas-, cervix-, vulva- en rectumcarcinoom
- extremiteiten bij maligne melanoom en sarcomen.

Een oncologisch ulcus kan de eerste uiting van een maligniteit zijn. In de meeste gevallen treden oncologische ulcera echter op als gevolg van een lokaal recidief of metastasering, vaak na uitvoerige voorbehandeling.

Wat zijn kenmerken van een oncologisch ulcus en waardoor ontstaan deze?

KENMERKEN

Doorgroei of metastasering in de huid leidt tot een afname van de integriteit en daardoor van de functies van de huid. Er is een toegenomen gevoeligheid voor mechanische, fysische en chemische prikkels, een grotere kans op lokale of systemische infecties en een grotere neiging tot afkoeling en dehydratie, vooral op hogere leeftijd. De natuurlijke genezingstendens is gering tot afwezig. Dit is des te meer het geval als er in het aangedane huidgebied eerder locoregionale behandeling (operatie en/of bestraling) heeft plaatsgevonden.

De groei van de tumor verstoort de bloedvoorziening met als gevolg weefselversterf. Weefselversterf is, bij een vochtig milieu, een optimale voedingsbodem voor anaerobe bacteriën. De uitscheidingsproducten van deze bacteriën veroorzaken de indringende geur.

Oncologische ulcera bloeden snel door ingroei van de tumor in de wand van een bloedvat en vermindering van de mogelijkheid tot vasoconstrictie.

Vervolg casus

Uit onderzoek blijkt dat mevrouw Peters een hormoonreceptor negatief carcinoom heeft met oksel- en supraclaviculaire lymfekliermetastasen, uitgaande van de linkermamma. Er zijn geen aanwijzingen voor metastasen op afstand.
Haar vrees dat het kanker is, is dus bewaarheid. Aanvankelijk wil zij niet behandeld worden, maar als haar uitgelegd is dat een oncologische behandeling zoals chemotherapie, radiotherapie of een combinatie hiervan invloed kan hebben op de tumor alsook op de door het ulcus ontstane problemen, stemt zij, in overleg met u en haar kinderen, in met behandeling. Met name de penetrante geur in huis is voor mevrouw onacceptabel geworden.
Het feit dat het gaat om een oncologisch ulcus ten gevolge van een groot ulcererend mammacarcinoom met weliswaar de mogelijkheid tot in opzet curatieve behandeling, maar met een grote kans op een uiteindelijk slechte afloop, is moeilijk bespreekbaar met mevrouw.

Kernmerken van een oncologisch ulcus

- paddestoel- of kraterachtige vorm
- verhoogde bloedingsneiging
- penetrante geur
- exsudaatvorming
- pijn
- al deze kenmerken komen in mindere of meerdere mate voor

Beschouwing

Een oncologisch ulcus is een complex fenomeen. Mevrouw Peters presenteerde zich met vrijwel alle hierbij voorkomende kenmerken, zoals een penetrante geur en vermoeidheid. De geur wordt veroorzaakt door een infectie met anaerobe bacteriën. De vermoeidheid is vaak te wijten aan een laag Hb, ontstaan door de verhoogde bloedingsneiging van het ulcus. Optransfunderen is zinvol voor de verbetering van de kwaliteit van leven. Het is opvallend dat een groot aantal patiënten nauwelijks pijn ervaart. Dit komt doordat de zenuwuiteinden zijn aangetast. De overmatige exsudaatvorming kan het elektrolyten- en het albuminegehalte verstoren. Ondanks het vaak grote huiddefect behoort een in opzet curatieve behandeling, zoals in het geval van mevrouw Peters, tot de mogelijkheden, mits de ziekte niet gemetastaseerd is. De psychosociale gevolgen van de symptomen van een oncologisch ulcus kunnen groot zijn. Bij mevrouw Peters is sprake van een sociaal isolement, schaamte en een schuldgevoel naar zichzelf en haar kinderen. Haar kinderen zijn zeer geschokt door de aanblik van het ulcus en voelen zich ook schuldig, omdat zij de laatste tijd weinig zijn geweest. Ook voelen zij zich zeer ongemakkelijk, omdat zij hun walging voor de penetrante geur moeilijk kunnen verbergen.

Wat zijn de kernpunten van de aanpak van een oncologisch ulcus en wie heeft een rol in de behandeling hiervan?

De aanpak van een oncologisch ulcus bestaat allereerst uit een zorgvuldige analyse. De aspecten die hierbij bekeken worden en die indicaties geven voor het te volgen beleid zijn beschreven in tabel C12.1.

Tabel C12.1   Aspecten van belang bij de analyse van en het beleid bij een oncologisch ulcus.

- de oorzaak en de aard van het onderliggend weefsel (benigne of maligne)
- curatieve of palliatieve behandeling
- de levensverwachting
- de kenmerken van het oncologisch ulcus (plaats, afmetingen, kleur, geur, exsudaat, bloedingsneiging, pijn jeuk, fisteling en maceratie)
- de oorzaak van de geur
- de voedingstoestand
- psychosociale en spirituele / existentiële problematiek

BEHANDELING

Algemeen

De behandeling van het oncologisch ulcus richt zich vanaf het begin zowel op de behandeling van de onderliggende ziekte en van het ulcus zelf, als op begeleiding en ondersteuning van de patiënt en de naasten.

De behandeling van eerste keuze van het oncologisch ulcus is in principe oorzakelijk, namelijk een oncologische behandeling zoals chemotherapie, hormonale therapie, radiotherapie, chirurgie of een combinatie van deze behandelingen. Het doel hiervan is, indien mogelijk, genezing van het ulcus. De oncologische behandeling wordt in sterke mate bepaald door de gevoeligheid van het ulcus voor tumorgerichte therapieën. In het verleden toegepaste oncologische behandelingen, bijvoorbeeld eerdere radiotherapie, kunnen de therapeutische mogelijkheden beperken.

Daarnaast is de behandeling gericht op (lokale) bestrijding van de klachten, het bieden van comfort en het verbeteren van het welbevinden van de patiënt en de naasten. Een belangrijk aspect hiervan is de verzorging van het oncologisch ulcus.

Verzorging

De verzorging van het ulcus start met reinigen door te spoelen met water of fysiologisch zout, waarbij het loszittend weefsel wordt verwijderd. Enzymoplossers zijn in verband met de verhoogde bloedingsneiging gecontraïndiceerd. Hetzelfde geldt voor necrotectomie. Desinfecterende middelen zoals chloorhexidine- en jodiumgazen hebben geen nut, omdat deze niet de oorzaak van de geur, namelijk de anaerobe bacteriën, aanpakken. Bovendien kan de toepassing hiervan pijnlijk zijn. Het gebruik van koolstofbevattende verbanden is aan te bevelen: de koolstof bindt de bacteriën uit de wond en neutraliseert de geur. Het verband moet goed aansluiten zodat het riekende exsudaat geabsorbeerd wordt en de geur omsloten wordt door het verband. Het belang van een goede ventilatie in de kamer van de patiënt spreekt voor zich. Hoe vaak de wondverzorging op een dag plaatsvindt, gebeurt in overleg met de patiënt, maar zal aanvankelijk hoog zijn. Eventueel kan alleen het afdekkend verband verwisseld worden om doorlekken te voorkomen.

> **Verzorgingsrichtlijnen oncologisch ulcus**
>
> - productkeuze maken met behulp van een beslisboom
> - zo nodig van tevoren pijnmedicatie
> - verband wisselen op geleide van het exsudaat
> - anticiperen op het optreden van (kleine) bloedingen
> - verband losweken om bloeden te vermijden
> - dagelijks douchen of spoelen met fysiologisch zout
> - fixatie met zacht buisverband
> - geur camoufleren met geurabsorberende middelen
> - zorg dragen voor goede ventilatie

Productkeuze

De productkeuze is afhankelijk van de symptomen en lokale afspraken / voorkeuren. Het is verstandig voor de productkeuze gebruik te maken van een Beslisboom productkeuze oncologisch ulcus. Zie bijlage 1.

Geur

De eerste aanpak bij het verminderen van de indringende geur is de behandeling van de bacteriële infectie. De oorzaak is bijna altijd een anaerobe bacterie die gevoelig is voor metronidazol. De behandeling hiervan is allereerst lokaal gericht. Er kan overwogen worden vooraf een kweek af te nemen van het wondvocht om een gericht antibioticabeleid in te zetten bij onvoldoende effect van lokale of systemische behandeling met metronidazol. Voor lokale behandeling kan het best metronidazol gelei 1% worden gebruikt. De gel wordt in een dunne laag direct op de wond aangebracht. Wanneer het aanbrengen van gel moeilijk is, zoals bij tumorlokalisaties in rectum of vagina, kan worden gespoeld met metronidazol-infuusvloeistof 0,5%. Het effect is optimaal als het ulcus vooraf gereinigd is en als er na het aanbrengen van de infuusvloeistof niet meer gespoeld wordt.

Wanneer lokale behandeling niet mogelijk is, kan metronidazol oraal worden voorgeschreven. Nadeel van orale inname is de kans op misselijkheid. Een ander nadeel van metronidazol is dat het een kankerverwekkende stof is, zodat er door de verpleegkundigen beschermende maatregelen genomen moeten worden, zoals het dragen van handschoenen. Verpleegkundigen en verzorgenden (ook de mantelzorger) zijn hiervan vaak niet op de hoogte. Een arts dient hen hier op te attenderen als hij dit medicament voorschrijft. In aanvulling op de antibacteriële therapie kunnen geurcamouflerende middelen toegepast worden. Er zijn pompjes op de markt die een geurneutraliserend middel verspreiden. Andere mogelijkheden zijn het gebruik van etherische oliën of een luchtzuiveringsapparaat. Het gebruik van huis-tuin-en keukenmiddeltjes (bijvoorbeeld een schaaltje met gemalen koffie) heeft als nadeel dat deze geur in de toekomst geassocieerd kan worden met het oncologisch ulcus. Nog jaren na het overlijden van de patiënt kunnen geuren de nabestaanden herinneren aan moeilijke tijden.

Bloedingsneiging

Oncologische ulcera kunnen snel bloeden door ingroei van de tumor in de bloedvaten. In geval van frequente niet levensbedreigende kleinere of grotere bloedingen en bij een verwachte levensduur van meer dan zes weken kan kortdurende radiothera-

pie van het oncologisch ulcus de bloedingsneiging verminderen en vaak doen stoppen.
Een lichte bloeding reageert over het algemeen goed door af te drukken met een hemostatisch verband. Bloeden is ook te stoppen door lokale druk gedurende tien tot vijftien minuten met ijsklontjes gewikkeld in kompressen in een plastic zakje. Elektrocoagulatie is meestal geen effectieve methode.
Bij een grotere bloeding zijn in xylometazoline (verkrijgbaar bij drogist of apotheek) gedrenkte gazen te gebruiken. Deze natte gazen worden rechtstreeks op de wond gelegd. Indien een grote bloeding is te verwachten, is het raadzaam tijdig een 1:1000 adrenalineoplossing bij de apotheek te bestellen. Antistolling moet gestaakt worden. In sommige gevallen kan behandeling met tranexaminezuur 3 dd 1000 mg per os worden overwogen. In het geval van anemie kan een bloedtransfusie de kwaliteit van leven verbeteren.
Als het oncologisch ulcus dicht bij een groot bloedvat (bijv. de a. carotis) is gelegen, bestaat de kans op een fatale bloeding (blow-out). In dit geval is het noodzakelijk om samen met alle betrokkenen de consequenties van een dergelijke bloeding en de mogelijkheid van sedatie te bespreken. Voor adviezen hierover kan het palliatief consultatieteam van de integrale kankercentra worden geraadpleegd.

Welke rol kunt u als huisarts spelen ten aanzien van de sociale, psychische en spirituele / existentiële problemen die ontstaan zijn als gevolg van het ulcus?

Psychosociale en spirituele / existentiële aspecten

Het is belangrijk dat hulpverleners in de gaten houden hoe de patiënt zijn situatie ervaart. De patiënt kan zich door een verstoord lichaamsbeeld gaan terugtrekken uit relaties en in een sociaal isolement terechtkomen. In de palliatieve fase moeten ook zaken als onzekerheid, angst en de aanstaande dood aan de orde komen. De patiënt staat voortdurend voor keuzen. Wil hij de behandeling wel die wordt aangeboden? Wie gaat de wond verzorgen, de verpleegkundige of de mantelzorger?
De (huis)arts en de verpleegkundige zijn in eerste instantie de meest geschikte hulpverleners om de patiënt met deze problemen te helpen. Het aanraken van het ulcus, waar de patiënt misschien zelf nauwelijks naar durft te kijken, schept een vorm van intimiteit. Deze intimiteit biedt de mogelijkheid een gesprek aan te gaan met de patiënt, dat gericht is op het geven van ruimte om de emotionele kant te benoemen. De constant aanwezige onaangename geur confronteert zowel patiënt als naasten voortdurend met de ziekte. De patiënt kan zich vies voelen en zich afsluiten, omdat hij zich schaamt. Of de patiënt kan enorm zijn best doen om de geur te camoufleren. Maar het tegenovergestelde kan ook gebeuren: de patiënt ruikt niets, terwijl familie en hulpverleners de patiënt gaan mijden vanwege het geurprobleem. De rol van de verpleegkundige en/of arts is structuur scheppen, zodat de patiënt verder kan. Tot die rol behoort ook het ondersteunen van de naaste.
Ook voor de verpleegkundige en de arts kunnen de penetrante geur en de aanblik van de wond en de mutilatie confronterend zijn. Door de eigen reactie en die van de patiënt tijdens de verzorging te benoemen, kan aan de orde komen hoe de patiënt de ziekte ervaart, bijvoorbeeld door te zeggen: 'u ziet dat ik schrik'. De huisarts maakt samen met de (wijk)verpleegkundige

een inschatting of de verzorging van de patiënt door een naaste de draagkracht niet te boven gaat. Bij overbelasting van zowel patiënt als naasten dient de hulp van professionele zorgverleners op somatisch, psychosociaal en spiritueel / existentieel vlak te worden besproken en indien gewenst te worden gestart.
De (wijk)verpleegkundige en de huisarts hebben dus in dit proces een belangrijke ondersteunende rol.

Hoe zou u het ulcus van mevrouw Peters behandelen?

Vervolg casus

In de tumorwerkgroep wordt voorgesteld radiotherapie in een totale dosis van 66 Gray te geven, omdat de tumor niet hormoongevoelig is en chemotherapie gezien haar leeftijd en matige conditie geen optie is. Mevrouw Peters staat aanvankelijk zeer sceptisch tegenover wijkverpleegkundige hulp, vooral omdat zij zich schaamt voor de geur. Dit is het eerste wat de wijkverpleegkundige met mevrouw bespreekt. Zij stelt bewust geen vragen over het delay, maar geeft aan dat zij en het wijkverpleegkundig team in samenwerking met de huisarts er alles aan zullen doen om haar te ondersteunen. Er wordt naar gestreefd met een zo klein mogelijke groep verpleegkundigen te werken. Mevrouw is nog vitaal genoeg om alleen thuis te kunnen blijven, ook 's nachts.
Het verzorgingsbeleid voor het oncologisch ulcus van mevrouw Peters ziet er als volgt uit:
- dagelijks douchen van het ulcus
- kleine bloedinkjes stelpen met hemostatisch verband
- metronidazol gelei op een geurabsorberend alginaat verband
- afdekken met een absorberend verband
- fixeren met een zacht buisverband

De frequentie van de wondverzorging is afhankelijk van de exsudaatproductie. Door de behandeling is de geur in huis een stuk minder, maar nog steeds hinderlijk aanwezig, vooral tijdens de verzorging. De eerste weken zijn daardoor zeer belastend voor iedereen die betrokken is. Er wordt huishoudelijke hulp ingeschakeld, maaltijdservice geregeld en een diëtiste ingeschakeld. Deze geeft adviezen over energieverrijkte voeding, rekening houdend met de exsudaatvorming en het bloedverlies via het ulcus.
Langzaam aan ontstaat er vertrouwen in de vaste wijkverpleegkundige en praat mevrouw over haar angst van de afgelopen maanden. Na acht weken is het ulcus tot 70% gereduceerd en zijn de symptomen sterk afgenomen. Patiënte heeft de radiotherapie als zwaar ervaren, net de dagelijkse tocht naar het ziekenhuis, maar vindt dat het gezien het resultaat toch echt de moeite waard geweest is.

Beschouwing

De oncologische behandeling van een oncologisch ulcus bestaat uit primaire chirurgie en/of chemotherapie en/of radiotherapie. De keuze hangt af van de uitgebreidheid van het ziekteproces, van de uitgebreidheid van het ulcus en van de mogelijkheden voor chemotherapie. De keuze bij mevrouw Peters om in opzet curatief te behandelen, berust op het feit dat er geen aantoonbare metastasen op afstand zijn. Een oncologische behandeling geeft in veel gevallen het beste effect. Daarnaast is het essentieel het ulcus goed te verzorgen. Het is raadzaam om alert te blijven bij patiënten die weinig opening geven om over de beleving te praten. Als ze op een bepaald moment hieraan wel behoefte hebben, kan professionele hulp, zoals een geestelijk verzorger, ingeschakeld worden.

Vervolg casus

Drie maanden na de radiotherapie is het ulcus met 90% gereduceerd en is het geurprobleem geheel verdwenen. Mevrouw Peters blijft moe. Op een scan zijn nu levermetastasen aantoonbaar. Mevrouw geeft aan niet verder behandeld te willen worden. Zij zegt dat haar angst voor de dood nu toch bewaarheid gaat worden, maar weigert vooralsnog psychosociale hulp. Zij heeft echter geen spijt van de bestralingen, omdat die het ulcus hebben genezen en haar van veel ellende hebben verlost. De vaste wijkverpleegkundige en u blijven haar, mede op haar eigen verzoek, regelmatig bezoeken. Mevrouw overlijdt enkele maanden later.

Beschouwing

In deze casus is sprake van een patiënte met oncologisch ulcus uitgaande van de mamma, dat nog niet eerder oncologisch behandeld was. Het 'voordeel' hiervan is dat patiënte de maximale dosis radiotherapie kon krijgen, met als resultaat een vrijwel totale lokale genezing. Ook als er metastasen op afstand zijn, is een oncologische behandeling over het algemeen de beste optie. De geur en overige symptomen, zoals bloed en exsudaatverlies, nemen dan dusdanig af dat dit de levenskwaliteit in de laatste maanden aanmerkelijk verbetert. Als de patiënt oncologisch is uitbehandeld, kunnen de problemen die ontstaan uitsluitend symptomatisch worden bestreden. Dit blijft een moeilijke opgave en heeft niet altijd het gewenste effect. Inventiviteit van en een goede afstemming tussen alle betrokken hulpverleners zijn hierbij van groot belang.
Het is belangrijk om, wanneer een patiënt een oncologisch ulcus heeft, aandacht te hebben voor de lichamelijke problemen, maar zeker ook voor psychosociale en existentiële aspecten. Deze aandacht betreft de patiënt, naasten en, niet te vergeten, de hulpverleners.

Kernpunten

- Een oncologisch ulcus is een complicatie die kan voorkomen bij verschillende oncologische aandoeningen en door de optredende complicaties zeer belastend kan zijn voor de patiënt.
- Bij een oncologisch ulcus is het onderliggend weefsel maligne, bij een oncologische wond benigne.
- Het is aangewezen vanaf het begin een tweesporenbeleid te volgen: behandeling van de kanker en verzorging van het ulcus.
- Bij oncologische ulcera is een oncologische behandeling over het algemeen nog zeer zinvol.
- De productkeuze en de antibacteriële behandeling zijn essentiële onderdelen van het beleid.
- De behandelend (huis)arts werkt samen met deskundige thuiszorg en laat de zorg coördineren door een wondconsulent.
- Het is van belang het management van de thuiszorg op de hoogte te stellen van de complexiteit en de psychosociale belasting voor de hulpverleners.
- Een palliatief team kan ondersteuning bieden bij deze complexe problematiek.
- De draagkracht van de mantelzorg is een belangrijk aandachtspunt van de zorg.
- Het is belangrijk om de patiënt en/of naasten tijdig professionele psychosociale en existentiële hulp aan te bieden.
- (Tijdelijke) opname in een hospice of palliatieve unit van een verpleeghuis kan een uitkomst zijn wanneer de geur thuis onhoudbaar is voor de naasten.
- Regelmatige evaluatie met alle betrokken disciplines is onderdeel van het beleid.

Literatuur

Adderly UJ, Smids R. Topical agents and dressings for fungating wounds (review). The Cochrane Collaboration, 2009.

Bale S, Tebbie N, Price P. A topical metronidazole gel used to treat malodorous wounds. British Journal of Nursing 2004;13:S4-11.

Finlay IG, Bowszyc J, Ramlau C, Gwiezdzinski Z. The effect of topical 0.75% metronidazole gel on malodorous cutaneous ulcers. J Pain and Symptom Manage 1996;11:158-62.

Lintz-Luidens H, Graeff A de, Scheerhoorn-Nooij A, Noyen J, Krol R. Oncologische Ulcera. In: Graeff A de, Bommel JMP van, Deijck RHPD van, Eynden B van den, Krol RJA, Oldenmenger WH, Vollaard EJ. Palliatieve zorg. Richtlijnen voor de praktijk. Heerenveen: Jongbloed bv (te verschijnen december 2010). Ook in te zien op www.pallialine.nl.

Löwik M, Lintz-Luidens H. Bestrijding geurproblemen oncologische ulcera: Is zilver een optie? Wound Consultant Society, WCS nieuws 2009;25(1):63-5.

Lijst kankerverwekkende stoffen ministerie SWZ, 2009 (www.home.szw.nl).

Bijlage 1 Beslisboom productkeuze

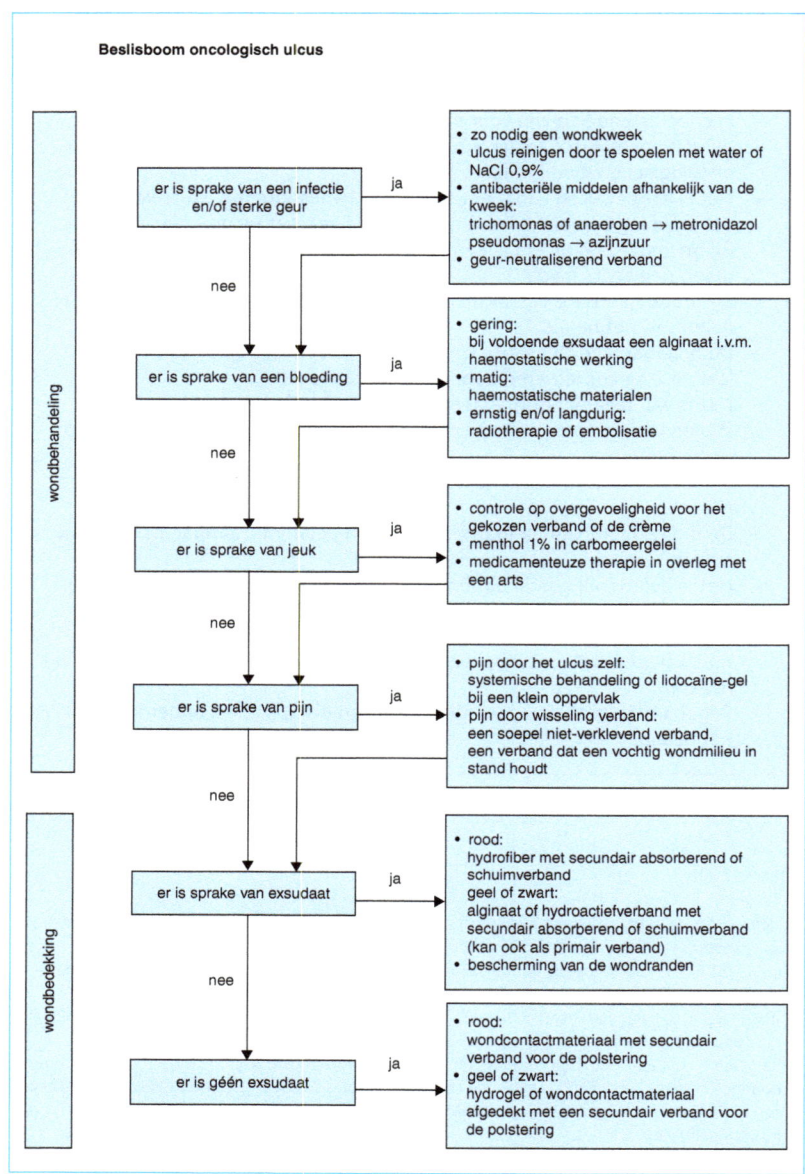

Casus 13
Een depressieve patiënt

J.B. Prins, M. Bannink, F. Warmenhoven

Casus

De heer Franssen is 53 jaar. Hij is getrouwd en heeft twee uitwonende zonen. Hij is werkzaam als beleidsmedewerker bij een grote gemeente. Enkele maanden geleden werd bij hem een niercelcarcinoom ontdekt met botmetastasen. De nier werd operatief verwijderd en er werd een behandeling met interferon (immuuntherapie) gestart. Hij herstelde vlot van de operatie en was na twee weken weer thuis. Hij wist dat hij een ernstige vorm van kanker had, maar had goede hoop op genezing. De uroloog had immers gesproken over goede behandelmogelijkheden en 'binnenkort weer aan het werk gaan'. Tijdens de immuuntherapie had de heer Franssen veel klachten, vooral ernstige maagpijn en misselijkheid. Hij nam hierover contact op met de uroloog, kreeg medicatie voor de maagklachten en het advies om de behandeling met interferon voort te zetten.
Nu, na zes weken behandeling, neemt de misselijkheid plotseling toe, en gaat niet over na staken van het interferon. De heer Franssen wordt dan opgenomen voor nadere diagnostiek. Hij is lusteloos, passief en maakt een sombere indruk. Met de verpleging praat hij weinig. Hij geeft aan vanwege de maagpijn en misselijkheid het liefst de hele dag te slapen. Door zijn klachten heeft hij geen trek in eten. In de afgelopen weken is de heer Franssen bijna zes kilo afgevallen. De zaalarts vraagt zich af of de heer Franssen misschien depressief is. Tijdens het multidisciplinair overleg op de verpleegafdeling wordt de heer Franssen uitvoerig besproken. De zaalarts zal aanvullende diagnostiek in gang zetten om de oorzaak van de maagklachten en misselijkheid te achterhalen. Wat de sombere stemming betreft, stelt zij voor dat de verpleging hierover met hem in gesprek gaat. Tijdens de volgende nachtdienst merkt de verpleegkundige dat de heer Franssen wakker is.

Welke informatie heeft u verder nodig om vast te stellen of de heer Franssen al dan niet depressief is?

Specifieke anamnese

De heer Franssen kan niet slapen en ligt te piekeren. Hij geeft aan bang te zijn dat de kanker terugkomt nu de immuuntherapie is stopgezet. Ook maakt hij zich zorgen over zijn maagpijnklachten en de misselijkheid. Vandaag heeft de zaalarts hem nagekeken. Hoewel hierbij geen afwijkingen naar voren zijn gekomen, stelt het hem niet gerust. Hij heeft weinig vertrouwen in de zaalarts, die nog in opleiding is. Morgen ondergaat hij een gastroscopie, waar hij erg tegenop ziet. Zijn uroloog heeft hij nog niet gesproken. Het is hem niet duidelijk hoe hij verder behandeld gaat worden. Hij heeft niet veel vertrouwen meer in een goede afloop. Hij kent verschillende mensen die kanker niet overleefd hebben. Van dichtbij heeft hij het lijden van zijn zus ten gevolge van darmkanker meegemaakt. Zij overleed vorig jaar. Hij piekert 's nachts veel over zijn vrouw, die in het afgelopen jaar regelmatig werd opgenomen vanwege een ontregelde diabetes mellitus type 1. Zij is toenemend slechtziend en staat er nu alleen voor. De beide zonen wonen ver weg en hebben vanwege werk en kleine kinderen alleen tijd om in het weekend te komen. Hij heeft goed contact met zijn zonen, maar wil hen niet belasten. Bezoek houdt hij af, door de klachten heeft hij al dagenlang nergens meer zin in. Hij is overdag erg moe en slaapt veel, omdat hij 's nachts wakker ligt.

Als medicatie gebruikt hij omeprazol 1 dd 20 mg en metoclopramide 3 dd 20 mg.

Probleemlijst

- maagpijn
- misselijkheid
- afgenomen eetlust en gewichtsverlies
- somberheid en piekeren
- omgekeerd dag-nachtritme

Beschouwing

Bij patiënten die palliatieve zorg krijgen, worden klachten vanuit meerdere invalshoeken in kaart gebracht. Somatische, psychische, sociale en spirituele factoren die relevant zijn voor de klachten worden tegelijkertijd belicht. Op basis van de probleemlijst van de heer Franssen wordt van begin af aan een tweesporenbeleid gevoerd. Zowel de somatische klachten als de psychische problemen worden nader in kaart gebracht. De oorzaak van de maag- en misselijkheidsklachten wordt onderzocht. Tevens worden de aard en ernst van de stemmingsproblemen verkend. Afgenomen eetlust, gewichtsverlies en omgekeerd dag-nachtritme kunnen zowel met de lichamelijke klachten als met de psychische problemen samenhangen.

In de palliatieve zorg wordt eveneens aandacht besteed aan verwachtingen van patiënten en naasten met betrekking tot de levensverwachting of behandelingsmogelijkheden. Gezien de aanwezigheid van botmetastasen heeft de heer Franssen medisch gezien geen perspectief meer op genezing. Hij heeft de uitspraken van de uroloog over goede behandelingsmogelijkheden en werkhervatting ten onrechte geïnterpreteerd als een kans op genezing. Zijn behandelaar zal hierover opnieuw met hem in gesprek gaan. Doel is de medische inschatting met betrekking tot levensverwachting en behandelingsopties te bespreken. Hierbij is het niet de intentie om de heer Franssen zijn hoop te ontnemen. Iedere patiënt heeft immers het recht om hoop op genezing te houden, ook tegen beter weten in. Onderzoek heeft echter aangetoond dat patiënten en hun naasten er baat bij kunnen hebben wanneer de aanvankelijke hoop op genezing door gesprekken evolueert tot hoop op een goede afronding van het leven en een goede kwaliteit van de resterende tijd van leven. Met deze nieuwe invulling van hoop is de heer Franssen naar verwachting meer gediend dan hoop op genezing die op een misverstand berust.

Welke voorlopige diagnose over het psychisch functioneren overweegt u bij deze anamnese?

Somberheid als reactie op ziekte

Bij patiënten die ziek worden, kan een sombere stemming optreden als normale reactie op verlies van gezondheid. Deze kans is groter bij patiënten met kanker, omdat deze ziekte sterk geassocieerd wordt met pijn, angst en/of dood. Somberheid wordt vaker gezien vlak na de diagnose, als men nog aan de nieuwe situatie moet wennen en na afronding van curatieve behandeling, als het dagelijks leven weer geleidelijk wordt opgepakt. Dikwijls vinden patiënten een nieuwe balans, maar soms blijft de sombere stemming. Als er geen hoop meer is op genezing, is de kans hierop nog groter. Ook patiënten die opgenomen zijn in het ziekenhuis lopen een groter risico op somberheid, bijvoorbeeld vanwege zorgen om de medische situatie of sociale isolatie.

Depressie

Bij 10-15% van alle patiënten met kanker komt een ernstige vorm van depressie voor. Aanvankelijk werd aangenomen dat de prevalentie van depressie in de palliatieve fase toeneemt. Nu worden steeds meer onderzoeksresultaten bekend waaruit blijkt dat het aantal depressies in deze fase niet verschilt van het aantal in eerdere behandelfases en zelfs nauwelijks verschilt van het aantal dat in de algemene populatie voorkomt.

KENMERKEN VAN DEPRESSIE

Een depressieve patiënt wil meestal veel alleen zijn, isoleert zich en verliest interesse in zijn omgeving. Er zijn vaak schuldgevoelens of schaamte en een afkeer van zichzelf. Geremdheid of apathie kan optreden, maar ook de tegenovergestelde reactie; de patiënt is dan rusteloos of gejaagd. Het dag-nachtritme is meestal verstoord en patiënten hebben problemen met doorslapen. 's Morgens zijn de klachten veelal het hevigst. Gedachten aan suïcide of suïcidepogingen komen bij lichamelijk gezonde patiënten met een depressie regelmatig voor, maar bij oncologische patiënten is dit veel minder vaak het geval. Een mogelijke verklaring is dat de dood voor oncologische patiënten afschrikwekkender is dan hij lijkt te zijn voor lichamelijk gezonde mensen met een depressie. Deze laatste groep heeft veel meer moeite om het leven zinvol in te vullen. Patiënten met kanker die depressief zijn, hebben nogal eens last van lichamelijke klachten die onvoldoende verklaard kunnen worden op basis van het ziekteproces of de gevolgen van de behandeling en die relatief therapieresistent zijn. Onbehandelde depressies leiden tot een verminderde therapietrouw en een slechtere prognose.

DIAGNOSTIEK

De diagnose depressie wordt ook bij een patiënt met kanker gesteld op basis van de criteria in de *Diagnostic and Statistical Manual of Mental Disorders* (DSM-IV-TR). De diagnostiek is hier extra complex, omdat de somatische symptomen van depressie, zoals vermoeidheid, gewichtsverlies en slapeloosheid, kunnen overlappen met symptomen passend bij het ziekteproces of de gevolgen van de behandeling. Het is daarom lastig te bepalen of deze kenmerken in dezelfde mate bijdragen aan de diagnose depressie als bij lichamelijk gezonde patiënten.

Hulpverleners vinden bovendien een sombere stemming vaak zo vanzelfsprekend en invoelbaar, dat niet meer gedacht wordt aan de mogelijkheid van een depressie, een psychiatrische diagnose die behandeld moet worden. Dit is waarschijnlijk ook een van de redenen dat zij de diagnose niet stellen.

Een andere factor die de diagnostiek bij deze patiënten bemoeilijkt, is dat er vaak meer aandacht is voor lichamelijke dan emotionele klachten. Ten slotte kan er sprake zijn van een ander ziektebeeld: vooral bij een stille, somber ogende patiënt dient ook te worden nagegaan of er cognitieve functiestoornissen zijn die passen bij een (stil) delier, wat een depressieve stoornis uitsluit.

Criteria voor depressie volgens DSM-IV-TR

Vijf of meer van de volgende symptomen zijn in de voorafgaande twee weken aanwezig geweest en wijzen op een verandering ten opzichte van het eerdere functioneren. Ten minste één van de symptomen is ofwel (1) depressieve stemming, ofwel (2) verlies van interesse of plezier.

1. Depressieve stemming gedurende het grootste deel van de dag, bijna elke dag, zoals blijkt uit ofwel subjectieve mededelingen van de patiënt zelf ofwel observatie door anderen.
2. Duidelijke vermindering van interesse of plezier in alle of bijna alle activiteiten gedurende het grootste deel van de dag, bijna elke dag, zoals blijkt uit ofwel subjectieve mededelingen van de patiënt zelf ofwel observatie door anderen.
3. Duidelijke gewichtsvermindering zonder dat dieet gehouden wordt of gewichtstoename (meer dan 5% van het lichaamsgewicht in één maand), of bijna elke dag afgenomen of toegenomen eetlust.
4. Slapeloosheid of overmatige slaperigheid, bijna elke dag.
5. Psychomotorische agitatie of remming (waarneembaar door anderen, en niet alleen maar een subjectief gevoel van rusteloosheid of vertraagdheid), bijna elke dag.
6. Moeheid of verlies van energie, bijna elke dag.
7. Gevoelens van waardeloosheid met ofwel buitensporige of onterechte schuldgevoelens (niet slechts zelfverwijten of schuldgevoel over ziek zijn), bijna elke dag.
8. Verminderd vermogen tot nadenken of concentratie, of besluiteloosheid, bijna elke dag, zoals blijkt uit ofwel subjectieve mededelingen van de patiënt zelf ofwel observatie door anderen.
9. Terugkerende gedachten aan de dood (niet alleen de vrees om dood te gaan), terugkerende suïcidegedachten zonder dat er specifieke plannen gemaakt zijn of een suïcidepoging of een specifiek plan om suïcide te plegen.

Welk aanvullend onderzoek doet u om uw diagnose te onderbouwen?

AANVULLEND ONDERZOEK

In een aanvullende psychosociale anamnese wordt aandacht besteed aan factoren in de thuissituatie, sociale omstandigheden of belangrijke life-events die hebben bijgedragen aan het ontstaan of versterken van somberheid.

Verder kunnen screeningsinstrumenten behulpzaam zijn bij het signaleren van stemmingsstoornissen of een depressie.

- De Hospital Anxiety en Depression Scale (HADS, zie bijlage bij dit hoofdstuk) is een zelfbeoordelingsvragenlijst, bestaande uit veertien korte vragen met een antwoordschaal van 0-3. Een totaalscore hoger dan 11 of een depressiescore hoger dan 8 geeft aanleiding tot verdere inventarisatie.
- De Beck Depression Inventory PC (BDI-PC) is een zelfbeoordelingsvragenlijst en bestaat uit zeven vragen met een antwoordschaal van 0-3. Bij een score hoger dan 4 is er een vermoeden van een depressie.

In geval van een score boven de genoemde afkappunten moet aanvullend onderzoek verricht worden in de vorm van een psychiatrisch interview.

Er zijn verschillende interviews gebaseerd op de DSM-IV-TR beschikbaar, maar het afnemen ervan is vaak tijdrovend. Wel kan gebruikgemaakt worden van de Hamilton Depression Rating Scale (HAM-D). DE HAM-D is een expert beoordelingsvragenlijst bestaande uit 21 items met een antwoordschaal van 0-3 met een goede sensitiviteit en specificiteit. Eigenlijk is het geen diagnostisch instrument maar een ernstmaat voor depressies. De HAM-D bleek ook betrouwbaar en valide om (de ernst van) een depressie vast te stellen bij patiënten met kanker met een levensverwachting korter dan zes maanden.

Wat kan bijdragen aan het ontstaan van de depressieve stemming bij patiënten met een oncologische aandoening?

FACTOREN VAN INVLOED OP HET ONTSTAAN VAN DEPRESSIE BIJ ONCOLOGISCHE AANDOENINGEN

Somatische, psychische, sociale en spirituele factoren kunnen bijdragen aan het ontstaan van een sombere stemming of een depressie. Chronische pijn heeft somberheid tot gevolg, waardoor de tolerantie voor pijn afneemt en de perceptie van pijn wordt versterkt. Pijn en depressie kunnen elkaar op deze manier versterken. Zij hebben ook deels een gezamenlijke biologische achtergrond, waarbij het serotonerge systeem een rol speelt. Zolang ernstige pijn voortduurt, is het niet eens mogelijk een goede psychiatrische diagnose te stellen. Andere somatische factoren die het risico op depressie verhogen, zijn bijvoorbeeld hypercalciëmie, hersenmetastasen, pancreastumoren, hoofd-halstumoren of een voorgeschiedenis van middelenmisbruik. Hieraan kan een biologische factor ten grondslag liggen (bijvoorbeeld de productie van 'false neurotransmitters' door een pancreastumor), maar ook kan een depressie in samenhang met alcoholgebruik een rol spelen, zoals regelmatig voorkomt bij hoofd-halstumoren. Daarnaast zijn er verschillende geneesmiddelen die depressieve klachten als bijwerking kunnen hebben, zoals opioïden, corticosteroïden, interferon en benzodiazepines (zie voor meer informatie Multidisciplinaire Richtlijn Depressie). Lagere leeftijd is een duidelijke risicofactor voor depressie bij patiënten met kanker. Er is een direct verband tussen de score op de Karnofsky Performance Status (zie hoofdstuk 2, tabel 2.3) en de kans op optreden van depressie.

Psychische factoren die het risico op depressie doen toenemen, zijn de eerdergenoemde reacties op verlies van gezondheid, controleverlies door ziekenhuisopname of behandeling, gebrek aan vaardigheden om de gevolgen van ziekte in te passen in het eigen leven, premorbide psychische of psychiatrische problematiek en gelijktijdige andere ernstige levensgebeurtenissen. Sociale risicofactoren betreffen eenzaamheid of gebrek aan steun. Naar risicofactoren op spiritueel gebied is weinig onderzoek gedaan, maar uit de klinische praktijk blijkt dat ernstige schuldgevoelens over het verleden, indringende vragen over leven en dood en twijfel aan bestaande religieuze opvattingen de stemming van patiënten met kanker in de palliatieve fase negatief kunnen beïnvloeden.

Factoren die predisponeren voor een depressie
- pijn, die niet goed onder controle is
- leeftijd
- eenzaamheid en gebrek aan steun van de directe omgeving
- eerdere major life-events
- fysieke beperkingen

Factoren in samenhang met de onderliggende aandoening of behandeling
- hersenmetastasen
- hoofd-halstumoren
- pancreascarcinoom
- hypercalciëmie
- hypothyreoïdie
- bijnierinsufficiëntie
- syndroom van Cushing
- mutilerende ingrepen
- oncologische ulcera
- radiotherapie zoals totale schedelbestraling
- chemotherapie, met name vinblastine, vincristine, procarbazine, asparaginase
- immuuntherapie, met name interferon en interleukine-2
- hormonale therapie, met name cyproteronacetaat
- andere medicatie: onder andere corticosteroïden, opioïden, benzodiazepines, aciclovir

Overige risicofactoren
- misbruik van alcohol, nicotine of andere middelen
- bepaalde persoonlijkheidskenmerken, zoals een afhankelijke persoonlijkheid
- familiaire belasting
- eerder doorgemaakte depressie
- eerdere verlieservaring

Beschouwing

Bij patiënten met kanker worden regelmatig stemmingsproblemen gezien. Een arts zal zich bij deze stemmingsproblemen allereerst moeten afvragen of sprake is van somberheid als reactie op ziekte of van een depressie. Lichamelijke problemen, zoals eetlustvermindering, gewichtsafname en vermoeidheid, kunnen zowel tekenen zijn van uitgebreide somatische ziekte, bijwerkingen van de therapie als symptomen van een depressie. Zolang de diagnostiek van lichamelijke klachten nog niet rond is en deze klachten voortduren, is het onvoldoende mogelijk en uiterst moeilijk om een goede psychiatrische diagnose te stellen. Dit is ook het geval bij de heer Franssen. De zaalarts in de casus realiseert zich dat de lichamelijke klachten, vooral de maagpijn, verergerd kunnen zijn door de sombere gemoedstoestand van de patiënt. Zij weet dat depressie vaak optreedt als bijwerking van immuuntherapie (> 10%). In afwachting van de medische diagnostiek zal zij de psychiater of klinisch psycholoog in consult vragen. Depressie is immers een ernstige aandoening en het missen van de diagnose depressie kan grote gevolgen voor de patiënt hebben.

Welke interventies kent u in geval van depressie in de palliatieve fase?

BELEID EN BEHANDELING

Algemeen
Depressie kan zowel met medicatie als met psychologische interventies behandeld worden. Als de diagnose depressie niet gesteld wordt, maar wel ernstige somberheid wordt vastgesteld, wordt er geen medicatie voorgeschreven. De voorkeur gaat dan uit naar niet-medicamenteuze behandeling. Cognitieve gedragstherapie is een psychologische behandeling die in wetenschappelijk onderzoek even effectief is gebleken voor de behandeling van somberheid en depressie als medicamenteuze therapie. Tijdens een ziekenhuisopname is niet-medicamenteuze behandeling gericht op symptoomverlichting en bestaat uit kortdurende interventies. Bij poliklinische patiënten wordt een langer durende behandeling aangeboden, die ook gericht is op oorzakelijke en versterkende factoren.

Niet-medicamenteuze symptomatische behandeling
De behandeling van somberheid of depressie bij patiënten met een oncologische aandoening in de palliatieve fase heeft een steunend en structurerend karakter. Op basis van de geconstateerde problemen in het psychisch functioneren van de patiënt stelt de klinisch psycholoog een behandelplan op dat kan bestaan uit interventies op cognitief, emotioneel, gedragsmatig of sociaal niveau. Bij de uitvoering van de behandeling kunnen zo nodig verpleegkundigen, een maatschappelijk werker of de geestelijk verzorger betrokken worden.

Op cognitief niveau wordt gewerkt aan herstel van controle en autonomie. Door de aandacht van de patiënt op het hier en nu te richten, kunnen negatieve en repetitieve gedachten van de patiënt over zijn ziekte en zichzelf en daaruit voortvloeiende angst afnemen. Cognitieve gedragstherapie of specifieke aandachtstraining, ook bekend als Mindfulness Based Cognitive Therapy (MBCT), kan hierbij behulpzaam zijn. Door de patiënt realistische informatie te verstrekken en te betrekken bij medische besluitvorming kan hoop op genezing plaatsmaken voor hoop op symptoomvrije periodes of het nog kunnen meemaken van een belangrijke gebeurtenis. Door nadrukkelijk stil te staan bij existentiële vragen van de patiënt kan gewerkt worden aan acceptatie van de situatie en het naderend levenseinde. Het ventileren van gevoelens van onmacht, teleurstelling, verdriet of boosheid, die bij somberheid vaak een rol spelen, biedt ruimte op emotioneel niveau. Ook dit kan een stap zijn op weg naar aanvaarding.

Op gedragsmatig niveau is activeren van de patiënt effectief om het piekeren te doorbreken en verdere toename van somberheid te voorkomen. Vanwege verlies van interesse in activiteiten is het van belang dit doel aan de patiënt uit te leggen. Bedlegerige patiënten kunnen gemobiliseerd worden tot zelfzorg of kortdurende activiteiten ter afleiding. Het opstellen van een dagprogramma met de verpleging versterkt de zelfwerkzaamheid van de patiënt, stimuleert het gevoel van autonomie, bevordert een gezond slaap-waakritme en voorkomt terugval.

Op sociaal niveau is uitleg aan de hulpverleners en de naasten over de somberheid van de patiënt onmisbaar. Gevoelens van machteloosheid en door de patiënt overgedragen pessimisme kunnen daardoor plaatsmaken voor meer realistische verwachtingen ten aanzien van de levensverwachting en behandelmogelijkheden in de palliatieve fase. De naasten kunnen een rol krijgen in het activeringsprogramma, waardoor niet meer ziekte en symptomen centraal staan, maar behoud van conditie en dagelijkse bezigheden. Voor de patiënt is dit vaak een welkome verandering van de inhoud van gesprekken.

Psychologische behandeling van depressie

cognitief: herstel van controle, autonomie
emotioneel: uiten van verdriet, boosheid, onmacht, teleurstelling
gedragsmatig: dagritme met mobiliseren, afleiding, zelfzorg
sociaal: uitleg over depressie

Vervolg casus

De gastroscopie heeft geen afwijkingen laten zien. De zaalarts heeft dit met de heer Franssen besproken, die aangeeft vóór zijn ziekte ook vaak last te hebben gehad van maagpijn in periodes van spanning. Enkele dagen later blijkt uit aanvullende diagnostiek dat er sprake is van hypercalciëmie bij progressieve botmetastasering. Zijn misselijkheidsklachten en mogelijk ook zijn somberheid kunnen hierdoor verklaard worden. Aangezien de levensverwachting nog redelijk is, wordt besloten om de hypercalciëmie te behandelen met vochttoediening en bisfosfonaten. Na enkele dagen blijkt dat de behandeling effect sorteert. De klachten van misselijkheid en vermoeidheid nemen af en hij heeft weer enige eetlust. De niet-medicamenteuze behandeling van de depressieve klachten is inmiddels afgerond. De stemming is verbeterd, patiënt piekert niet meer en is lichamelijk actiever. De heer Franssen en zijn echtgenote hebben het advies gekregen om de psychologische interventies thuis voort te zetten. Vervolgens gaat hij met ontslag. De zaalarts informeert u, de huisarts, over de behandeling van de hypercalciëmie en over de behandeling van de stemmingsproblemen door de klinisch psycholoog.
Gedurende de volgende twee maanden voelt de heer Franssen zich redelijk goed. Hij eet weer, zij het met mate. Zo nu en dan gaat hij er met zijn vrouw op uit en hij maakt wandelingen in zijn woonomgeving. Fysiek voelt hij zich niet sterk genoeg om te werken. Wel heeft hij een bezoek gebracht aan collega's van zijn werk. U komt één keer per twee weken langs om op de hoogte te blijven van de situatie.
In de weken daarna gaat de heer Franssen steeds meer achteruit. Hij komt de deur nauwelijks meer uit, voelt zich afhankelijk worden van zijn echtgenote, krijgt weer pijn in zijn maag en trekt zich op zijn slaapkamer terug. Zijn echtgenote maakt zich ernstig zorgen en vindt hem toenemend somber. Aan u maakt de heer Franssen kenbaar dat hij het leven op deze manier niet meer de moeite waard vindt en hij bespreekt met u zijn wens tot euthanasie. Zijn belangrijkste overweging is dat hij niet in een situatie van ondraaglijk lijden wil komen, zoals hij bij zijn zus heeft gezien. Volgens u is de heer Franssen lichamelijk nog in een redelijk conditie en is er op dit moment geen sprake van ondraaglijk lijden, maar is hij vooral erg somber. Op basis van een specifieke anamnese en een korte depressie vragenlijst stelt u vast dat er sprake is van een ernstige depressie.

Wat zou u doen ten aanzien van de depressie en het euthanasieverzoek?

Depressie en euthanasieverzoek

Bij de beoordeling van een euthanasieverzoek moet een arts de diagnose depressie uitsluiten. In geval van een depressie is er geen sprake van uitzichtloos lijden, omdat er mogelijkheden tot behandeling zijn. Bovendien is bij een euthanasieverzoek een duurzame doodswens vereist, terwijl de doodswensen van depressieve patiënten sterk kunnen fluctueren. Tot slot wordt een patiënt met een depressie niet wilsbekwaam geacht ten aanzien van het euthanasieverzoek. Om vast te stellen of depressie mogelijk meespeelt bij een euthanasieverzoek, kan een psychiater of SCEN-arts behulpzaam zijn.

> **Beschouwing**
>
> Naarmate de ziekte voortschrijdt, zijn patiënten op basis van hun fysieke functioneren vaak niet meer in staat om zelf met gedragsmatige interventies een verbetering van de stemming te bewerkstelligen. Ook kunnen poliklinische consulten bij de klinisch psycholoog fysiek te belastend zijn. In deze fase kan het dan geïndiceerd zijn om alleen een medicamenteuze behandeling te geven. Het therapeutisch effect van antidepressiva treedt meestal pas drie tot vier weken na de start van de behandeling op. Daarom is de geschatte levensverwachting relevant voor deze afweging. Bijwerkingen zijn over het algemeen meteen merkbaar en kunnen een negatief effect hebben op het fysiek functioneren van patiënten. Als een arts verwacht dat de prognose nog minstens zes weken bedraagt, kan hij starten met antidepressiva. De voorkeur gaat uit naar een middel met relatief weinig bijwerkingen.

Medicamenteuze symptomatische behandeling

Wanneer een patiënt met kanker depressief is, kan medicamenteuze behandeling zijn aangewezen. Bij een subklinische depressie (aantal depressieve symptomen, maar niet voldoend aan DSM-IV-criteria), waar niet-medicamenteuze behandeling onvoldoende baat heeft gehad, is een proefbehandeling met antidepressiva zinvol (zie tabel C13.1). Zowel TCA's, SSRI's, mirtazapine als venlafaxine zijn middelen van eerste keuze. De keuze voor het soort antidepressivum hangt hier vooral af van het bijwerkingenprofiel en mogelijke interacties met comedicatie. Van de SSRI's geven sertraline, citalopram en escitalopram weinig kans op interacties. Van mirtazapine kan de gunstige invloed op het slaappatroon en de eetlust een voordeel zijn binnen de oncologie. Als de patiënt ook (neuropathische) pijn heeft, is amitriptyline een logische keuze. Wanneer het antidepressieve effect optreedt, dient de behandeling nog ten minste zes maanden voortgezet te worden alvorens het antidepressivum kan worden afgebouwd.

Tabel C13.1 Medicamenteuze behandeling van depressie.

	Dosering	Bijwerking	Aanvullende overwegingen
Tricyclische antidepressiva (TCA)			
amitriptyline	50-300 mg/dag	anticholinerge bijwerkingen als orthostatische hypotensie, droge mond kans op verergering glaucoom en prostatisme sederend effect	neuropathische pijnstilling sederend effect
nortryptiline	50-150 mg/dag	minder anticholinerge bijwerkingen dan amitriptyline minder sederend dan amitriptyline	minder bewijs voor effect neuropathische pijnstilling in verband met amitriptyline
SSRI's			
		minder bijwerkingen dan TCA's	interactiepatroon CYP-450 systeem
sertraline	50-200 mg/dag	misselijkheid, slapeloosheid, seksuele bijwerkingen	weinig effect op CYP-450 systeem
citalopram	20-40 mg/dag	misselijkheid, slapeloosheid, seksuele bijwerkingen	weinig effect op CYP-450 systeem
escitalopram	10-20 mg/dag	misselijkheid, seksuele bijwerkingen	weinig effect op CYP-450 systeem
SNRI's			
venlafaxine	75-300 mg/dag	hoofdpijn, seksuele bijwerkingen	weinig effect op CYP-450 systeem
Overige antidepressiva			
mirtazapine	15-45 mg/dag	slaperigheid, toename eetlust, oedeem	weinig effect op CYP-450 systeem slaapbevorderend, toename eetlust, geen seksuele bijwerkingen

Vervolg casus

Na enkele weken heeft een behandeling met citalopram het gewenste effect. De heer Franssen is niet meer depressief en heeft zijn verzoek tot euthanasie laten rusten. Zijn eetlust is wat verbeterd en hij gebruikt de maaltijden weer samen met zijn echtgenote. Fysiek blijft hij verder achteruitgaan, maar er doen zich geen ernstige symptomen voor. Samen met de kinderen heeft het echtpaar met u gesproken over de periode na zijn overlijden. Zijn echtgenote is in de voorgaande periode lichamelijk en psychisch sterker geweest dan de heer Franssen had verwacht. Zo heeft zij al zijn administratieve taken van hem overgenomen. Ondanks uw advies om de antidepressiva te continueren, is de heer Franssen hiermee gestopt. Hij schrijft de weer licht toenemende misselijkheid toe aan de medicatie.

Twee weken later merkt zijn echtgenote dat de heer Franssen vergeetachtig is, minder spraakzaam is en soms iets zegt, wat niet valt te plaatsen. Ook heeft hij weer toenemend last van misselijkhe d. Het valt u op dat hij wat afwezig lijkt in het gesprek hierover en er lijken geheugen- en woordvindingsproblemen te zijn. U overlegt met de medisch specialist, die voorstelt nogmaals het serumcalcium te controleren, een CT-scan van de hersenen te laten maken en te starten met dexamethason als behandeling van de misselijkheid.

Het serumcalcium blijkt normaal, maar op de CT-scan zijn hersenmetastasen zichtbaar. In de week daarop wordt de heer Franssen bestraald (5 × 4 Gy) en nemen de misselijkheid, geheugen- en woordvindingsproblemen af. Kort daarop is de heer Franssen echter opnieuw flink depressief. Hij trekt zich terug, wil geen bezoek meer ontvangen, weigert te eten, is extreem vermoeid en bijna geheel bedlegerig geworden. Zijn vrouw kan het niet aanzien dat hij psychisch zo snel achteruitgaat. Zij had het hem zo gegund dat hij in zijn laatste levensfase goed contact met haar, de kinderen en kleinkinderen zou kunnen houden.

Welke factoren kunnen meespelen in het plotseling ontstaan van een volgende depressie?

Er zijn meerdere oorzaken waardoor de depressieve klachten in deze situatie weer kunnen toenemen. Allereerst bestaat er een progressieve ziekte, waardoor de patiënt geconfronteerd wordt met een toenemende achteruitgang in het functioneren, een toenemende afhankelijkheid van de omgeving en daarmee een toenemende confrontatie met het naderende levenseinde. Het acuut stoppen van de antidepressiva enkele weken eerder kan ook meespelen in het verergeren van de somberheid. Op somatisch gebied zijn zowel hersenmetastasen als de behandeling met corticosteroïden risicofactoren voor het ontwikkelen van depressieve klachten.

Welke medicamenteuze mogelijkheden zou u overwegen om een depressie te behandelen wanneer u de levensverwachting op zo'n zes weken of minder inschat?

Bij een zeer korte levensverwachting is het vanwege de verwachte inwerktijd van de verschillende antidepressiva minder zinvol om deze medicatie voor te schrijven, aangezien een patiënt in dat geval wel de bijwerkingen ondervindt maar mogelijk niet de werkzaamheid op de depressieve klachten. Een alternatief biedt in dit geval de groep van de wekaminen. Naast een positief effect op de stemming, kunnen wekaminen ook gunstig werken bij klachten van extreme vermoeidheid of sufheid ten gevolge van benodigde opioïden. Het meest voorgeschreven wekamine is methylfenidaat. Methylfenidaat heeft een opwekkende, stimulerende werking en een korte halfwaardetijd. Gebruikelijk is om te starten met 2-3 dd (niet later te nemen dan 4 uur 's middags) 5-10 mg. Binnen één à twee dagen is al te beoordelen of het middel effectief is. Methylfenidaat is niet geregistreerd voor de behandeling van depressie en moet daarom in dit geval 'off label' worden voorgeschreven.

Vervolg casus

U schrijft de heer Franssen 2 dd 5 mg methylfenidaat voor in wat later de laatste week geweest blijkt te zijn. Hij reageert heel goed op deze behandeling. Hierdoor heeft hij twee keer per dag enkele goede uren, zonder dat hij erg moe is en met een redelijke stemming. Deze uren worden benut om samen met zijn echtgenote, zonen, schoondochters en kleinkinderen door te brengen. Hij geniet hier zichtbaar van en is blij om te zien dat zijn echtgenote veel hulp van de kinderen krijgt. Dit stelt hem gerust en geeft hem het vertrouwen dat zij goed verzorgd zal achterblijven. In alle rust overlijdt hij enkele dagen later 's nachts in zijn slaap.

Kernpunten

- Als patiënten met kanker zowel lichamelijke klachten als stemmingsproblemen hebben, wordt een tweesporenbeleid gevoerd.
- Bij stemmingsproblemen van patiënten met kanker moet men zich afvragen of er sprake is van somberheid als reactie op ziekte of van een depressie.
- Somatische en/of biologische factoren kunnen het risico op depressie verhogen.
- Psychologische behandeling van stemmingsproblemen richt zich op cognitieve, emotionele, gedragsmatige en sociale factoren.
- Bij medicamenteuze therapie hangt de keuze voor het soort antidepressivum vooral af van het bijwerkingenprofiel en de mogelijke interacties met andere medicatie.
- Bij de beoordeling van een euthanasieverzoek moet een arts de diagnose depressie uitsluiten.
- Bij patiënten met een korte levensverwachting wordt medicatie met een stimulerend effect ingezet als antidepressivum.

Literatuur

Bjelland I, Dahl A, Haug T, Neckelmann D. The validity of the Hospital Anxiety and Depression Scale. An updated literature review. Journal of Psychosomatic Research 2002;52:69-77.

Diagnostic and Statistical Manual of Mental Disorders, 4th edition (DSM-IV-R) American Psychiatric Association.

Love A, Grabsch B, Clarke D, Bloch S, Kissane D. Screening for depression in women with metastatic breast cancer: a comparison of the Beck Depression Inventory Short Form and the Hospital Anxiety and Depression Scale. Australian and New Zealand Journal of Psychiatry 2004;38:526-31.

Moleman P. Praktische psychofarmacologie, vijfde druk. Houten: Prelum uitgevers, 2009.

Multidisciplinaire Richtlijn Depressie bij volwassenen. CBO, 2005 (in revisie 2008).

Bannink M, Monster H. Richtlijn depressie. Graeff A de, Bommel JMP van, Deijck RHPD van, Krol B, Eynden RJA van den, Oldenmenger WH, Vollaard EJ. Palliatieve zorg. Richtlijnen voor de praktijk. Heerenveen: Jongbloed (te verschijnen december 2010). Ook in te zien op www.pallialine.nl

Olden M, Rosenfeld B, Pessin H, Breitbart W. Measuring depression at the end of life: is the Hamilton Depression Rating Scale a valid instrument? Assessment 2009;16:43.

Walker J, Postma K, McHugh G, Rush R, Coyle B, Strong V, Sharpe M. Performance of the Hospital Anxiety and Depression Scale as a screening tool for major depressive disorder in cancer patients. Journal of Psychosomatic Research 2007;63:83-91.

Bijlage 1 H.A.D.S

H.A.D.S Hospital Anxiety and Depression Scale
© A.S. Zigmond en R.P. Snaith

Het is bekend dat emoties bij de meeste ziektes een belangrijke rol spelen.

Deze vragenlijst dient ervoor om te weten te komen hoe u zich voelt. Lees iedere vraag goed door en geef uw antwoord aan met een kruisje in het hokje dat het beste weergeeft hoe u zich gedurende de afgelopen week gevoeld heeft.

Denk niet te lang na over een antwoord. Het gaat bij deze uitspraken om uw eigen indruk. Er bestaan geen foute antwoorden, elk antwoord is goed, zolang het maar uw eigen indruk weergeeft.

Ik voel me gespannen:
☐ Meestal
☐ Vaak
☐ Af en toe, soms
☐ Helemaal niet

Ik geniet nog steeds van de dingen waar ik vroeger van genoot:
☐ Zeker zo veel
☐ Wel wat minder
☐ Duidelijk minder
☐ Eigenlijk nauwelijks nog

Ik heb een soort angstgevoel alsof er iets vreselijks zal gebeuren:
☐ Jazeker, en vrij erg
☐ Ja, maar niet zo erg
☐ Een beetje, maar het hindert me niet
☐ Helemaal niet

Ik kan best lachen en de dingen van de vrolijke kant zien:
☐ Net zoveel als vroeger
☐ Nu wel wat minder
☐ Duidelijk minder
☐ Helemaal niet

Ik maak me ongerust:
☐ Heel erg vaak
☐ Vaak
☐ Af en toe, maar niet zo vaak
☐ Heel soms

Ik voel me opgewekt:
☐ Helemaal niet
☐ Heel af en toe
☐ Soms
☐ Meestal

Ik kan best rustig zitten en me ontspannen:
☐ Jazeker
☐ Meestal
☐ Af en toe
☐ Helemaal niet

Ik heb het gevoel dat alles moeizamer gaat:
☐ Bijna altijd
☐ Heel vaak
☐ Soms
☐ Helemaal niet

Ik heb een soort angstig, gespannen gevoel in mijn buik:
☐ Helemaal niet
☐ Soms
☐ Vrij vaak
☐ Heel vaak

Het interesseert me niet meer hoe ik eruit zie:
☐ Inderdaad, helemaal niet meer
☐ Niet meer zoveel als eigenlijk zou moeten
☐ Het interesseert me wel, maar iets minder dan vroeger
☐ Het interesseert me nog net zoveel als vroeger

Ik ben onrustig en voel dat ik iets te doen moet hebben:
☐ Inderdaad, heel duidelijk
☐ Duidelijk
☐ Enigszins
☐ Helemaal niet

Ik verheug me van tevoren op dingen die komen gaan:
☐ Net zoveel als vroeger
☐ Een beetje minder dan vroeger
☐ Veel minder dan vroeger
☐ Bijna nooit

Ik raak plotseling in paniek:
☐ Inderdaad, zeer vaak
☐ Tamelijk vaak
☐ Soms
☐ Helemaal nooit

Ik kan van een goed boek genieten, of van zoiets als een radio- of televisieprogramma:
☐ Vaak
☐ Tamelijk vaak
☐ Af en toe
☐ Heel zelden

Wilt u nu controleren of u alle vragen beantwoord heeft?

H.A.D.S. Data

© A.S. Zigmond en R.P. Snaith

Naam: Init:
Datum invullen:
HAD-depression = 02: + 04: + 06: + 08: + 10: + 12: + 14: =
HAD-anxiety   = 01: + 03: + 05: + 07: + 09: + 11: + 13: =
Afzonderlijke scores boven de 8 of gezamenlijke score boven de 12 geven aanleiding tot verdere exploratie klachten c.q. consult psycholoog/psychiater.

A 01 gespannen:
☐ 3
☐ 2
☐ 1
☐ 0

D 08 alles moeizamer:
☐ 3
☐ 2
☐ 1
☐ 0

D 02 vroeger van genoot:
☐ 0
☐ 1
☐ 2
☐ 3

A 09 angstig in buik:
☐ 0
☐ 1
☐ 2
☐ 3

A 03 vreselijks zal gebeuren:
☐ 3
☐ 2
☐ 1
☐ 0

D 010 interesseert me niet meer:
☐ 3
☐ 2
☐ 1
☐ 0

D 04 vrolijke kant/lachen:
☐ 0
☐ 1
☐ 2
☐ 3

A 11 moet iets te doen hebben/onrustig:
☐ 3
☐ 2
☐ 1
☐ 0

A 05 ongerust:
☐ 3
☐ 2
☐ 1
☐ 0

D 12 verheug:
☐ 0
☐ 1
☐ 2
☐ 3

D 06 opgewekt:
☐ 3
☐ 2
☐ 1
☐ 0

A 13 paniek:
☐ 3
☐ 2
☐ 1
☐ 0

A 07 rustig zitten/ontspannen:
☐ 0
☐ 1
☐ 2
☐ 3

D 14 genieten:
☐ 0
☐ 1
☐ 2
☐ 3

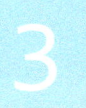

Casus 14
Een verwarde patiënt

B.S. Wanrooij, L.M. Gualthérie van Weezel

Casus

Mevrouw Huizinga is 59 jaar. Zij is hoofd inkoop van een supermarkt. Zij is bijna 30 jaar getrouwd met een accountant en heeft twee kinderen die uit huis zijn. Vijf jaar geleden is bij haar de diagnose mammacarcinoom gesteld. Zij had verschillende positieve okselklieren en is uitgebreid behandeld. In de loop van de jaren hebben zich bij haar metastasen ontwikkeld op verschillende locaties: longen, lever en botten. Zij is al enkele malen bestraald voor pijnlijke botmetastasen.
Mevrouw Huizinga heeft vanaf het begin van de diagnose aangegeven dat zij steeds maximaal betrokken wil zijn bij de besluitvorming over haar ziekte. Zo is in overleg met haar besloten om, toen de metastasen toenamen, de chemotherapie te staken. Zij gaat momenteel langzaam achteruit. U, haar huisarts, schat de levensverwachting op twee tot drie maanden. Zij is nog steeds erg betrokken bij haar omgeving.
U legt een huisbezoek af, omdat mevrouw Huizinga volgens haar man nu misselijk en in de war is.

Wat zou u nog meer willen weten en waar let u op bij het lichamelijk onderzoek?

Specifieke anamnese
Mevrouw Huizinga blijkt sinds enkele dagen 's nachts onrustig te zijn. Zij weet niet altijd goed waar zij is en haar man vertelt dat hij soms geen contact met haar kan krijgen. Zij praat over vogels die zij op de muur ziet. Zij is ook misselijk. U treft haar slapend in bed aan en besluit haar wakker te maken. Zij is helder en herkent u. Zij herinnert zich dat zij 's nachts erg angstig was. In het gesprek reageert zij soms wat traag op de vragen en kan haar aandacht er niet de hele tijd bijhouden. Mevrouw heeft vanwege pijn van de botmetastasen lang werkend morfine in een dosering van 2 dd 60 mg met 20 mg kort werkend morfine voor doorbraakpijn. Daarnaast gebruikt zij 15 ml lactulose per dag. Zij heeft de afgelopen week elke dag zes keer extra morfine gebruikt, omdat zij veel pijn had in haar heup. Daarmee is de pijn nu redelijk te dragen. De ontlasting is ondanks de lactulose traag en hard. Zij plast nu weinig vergeleken met eerder die week, toen haar was opgevallen dat zij heel veel plaste.

Lichamelijk onderzoek
De bloeddruk van mevrouw Huizinga is 105/65 en de pols 100/m. Zij heeft geen koorts. Bij algemeen lichamelijk onderzoek valt op dat zij een droge mond heeft. Zij heeft kleine pupillen. Het onderzoek van de longen en de buik levert geen nieuwe

gezichtspunten op. Er is met name geen aanwijzing voor een pneumonie, blaasdemping of ascites. De lever is iets vergroot. Bij RT zit de ampul vol met harde ontlasting. Oriënterend neurologisch onderzoek levert geen afwijkingen op.

Probleemlijst

- verwardheid
- wisselend bewustzijn
- moeite met vasthouden van aandacht
- hallucinaties
- misselijkheid
- uitdrogingsverschijnselen
- obstipatie
- toename morfinegebruik in korte tijd

Welke diagnose overweegt u en welke aspecten wijzen daarop volgens u?

Zoals vaker het geval is bij patiënten met een uitgebreid gemetastaseerde ziekte in de laatste fase van het leven, is dit een vrij complexe situatie. Patiënte is onrustig en verward, heeft een wisselend bewustzijn en moeite om de aandacht vast te houden. Dit kan wijzen op het bestaan van een delier. Het is niet mogelijk een goede anamnese af te nemen, zodat de heteroanamnese van groot belang is.
Mevrouw is nu helder en kan zich wel het een en ander herinneren van de nacht, maar uit het verhaal van haar man blijkt dat zij 's nachts erg verward is en hallucinaties heeft. Haar bloeddruk en pols, samen met de droge mond, kunnen wijzen op uitdroging. Ook de harde ontlasting die gevonden wordt bij RT draagt bij aan dit vermoeden. Obstipatie kan een oorzaak zijn van onrust, maar ook een gevolg van uitdroging. Ten slotte blijkt dat mevrouw de afgelopen week veel extra morfine heeft gebruikt. Hoewel verwardheid bij een patiënt met mammacarcinoom ook kan ontstaan ten gevolge van hersenmetastasen, wijzen anamnese en lichamelijk onderzoek daar nu verder niet op, onder andere door het ontbreken van focale verschijnselen.

Anticiperen

Bij patiënten in de palliatieve fase is het van belang te weten op welke manier de onderliggende ziekte zich gewoonlijk ontwikkelt en welke symptomen zich daarbij kunnen voordoen. Door hierop bedacht te zijn, kan de arts proberen (verergering van) symptomen te voorkomen of deze zo vroeg mogelijk te behandelen. Als sprake is van verwardheid in de palliatieve fase, gaat het vaak om een delier. Bij een patiënt met een mammacarcinoom kan een delier bijvoorbeeld ontstaan door metastasen in de botten, lever, longen en hersenen. De uitlokkende factoren van het delier zijn dan respectievelijk het bestaan van hypercalciëmie, leverfunctiestoornissen, hypoxie en verstoring van de hersenfuncties. Ook dexamethason (dat een patiënt bijvoorbeeld gebruikt vanwege pijn in de lever veroorzaakt door metastasen) kan een delier veroorzaken.
Als een arts bedacht is op de mogelijkheid van het ontstaan van een delier, zal hij het delier tijdig onderkennen en behandelen. Het doel van de behandeling is de kwaliteit

van leven en sterven te verbeteren door verwardheid en onrust te verminderen. Op deze manier wordt het contact van patiënt met naasten zo weinig mogelijk verstoord.

> **Beschouwing**
>
> Mevrouw Huizinga heeft een levensverwachting van twee tot drie maanden bij gedissemineerde ziekte. Zij heeft in korte tijd een beeld ontwikkeld van een stoornis in het bewustzijn en in de aandacht, met onrust en verwardheid. Daarbij is zij ook misselijk. Een huisarts moet zich allereerst afvragen of dit werkelijk een delier is of dat hij te maken heeft met een van de andere stoornissen die tot de differentiaaldiagnose van het delier horen. Daarnaast zal hij zoeken naar de uitlokkende factoren die tot een delier kunnen leiden, zoals hypercalciëmie. Vooral bij osteolytische metastasen kan het calcium in het bloed sterk toenemen en verschijnselen geven van misselijkheid en verwardheid. Het teveel aan calcium veroorzaakt polyurie, wat leidt tot uitdroging en obstipatie. Uitdroging op zichzelf kan ook een oorzaak zijn van een delier. Daarnaast kan obstipatie als uitlokkende factor voor een delier een bijwerking zijn van de morfine. Deze bijwerking van morfine verdwijnt niet in de loop van de behandeling, in tegenstelling tot de overige bijwerkingen van morfine, die bijna altijd na enkele dagen tot een week weg zijn. Ten slotte kan een patiënt misselijk en delirant worden bij het ophogen van morfine in korte tijd.

Delier

PATHOFYSIOLOGIE EN VOORKOMEN

Een delier is een toestandsbeeld dat ontstaat door organisch lijden en gepaard gaat met ernstige neuropsychiatrische verschijnselen. Waarschijnlijk ligt hieraan een ontregeling op cerebraal niveau ten grondslag van verschillende neurotransmittersystemen (met name van dopamine en acetylcholine). Een delier kan ook worden beschouwd als een uiting van 'hersenfalen'.
Het delier komt veel voor bij patiënten met uitgebreide ziekte. De incidentie bij patiënten met kanker is 17%, loopt op tot 26-44% naarmate de ziekte voorschrijdt en is 68-85% in de stervensfase.

KENMERKEN EN PREDISPONERENDE FACTOREN

Het delier is een aspecifiek *syndroom* dat vele verschillende – organische – oorzaken kent. Het is altijd van belang een hypothese te hebben van de achterliggende diagnose die de *oorzaak* vormt voor het ontstaan van het delier.
Kenmerkend voor het delier zijn de verandering in cognitie en de stoornissen in het bewustzijn (gedaald bewustzijn, eventueel afgewisseld door heldere perioden). De patiënt kan zich niet of moeilijk oriënteren en heeft nogal eens, maar zeker niet altijd, een amnesie. Dit alles kan ertoe leiden dat de patiënt angstig is.
Een delier ontwikkelt zich vaak in korte tijd. Typerend is het optreden van *prodromale* verschijnselen. De patiënt is prikkelbaar en kan zich moeilijker concentreren. Soms heeft hij nachtmerries, zodat hij slecht slaapt. Hij haalt het tekort aan slaap overdag in, waardoor er een omkering ontstaat van het dag-nachtritme. Naasten zeggen niet altijd spontaan dat de patiënt 's nachts onrustig is. De arts kan dan de diagnose delier missen.

> **Criteria voor het delier volgens de DSM IV**
>
> - Bewustzijnsstoornis met verminderd vermogen om de aandacht te concentreren, vast te houden of te verplaatsen. De patiënt heeft een bewustzijnsstoornis (gedaald bewustzijn of gedaald besef van de omgeving) en heeft moeite om de aandacht ergens op te richten, vast te houden of te wisselen.
> - Er is een verandering in cognitie (zoals een geheugenstoornis, desoriëntatie, taalstoornis) óf de patiënt ontwikkelt een waarnemingsstoornis. Beide zijn niet toe te schrijven aan een pre-existente of een zich ontwikkelende dementie.
> - Het beeld is acuut ontstaan (gewoonlijk in uren of dagen) en fluctueert over de dag.
> - Er zijn aanwijzingen dat de stoornis de directe consequentie is van een somatische aandoening.

Een delier kan zich uiten als een onrustig of hyperkinetisch delier, een stil of hypokinetisch delier of een mengvorm daarvan. Het is soms lastig een delier te herkennen. Onrust wordt nogal eens ten onrechte geïnterpreteerd als pijn of angst voor het komende sterven.

In de laatste dagen van het leven kan een beeld ontstaan waarbij de patiënt kreunt of schreeuwt en zeer onrustig en plukkerig is. Dit beeld, een terminaal delier, heet ook wel 'terminal restlessness'. Het is een uiting van het sterven op zichzelf, veroorzaakt door de algemene interne ontregeling, zoals een verslechtering van de nierfunctie, uitdroging en achteruitgang van de hersenfuncties.

Een delier treedt sneller op bij kwetsbare groepen zoals ouderen, mensen met een cognitieve stoornis, met ernstige comorbiditeit en bij alcoholabusis (zie kader). Er is maar een kleine verstoring nodig om bij deze patiënten een delier uit te lokken.

> **Predisponerende factoren voor het delier**
>
> - leeftijd > 70 jaar
> - pre-existente cognitieve stoornis (dementie, CVA)
> - visus- of gehoorstoornissen
> - stoornissen in de activiteiten van het dagelijks leven (ADL)
> - delier in het verleden
> - misbruik van alcohol of drugs (in het verleden)

Het optreden van een delier bij vergevorderde ziekte is prognostisch ongunstig. De mediane overleving is 21-24 dagen.

DIFFERENTIAALDIAGNOSE

Tot de differentiaaldiagnose van het delier in de palliatieve fase behoort een aantal ziektebeelden die soms lastig te onderscheiden zijn van het delier. De stoornissen in het bewustzijn komen voor bij delier, maar niet bij dementie, depressie of angststoornissen. Dementie ontwikkelt zich langzaam, terwijl het delier in uren tot dagen ontstaat. Het onderscheid tussen stil delier en depressie is in de praktijk niet altijd zo duidelijk te maken. Het is de vraag of de patiënt voldoende antwoord geeft op de aan hem gestelde vragen over hallucinaties, wanen of cognitieve stoornissen om de diagnose stil delier te kunnen stellen. Een hyperactief delier kan echter weer lijken op een geagiteerde depressie. Een angststoornis kan, net als het delier, in vrij korte tijd ontstaan, maar gaat niet gepaard met stoornissen van het bewustzijn of de cognitie.

Differentiaaldiagnose delier

- depressie
- dementie
- psychose
- angst

Vervolg casus

U denkt bij mevrouw Huizinga aan een delier op basis van haar onderliggende ziekte, de snelheid van het ontstaan en het beeld met onrust, hallucinaties, een wisselend bewustzijn en stoornissen in de cognitie. Gezien de anamnese en het lichamelijk onderzoek tot nu toe gaat u uit van de volgende waarschijnlijkheidsdiagnose (zie kader).

Waarschijnlijkheidsdiagnose

Delier op basis van:
- hypercalciëmie
- snelle ophoging morfine

Welke uitlokkende factoren kent u van een delier en welke speelt of spelen een rol bij mevrouw Huizinga?

ETIOLOGIE
Tot de meest voorkomende uitlokkende factoren (oorzaken) van het delier behoren medicijngebruik en metabole stoornissen. De belangrijkste medicijnen hierbij zijn de opioïden. Patiënten gebruiken ook nogal eens medicijnen uit andere groepen die een delier kunnen uitlokken, zoals corticosteroïden, medicijnen met een sederende (bij)werking, anticholinergica en metoclopramide. Naarmate de ziekte zich uitbreidt en het sterven dichtbij komt, gaan verschillende functies in het lichaam achteruit waardoor metabole stoornissen ontstaan, maar waardoor er ook stapeling van medicijnen kan optreden. In twee derde van de gevallen is er meer dan één uitlokkende factor aanwijsbaar.

> **Veelvoorkomende uitlokkende factoren van een delier**
>
> – medicijnen of onttrekking daarvan (opioïden, corticosteroïden, benzodiazepines)
> – metabole stoornissen (hypercalciëmie, hyponatriëmie, lever- of nierfunctiestoornissen)
> – intracraniale problemen (hersentumor, hersenmetastase of meningitis carcinomatosa)
> – infecties (pneumonie, urineweginfectie)
> – onttrekking van stoffen (alcohol, nicotine)
> – overig (koorts, dehydratie, hypoxie, anemie)

Psychosociale aspecten

Het bestaan van een delier in een situatie dat iemand ernstig ziek is, kan voor de patiënt en de naasten erg belastend zijn. Als de patiënt zich de periode van verwardheid herinnert, kan hij zich daarvoor schamen. Hij beleeft het nogal eens als heel onwaardig. Naasten kunnen denken dat de patiënt 'gek' geworden is, wat zeer beangstigend kan zijn. Daarbij is het verwarrend om bijvoorbeeld niet meer herkend te worden. Nachtelijke onrust verstoort het vaak al wankele systeem, omdat niemand dan kan slapen en uitputting op de loer ligt. Zeker in de laatste fase zal een delier, hoe goed de aanpak van de behandeling ook is, niet altijd verdwijnen. Een dergelijke situatie vraagt om goede begeleiding van de patiënt en naasten, om duidelijkheid over bereikbaarheid van de betrokken hulpverleners en om een beleid dat door eenieder gedragen wordt. Een verpleegkundige kan bij deze begeleiding een grote rol spelen, zowel wat betreft de ondersteuning van de naasten als het coördineren van de zorg.

Een van de aandachtspunten hierbij is het geven van informatie over het ziektebeeld en de oorzaak ervan. Dit kan al veel angst wegnemen. De arts probeert in te schatten wat de draagkracht van de naasten nog is, en of het onder deze omstandigheden mogelijk is om de patiënt thuis te houden. Samen met hen kijkt hij welke extra hulp (zoals nachtzorg) in te zetten is. Heeft hij twijfel over de belastbaarheid, dan kan het soms beter zijn om tijdig opname (bijvoorbeeld in een hospice) aan de orde te stellen en te regelen. Dit geldt des te meer als sprake is van een terminaal delier. Onjuiste inschatting van de ernst van de situatie en de uitputting van het systeem kunnen ertoe leiden dat de naasten er bij de arts op aandringen iets te doen, bijvoorbeeld te gaan sederen. Vaak is sederen in deze situatie een adequate handeling, behalve wanneer de arts zich hiertoe gedwongen voelt en iets gaat doen waarvoor geen indicatie is en waar hij niet achter staat. Deze situatie heet ook wel 'destructive triangle': een onrustige patiënt, wanhopige en uitgeputte naasten en een arts die zich tot impulsief handelen gedwongen kan voelen.

Een delier is niet altijd zwaar voor naasten. Onder andere uit Japans onderzoek komt naar voren dat naasten nogal eens herkennen wat de patiënt in zijn verwardheid zegt en de verwardheid minder erg vinden dan bijvoorbeeld lijden door pijn.

DIAGNOSTIEK

De behandeling van één of meer uitlokkende (oorzakelijke) factoren kan veel winst opleveren ten aanzien van de kwaliteit van leven. Het is daarom essentieel tot in de laatste fase een anamnese (of een heteroanamnese) af te nemen en lichamelijk onderzoek te doen om een goede hypothese te hebben over de oorzaak van het delier en de mogelijke behandelbaarheid daarvan. Aangezien een volle blaas en/of een vol rectum kunnen bijdragen aan onrust, zijn ook percussie van de blaas en een rectaal toucher onderdeel van het lichamelijk onderzoek. De arts weegt hierbij de belasting voor de patiënt van een rectaal toucher af tegen de opbrengst van het vinden en de eventuele behandeling hiervan als medeoorzaak van de onrust.

AANVULLEND ONDERZOEK

Aanvullend onderzoek kan een bepaalde waarschijnlijkheidsdiagnose ondersteunen c.q. uitsluiten en uiteindelijk bijdragen aan het verminderen van klachten. Urineonderzoek is weinig belastend, net als laboratoriumonderzoek waarbij Hb, nier- en leverfunctie, Ca, Na, glucose, schildklierfuncties en vitamine B1 aanwijzingen kunnen geven voor de mogelijke oorzaak of oorzaken van het delier. Tot de mogelijkheden van het aanvullend onderzoek hoort ook een X-thorax.
Een laboratoriumonderzoek kan ook uitsluitsel geven over het al dan niet bestaan van hypercalciëmie, zoals dat mogelijk het geval is bij mevrouw Huizinga. Naast het calciumgehalte in het bloed wordt het albumine bepaald. In de palliatieve fase neemt het albuminegehalte en daardoor het aan albumine gebonden calcium af, terwijl het geïoniseerde calciumgehalte niet beïnvloed wordt. Bij een laag albumine kan dan het totaal serumcalcium normaal zijn, maar het geïoniseerd calcium wel degelijk te hoog. Het geïoniseerde calcium kan berekend worden met de volgende formule:
gecorrigeerd Ca^{2+} = serumcalcium + 1,0 − (0,025 × serumalbumine).
In sommige laboratoria kan het Ca^{2+} ook direct bepaald worden.
Als het calciumgehalte normaal is, is te overwegen een CT-scan of MRI van de hersenen te laten uitvoeren om vast te stellen of er hersenmetastasen zijn.

> **Beschouwing**
>
> Er is vaak een spanningsveld tussen belastend of invasief onderzoek, dat soms nodig is om een exacte diagnose te kunnen stellen met betrekking tot de onderliggende oorzaak, en het varen op de meest voor de hand liggende hypothese over de oorzaak.
> De beslissing om al dan niet aanvullend onderzoek in deze fase uit te voeren, is afhankelijk van de levensverwachting van de patiënt, de belasting van het onderzoek en van de behandelmogelijkheden. Daarbij speelt mee hoe snel effect te verwachten is, welke bijwerkingen kunnen optreden en hoe belastend de behandeling is voor de patiënt. De wens van de patiënt is in dit besluitvormingsproces doorslaggevend. Een patiënt heeft goede informatie nodig om tot een afgewogen beslissing te kunnen komen.
> Bij verdenking op hersenmetastasen als oorzaak voor het delier zijn er verschillende opties. De huisarts kan op proef dexamethason 4 mg dd geven om te kijken of het beeld opklaart. Als er geen effect is, kan deze medicatie in één keer weer worden gestopt. De andere optie is te overleggen met de medisch specialist in het ziekenhuis die mevrouw Huizinga eerder heeft behandeld over verdere noodzakelijke diagnostiek en bijvoorbeeld de moge-

lijkheid van palliatieve radiotherapie. Een aantal patiënten ervaart het vaak opnieuw kaal worden als gevolg van deze behandeling in deze fase van de ziekte als een (te) ernstige bijwerking.

Vervolg casus

U besluit bij mevrouw Huizinga bloedonderzoek te doen. De uitslag wijst op een verhoging van het calcium in het bloed, zodat het waarschijnlijk lijkt dat het delier, naast de snelle ophoging van de morfine, mede wordt veroorzaakt door een hypercalciëmie en dehydratie.

Welke behandeling zou u voorstellen?

BELEID EN BEHANDELING

Algemeen

De behandeling van het delier is erop gericht een patiënt meer comfort te geven en om het contact tussen patiënt en zijn omgeving zo goed mogelijk te behouden. Dit is te bereiken door, waar mogelijk, de uitlokkende factoren te behandelen. In de laatste fase van het leven liggen er nogal eens meerdere oorzaken ten grondslag aan het delier, wat de behandeling bemoeilijkt. In de stervensfase is oorzakelijke behandeling in veel gevallen niet meer mogelijk.

Niet-medicamenteuze maatregelen helpen de patiënt om zich weer beter te kunnen oriënteren, waardoor zijn angst afneemt. Als de patiënt erg onrustig en angstig is, kan het nodig zijn om (tijdelijk) medicijnen te geven om het delier te beteugelen. Naasten voelen zich gesteund door goede informatie over de aard van de aandoening en aanwijzingen over de manier waarop zij de patiënt kunnen helpen.

Samenwerking

Verpleegkundigen kunnen, naast hun verzorgende taken, een rol hebben bij de diagnostiek van een delier. De Delirium Observatie Screening schaal (DOS, zie kader en zie bijlage bij dit hoofdstuk) kan ondersteunend zijn om vast te stellen of er aanwijzingen zijn voor een delier. Zeker in het ziekenhuis is het een goed instrument om het delier *vroegtijdig* op te sporen en het vaak wisselende beloop ermee vast te leggen. Als de diagnose eenmaal is gesteld, kan behalve de arts ook een verpleegkundige de patiënt en de familie informatie geven over het delier en hun handvatten geven om de patiënt te ondersteunen.

> **Observaties van de Delirium Observatie Screening schaal**
>
> - zakt weg tijdens gesprek of bezigheden
> - is snel afgeleid door prikkels uit omgeving
> - heeft aandacht voor gesprek of handeling
> - maakt vraag of antwoord niet af
> - geeft antwoorden die niet passen bij de vraag
> - reageert traag op opdrachten
> - denkt ergens anders te zijn
> - beseft wel welk dagdeel het is
> - herinnert zich recente gebeurtenissen
> - is plukkerig, rommelig, rusteloos
> - trekt aan infuus, sonde, katheter enz.
> - is snel of plotseling geëmotioneerd
> - ziet / hoort dingen die er niet zijn
>
> *Bron: Schuurmans, 2001*

Oorzakelijke behandeling

Een delier is in ongeveer de helft van de gevallen omkeerbaar, zeker als het wat vroeger in de palliatieve fase optreedt. Van de andere helft is / zijn de uitlokkende factor(en) onbehandelbaar. Een delier dat ontstaat door een infectie of medicijngebruik is meestal goed behandelbaar. Bij patiënten met een pneumonie of urineweginfectie kan het delier binnen enkele dagen tot een week verbleken met antibiotica. Medicijnen kunnen wellicht gestopt worden. Als opioïden (mede) oorzaak zijn van het delier, is het niet altijd mogelijk de dosering te verlagen. De meest logische stap is dan over te gaan op een ander opioïd. Hypercalciëmie is meestal goed te behandelen met toediening van vocht en bisfosfonaten. De meest gebruikte middelen hierbij zijn pamidroninezuur (eenmalig 90 mg, opgelost in 250-500 ml NaCl, in twee uur intraveneus toegediend) en zoledroninezuur (4 mg, in 15 minuten toegediend in 100 ml 0,9% NaCl). Een anemie is te behandelen met bloedtransfusies.

> **Vervolg casus**
>
> U besluit de hypercalciëmie bij mevrouw Huizinga in overleg met haar thuis te behandelen. Daarnaast verlaagt u de *basisdosis* van de morfine van 240 mg totaal (2 × 60 mg plus 6 × 20 mg) naar 2 dd 90 mg en voegt een NSAID toe. U geeft daarbij een maagbeschermend middel. Voor de doorbraakpijn kan mevrouw 30 mg kort werkende morfin gebruiken. U verhoogt de lactulose naar 2 dd 15-30 ml. Omdat mevrouw Huizinga in de nacht erg onrustig en angstig is, geeft u 1 mg haloperidoldruppels (10 druppels) in de wangzak voor de nacht.

Beschouwing

Hypercalciëmie

In het geval van mevrouw Huizinga, met haar levensverwachting van twee tot drie maanden, is het zeker zinvol te proberen de hypercalciëmie te behandelen. Doel is steeds de kwaliteit van leven te verbeteren door de angst, onrust, desoriëntatie en onhelderheid zo veel mogelijk te bestrijden. Bij een veel kortere levensverwachting ligt de afweging rond onderzoeken van de oorzaak en het behandelen ervan soms gecompliceerder. Vragen hierbij zijn dan wat de patiënt en naasten willen, of het onderzoek niet te belastend is en hoe groot de kans is dat een behandeling aanslaat in de korte tijd die er nog rest van het leven.

De behandeling van hypercalciëmie bestaat uit rehydreren en normaliseren van het calciumgehalte door middel van een intraveneus infuus met bisfosfonaten. Dit leidt over het algemeen in korte tijd (dagen) tot een vermindering van klachten. Meestal vindt de behandeling plaats in het ziekenhuis. Patiënten hebben nogal eens weerstand om weer naar het ziekenhuis te gaan. Hoe duidelijker de informatie over de kansen dat de kwaliteit van leven door een behandeling kan verbeteren, hoe meer kans dat de patiënt hier uiteindelijk toch mee instemt. In een aantal regio's kan een verpleegkundige van het gespecialiseerd verpleegkundig team de bisfosfonaten en het vocht thuis toedienen. Als dit niet kan en de patiënt weigert naar het ziekenhuis te gaan, is te overwegen met behulp van een hypodermoclyse de situatie te keren. Met een hypodermoclyse krijgt de patiënt via een dun naaldje vocht onder de huid toegediend, bijvoorbeeld in de buikhuid of het bovenbeen (zie ook hoofdstuk 3, casus 11). Naarmate het delier opklaart, zal de patiënt in staat zijn meer te drinken, wat weer helpt het calciumgehalte te verlagen.

Pijnbestrijding

Als opioïden, zoals hier de morfine, de oorzaak zijn van het ontstaan van een delier, bijvoorbeeld bij een snelle ophoging van de dosering, zijn er verschillende mogelijkheden om dit aan te pakken. In het geval van mevrouw Huizinga is besloten de pijn van de botmetastasen met twee middelen tegelijk te behandelen. Hierdoor kan de dosering morfine verlaagd worden, wat kan bijdragen aan het opklaren van het delier. Het is ook mogelijk de morfine om te wisselen naar een ander opioïd (opioïdrotatie of -switch, zie hoofdstuk 3, casus 2).

Verwardheid

De hiervoor genoemde stappen zijn zinvol in het licht van het opheffen van de oorzaken van het delier. De (tijdelijke) toevoeging van haloperidol in een lage dosering kan door het antipsychotische effect bijdragen aan het opklaren van het delier.

Niet-medicamenteuze symptomatische behandeling

De niet-medicamenteuze behandeling is een belangrijke, vaak onderschatte pijler in de aanpak van het delier. Het beleid bestaat uit adviezen die bijdragen aan een verbetering van de oriëntatie en aan het herstel van de rust: een klok ophangen, foto's neerzetten, een lampje laten branden, bril opdoen, gehoorapparaat in en vooral een vertrouwde naaste als herkenningspunt in de buurt. De patiënt is hierdoor minder angstig. Veel mensen, veel gesprekken en veel handelingen rond het bed vergroten de onrust. Er moeten soms maatregelen genomen worden om lichamelijke schade van de patiënt te voorkomen. Zo kan een fractuur ontstaan als de patiënt uit bed valt ten gevolge van de onrust.

Door de naasten duidelijk te vertellen wat een delier is en hoe het ontstaat en hun een rol te geven in de niet-medicamenteuze aanpak, voelen zij zich minder machteloos in deze vaak wat chaotische situatie.

Medicamenteuze symptomatische behandeling

In veel gevallen is het nodig om het niet-medicamenteuze beleid te ondersteunen met medicijnen. Daarbij wordt vooral gebruikgemaakt van dopamineantagonisten en soms van middelen met cholinerge werking. Van de neuroleptica is haloperidol het middel van eerste keuze bij de behandeling van het delier. Het is een krachtig antipsychoticum met een geringe sederende en anticholinerge werking. Het heeft dus vooral effect op de verwardheid en veel minder op de onrust. Haloperidol kan als tablet, druppelvloeistof of injectievloeistof gegeven worden. De druppels kan men in de wangzak toedienen. De startdosis is 0,5 mg per os of subcutaan, met een maximum van 20 mg oraal (= 10 mg s.c.). In doseringen hoger dan 20 mg treedt sufheid op met een grotere kans op extrapiramidale bijwerkingen en in een enkel geval een paradoxale reactie. Meestal komt men uit met een dosering van 0,5-2 mg oraal voor de nacht, zeker als de oorzaak van het delier tegelijkertijd wordt behandeld. De medicijnen kunnen dan ook op een bepaald moment afgebouwd en gestopt worden. Blijft de patiënt ondanks adequate doseringen van haloperidol geagiteerd, dan kan een benzodiazepine toegevoegd worden. Het advies is echter om dit me grote terughoudendheid te doen, omdat benzodiazepines door hun sederend effect de aandachtstoornis kunnen verergeren, waardoor het delier juist toeneemt. Ook het gevaar van ademdepressie is een reden spaarzaam te zijn met benzodiazepines; een dalende zuurstofsaturatie kan het delier verergeren.

Als het delier in de allerlaatste fase van het leven optreedt, is het beeld vaak heel heftig. Haloperidol wordt dan in een dosering van 0,5-2 mg (bij voorkeur) subcutaan gegeven. Deze dosering wordt elk halfuur herhaald tot het gewenste effect bereikt is. Als de patiënt hiermee rustig wordt, krijgt hij de volgende dag de helft van de totale dagdosering die nodig was om deze rust te bereiken. In een aantal gevallen zal de patiënt, ondanks adequate ophoging van de haloperidol en toevoeging van een benzodiazepine, onrustig blijven. In dat geval is er een indicatie om de patiënt te sederen met midazolam. De antipsychotica worden gecontinueerd.

Benzodiazepines zijn middel van eerste keuze in geval van een alcoholonttrekkingsdelier. Men voegt haloperidol dan later toe.

Bij patiënten met de ziekte van Parkinson is haloperidol gecontraïndiceerd. In dat geval wordt clozapine gegeven.

Ook levomepromazine is werkzaam bij delier, maar geeft meer bijwerkingen als hypotensie en sedatie. Het sederend effect kan overigens soms gewenst zijn.

Ook van een aantal nieuwere neuroleptica als olanzapine en risperidon is de werkzaamheid bij delier aangetoond (zie Tabel C14.1).

Tabel C14.1   Medicijnen voor de behandeling van het delier.

Middel	Dosering	Toedieningsvorm	Bijwerkingen
Neuroleptica			
haloperidol*	0,5-2 mg per os of s.c. bij ernstige klachten: 0,5-2 mg s.c., bij uitzondering i.m.; eventueel elk halfuur herhalen onderhoudsdosering: 1-5 mg/24 uur tot maximaal 10 mg parenteraal en 20 mg oraal	tablet 1, 5 en 10 mg druppelvloeistof 2 mg/ml (1 druppel=0,1 mg) injectievloeistof 5 mg/ml (ampul 1 ml)	extrapirmamidale verschijnselen anticholinerge verschijnselen als droge mond, urineretentie Qt-tijd verlenging niet combineren met metoclopramide
clozapine	1 dd 6,25 mg per os, eventueel verhogen tot 2 dd 12,5 mg	tablet 25 mg	granulocytopenie, agranulocytose
olanzapine	2,5-10 mg per os of i.m.	tablet (en orodispergeerbare 'smelt' tablet) 2,5, 5, 10 en 20 mg injectievloeistof 10 mg	sedatie verhoogde glucosespiegel
risperdon	1-2 mg, max. 4 mg	drank 1 mg/ml tablet (en orodispergeerbare 'smelt' tablet) 0,5, 1, 2, 3 en 4 mg	orthostatische hypotensie
Benzodiazepines			
diazepam	10 mg per os, rectaal of i.v.; eventueel elk uur herhalen; maximaal 60 mg/24 u	tablet 2, 5, 10 mg rectiole 5 mg/2,5 ml, 10 mg/2,5 ml injectievloeistof 5 mg/ml, ampul 2 ml	slaperigheid spierzwakte duizeligheid
lorazepam	1-4 mg s.l., i.m. of i.v. elke 4 uur	tablet 1 en 2,5 mg injectievloeistof 4 mg/ml, ampul 1 ml	
midazolam	30-120 mg/24 uur, elke 4 uur s.c. of per continue s.c. infusie	injectievloeistof 5 mg/ml, ampullen 1, 3 en 10 ml	

* Haloperidol werkt parenteraal twee keer zo sterk als oraal.

Vervolg casus

U gaat de twee weken erna regelmatig bij mevrouw Huizinga langs en ziet dat zij hard achteruitgaat. Het slikken wordt moeilijker, zodat u besluit de morfine per subcutane pomp te geven. Op een dag wordt u tijdens het ochtendspreekuur gebeld dat zij heel erg verward is, 's nachts helemaal niet heeft geslapen en steeds aan het roepen is. Het lijkt alsof zij erg angstig is. Als u haar onderzoekt, blijkt contact nauwelijks mogelijk. Zij herkent u niet, is angstig, plukkerig en onrustig. U schat in dat zij op heel korte termijn zal overlijden. Bij lichamelijk onderzoek vindt u geen specifieke aanwijzingen die de ernstige onrust en angst kunnen verklaren. U geeft mevrouw Huizinga 2 mg haloperidol s.c. en besluit direct na het spreekuur terug te komen om de situatie opnieuw te beoordelen. Zij is dan iets minder aan het roepen. De lichamelijke onrust en angst zijn echter weinig afgenomen. U geeft haar nogmaals 2 mg s.c.. Na een half uur verandert het beeld en wordt zij wat rustiger. U bespreekt met de naasten uw vermoeden dat mevrouw snel zal overlijden. Zij zijn erg van slag door de situatie die ontstaan is, maar

zijn blij dat u hen verteld heeft dat hun moeder stervende is, zodat zij zich hierop kunnen voorbereiden. Gelukkig is er steeds een verpleegkundige aanwezig, die hen goede ondersteuning geeft.
Tijdens het middagspreekuur krijgt u een telefoontje dat mevrouw is overleden.

Kernpunten

- Een delier komt veel voor in de laatste fase van het leven bij patiënten met een levensbedreigende ziekte.
- Een ernstig, onrustig delier in de allerlaatste fase (terminaal delier) is een uiting van het sterven. Dit beeld kan voor naasten zeer beangstigend zijn.
- Aan een delier liggen altijd één of meerdere organische stoornissen ten grondslag die, waar mogelijk, bestreden moeten worden.
- Vroegtijdige herkenning van een delier en een adequate aanpak ervan dragen bij tot een verbetering van de kwaliteit van leven.
- Het is van belang een goede inschatting te maken van de draagkracht van naasten om op tijd maatregelen te kunnen nemen om ernstige problemen te voorkomen.
- Niet-medicamenteuze maatregelen nemen een belangrijke, vaak onderschatte plaats in bij de behandeling.
- Haloperidol is het middel van eerste keuze bij de medicamenteuze behandeling.

Literatuur

Bannink M, Monster H, Graeff de H. Richtlijn delier. In: Graeff A de, Bommel JMP van, Deijck RHPD van, Eynden B van den, Krol RJA, Oldenmenger WH, Vollaard EJ. Palliatieve zorg. Richtlijnen voor de praktijk. Heerenveen: Jongbloed bv (te verschijnen december 2010). Ook in te zien op www.pallialine.nl.
Centeno C, Sanz A, Bruera E. Delirium in advanced cancer patients. Pall Med 2004;18:184-94.
Morita T, Hirai K, Sakaguchi Y, Shima Y. Family-perceived distress from delirium-related symptoms of terminally ill cancer patients. Psychosomatics 2004;45:107-13.
Ligt W van der, Koelewijn M, Zylicz Z. Delirium door pijnbestrijding in de terminale levensfase kan worden vermeden. Ned Tijdschr Geneeskd 2003;147:185-8.
Mast RC van der, Huijse FJ, Droogleever Fortuijn HA, Heeren TJ, zaks GJ, Kalisvaart CJ, et al. CBO-richtlijn Delirium. Amsterdam: Boom, 2004.
Gool AR van, Bannink M. Organische psychosyndromen. In: Haes JCJM de, Gualthérie van Weezel LM, Sanderman R, Wiel HBM van de. Psychologische patiëntenzorg in de oncologie. Assen: Van Gorcum, 2001:190-8.
Melick EJM van, Vries OJ de. Geneesmiddelen en ouderen: het delirium. Gebu 2002;36:73-8.
Schuurmans MJ, Shortridge-Bagett LM, Duursma SA. The Delirium Observation Screening Scale: A screening instrument for delirium. Research and Theory for Nursing Practice 2003;17:31-49.
Weele GM van der, Dijk A van, Eekhof JAH, Olde Rikkert MGM, Scholtes ABI, Veehof LJG, et al. NHG-Standaard Delier bij ouderen. Huisarts Wet 2003;46:141-6.
Wanrooij BS, Koelewijn M. De aanpak van het delier. In: Wanrooij BS, Koelewijn M. Palliatieve zorg. De dagelijkse praktijk van huisarts en verpleeghuisarts. Houten: Bohn Stafleu van Loghum, 2007.

Bijlage 1 Delirium Observatie Screening schaal (DOS)

DELIRIUM OBSERVATIE SCREENING (DOS) SCHAAL
(versie 0 - 1)

datum:

naam patiënt:

	OBSERVATIES De patiënt:	dag dienst			late dienst			nacht dienst			TOTAAL SCORE DEZE DAG (0-39)
		nooit	soms-altijd	weet niet	nooit	soms-altijd	weet niet	nooit	soms-altijd	weet niet	
1	zakt weg tijdens gesprek of bezigheden	0	1	-	0	1	-	0	1	-	
2	is snel afgeleid door prikkels uit de omgeving	0	1	-	0	1	-	0	1	-	
3	heeft aandacht voor gesprek of handeling	1	0	-	1	0	-	1	0	-	
4	maakt vraag of antwoord niet af	0	1	-	0	1	-	0	1	-	
5	geeft antwoorden die niet passen bij de vraag	0	1	-	0	1	-	0	1	-	
6	reageert traag op opdrachten	0	1	-	0	1	-	0	1	-	
7	denkt ergens anders te zijn	0	1	-	0	1	-	0	1	-	
8	beseft wel welk dagdeel het is	1	0	-	1	0	-	1	0	-	
9	herinnert zich recente gebeurtenis	1	0	-	1	0	-	1	0	-	
10	is plukkerig, rommelig, rusteloos	0	1	-	0	1	-	0	1	-	
11	trekt aan infuus, sonde, catheter enz.	0	1	-	0	1	-	0	1	-	
12	is snel of plotseling geëmotioneerd	0	1	-	0	1	-	0	1	-	
13	ziet/hoort dingen die er niet zijn	0	1	-	0	1	-	0	1	-	
	TOTAAL SCORE PER DIENST (0-13)										
	DOS SCHAAL EINDSCORE = TOTAAL SCORE DEZE DAG / 3										

DOS SCHAAL eindscore	< 3	geen delier
	≥ 3	waarschijnlijk delier

© M.J. Schuurmans, UMC Utrecht, 2001

TOELICHTING

Inleiding
Het delirium is een van de meest voorkomende vormen van psychopathologie bij oude patiënten en bij patiënten in de laatste fase van het leven. Kenmerkend voor het delirium zijn het snelle ontstaan en de wisseling van de symptomen. De Delirium Observatie Screening Schaal bevat 13 observaties van gedrag (verbaal en non-verbaal) die de symptomen van het delirium weergeven. Deze observaties kunnen gedaan worden tijdens reguliere contacten met de patiënt. Om het delirium goed te herkennen is het van belang om per dienst de observatie van het gedrag vast te leggen. Nadere informatie is op te vragen bij M. Schuurmans, emailadres: M.J.Schuurmans@med.uu.nl

Beoordeling

nooit	In de contacten met de patiënt gedurende deze dienst, werd de beschreven observatie geen enkele keer waargenomen (OMCIRKEL GETAL IN DEZE KOLOM)
soms - altijd	In de contacten met de patiënt gedurende deze dienst, werd de beschreven observatie één of meer keer of zelfs steeds waargenomen (OMCIRKEL GETAL IN DEZE KOLOM)
weet niet	In de contacten met de patiënt gedurende deze dienst, werd de beschreven observatie niet waargenomen omdat de patiënt steeds sliep of geen verbaal contact maakte of omdat de beoordelaar zichzelf niet in staat acht de aan- dan wel afwezigheid te beoordelen (OMCIRKEL -)

Nadere toelichting/voorbeelden
Iemand **is snel afgeleid door prikkels uit de omgeving** wanneer hij/zij verbaal of nonverbaal reageert op geluiden of bewegingen die geen betrekking op hem/haar hebben en die van dien aard zijn dat je geen reactie van hem/haar zou verwachten (het is bijvoorbeeld normaal dat iemand reageert op een harde gil op de gang, maar niet normaal als iemand reageert op een rustige vraag aan een andere patiënt). Iemand **heeft aandacht voor gesprek of handeling** als hij /zij verbaal of nonverbaal blijk geeft het gesprek of de handeling te volgen. Iemand **reageert traag op opdrachten** wanneer het handelen is vertraagd en/of er momenten van stilte/inactiviteit zijn voordat tot handelen wordt overgegaan. Iemand **denkt ergens anders te zijn** als hij/zij in woorden of in handelen dit laat blijken (iemand die je bijvoorbeeld vraagt om iets te pakken wat op het dressoir ligt of iemand die de omgeving anders interpreteert dan als ziekenhuis).
Iemand **beseft welk dagdeel het is** als hij/zij in woorden of handelen dit laat blijken (iemand die bijvoorbeeld midden in de nacht opstaat en wil douchen heeft meestal geen besef welk dagdeel het is). Iemand **herinnert zich recente gebeurtenis** wanneer hij/zij bijvoorbeeld juist kan vertellen of er bezoek is geweest of wat hij/zij gegeten heeft. Iemand **is snel of plotseling geëmotioneerd** wanneer hij/zij reageert met een heftige emotie zonder aanleiding of wanneer de heftigheid van de emotie niet in overeenstemming lijkt met de aanleiding (iemand die bijvoorbeeld zomaar begint te huilen of heel angstig wordt van wassen of woedend reageert als de thee koud is). Iemand **ziet/hoort dingen die er niet zijn** wanneer hij/zij hiervan verbaal (navragen!) of nonverbaal blijk geeft (bijvoorbeeld iemand die niet zichtbare voorwerpen wil verplaatsen of die reageert of mensen of dieren die er niet zijn).

Score
- per dienst wordt een totaal score berekend door het aantal omcirkelde enen op te tellen; de **totaal score per dienst** is minimaal 0 en maximaal 13
- de totaal scores van drie diensten worden opgeteld tot **de totaal score deze dag**; de totaal score deze dag is minimaal 0 en maximaal 39
- de **DOS Schaal eindscore** wordt berekend door de totaal score deze dag te delen door 3; de DOS eindscore ligt tussen de 0 en 13
- een DOS Schaal eindscore < 3 betekent dat de patiënt waarschijnlijk niet delirant is, een DOS Schaal eindscore ≥ 3 betekent dat de patiënt waarschijnlijk wel delirant is*

* in een groep van 92 heupfractuur patiënten waarvan er 18 delirant werden scoorden 94.4% (sensitiviteit DOS Schaal) van de delirante patiënten een score hoger of gelijk aan 3, 76.6% (specifiteit DOS Schaal) van de niet delirante patiënten hadden een score lager dan 3 (0 -2). Dit wil zeggen dat de patiënten met een score hoger of gelijk aan 3 niet allemaal delirant zijn terwijl de patiënten met een score lager dan 3 vrijwel zeker niet delirant zijn (Schuurmans, 2001)

© M.J. Schuurmans, UMC Utrecht, 2001

Casus 15
Een patiënte met dementie die niet meer eet en drinkt

H.R.W. Pasman, R.T.C.M. Koopmans, C.W.J. Leget

Casus

Mevrouw Van Eekeren is 85 jaar. Vijf jaar geleden werd bij haar de ziekte van Alzheimer vastgesteld. Ze is ruim twee jaar geleden opgenomen op de psychogeriatrische afdeling van een verpleeghuis. Verder is mevrouw gezond. Behoudens een laxeermiddel en 4 dd 500 mg paracetamol vanwege artroseklachten in heup en knieën, gebruikt zij geen medicatie. Mevrouw is getrouwd en heeft drie dochters. Haar echtgenoot woont in een aanleunwoning dicht bij het verpleeghuis en komt elke avond koffiedrinken. Haar oudste dochter woont ook in de buurt en komt twee keer per week 's avonds bij haar moeder op bezoek. De andere twee dochters wonen niet in de buurt en komen meestal één keer per maand op zondag langs. Inmiddels is de ziekte in een vergevorderd stadium en is mevrouw volledig afhankelijk geworden van verzorging, volledig incontinent en immobiel. U, de specialist ouderengeneeskunde, heeft twee maanden geleden in overleg met de familie het medisch beleid geëvalueerd. Er is toen afgesproken over te gaan op een symptomatisch beleid, dus een beleid gericht op symptoombestrijding, waarbij levensverlenging niet wenselijk meer is (zie ook hoofdstuk 1). Dit beleid is bepaald omdat mevrouw in een vergevorderde fase van dementie verkeert, doorgaans weinig plezier meer lijkt te beleven en vroeger ook al eens naar haar man heeft geuit niet als een 'kasplantje' te willen leven. De verpleging meldt dat er de laatste tijd problemen zijn met het eten en drinken. Mevrouw spuugt regelmatig het eten uit, duwt de lepel weg en draait haar hoofd weg van de lepel. Thee en koffie laat ze uit haar mond lopen.

Wat zijn mogelijke oorzaken voor het gedrag van mevrouw bij het eten en drinken?

Afweergedrag

Veel patiënten met dementie hebben, naarmate de dementie vordert, hulp nodig bij het eten en drinken. Dit kan variëren van hulp bieden bij het smeren van brood of snijden van het vlees, de patiënt (herhaaldelijk) aanmoedigen te gaan eten of drinken, tot volledige hulp bieden hierbij. Sommige patiënten met dementie tonen hierbij zogeheten *afweergedrag*. Met afweergedrag wordt hier bedoeld 'elk gedrag van een patiënt met dementie dat eten of drinken bemoeilijkt of verhindert'. Dit is bewust een neutrale omschrijving, waarin het gedrag van de patiënt en het effect daarvan (geen of bemoeilijkte inname van vocht of voeding) tot uiting komen. De woorden 'weigeren' en 'niet willen' zijn vermeden in de omschrijving, omdat het afweergedrag niet altijd hoeft te betekenen dat een patiënt niet *wil* eten of drinken en er ook redenen kunnen zijn waarom het eten of drinken niet gaat. Bij 'niet willen' en 'weigeren' gaat het immers om een weloverwogen keuze. Of een dergelijke keuze aan het gedrag ten grondslag ligt, is vaak moeilijk te achterhalen.

Het afweren van eten en drinken komt voor in veel verschillende vormen, zoals mond dichthouden, lepel wegduwen, eten niet doorslikken, eten uit de mond laten lopen of uit de mond werken, eten uitspugen, hoofd wegdraaien en weglopen van de tafel. Het is vaak niet meteen duidelijk wat de achterliggende oorzaak of reden is van het gedrag van een patiënt. Grofweg zijn de oorzaken in te delen in drie categorieën: niet kunnen eten en drinken, niet willen eten en drinken en niet snappen hoe of waarom je eet of drinkt (zie kader).

Mogelijke oorzaken afweergedrag

Niet kunnen eten en drinken
- (eet)apraxie, een kauw- of slikstoornis (als gevolg van dementie)
- problemen met kauwen of slikken (droge mond, gebitsproblemen of ontstekingen in de mond)
- lichamelijke klachten (vermoeidheid, pijn)
- moeite met eten en slikken door verkeerde houding bij zitten, bijvoorbeeld een voorovergebogen houding in de stoel
- de consistentie van het eten en drinken is niet geschikt (te vloeibaar of juist te vast)
- de patiënt heeft psychische problemen: angst, gevoel van onveiligheid, achterdocht, stress, snel afgeleid, concentratieproblemen

Niet willen eten en drinken
- de patiënt heeft een verminderde eetlust door bijvoorbeeld depressieve klachten, somberheid, bijwerkingen van medicijnen, infectie, kanker, stofwisselingsziekte
- de patiënt wil niet geholpen worden met eten en drinken
- het eten bevalt niet: ziet er niet lekker uit, te koud, smaakt niet goed
- doodswens van patiënt

Niet snappen hoe of waarom te eten en drinken
- smaak en/of reuk zijn verminderd
- de patiënt herkent het eten niet
- de patiënt herkent de gevoelens van honger en dorst niet
- de patiënt ziet de verzorgende als een vreemde
- de patiënt begrijpt de aanwijzingen van de verzorgende niet

Bron: Groenewoud et al (2009).

Uit observatieonderzoek is gebleken dat verzorgenden moeite hebben met het afweergedrag van patiënten met dementie en het gedrag nogal eens verschillend interpreteren. Sommige verzorgenden denken dat de patiënt eten afweert vanwege slikproblemen. Anderen denken dat de patiënt het eten niet als zodanig herkent en daarom de lepel wegduwt. En soms denken de verzorgenden dat de patiënt eten afweert omdat hij niet meer verder wil leven. Als gevolg van de genoemde verschillen in interpretatie van het afweergedrag gaan verzorgenden hier dan ook verschillend mee om (doorgaan met eten geven of stoppen). Naar aanleiding van dit onderzoek is een richtlijn ontwikkeld voor verzorgenden met als doel hen handvatten te bieden om afweergedrag bij patiënten te herkennen en samen met de patiënt, directe collega's, familie en/of andere zorgverleners te onderzoeken waarom de patiënt eten of drinken afweert.

> **Vervolg casus**
>
> U wilt eerst een beter beeld krijgen van de aard en frequentie van het afweergedrag van mevrouw.

Welke onderzoek doet u om de oorzaak van het afweergedrag vast te stellen?

In het geval van ernstig afweergedrag bij het eten en drinken is het van belang grondig onderzoek te verrichten om de oorzaak van dit gedrag te achterhalen, omdat het gevolg ervan, een tekort aan vocht en voeding, potentieel levensbedreigend is. In het kader zijn de verschillende onderdelen van dit onderzoek weergegeven.

> **Onderdelen van het onderzoek bij afweergedrag**
>
> - anamnese en heteroanamnese (via verzorgenden en familieleden)
> - lichamelijk onderzoek, inclusief eigen observatie
> - psychiatrisch onderzoek
> - aanvullend onderzoek
> - observatie door verzorgende
> - verwijzing naar logopedist of ergotherapeut

Als arts probeert u via een grondige anamnese, die bij mensen met een gevorderde dementie vaak alleen maar via de verzorgenden of familieleden is af te nemen, een goed beeld te krijgen van het afweergedrag en de mogelijke oorzaken die hieraan ten grondslag liggen. Daarnaast vraagt u de verzorgenden een week lang het gedrag per maaltijd te rapporteren met een speciaal daarvoor ontwikkelde observatielijst (zie bijlage 1 bij dit hoofdstuk) en een vochtlijst bij te houden.
Een gesprek met de familie is onderdeel van het onderzoek. Zo vraagt de arts de familie hoe zij het afweergedrag van mevrouw interpreteren en of zij begrijpen wat hun familielid met dit gedrag probeert uit te drukken. Ook vraagt hij aan de familie of zij nog andere symptomen waarneemt die een mogelijke verklaring vormen voor het gedrag.
Het is van groot belang dat de arts ook *zelf* een aantal malen het gedrag observeert. Dit levert belangrijke differentiaaldiagnostische informatie op, in die zin dat het ook voor de arts duidelijk wordt of de patiënt niet wil, niet kan of niet begrijpt hoe hij moet eten of drinken.
Met een volledig lichamelijk onderzoek zijn lichamelijke oorzaken van het afweergedrag uit te sluiten. Zo is het mogelijk dat het gedrag veroorzaakt wordt door een delier (zie hoofdstuk 3, casus 14), waaraan altijd een lichamelijke aandoening ten

grondslag ligt. Ook de aan- of afwezigheid van slikproblemen (zie hoofdstuk 3, casus 11) kan daarbij vastgesteld worden. Het onderzoek van de mond is erop gericht een orale candida-infectie uit te sluiten, om vast te stellen of de patiënt een niet-passend gebit heeft of een gebit dat drukulcera geeft en of de patiënt een extreem droge mond heeft, al of niet veroorzaakt door lichte dehydratie of anticholinerge effecten van medicatie.

Het psychiatrisch onderzoek heeft als doel vast te stellen of de patiënt een psychotische stoornis (al dan niet in het kader van een delier), een angststoornis of een depressieve stoornis heeft. De psychiatrische diagnostiek bij mensen in een gevorderde fase van dementie is bijzonder moeilijk, omdat een autoanamnese doorgaans niet meer mogelijk is. De arts zal hier af moeten gaan op interpretaties en observaties van gedrag via gezichtsuitdrukkingen of andere non-verbale uitingen. Het uitsluiten dan wel vaststellen van een depressie met een daarbij passende doodswens is van groot belang bij het bepalen van het verdere beleid (zie ook hoofdstuk 3, casus 13). Bij mensen met een dementie is het stellen van de diagnose depressie, zeker als mensen zich verbaal niet goed meer kunnen uiten, niet gemakkelijk. Een bij dementie veelgebruikt screeningsinstrument is de Cornell Scale of Depression in Dementia (CSDD). The CSDD heeft een sensitiviteit van 90% en specificiteit van 75% voor het vaststellen van een depressie bij Alzheimerpatiënten.

Afhankelijk van de bevindingen kan er aanvullend laboratoriumonderzoek gedaan worden, zoals het bepalen van infectieparameters, de nierfunctie en elektrolyten, schildklierfuncties of spiegelbepalingen van bepaalde medicatie als gedacht wordt aan een intoxicatie (bijvoorbeeld digoxine of anti-epileptica).

Een verwijzing naar een logopedist kan aanvullende informatie opleveren over eventuele slikstoornissen en de behandelmogelijkheden daarvoor. Een ergotherapeut kan informatie geven over de mogelijke invloed van de houding in stoel of bed of motorische functiebeperkingen op het afweergedrag.

Vervolg casus

Uit de observaties van de verzorgenden blijkt dat mevrouw Van Eekeren dagelijks, vooral tijdens de warme maaltijd tussen de middag, afweergedrag vertoont. Maar ook op andere momenten blijkt ze haar hoofd weg te draaien en het eten uit haar mond te laten lopen. Haar gemiddelde vochtinname is 800 cc per dag. U hebt geen lichamelijke oorzaak kunnen vinden voor het gedrag. Het bloedonderzoek wijst (nog) niet op dehydratie, waaruit u concludeert dat patiënte mogelijk genoeg heeft aan 800 cc per dag. Hoewel mevrouw de afgelopen jaren nooit echt heel vrolijk was, heeft u onvoldoende redenen om de diagnose depressie te stellen, al kunt u een doodswens niet geheel uitsluiten. Expliciete navraag bij patiënte in de zin van: 'Is het leven voor u nog de moeite waard?' of 'Zou u misschien liever dood zijn?' of 'Hebt u wel eens overwogen een einde aan uw leven te maken?' levert geen eenduidig antwoord op. Mevrouw lijkt deze vragen niet te begrijpen. Ook de logopediste heeft geen oorzaak kunnen vinden. Mevrouw heeft in ieder geval geen slikproblemen. Zij heeft ook geen problemen met haar houding. U vraagt de verzorgenden door te gaan met het bijhouden van de vochtlijst en maakt afspraken met ieder van hen hoe zij kunnen omgaan met het afweergedrag, zodat er meer continuïteit van zorg is. Er wordt afgesproken dat eten en drinken altijd worden aangeboden. Wanneer mevrouw afweert, kan de verzorgende een paar keer met de lepel tegen de lippen duwen en als mevrouw dan nog niet reageert, stopt de verzorgende met eten en drinken geven. Zij kan na vijf minuten nog een keer op dezelfde manier het eten of drinken aanbieden. Als mevrouw blijft afweren, kan zij het eten of drinken weghalen. De familie wordt uitgenodigd voor een gesprek met u en de eerstverantwoordelijk verzorgende.

Welke behandelbeleid stelt u voor?

BEHANDELING EN BELEID

Algemeen

Behandeling en beleid zijn gericht op het zo mogelijk behandelen van de onderliggende oorzaak van het afweergedrag. Als er al eerder een symptomatisch beleid was afgesproken en er geen behandelbare oorzaak is gevonden voor het afweergedrag, ontstaat er een keuzemoment om al dan niet kunstmatig voeding en vocht toe te dienen. In Nederland is het in een dergelijk geval gangbaar van kunstmatige toediening van voeding en vocht af te zien. Als hiertoe besloten wordt, is het van belang de familie te informeren over het te verwachten beloop en de prognose, waarbij de arts aangeeft dat een proces van uitdroging bij mensen met een dementie niet gepaard gaat met symptomen van (on)welbevinden zoals ondraaglijke dorst of pijn (zie verderop). De te verwachten levensduur is afhankelijk van de resterende intake. De ervaring wijst uit dat dergelijke patiënten soms zelfs langer dan twee weken kunnen leven zonder enige vocht- of voedingsinname.

Symboliek van eten en drinken

Eten en drinken zijn activiteiten die een sociale betekenis hebben en verbonden zijn met de kwaliteit van leven. Samen eten drukt uit dat je iets met elkaar hebt: je gaat eten met vrienden of iets drinken met collega's. Eten is een uitdrukking van sociale status (fastfood versus culinair dineren) en identiteit (bingedrinken of wijn proeven). Het speelt ook een rol in religieuze en rituele contexten, zoals het delen van brood en wijn in het christendom en het vermijden van varkensvlees in jodendom en islam.

Omdat eten en drinken symbolisch geladen activiteiten zijn, die bovendien samenhangen met leven en dood, is het ingrijpend wanneer een patiënt eten en drinken onthouden wordt. Het lijkt dan wel of patiënten al buiten de sociale wereld gezet worden of dood verklaard worden. Om die reden is er jarenlang gediscussieerd over de vraag of de toediening van vocht en voeding nu tot de gewone verzorging behoort waar iedere patiënt recht op heeft, of een medische handeling is die sommige patiënten kunnen weigeren.

In Nederland maken we wat dit betreft onderscheid tussen verschillende groepen patiënten. Bij gezonde en zieke mensen behoren eten en drinken in principe zonder meer tot de gewone zorg. Wanneer het toedienen van vocht en voeding echter kunstmatig wordt en onderdeel wordt van medisch beleid, verandert de situatie. Het toedienen van vocht en voeding wordt dan een medische handeling die medisch gezien zinvol (effectief) of niet zinvol kan zijn. De verhouding tussen doel en middelen moet dan bekeken worden.

Bij het dilemma al dan niet kunstmatig vocht en voeding toe te dienen, is het de kunst een patiënt in zijn geheel te blijven zien, en niet te snel conclusies te trekken uit alleen de lichamelijke of geestelijke kant (wilsbekwaamheid). Wanneer het weigeren van voeding bij een dementerende patiënt te snel wordt gezien als een wilsuiting, en daarbij meegegaan wordt in de veronderstelde wens, ontaardt de zorg in verwaarlozing. Wanneer het weigeren van voeding genegeerd wordt omdat de dementerende patiënt toch als niet-wilsbekwaam gezien wordt, kan sondevoeding in gewelddadigheid ontaarden.

Het is de kunst de patiënt voortdurend in al zijn dimensies te zien: de lichamelijke dimensie, die er bij een dementerende een kan zijn van een organisme dat zich naar binnen keert, zich afsluit van de wereld en niets meer binnenlaat omdat het gaat sterven. Er is echter ook een geestelijke en sociale dimensie: die van een mens die vraagt om nabijheid en liefdevolle verzorging. In de praktijk betekent dit creatief experimenteren met vocht en voeding en aandacht hebben voor alle (ook non-verbale) signalen en reacties.

Een dergelijke benadering doet uiteindelijk ook recht aan de autonomie van de patiënt. Het is een vorm van 'relationele autonomie', een opvatting van autonomie die aansluit bij de zorgethiek. Volgens deze visie is autonomie geen vaststaand gegeven van een geïsoleerd individu. Autonomie wordt pas mogelijk gemaakt binnen sociale contexten en is een proces dat voortdurend in beweging is. In die zin is het de vraag of het weigeren van vocht en voeding door iemand met een gevorderde dementie niet gezien zou kunnen worden als een ultieme wilsuiting dan wel een poging van de patiënt om nog iets van autonomie te verwerven en duidelijk te maken 'dat het genoeg is geweest'.

Wat zijn de voor- en nadelen van het starten met kunstmatige toediening van vocht en voeding met behulp van een sonde?

Kunstmatige toediening van vocht en voeding

In Nederland wordt bij patiënten met een gevorderde dementie die niet of nauwelijks meer eten en drinken, meestal besloten af te zien van kunstmatige toediening van vocht en voeding (kvv). De aanleiding voor het besluit is vaak de te lage vocht- / voedingsintake en/of het afweergedrag van de patiënten tijdens het helpen met eten en drinken.

De belangrijkste overwegingen van specialisten ouderengeneeskunde bij deze beslissing zijn:
– geen uitzicht op verbetering
– de lichamelijke toestand van de patiënt
– de (veronderstelde) wens van de patiënt
– geringe kwaliteit van leven
– het niet onnodig willen rekken van het leven

De meeste artsen geven aan dat ze het eventueel starten met kvv geen optie vinden. De minderheid van de artsen die dit nog wel overweegt, doet dat vanwege de lichamelijke toestand van de patiënt, het verwachte resultaat van rehydratie of vanwege de wens van de familie. Toch besluiten de meesten van hen uiteindelijk niet te starten met kvv. Slechts bij een enkele patiënt wordt besloten wel te starten met kvv, bijvoorbeeld met als doel een behandeling met antibiotica te ondersteunen, of om dehydratie op te heffen. Uit Nederlands onderzoek weten we dat ruim 30% van de mensen met dementie uiteindelijk overlijdt aan uitdroging en/of vermagering. Bij mensen in de laatste fase van dementie is dat zelfs bij meer dan 50% de doodsoorzaak.

In andere landen wordt veel vaker wel gestart met kvv. Zo krijgt in sommige staten van de Verenigde Staten wel 40% van de patiënten met een dementie sondevoeding. De twee meest genoemde redenen hiervoor zijn het voorkómen van aspiratie met als gevolg een aspiratiepneumonie en het verlengen van het leven.

Effecten van kunstmatige toediening van vocht en voeding op overleving
Er is een aantal studies verricht in de Verenigde Staten naar het effect van kvv op de overlevingsduur bij patiënten met dementie. Deze studies laten geen of slechts een klein verschil zien in overlevingsduur als wordt gestart met kvv. Daarnaast blijkt uit verschillende studies dat bij het geven van kvv in deze patiëntengroep de kans op een aspiratiepneumonie juist groter wordt. De algemene mening in de literatuur, ook vanuit de Verenigde Staten, is dan ook dat afzien van kvv bij patiënten met dementie in een gevorderd stadium de voorkeur heeft.

Effecten van afzien van kunstmatige toediening van vocht en voeding op welbevinden
Bij familie, maar ook bij verzorgenden, is een belangrijke zorg bij het afzien van kvv dat men vaak bang is dat de patiënt last heeft van het niet meer eten en drinken. Of en in welke mate patiënten met dementie lijden aan de gevolgen hiervan is moeilijk te achterhalen, omdat het meestal patiënten in een gevorderde fase van dementie betreft en het niet mogelijk is de patiënten hier zelf naar te vragen. In Nederland is in een studie bij 178 patiënten bij wie het besluit was genomen af te zien van kvv, de mate van onwelbevinden (discomfort) gemeten. Dit is gedaan aan de hand van een observatieschaal die is ontwikkeld in de Verenigde Staten en in het Nederlandse onderzoek is ingevuld door de specialist ouderengeneeskunde. Dit is een schaal met negen gedragsitems die wijzen op negatieve en positieve gevoelens en sensaties (zie bijlage 2 bij dit hoofdstuk). De score kan tussen de 0 en 27 liggen; een lage score betekent dat de patiënt een geringe mate van onwelbevinden heeft. In figuur C.15.1 is te zien dat de mate van onwelbevinden daalt nadat het besluit is genomen af te zien van kvv.

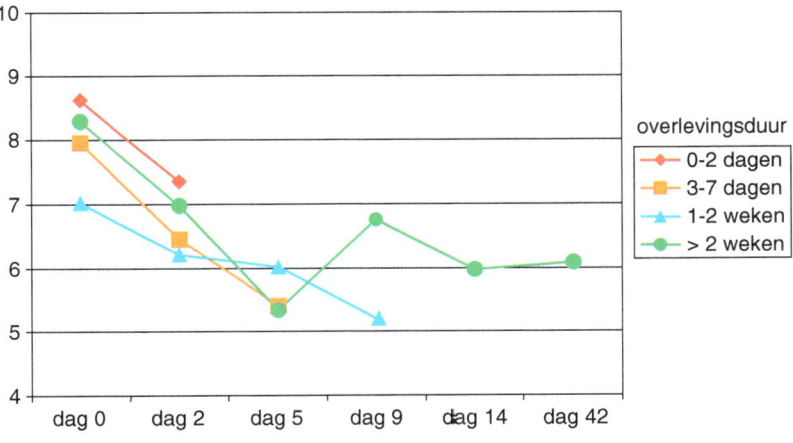

Figuur C.15.1 Gemiddelde score op de DS-DAT naar overlevingsduur.

Het aantal patiënten in elke categorie is verschillend voor de verschillende meetmomenten, doordat een deel van de patiënten per categorie overleed vóór het laatste meetmoment. Hoogste en laagste aantal patiënten per categorie: 0-2 dagen: 49 tot 11 patiënten; 3-7 dagen: 55 tot 16 patiënten; 1-2 weken: 28 tot 15 patiënten; > 2 weken: 47 tot 29 patiënten.

> **Vervolg casus**
>
> In de loop van drie weken na het familiegesprek blijkt mevrouw Van Eekeren steeds vaker haar hoofd weg te draaien en afweergedrag te vertonen. Ook heeft ze zich al een paar keer flink verslikt. De verzorgenden vinden het bijna niet meer verantwoord om mevrouw te laten eten en drinken. Bovendien blijkt ze minder dan 200 cc per dag tot zich te nemen. Er wordt, na goed overleg met de familie, besloten volledig te stoppen met het geven van eten en drinken.

Waaruit bestaat de behandeling en verzorging van patiënten bij wie volledig is afgezien van toedienen van vocht en voeding?

Behandeling en verzorging na afzien van vocht en voeding

De behandeling en de zorg voor de patiënt en diens naasten stoppen niet na het staken van de toediening van vocht en voeding. De volgende aspecten zijn hierbij van belang:

- *goede mondzorg*. Deze heeft hoge prioriteit. Dit betekent regelmatig vochtig houden van de slijmvliezen, het gebruik van een orale gel die uitdroging van de slijmvliezen voorkomt en regelmatige inspectie van de mond.
- *decubituspreventie*. Door de verdere vermagering en de immobiliteit lopen patiënten een groot risico op decubitus.
- *observatie van bijkomende klachten* zoals pijn, angst of andere symptomen. Patiënten kunnen namelijk naast de dehydratie nog steeds een pneumonie ontwikkelen en daardoor dyspnoïsch zijn. Voor de behandeling van deze symptomen verwijzen we naar de betreffende hoofdstukken in dit boek. Bij een ongecompliceerd beloop van dehydratie bij dementie wordt de patiënt steeds suffer en apathischer als gevolg van de intredende uremie.
- *begeleiding van de familie*. Vaak spelen schuldgevoelens een rol bij het besluit om af te zien van kvv. Wanneer naasten de mogelijkheid krijgen zich hierover te uiten, is de kans kleiner dat deze schuldgevoelens blijven bestaan. Tevoren dient duidelijk aangegeven te worden dat patiënten met een dementie wel twee weken of langer zonder vocht of voeding kunnen doorleven. Dit geldt in ieder geval voor patiënten die daarnaast niet een andere aandoening hebben, zoals een pneumonie of decubitus. Dit is voor de familie erg lang. Ze moeten dan ook zeker niet te vroeg gaan waken. Goede begeleiding is ook van belang omdat familieleden een lange duur van deze fase vaak als een lijdensweg zien voor de patiënt zonder dat er zichtbaar sprake is lijden of van objectieve symptomen daarvan. Symptomen zoals angst of pijn die familie waarneemt, dienen zeer serieus genomen te worden en de arts dient daarop direct te handelen. Er is immers maar één doel van belang, namelijk de patiënt zo goed mogelijk, met zo min mogelijk of liefst zelfs zonder klachten of lijden, naar het levenseinde te begeleiden.

Vervolg casus

Mevrouw Van Eekeren leeft na het staken van voeding en vocht nog tien dagen en overlijdt zonder noemenswaardige problemen. De naasten zijn nauw betrokken bij de zorg en wisselen elkaar regelmatig af. Op deze manier verloopt deze laatste fase op een voor iedereen bevredigende manier.

Slotbeschouwing

De problematiek zoals geschetst in dit hoofdstuk wordt ook wel versterven genoemd. Versterven kan onderdeel zijn van een normaal stervensproces. In dat proces is steeds minder behoefte aan eten en drinken. Het lichaam vraagt er niet meer om, of stoot het zelfs af.

Versterven is overigens ook een methode van zelfdoding die bij de Romeinen al bekend was en daar met respect en bewondering werd bekeken. Het was een bewuste keuze om eten en drank te weigeren als het leven te zwaar was geworden. Het was een manier om een einde aan je leven te maken zonder dat iemand anders je daarvoor dodelijke middelen hoefde te verschaffen. Ook in het oude Griekenland was 'hongeren' een bekend verschijnsel bij vooraanstaande oude mannen, die gezien hun leeftijd niet meer in staat waren hun functie naar behoren uit te oefenen. Door voedselweigering kozen zij voor een 'waardige dood'. Versterven werd dan ook gezien als de 'derde weg' (naast natuurlijke dood en actieve levensbeëindiging c.q. euthanasie of hulp bij zelfdoding). Deze 'derde weg' moet wel samen met de familie bewandeld worden. Dat betekent dat tijdig op dit scenario geanticipeerd moet worden, waarbij telkens het belang en de wensen van de mens met dementie vooropstaan. Daarbij dient de arts het goede midden te houden tussen diagnostisch en therapeutisch nihilisme en ingrijpende en belastende diagnostiek en behandelingen. 'Primum non nocere' staat hier centraal.

Kernpunten

- Afweergedrag bij eten en drinken komt vaak voor bij mensen met dementie en kan veroorzaakt worden door niet willen eten of drinken, niet kunnen eten of drinken of niet snappen hoe of waarom je moet eten en drinken.
- Er dient uitgebreid onderzoek gedaan te worden naar de mogelijke oorzaken van het afweergedrag, bestaande uit een (hetero)anamnese, observatie, lichamelijk onderzoek, eventueel aanvullend onderzoek, psychiatrisch onderzoek en zo nodig consultatie van een logopedist of ergotherapeut.
- Wanneer er geen behandelbare oorzaak van het afweergedrag gevonden wordt, dient er in goed overleg met de familie een besluit genomen te worden om wel of geen kunstmatige vocht en/of voeding (kvv) toe te dienen.
- In Nederland wordt vaak afgezien van kvv en uit onderzoek blijkt dat dit niet met onwelbevinden gepaard gaat.
- Wanneer afgezien wordt van kvv, zijn goede mondzorg, decubituspreventie, goede observatie van bijkomende klachten zoals pijn en angst en het begeleiden van de familie van groot belang.

Literatuur

Alexopoulos GS, Abrams RC, Young RC, Shamoian CA. Cornell Scale for Depression in Dementia. Biol Psychiatry 1988;23:271-84.

Groenewoud JH, Bosch HJH in den, Lange J de. Omgaan met afweergedrag bij eten en drinken van bewoners met dementie. Richtlijn voor verzorgenden niveau 3 in verpleeg- en verzorgingshuizen. Rotterdam: Kenniskring Transities in Zorg, Hogeschool Rotterdam, 2009.

Koopmans RTCM, Steen JT van der, Zuidema SU, Hobbelen JSM. Richtlijn dementie. In: Graeff A de, Bommel JMP van, Deijck RHPD van, Eynden B van den, Krol RJA, Oldenmenger WH, Vollaard EJ. Palliatieve zorg. Richtlijnen voor de praktijk. Heerenveen: Jongbloed bv (te verschijnen december 2010). Ook in te zien op www.pallialine.nl.

Koopmans RTCM, Sterren KMJA van der, Steen JT van der. The 'natural endpoint' of dementia: death form cachexia or dehydration following palliative care. Int J Geriatric Psychiatr 2007;22:350-5.

Kuo S, Rhodes RL, Mitchell SL, Mor V, Teno JM. Natural history of feeding-tube use in nursing home residents with advanced dementia. JAMDA 2009 May;10(4):264-70.

Olin JT, Katz IR, Meyers BS, Schneider LS, Lebowitz BD. Provisional diagnostic criteria for depression in Alzheimer disease: rationale and background. Am J Geriatr Psychiatry 2002;10:129-41.

Pasman HRW, The BAM, Onwuteaka-Philipsen BD, Wal G van der, Ribbe MW. Feeding nursing home patients with severe dementia: a qualitative study. Adv Nurs 2003;42:304-11.

Pasman HRW, Onwuteaka-Philipsen BD, Ooms ME, Wigcheren PT van, Wal G van der, Ribbe MW. Forgoing artificial nutrition and hydration in demented nursing home patients: patients, decision-making and participants. Alzheimer Dis Assoc Disord 2004 Jul-Sep;18(3):154-62.

Pasman HRW, Onwuteaka-Philipsen BD, Kriegsman DMW, Ooms ME, Ribbe MW, Wal G van der. Mate van onwelbevinden bij psychogeriatrische patiënten met vergevorderde dementie, die zelf niet of nauwelijks meer eten of drinken, bij wie in het verpleeghuis is besloten af te zien van kunstmatige toediening van voedsel en vocht. Ned Tijdschr Geneeskd 2006;150:243-8.

Sampson EL, Jones CB. Enteral tube feeding for older people with advanced dementia (review). Cochrane Database Syst Rev. 2009 Apr 15;2:CD007209.

Teno JM, Mor V, DeSilva D, et al. Use of feeding tubes in nursing home residents with cognitive impairment. JAMA 2002;287:3211-2.

Bijlage 1 Observatieformulier Afweergedrag bij eten en drinken van bewoners met dementie

Observatieformulier

Afweergedrag bij eten en drinken van bewoners met dementie.
In te vullen door de verzorgende(n) op dagen dat een bewoner eten of drinken afweert.

Afdeling:	....
Bewoner:	....
Ingevuld door:	....
Datum:	__-__-____

Maaltijd:	☐ ontbijt ☐ middageten ☐ avondeten

SYMPTOMEN VAN HET AFWEERGEDRAG			
Loopt weg	ja / nee	Gooit met eten	ja / nee
Wendt hoofd af	ja / nee	Spuugt eten uit	ja / nee
Houdt mond dicht	ja / nee	Laat eten uit mond lopen	ja / nee
Houdt handen voor mond	ja / nee	Slikt niet	ja / nee
Duwt eten, lepel of verzorgende weg	ja / nee	Weigert verbaal	ja / nee
Grijpt, slaat of bijt verzorgende	ja / nee	Anders, nl..	ja / nee

OVERIGE WAARNEMINGEN		
Afweergedrag komt voor:		Ergens 'ja' geantwoord? Geef een korte toelichting:
- bij bepaalde soorten eten & drinken	ja / nee	....
- als bepaalde personen aanwezig zijn	ja / nee	....
- in bepaalde situaties (omgeving)	ja / nee	....
Eet of drinkt de bewoner wel iets anders?	ja / nee	....
Maakt de bewoner een:		....
- verdrietige of sombere indruk	ja / nee	....
- een angstige indruk	ja / nee	....
- een zieke indruk	ja / nee	....
Verslikt de bewoner zich vaak?	ja / nee	....
Blijft de bewoner eindeloos kauwen?	ja / nee	....
Zit of ligt de bewoner goed tijdens het eten of drinken?	ja / nee	....
Heeft de bewoner gebitsproblemen?	ja / nee	....

OVERLEGD MET OF ONDERZOEK DOOR ANDEREN?	uitgevoerd:	Zo ja, wat was de uitkomst van dit overleg? En welke afspraken zijn gemaakt?
Collega's	ja / nee	....
Familie	ja / nee	....
Arts	ja / nee	....
Logopedist	ja / nee	....
Ergotherapeut	ja / nee	....
Diëtist	ja / nee	....
Psycholoog	ja / nee	....
Anders, nl..	ja / nee	....

EVALUATIE VAN INTERVENTIES EN EFFECT	geprobeerd?	Had de interventie effect?
- iets anders aanbieden	ja / nee	....
- even wachten (5-10 min. later opnieuw aanbieden)	ja / nee	....
- apart gaan zitten met bewoner	ja / nee	....
- rustig bij de bewoner gaan zitten	ja / nee	....
- muziek uitzetten of andere muziek opzetten	ja / nee	....
- begeleiding door vaste verzorgende	ja / nee	....
- begeleiding door familielid of andere mantelzorger	ja / nee	....
- aanpassing medicatie (op voorschrift arts)	ja / nee	....
- gepureerde of gemalen voeding (op voorschrift diëtist of logopedist)	ja / nee	....
- anders, nl....................................	ja / nee	....

Bron: Groenewoud JH, in den Bosch HJH & de Lange J. (2009). *Omgaan met afweergedrag bij eten en drinken van bewoners met dementie. Richtlijn voor verzorgenden niveau 3 in verpleeg-en verzorgingshuizen.* Rotterdam: Kenniskring Transities in Zorg, Hogeschool Rotterdam.

Bijlage 2 Discomfort Scale for patients with Dementia of the Alzheimer Type

Discomfort Scale for patients with Dementia of the Alzheimer Type

1. **Positie:** liggend/zittend/staand/lopend/.................................(omcirkel wat van toepassing is)
2. **Beperkingen:** ....(bv. onrustband, houding waarin patiënt niet kan bewegen)
3. **Waarnemingen tijdens de 5 minuten observatietijd:**

	geen	minimaal	matig	extreem	n.v.t.
A. Hoorbaar/luidruchtig ademhalen[1] Niet goed klinkende bijgeluiden bij in- of uitademing; de ademhaling lijkt inspannend, moeizaam of afmattend; de ademhaling klinkt luid, krassend of hijgend; moeite met ademhalen of krachtig pogen een goede gasuitwisseling te bereiken; episodische uitbarstingen van snel ademhalen of hyperventilatie.	☐	☐	☐	☐	☐
B. Negatief stemgebruik Geluiden of spraak met een negatief of afkeurend karakter; gedempte laagtonige geluiden zoals constant met een keelklank mompelen; monotoon of getemperd geluid of geluid van variërende toonhoogte met een duidelijk onplezierige klank; geluid met een hogere snelheid dan een gesprek, of aanhoudend geluid als bij steunen of kreunen; steeds dezelfde woorden op een treurige toon herhalen; gekwetstheid of pijn uitdrukken.	☐	☐	☐	☐	☐
C. Tevreden gelaatsuitdrukking Gezicht ziet er aangenaam, kalm uit; rustig op zijn/haar gemak of sereen; ontspannen gezichtsuitdrukking met ontspannen, niet op elkaar geklemde kaken; over het geheel genomen een vredige uitdrukking.	☐	☐	☐	☐	☐
D. Bedroefde gelaatsuitdrukking Gekweld kijkend gezicht; ziet er gepijnigd, zorgelijk, verloren of eenzaam uit; bedroefd voorkomen; schuldige blik met diepliggende, glansloze ogen, tranen; huilen.	☐	☐	☐	☐	☐
E. Angstige gelaatsuitdrukking Bang, bezorgd kijkend gezicht; gehinderde, angstige, of onrustige uitdrukking; verschrikt uiterlijk met open ogen en een smekend gezicht.	☐	☐	☐	☐	☐
F. Gefronst gelaat Gezicht ziet er gespannen uit; strenge of norse blikken; ontstemde blik met gefronste wenkbrauwen en plooien in het voorhoofd; mondhoeken naar beneden.	☐	☐	☐	☐	☐
G. Ontspannen lichaamstaal Gemakkelijk, open houding; ligt er rustig bij, eventueel 'genesteld' of uitgestrekt; spieren lijken normaal gespannen en gewrichten staan niet onder spanning; inactieve, luie of 'relaxte' uitdrukking; aanblik van 'lekker niks doen'; nonchalant.	☐	☐	☐	☐	☐
H. Gespannen lichaamstaal Extremiteiten vertonen spanning; wringen van de handen, gebalde vuisten, of strak opgetrokken knieën; lichaamshouding ziet er gespannen en inflexibel uit.	☐	☐	☐	☐	☐
I. Zenuwachtige bewegingen/bewegingsonrust Rusteloze, ongeduldige bewegingen; friemelen, nerveus handelen; lijkt weg te willen van een pijnlijk gebied; krachtig aanraken van, trekken aan, of wrijven over lichaamsdelen.	☐	☐	☐	☐	☐

[1] Wanneer u er niet zeker van bent of een geluid respiratoir of vocaal van oorsprong is, maak dan een keuze uit beide items, maar scoor er maar één.

4. Bewustzijnsniveau: (omcirkel wat van toepassing is)

wakker en alert / wakker / wakker maar slaperig / in slaap vallend / in een lichte slaap / in een diepe slaap

5. Algemene beoordeling: (zet een streepje op de lijn op de plaats die u het meest van toepassing acht voor deze patiënt. Bv. iets rechts van het midden voor een patiënt die wat weinig op zijn/haar gemak is)

Volledig op zijn/haar gemak ——————————————————————————— Extreem slecht op zijn/haar gemak

6. Tegengekomen moeilijkheden/omstandigheden:

....
....
....
....
....
....

Scoringsmethode van items:

Geen: deze categorie wordt aangekruist wanneer geen van de bij dit gedragsitem beschreven termen betrekking hebben op de patiënt.

Minimaal: minimaal betekent dat tenminste één van de omschrijvingen van het item is waargenomen (frequentie = 1) en dat het een zeer lage intensiteit had en dat het slechts voor zeer korte tijd aanwezig was.

Matig: wanneer een gedragskenmerk aanwezig is, maar in sterkere mate dan omschreven bij "minimaal", en in geringere mate dan "extreem".

Extreem: wanneer één van de beschreven gedragskenmerken aanwezig is met grote intensiteit gedurende de gehele observatieperiode. "Extreem" is ook van toepassing als meerdere beschrijvingen van toepassing zijn, die of van lage intensiteit, of van korte duur mogen zijn. Verder wordt "extreem" gebruikt als bijna de gehele beschrijving van het gedrag van toepassing is.

Nvt: alleen wanneer een item niet gescoord kán worden (bv. droevige gezichtsuitdrukking bij een patiënt die slaapt, of luidruchtig ademen bij een patiënt die beademd wordt), kruis dan de kolom "n.v.t." aan, en vermeld de omstandigheden onder aan de pagina.

Frequentie	Intensiteit/duur	Score
0		geen
1	laag / kort	minimaal
	hoog / lang	extreem
	anders	matig
>1	laag / kort	matig
	anders	extreem
zeer hoog		extreem

Standaardprocedure voor het afnemen en invullen van de DS DAT.

Het welbevinden van patiënten is een belangrijke uitkomstmaat in dit onderzoek. Dit wordt bepaald met de DS DAT op alle meetmomenten. Het is belangrijk dat de schaal op een gestandaardiseerde manier wordt afgenomen. Hieronder volgt de samenvatting van de video-instructie die tijdens de voorlichtingsbijeenkomst over het onderzoek werd gegeven.

Voor u begint...
- Neem de DS DAT bij één en dezelfde patiënt bij voorkeur steeds op dezelfde tijdstippen van de dag af (bijvoorbeeld steeds aan het einde van de middag).
- Als eventueel zojuist een gebeurtenis plaatsvond die ongemak kan veroorzaken (zoals draaien van de patiënt, fysiotherapie etc.), wacht dan vijftien tot dertig minuten voor met de observatie te beginnen. Het gaat erom het 'eigen' (on)welbevinden te bepalen, geen reactie op een interventie of situatie.

Aanwijzingen
- Volg de standaardprocedure. Het is belangrijk dat de afname van de DS DAT steeds op dezelfde wijze gebeurt. Als namelijk de observatie zelf het gedrag zou beïnvloeden, gebeurt dit tenminste telkens op dezelfde wijze.
- Observeer de patiënt waar u hem/haar aantreft (woonkamer, in bed etc.) Maak een slapende patiënt niet wakker; pas de DS DAT dan toe bij de slapende patiënt. Wanneer de patiënt rondloopt, verplaats u dan geleidelijk met de patiënt mee.
- Verander het gedragspatroon niet en reageer neutraal op de patiënt.
- Als een patiënt verandert van gedrag en negatief op uw aanwezigheid reageert, verlaat dan de ruimte en probeer het 15 minuten later nog eens. Eventueel observeert u de patiënt nu van een afstand. Vermeld dit dan bij het onderdeel "tegengekomen moeilijkheden/omstandigheden".
- Registreer objectief voor elk item slechts volgens de bij dat item genoemde criteria; interpreteer dus niet, omdat de betekenis van gedrag van demente personen anders kan zijn dan bij niet-demente personen. Het gaat erom zo objectief mogelijk de score te bepalen aan de hand van de criteria.

Voorbereiding en uitvoering
- Lees eerst de gedragsitems goed door, en neem ze in u op.
- Glimlach en introduceer uzelf. Zeg op een vriendelijke manier zoiets als: "Dag mevrouw(meneer).... ik ben..., en ik kom even bij u zitten." De intonatie, niet wát u zegt, is belangrijk.
- Ga op een stoel bij de patiënt zitten. Verplaats de stoel geleidelijk naar de patiënt, zodat u de gezichtsuitdrukkingen, extremiteiten en geluiden van de patiënt goed kunt observeren.
- Kijk op uw horloge en noteer het begin van de observatieperiode op het formulier.
- Observeer 5 minuten.
- Omcirkel wat van toepassing is bij de positie (liggend, zittend, staand, lopend, of anderszins) en bij beperking (bv. onrustband, houding waarin de patiënt niet kan bewegen).
- Zeg: "Ik zal enkele minuten bij u blijven, en een paar dingen op dit papier schrijven."

Scoringswijze items
- Kruis per item aan wat van toepassing is. Maak voor de keuze van de juiste kolom gebruik van de tabel op pagina 14.
- Met aankruisen begint u gedurende de observatieperiode; eventueel kunt u een itemscore herzien door het eerder aangekruiste door te strepen, en alsnog een kruisje in de juiste kolom te zetten.
- Alle items moeten worden gescoord. Een onvolledige lijst is van weinig nut.
- Alle items zijn onafhankelijk; laat u bij het invullen van een bepaald item niet leiden door de score op een ander item.
- Aan het einde van de observatieperiode controleert u of u alle items hebt gescoord.
- Op basis van uw observaties van de patiënt omcirkelt u nu het bewustzijnsniveau dat van toepassing is.
- Ten slotte geeft u uw algehele indruk van de mate van (on)welbevinden aan door het zetten van een streepje op het daarvoor bestemde lijnstuk op het formulier, op de plaats die u het meest van toepassing acht bij deze patiënt (bv. geheel links = een hoge mate van welbevinden).

Casus 16
Een stervende patiënt

R.H.P.D. van Deijck, S.J. Swart, P. van Heugten

Casus

De heer Hermans, 77 jaar, verblijft sinds een halfjaar op een somatische afdeling van een verpleeghuis. Hij is weduwnaar en heeft zeven kinderen. De heer Hermans heeft chronisch obstructief longlijden (Chronic Obstructive Pulmonary Disease of COPD) met Global Initiative for Chronic Obstructive Lung Disease stadium III (GOLD III, zie hoofdstuk 3, casus 8). In de afgelopen twee jaar hebben zich meerdere exacerbaties op basis van een pneumonie voorgedaan. De hierdoor ontstane functionele verslechtering maakte opname in het verpleeghuis noodzakelijk. Sindsdien is hij driemaal behandeld voor een pneumonie. Hij wordt momenteel behandeld met vernevelingen (luchtwegverwijders) en een onderhoudsdosering corticosteroïden. Patiënt is rolstoelafhankelijk en heeft hulp nodig bij het wassen en aankleden. Zijn kinderen zijn intensief betrokken bij de zorgverlening. Sinds een jaar is de heer Hermans toenemend gedesoriënteerd en heeft hij geheugenstoornissen. Een gesprek is nog mogelijk, maar bij het bespreken van zijn behandelplan lijkt hij niet alles meer goed te kunnen overzien. Er is een niet-reanimerenbeleid afgesproken. Verdere beleidsafspraken zijn nog niet gemaakt.
Sinds afgelopen nacht is hij toenemend kortademig. Het verplegend personeel heeft u, de behandelend arts van de heer Hermans, ingeschakeld.

Wat zou u van de verpleging willen weten en waar let u op bij lichamelijk onderzoek?

(Hetero)anamnese en lichamelijk onderzoek

Het blijkt dat de heer Hermans sinds vannacht toenemend kortademig is en een piepende ademhaling heeft. Eten en drinken gingen gisteren normaal, zonder verslikmomenten. Vanochtend heeft hij echter nog niets gegeten. Zijn bloeddruk is 160/90 mmHg, de pols is regulair met een frequentie van 100 keer per minuut en de temperatuur is 38,9 graden Celsius. De heer Hermans geeft geen andere klachten aan. Bij onderzoek maakt hij een zieke indruk. Hij heeft een verhoogde ademfrequentie en perifere cyanose. De centraal veneuze druk is niet verhoogd, ook oogt hij niet anemisch. Het onderzoek van mond, hart, buik en benen laat geen afwijkingen zien. Er is geen (pitting) oedeem en er zijn geen tekenen van een diep veneuze trombose. Over de longen zijn aan de linker dorsale zijde een percutoire demping en een verminderd ademgeruis hoorbaar. Tevens is er fors bronchospasme te horen over alle longvelden. Er zijn geen crepitaties hoorbaar.

Probleemlijst

- COPD GOLD III
- toenemende kortademigheid, koorts en pulmonale afwijkingen
- laatste halfjaar toename geheugenstoornissen en desoriëntatie
- medisch beleid nog niet uitvoerig besproken met patiënt en kinderen
- geen orale intake

Welke waarschijnlijkheidsdiagnose stelt u?

Vervolg casus

U stelt een exacerbatie COPD vast op basis van een pneumonie. Door de huidige conditie is met de heer Hermans het verdere beleid niet te bespreken en vindt er een gesprek met de kinderen plaats.

Wat stelt u aan de orde in het gesprek met de kinderen?

Vervolg casus

U bespreekt met de kinderen de bevindingen van uw onderzoek, de waarschijnlijkheidsdiagnose en de behandelmogelijkheden. De behandelmogelijkheden zijn óf antibiotica in combinatie met een stootkuur corticosteroïden en zo nodig kunstmatige toediening van vocht óf uitsluitend verlichten van de klachten (vooral kortademigheid). U doet navraag naar eventueel geuite wensen van de heer Hermans in het verleden. De kinderen geven aan dat vader meerdere malen heeft aangegeven niet als een 'kasplantje' in het verpleeghuis te willen eindigen. Een van de kinderen geeft aan zijn vader nog niet te willen verliezen, maar denkt toch ook dat hij een nieuwe behandeling met antibiotica zelf niet gewild zou hebben. De andere aanwezige kinderen delen deze mening.

Welk beleid stelt u de kinderen voor en op basis van welke argumenten?

Beschouwing

Bij de meeste patiënten in het verpleeghuis is genezing van de onderliggende, vaak chronische aandoening, niet mogelijk. Daarom zal het beleid gericht zijn op een optimaal welbevinden, een aanvaardbare kwaliteit van leven en op het voorkómen of verlichten van symptomen. Hierbij is de wens van de patiënt van groot belang. Als de patiënt geen levensverlengende behandeling meer wenst, dan kan dit bijvoorbeeld betekenen dat hij bij een pneumonie geen antibiotica meer krijgt en dat alleen bestrijding van symptomen zoals kortademigheid plaatsvindt. Indien de patiënt zijn wens niet meer kenbaar kan maken, zal de (wettelijke) vertegenwoordiger diens belangen behartigen, zoals ook het geval is bij de heer Hermans. De vertegenwoordiger dient dan in de geest van de patiënt te handelen en de wens van de patiënt te reconstrueren (zie ook hoofdstuk 3, casus 11). Hierbij kan men gebruikmaken van (schriftelijke) wilsverklaringen.

Daarnaast spelen medische overwegingen bij de behandelkeuze een rol, zoals aard en beloop van de aandoening, de (welzijns)effecten van behandeling en het te verwachten resultaat van behandeling, afgewogen tegen de effecten bij het achterwege laten hiervan. Ten slotte zijn de prognose met behandeling (afgezet tegen de prognose zonder behandeling), de belasting van de behandeling en de conditie van de patiënt aspecten die meewegen in de besluitvorming.

Bij het bepalen van de prognose is het nodig een inschatting te maken van het te verwachten ziektebeloop. Bij veel maligniteiten ziet men in het eindstadium vaak in een korte periode een snelle achteruitgang in conditie en functioneren. Bij COPD is juist een langzame achteruitgang te zien met regelmatig ernstige exacerbaties. Het blijkt in de praktijk niet altijd gemakkelijk om te voorspellen of een exacerbatie de voorbode van de dood is. Er is geen gevalideerd instrument waarmee het overlijden op korte termijn (minder dan 6 maanden) bij COPD te voorspellen is (zie ook hoofdstuk 3, casus 8). Of een patiënt zich in de palliatieve fase bevindt, wordt bepaald door het (verslechterde) klinische beeld, het uitblijven van (blijvend) effect van intensieve behandelingen, de subjectieve inschatting en wensen van de patiënt en de inschatting van de hulpverleners. Hulpmiddelen bij het bepalen van de klinische ernst van de ziekte zijn in tabel C16.1 weergegeven. Het blijft in de praktijk desondanks moeilijk om het (pre)terminale stadium af te bakenen.

Tabel C16.1 Hulpmiddelen bij bepalen klinische ernst COPD.

- de GOLD-stadia (stadium IV)

- FEV_1 < 30% van voorspelde waarde

- slechte bloedgassen

- cor pulmonale (met pulmonale hypertensie)

- een score van 5 op de Medical Research Council (MRC-) dyspneuschaal

- lage spiermassa (BMI < 21 kg/m²) of spiermassaverlies

- slechte kwaliteit van leven-score (te meten via de Clinical COPD Questionnaire (CCQ) of de St. George's Respiratory Questionnaire (SGRQ))

- relevante comorbiditeit (bijvoorbeeld hartfalen)

- frequente ziekenhuisopnamen voor een acute exacerbatie, steeds kortere intervallen tussen deze opnamen en beperkte vooruitgang na opnamen

> **Vervolg casus**
>
> In overleg met de kinderen besluit u geen antibiotica meer te geven. Dit besluit is gebaseerd op de geuite wensen van de patiënt in het verleden, het huidige beperkte functioneren, de matige conditie en de slechte prognose (bij de snel recidiverende exacerbaties). Het vernevelen wordt gecontinueerd en de orale medicatie gestopt. De heer Hermans krijgt eenmalig morfine 5 mg subcutaan en 1 liter zuurstof per minuut vanwege de kortademigheid. De verpleging neemt na één uur contact met u op om het effect van deze behandeling te evalueren. De heer Hermans krijgt te drinken als hij zich niet verslikt. Vanwege de verminderde vochtintake zal extra aandacht worden besteed aan de mondverzorging. Verder krijgt patiënt wisselligging en een luchtmatras om decubitus te voorkomen.

Welke uitleg geeft u aan de kinderen over het te verwachten beloop en welke afspraken maakt u met hen en met de verpleging?

Anticiperen

Angst voor wat er kan gebeuren in de laatste levensfase houdt niet alleen de patiënt bezig. Naasten maken zich ook vaak ongerust over (toename van) lijden van de patient in de stervensfase. Het is belangrijk om hier adequaat op in te gaan. Nog beter is het hierop te anticiperen door hen goede informatie te geven over het sterven (zie verderop). De wijze waarop mensen het stervensproces van een naaste beleven, kan bepaald zijn door eerdere (nare) ervaringen rond sterven en kan doorwerken in de wijze waarop zij (eigen) ziekte en sterven in de toekomst zullen beleven.

Informatie over het stervensproces

Niet iedereen heeft in zijn leven al eens van dichtbij meegemaakt dat iemand ernstig ziek was en is overleden. Veel patiënten en hun naasten zullen dan ook niet weten dat het sterven binnen enkele dagen te verwachten is. Op deze korte termijn is de levensverwachting vaak goed in te schatten (zie verderop). Naasten willen hierover geïnformeerd worden, zodat zij zich op dat moment zo goed mogelijk kunnen voorbereiden.

HET NORMALE STERVENSPROCES

Als sprake is van een 'normaal' sterfbed zal de patiënt door het voortschrijden van de ziekte en/of door de invloed van geneesmiddelen minder drinken. Uiteindelijk vermindert het bewustzijn en zal hij in een comateus toestandsbeeld overlijden.

DE LEVENSVERWACHTING

Vragen over de duur van het sterfbed kunnen te maken hebben met de achterliggende vraag over de noodzaak tot waken. Uit onderzoek blijkt dat de inschatting van de levensverwachting door artsen van een week of minder in 90% van de gevallen klopt. Naarmate de levensverwachting langer is, wordt deze onbetrouwbaarder. Artsen hebben dan meestal de neiging de levensverwachting te overschatten. Het is daarom beter hierover geen expliciete uitspraken te doen, omdat deze snel een eigen leven kunnen gaan leiden.

TEKENEN VAN EEN NADERENDE DOOD

De arts kan wel vertellen wat tekenen zijn van de naderende dood. Het gezicht van de patiënt kan 'langer' worden (facies hippocratica), de neus wordt spits en de jukbeenderen zijn duidelijk afgetekend. De toenemende uremie veroorzaakt een specifieke uitademingslucht. Ook loopt de pols vaak op, wel tot waarden van 120 keer per minuut of hoger, en is daarbij zwak van karakter. De urineproductie neemt af en de urine wordt donkerder van kleur. De circulatie in de ledematen raakt verstoord, waardoor deze koud worden en er blauwe vlekken (ofwel lijkvlekken) ontstaan, doorgaans als eerste ter hoogte van de knieën.

De ademhaling kan onregelmatig worden, waarbij als gevolg van verminderde prikkelbaarheid van het ademcentrum in de hersenen diepe ademhalingen en vrijwel volledige ademstilstand elkaar afwisselen (Cheyne-Stokes-ademhaling). Dit maakt veel indruk op de naasten. Het is belangrijk hierbij te vertellen dat de patiënt hier geen last van heeft.

Niet-drinken veroorzaakt op zichzelf geen lijden, maar draagt bij aan de bewustzijnsverlaging. Het is belangrijk de mond goed te blijven verzorgen. Het blijkt dat naasten het vaak prettig vinden (een deel van) de mondverzorging op zich te nemen, omdat zij op deze manier nog actief kunnen bijdragen aan het verbeteren van het comfort van de patiënt.

Reutelen bij stervenden is een verschijnsel dat laat, vaak bij een sterk verlaagd of afwezig bewustzijn, optreedt. Het ontstaat door ophoping van secreet in de bovenste luchtwegen, doordat de patiënt niet meer in staat is om het secreet op te hoesten of door te slikken. Het reutelende geluid is het secreet dat met de ademhaling op-en-neer beweegt. De patiënt voelt dat niet, maar de naasten hebben vaak de indruk dat de patiënt stikt of erg kortademig is. Een goede lichaamshouding (zijligging of rechtop zittend, mits deze houding comfortabel en haalbaar is) zorgt ervoor dat het opgehoopte secreet als het ware kan draineren. Mocht het reutelen, ondanks goede uitleg, voor de omgeving niet meer te verdragen zijn, dan kan overwogen worden de patiënt een medicamenteuze behandeling met anticholinerge middelen te geven. Butylscopolamine heeft de voorkeur boven atropine, omdat er daarbij minder kans is op het ontstaan van een delier. Wel kunnen ook bij butylscopolamine anticholinerge bijwerkingen optreden, zoals xerostomie en urineretentie. De dosering van butylscopolamine is 20 mg subcutaan of intraveneus. Eventueel kan het in een continue dosering van 60-200 mg per 24 uur gegeven worden.

Een wezenlijk onderdeel van de begeleiding van naasten van een stervende patiënt is een gesprek over hun mogelijke angsten. Hiermee worden de naasten letterlijk 'gehoord', waarbij zij zaken kunnen (en mogen) zeggen die tot dan toe mogelijk nog onbesproken zijn. Zij kunnen tegelijkertijd informatie krijgen over wat zij bij het ontstaan van complicaties of klachten kunnen doen en op wie zij kunnen terugvallen.

Evalueren

Het structureel evalueren van de toestand van de patiënt is essentieel. Deze evaluatie richt zich op de klachten van de patiënt, op de noodzaak van preventieve maatregelen (zoals het inbrengen van een blaaskatheter) en op vragen van de naasten. Naasten zijn een belangrijke bron van informatie over de toestand van de patiënt! Aan hun draagkracht dient ook structureel aandacht geschonken te worden.

Samenwerking met verpleging

Zorg rondom het levenseinde is menselijke zorg, die erop gericht is de patiënt en de naasten zo goed mogelijk te begeleiden en te ondersteunen. Tot de belangrijke taken van de verpleging behoren het observeren van de patiënt (en zijn naasten) en het signaleren van veranderingen. De verpleging is een vraagbaak voor de naasten, vooral doordat zij frequent contact met hen hebben. Gebrek aan informatie, aan samenwerking en/of afstemming tussen de betrokken hulpverleners kan leiden tot onduidelijkheden, doordat betrokkenen verschillende beelden hebben van de situatie. Om de te verlenen zorg in de stervensfase goed af te stemmen, is het essentieel dat hulpverleners herkennen dat de stervensfase is aangebroken en dit gegeven ook bespreken met de (patiënt en) naasten. Hiervoor kan gebruikgemaakt worden van het Zorgpad Stervensfase.

ZORGPAD STERVENSFASE

Het Zorgpad Stervensfase is een checklist en patiëntendossier ineen, waarin alle essentiële aspecten van zorg in de stervensfase zijn beschreven in de vorm van zorgdoelen. Door de zorgdoelen op vaste tijden te evalueren, ontstaat niet alleen snel inzicht in de actuele situatie van de patiënt, maar verbetert ook de communicatie tussen de hulpverleners. Op deze manier draagt het zorgpad bij aan proactief handelen op basis van gestructureerde observatie en evaluatie en bevordert het tijdig toepassen van interventies gericht op het verlichten van symptomen in de stervensfase. Het zorgpad is er tevens op gericht om onnodige medische en verpleegkundige (be)handelingen en medicatie te staken.

> **Vervolg casus**
>
> De daaropvolgende 72 uur eet en drinkt de heer Hermans niet meer en gaat zijn toestand verder achteruit. De dosering morfine is in overleg met u opgehoogd naar 6 dd 5 mg s.c.. Hij heeft een snelle ademhaling en is toenemend onrustig. Hij blijft bewegen in bed, zwaait met zijn armen en gooit voortdurend de dekens van zich af. De kinderen dringen er bij de verpleging op aan dat er nu snel wat gebeurt. De verpleging belt u met de vraag of de morfine verhoogd kan worden.

Wat zou u met de verpleging telefonisch afspreken?

> **Beschouwing**
>
> In deze situatie volstaat een telefonisch advies niet, maar moet een arts de patiënt zelf beoordelen en praten met de naasten. Naasten en/of betrokken hulpverleners denken nogal eens dat met het ophogen van de morfinedosering een adequatere symptoomverlichting te bereiken is. Het zonder duidelijke indicatie verhogen van de dosis opioïden kan echter een averechts effect hebben. In plaats van de gewenste rust, ontstaat toename van de onrust en neemt de kans op bijwerkingen, zoals urineretentie, obstipatie en delier toe. Het gegeven dat de kinderen erop aandringen 'dat er nu snel wat gebeurt', vraagt om verdere exploratie van dit signaal, aangezien dit een uiting kan zijn van gevoelens van onzekerheid, hulpeloosheid, stress, uitputting of burn-out. Het gevaar van 'the destructive triangle' dreigt. Dit is de situatie dat de stervende patiënt plotseling verslechtert, vaak onrustig (soms zelfs agressief) en angstig is. De door het voorafgaande ziekbed al

> (emotioneel) uitgeputte naasten schrikken enorm en raken uit balans. Zij oefenen druk uit op de arts om snel een oplossing te creëren. Als reactie verhoogt de arts dan 'blind' de dosis van de voorgeschreven medicijnen en/of voegt sederende medicatie toe. Soms laat hij de patiënt zelfs nog opnemen in een ziekenhuis.
> Voor zover dat niet al eerder in het zorgtraject is gedaan, kan het zinvol zijn om in deze gecompliceerde situaties een palliatief consulent, geestelijk verzorger of psycholoog in te schakelen.

Waar let u nu op bij de anamnese en het lichamelijk onderzoek?

(Hetero)anamnese

De kinderen geven bij binnenkomst aan dat het zo niet meer gaat en willen dat er snel wat gebeurt. Een zoon roept: 'Geef vader maar een spuitje, want zo laat je een hond nog niet lijden.' De kinderen en de verpleging geven aan dat de onrust de afgelopen 24 uur steeds verder is toegenomen. De heer Hermans zou ook gehallucineerd hebben. Hij heeft niets meer gegeten of gedronken, het incontinentiemateriaal is vrijwel droog en hij heeft ook geen ontlasting meer gehad.

Lichamelijk onderzoek

Bij onderzoek ziet u een zieke, dyspnoïsche patiënt met een verhoogde ademfrequentie en een rochelende ademhaling. De patiënt reageert wel op aanspreken, maar zakt snel weer weg. Hij is motorisch onrustig; hij weert af, verwijdert de zuurstofbril meerdere malen en gooit voortdurend de dekens van zich af. De bloeddruk bedraagt 100/55 mmHg met een polsfrequentie van 88 keer per minuut. De slijmvliezen zijn droog, pulmonaal zijn er de bekende afwijkingen. Bij het onderzoek van de buik zijn er geen evidente afwijkingen te vinden. U twijfelt of de blaas bij percussie vergroot is. Bij rectaal toucher is de rectumampul leeg. Aan de extremiteiten is forse cyanose zichtbaar, op de stuit bevindt zich een oppervlakkige decubituswond met een diameter van drie centimeter. Bij neurologisch onderzoek valt op dat de heer Hermans kleine pupillen heeft.

Aan welke oorzaken van de onrust denkt u?

Waarschijnlijkheidsdiagnose

De mogelijke oorzaken van onrust bij een stervende patiënt staan in het kader vermeld.

> **Mogelijke oorzaken van onrust bij terminale patiënten**
>
> - medicatie (metoclopramide, corticosteroïden, paradoxale reactie op benzodiazepines)
> - onvoldoende behandelde symptomen (bijv. pijn of kortademigheid)
> - urineretentie of obstipatie
> - omgevingsfactoren
> - angst of depressie

- psychose
- delier, ten gevolge van onder andere
  - medicatie (opioïden, middelen met anticholinerge werking)
  - infectie
  - hypoxie
  - metabole en endocriene stoornissen
  - neurologische stoornissen

Beschouwing

Op basis van de onrust, het wisselende bewustzijn en de hallucinaties concludeert u dat er hoogstwaarschijnlijk sprake is van een delier in de laatste levensfase. De heer Hermans is, ondanks de morfine en zuurstof, nog steeds kortademig en hypoxisch. Hypoxie kan een delier uitlokken. Gelet op de toenemende dehydratie en de pinpoint pupillen is het aannemelijk dat uremie en bijwerkingen van morfine ook uitlokkende factoren zijn. Daarnaast kunnen pijn door toenemende decubitus, urineretentie of irritatie van het zuurstofbrilletje extra onrust luxeren. In hoeverre angst bij dit beeld een rol speelt, is moeilijk te beoordelen, maar angst is nogal eens een begeleidend verschijnsel van kortademigheid. Ook angst voor het sterven of angst voor de dood draagt veelal bij aan onrust in de stervensfase.

Het delier in de stervensfase

Een delier komt veel voor bij patiënten in de palliatieve fase. Het delier is een aspecifiek *syndroom* dat vele verschillende – organische – oorzaken kent. Op delier en de behandeling daarvan wordt uitgebreider ingegaan in hoofdstuk 3, casus 14.
In de laatste dagen van het leven kan een beeld ontstaan waarbij de patiënt kreunt of schreeuwt, zeer onrustig en plukkerig is en hallucinaties heeft. Dit beeld, een terminaal delier, heet ook wel 'terminal restlessness'. Het is een uiting van het sterven op zichzelf, veroorzaakt door de algemene interne ontregeling zoals een verslechtering van de nierfunctie, uitdroging en achteruitgang van de hersenfuncties. Dit alles kan invloed hebben op het metabolisme van medicijnen en in het bijzonder van opioïden, waardoor verdere onrust kan ontstaan.

BELEID EN BEHANDELING

Algemeen

Hoewel het ook in deze fase van belang is om te zoeken naar mogelijk te behandelen oorzaken en deze te behandelen, is het in veel gevallen slechts mogelijk rust te brengen door middel van niet-medicamenteuze maatregelen en het toedienen van medicijnen tegen de onrust.

Oorzakelijke behandeling

Als mogelijke oorzaak van een terminaal delier dient allereerst de medicatie (vooral opioïden en middelen met anticholinerge (bij)werking) aandacht te krijgen. Vaak kunnen medicijnen gestopt worden (liefst al in een eerder stadium). Omdat het metabolisme in de stervensfase verandert door het achteruitgaan van lever- en nierfunctie, kan (met name bij opioïden) snel een intoxicatie door stapeling ontstaan. Opioïdrotatie of verlagen van de dosering opioïden is dan aangewezen.

Ook een paradoxale reactie op noodzakelijke medicatie kan een oorzaak zijn van een terminaal delier, bijvoorbeeld op benzodiazepines die gegeven zijn in verband met toename van angst en onrust. Acuut stoppen van benzodiazepines, opioïden en corticosteroïden bij toenemende slikstoornissen of toenemende sufheid kan ook problemen geven. De onrust door onttrekking die hierbij kan optreden, kan zo sterk zijn dat deze zelfs met hooggedoseerde sederende middelen niet meer bestreden kan worden. Deze onrust kan afnemen als de patiënt het gestaakte middel weer toegediend krijgt.

Urineretentie komt vaak voor, vooral bij patiënten bij wie laat in het ziekteproces met opioïden is gestart. Het behandelen daarvan (maar ook van obstipatie als uitlokkende factor van de onrust) is een relatief weinig belastende maar zeer belangrijke interventie om (een deel van) de onrust te bestrijden. Bij een 'overloopblaas'-incontinentie bestaat vrijwel continu aandrang tot urineren, maar de mictie beperkt zich tot kleine volumina. Als men denkt dat de terminale patiënt weinig urineert omdat hij of zij weinig drinkt, kan dit symptoom gemakkelijk over het hoofd gezien worden. Om op deze bijwerking van opioïden te anticiperen, is het raadzaam om bij twijfel over het bestaan van urineretentie, de blaas na mictie te katheteriseren of een bladderscan te verrichten. Indien de blaasretentie meer dan 100 ml bedraagt, kan men de katheter beter achterlaten.

Niet-medicamenteuze symptomatische behandeling

Het is wenselijk rust te creëren rond het sterfbed. Dit kan bijvoorbeeld door het aantal mensen op de kamer van de patiënt te beperken en verlichting te dimmen. Een uitgebreid overzicht van niet-medicamenteuze maatregelen staat in hoofdstuk 3, casus 14.

Medicamenteuze symptomatische behandeling

Middel van eerste keuze in geval van een delier is haloperidol. Blijft de patiënt angstig dan wordt een benzodiazepine toegevoegd.

Vervolg casus

U vermoedt dat het delier multifactorieel bepaald is en probeert uitlokkende factoren waar mogelijk te behandelen. Bij inbrengen van een urinekatheter loopt slechts 50 cc af. Om een mogelijke morfine-intoxicatie te verminderen, maar wel de behandeling van kortademigheid en pijn te continueren, wordt de morfine naar oxycodon subcutaan geroteerd in een 75% equivalente dosering met een extra bolus voor zo nodig (zie hoofdstuk 3, casus 2). In verband met de onrust krijgt de heer Hermans 2 mg haloperidol s.c. en vanwege aanhoudende onrust na een halfuur opnieuw 2 mg. De zuurstof wordt verhoogd naar 2 liter per minuut. Mocht patiënt het zuurstofbrilletje blijven verwijderen, dan wordt de zuurstoftherapie gestopt. De naasten krijgen adviezen hoe zij het beste met de heer Hermans kunnen omgaan. Een veilige omgeving wordt gewaarborgd. U wacht met het toevoegen van een benzodiazepine om eerst het effect van de genomen interventies af te wachten.

U bespreekt met de naasten de optie van sedatie wanneer de ernstige onrust blijft bestaan. De zoon vertelt dat zijn moeder rond haar overlijden

> ook onrustig was en dat noch zijn moeder, noch de kinderen destijds enige begeleiding of ondersteuning hebben gekregen. U maakt duidelijk dat u wilt proberen een dergelijke situatie te voorkómen en wijst daarnaast op de mogelijkheid van ondersteuning door een geestelijk verzorger of psycholoog. Enkele uren later blijkt dat de toestand van de heer Hermans weinig is veranderd. In onderling overleg wordt besloten kortdurend te sederen, totdat het eventuele effect van de opioïdrotatie en haloperidol duidelijk wordt. U start een continu subcutaan infuus met midazolam 2,5 mg/uur na een bolus van 10 mg. Kort na het toedienen van een extra bolus van 5 mg twee uur later is de heer Hermans rustig.
> De verpleging krijgt instructies over het vervolgbeleid. U zult de volgende ochtend de situatie opnieuw beoordelen en met de kinderen bespreken of de sedatie voortgezet wordt.

Wat zijn de indicaties en voorwaarden voor palliatieve sedatie?

Palliatieve sedatie

Palliatieve sedatie is gedefinieerd als 'het opzettelijk verlagen van het bewustzijn van een patiënt in de laatste levensfase'. Het doel is het lijden te verlichten. Palliatieve sedatie dient onderscheiden te worden van sedatie als ongewenste bijwerking van medicatie (zoals sedatie door slaapmiddelen of angstdempers) of verslechtering van de klinische toestand en van euthanasie. Palliatieve sedatie is, in tegenstelling tot euthanasie, niet gericht op het bekorten van het leven. Bij palliatieve sedatie gaat het om een behandeling die een arts kan bieden aan een patiënt, bij euthanasie gaat het om een vraag van een patiënt die een arts kan honoreren. Tevens is palliatieve sedatie, in tegenstelling tot euthanasie, in principe reversibel, zodat het ook tijdelijk kan worden ingezet.

INDICATIE

De indicatie voor palliatieve sedatie wordt gevormd door het bestaan van één of meer onbehandelbare ziekteverschijnselen (refractaire symptomen) die leiden tot ondraaglijk lijden van de stervende patiënt. Een symptoom is of wordt refractair als geen van de conventionele behandelingen (voldoende snel) effectief is en/of deze behandelingen gepaard gaan met onaanvaardbare bijwerkingen. Vaak, zoals dat ook bij de heer Hermans het geval is, leiden verschillende naast elkaar bestaande en/of op elkaar inwerkende symptomen tot ondraaglijk en onbehandelbaar lijden. De behandelend arts en de patiënt bepalen zo mogelijk samen of er nog ruimte is om een behandeling te starten.

De definitie van een refractair symptoom impliceert dat het behandelend team voldoende expertise heeft om te kunnen beoordelen of er een adequate, multidimensionele benadering van het symptoom heeft plaatsgevonden en dat er dus sprake is van een refractair symptoom. Er dient consensus binnen het team te bestaan over de onbehandelbaarheid van het symptoom en de indicatie voor palliatieve sedatie. Zo nodig wordt een externe expert geraadpleegd.

Ten slotte moet het toepassen van sedatie in overeenstemming zijn met de wensen van de patiënt en zijn naasten. Indien de patiënt aanspreekbaar en wilsbekwaam is, is zijn toestemming een vereiste. In andere gevallen wordt overlegd met de naasten.

Palliatieve sedatie kan dienen om een periode te overbruggen om nadere diagnostiek te doen, een time-out te creëren of om het effect van een ingezette behandeling (bijv. opioïdrotatie) af te wachten (*kortdurende sedatie*). Soms wordt het ook alleen 's nachts ingezet (*intermitterende sedatie*). In de meeste gevallen duurt de sedatie voort tot aan het moment van overlijden (*continue sedatie*).

Het is van groot belang palliatieve sedatie proportioneel toe te passen. Niet de mate van bewustzijnsverlaging, maar de mate van symptoomcontrole bepaalt de dosering, de combinaties en de duur van de inzet van de benodigde medicamenten. Zo is het niet altijd noodzakelijk om diep te sederen, maar kan 'een roesje' al voldoende zijn om de symptomen te verlichten. Bij een dergelijke oppervlakkige sedatie blijven communicatie en vochtinname mogelijk. Als het lijden alleen maar kan worden weggenomen door de patiënt diep in slaap te brengen, spreekt men van *continue diepe sedatie*. Meestal is continue diepe sedatie het eindpunt van een intensief palliatief zorgtraject. Soms ontstaat echter in heel korte tijd een ernstige complicatie, zoals een hevige longbloeding, waarbij het snel, diep in slaap brengen van de patiënt de enige mogelijkheid om de klachten te verlichten is. Dit heet *acute sedatie*.

Vormen van palliatieve sedatie

- kortdurend
- intermitterend
- continu
- acuut

VOORWAARDEN VOOR CONTINUE DIEPE SEDATIE

Een van de voorwaarden voor continue diepe palliatieve sedatie is een levensverwachting van één tot twee weken. Dit is om een aantal redenen van belang. Ten eerste kan een sedatie die langer dan twee weken duurt het moment van overlijden beïnvloeden, vooral bij de patiënten met een redelijke vochtinname voorafgaand aan de sedatie. Bij een (zeer) geringe inname van voeding en vocht bij de start van de sedatie is het overlijden met een grote mate van zekerheid binnen twee weken te verwachten. Kunstmatige toediening van vocht en/of voeding zou het leven in dit geval kunnen verlengen zonder dat de kwaliteit van leven verbetert. Het lijden kan zelfs toenemen door een uitbreiding van oedeem, ascites, bronchiale secretie, door verhoogde urineproductie en incontinentie. Daarom is het advies om bij continue diepe sedatie geen kunstmatig vocht toe te dienen. Verder is het in stand houden van een continue (diepe) sedatie bij een langere levensverwachting farmacologisch lastig, omdat er gewenning aan benzodiazepines kan optreden en de kans op complicaties bij de patiënt (zoals decubitus) en burn-out bij de naasten toeneemt.

Bij een levensverwachting langer dan twee weken is intermitterende of oppervlakkige sedatie een mogelijkheid. Vochtinname blijft dan mogelijk. In het geval dat de patiënt aangeeft niet langer te willen leven, dient verkend te worden in hoeverre er sprake is van een verzoek om euthanasie.

> **Indicaties en voorwaarden voor palliatieve sedatie**
>
> - het bestaan van één of meer refractaire symptomen die leiden tot ondraaglijk lijden
> - alleen bij continue diepe sedatie: levensverwachting < 1-2 weken
> - expertise en consensus in het behandelend team
> - sedatie in overeenstemming met de wens van de patiënt en/of de naasten

UITVOERING VAN CONTINUE DIEPE SEDATIE

Wanneer voldaan is aan de in het kader beschreven indicaties en voorwaarden, kan de arts met de sedatie beginnen. Patiënt en naasten dienen van tevoren een moment te hebben waarop zij rustig en waardig afscheid van elkaar kunnen nemen (denk daarbij ook aan religieuze rituelen). Het starten van palliatieve sedatie is een emotioneel beladen moment, zeker in situaties dat een snelle daling van het bewustzijn optreedt en daarmee direct de mogelijkheid tot communicatie verloren gaat. De arts blijft bij voorkeur bij de patiënt totdat het gewenste / beoogde effect van de sedatie is bereikt of spreekt met de verpleegkundige af telefonisch te overleggen over de toestand van de patiënt. Het kan namelijk enige tijd duren voordat de patiënt comfortabel is of de patiënt kan na enige tijd weer klachten krijgen. Ook kan een paradoxale reactie optreden op de gebruikte benzodiazepines. Dan dient snelle ophoging plaats te vinden. De gebruikelijke palliatieve zorg, zoals goede wond- en mondverzorging en adequate pijnstilling, moet doorgaan tot aan het overlijden. Als na een aanvankelijke periode van rust tijdens de sedatie weer discomfort gaat ontstaan, dienen de medicatie en de toedieningsweg gecontroleerd te worden en behoort te worden nagegaan of andere factoren (blaasretentie, fecale impactie of buikkrampen, onvoldoende pijnstilling, onttrekking) de sedatie belemmeren. Goede verslaglegging van de besluitvorming en uitvoering is van belang om de continuïteit in zorg te waarborgen.

Bij palliatieve sedatie wordt meestal gebruik gemaakt van een stapsgewijze medicamenteuze benadering. Wanneer adequate dosering volgens stap 1 niet het gewenste effect geeft, gaat men over naar de volgende stap (zie tabel C16.2). Midazolam is het sedativum van voorkeur vanwege de korte T_{max} (waardoor snel effect optreedt), de korte $T_{1/2}$ (waardoor snelle bijsturing mogelijk is), de opgedane ervaringen en de goede verdraagzaamheid bij subcutane toediening. Bij het doseren van midazolam dient rekening te worden gehouden met een aantal factoren: ouderen zijn gevoeliger dan jonge mensen voor het effect van midazolam, hypoalbuminemie zorgt voor een toename van de vrije werkzame fractie, cachexie en obesitas beïnvloeden de distributie, leverfunctiestoornissen en comedicatie veranderen de metabolisatie en nierfunctiestoornissen verlagen de excretie.

Induceren van palliatieve sedatie met morfine is onjuist, omdat hoge doseringen morfine wel sufheid kunnen veroorzaken, maar niet altijd verlies van het bewustzijn. Bovendien, zoals eerder beschreven, is de kans op bijwerkingen groot. Indien een patiënt al opioïden en/of antipsychotica gebruikt, dient deze medicatie gedurende de palliatieve sedatie gecontinueerd te worden. Hiermee worden onttrekkingsver-

Tabel C16.2 Stapsgewijze medicamenteuze benadering bij palliatieve sedatie.

	Middel	Bolus	Continue toediening
stap 1	midazolam	bij start sedatie: 10 mg s.c. z.n. iedere 2 uur: 5 mg s.c.	startdosering 1,5-2,5 mg/uur s.c./i.v., bij onvoldoende effect na minimaal 4 uur de dosering met 50% ophogen, *altijd* in combinatie met een bolus van 5 mg s.c. bij risicofactoren (patiënten > 60 jaar, gewicht < 60 kg, ernstige nier- of leverfunctiestoornissen, sterk verlaagd serumalbumine en/of comedicatie die kan leiden tot versterkte sedatie): lagere startdosis (0,5-1,5 mg/uur) en langer interval (6-8) uur voordat de onderhoudsdosering wordt opgehoogd bij doseringen >20 mg/uur zie stap 2
stap 2	levomepromazine	25 mg s.c./i.v, evt. na 2 uur 50 mg	0,5-8 mg/uur s.c./i.v. in combinatie met midazolam na 3 dagen dosering halveren in verband met stapeling bij onvoldoende effect midazolam en levomepromazine staken, zie stap 3
stap 3	propofol	20-50 mg i.v.	20 mg/uur i.v., per 15 minuten met 10 mg/uur ophogen toediening onder supervisie van een anesthesioloog raadzaam kan in het ziekenhuis ook als stap 2 worden overwogen

schijnselen voorkomen en wordt de symptoomgerelateerde behandeling gecontinueerd.

COMMUNICATIE MET DE NAASTEN

Wanneer palliatieve sedatie wordt overwogen, is het van belang de patiënt en de naasten goed te informeren en te begeleiden. Ten eerste is het van belang uit te leggen dat sedatie als doel heeft het lijden van de patiënt te verlichten en dat lege artis toegepaste sedatie het overlijden niet bespoedigt. De arts legt ook uit dat het niet te voorspellen is hoe snel het noodzakelijke niveau van bewustzijnsdaling intreedt en dat de patiënt weer wakker kan worden na een aanvankelijke bewustzijnsdaling. Bij de aanwezigheid van klachten bij het wakker worden, zal de medicatie worden aangepast. Het advies is nooit te beloven dat de patiënt zal slapen tot hij overlijdt. Daarnaast is het van belang te vertellen dat er een grote kans is dat zij, zodra de sedatie is ingezet, niet meer met elkaar kunnen communiceren.

Sommige symptomen, zoals bloedingen, braken en diarree, kunnen door palliatieve sedatie sec niet worden voorkomen of weggenomen. Een diep gesedeerde patiënt is zich van die symptomen niet meer bewust, maar voor naasten met wie dit niet is besproken, kan het heel schokkend zijn als deze symptomen blijven bestaan of optreden.

Ten slotte is het wenslijk om de naasten te informeren over waken en afscheidsrituelen en te vertellen dat zij (ook) kunnen meehelpen met de verzorging van een gesedeerde patiënt.

Vervolg casus

De volgende ochtend evalueert u de situatie opnieuw. De middag daarvoor is de heer Hermans bediend. In de avonduren heeft de verpleging eenmalig een extra bolus midazolam gegeven vanwege motorische onrust en kreunen. Zowel de kinderen als de verpleging hebben het idee dat de heer Hermans sindsdien comfortabel is. De kinderen geven aan dat nu sprake is van een waardig sterven. Dit is wat zij bij hun moeder gemist hebben.
De heer Hermans ligt er rustig bij. Hij heeft een onregelmatige ademhaling, een zwakke pols en perifere cyanose ter hoogte van de knieën. Patiënt is niet wekbaar. Aangezien u inschat dat hij binnen 24 uur zal overlijden en de heer Hermans nu comfortabel oogt, wordt in overleg met de kinderen besloten de sedatie te continueren. Niemand wil het risico lopen dat na het stoppen van de sedatie de onrust terugkeert. De heer Hermans overlijdt dezelfde dag in het bijzijn van de kinderen.

Kernpunten

- Het informeren van de patiënt en/of naasten over het verloop van een normaal stervensproces kan ongerustheid en angst over wat komen gaat, wegnemen.
- Bij het merendeel van de patiënten verloopt het stervensproces rustig.
- Als kreunen, schreeuwen, onrust en plukgedrag op de voorgrond staan, kan sprake zijn van terminaal delier of 'terminal restlessness'.
- Bij 'terminal restlessness' dient naar mogelijk te behandelen oorzaken gezocht te worden. In veel gevallen is het echter slechts mogelijk rust te creëren door middel van niet-medicamenteuze maatregelen en het toedienen van medicijnen.
- Druk van naasten om snel interventies toe te passen bij een terminale onrustige patiënt dient geëxploreerd te worden. Anders dreigt het gevaar van een 'destructive triangle'.
- Palliatieve sedatie is het opzettelijk verlagen van het bewustzijn van een patiënt in de laatste levensfase om het lijden te verlichten.
- De indicatie voor het toepassen van palliatieve sedatie is de aanwezigheid van één of meerdere refractaire symptomen die leiden tot ondraaglijk lijden.
- Tot de voorwaarden voor sedatie behoren expertise en consensus van het behandelend team en overeenstemming met de wensen van de patiënt en/of de naasten.
- De mogelijkheden van palliatieve sedatie zijn kortdurend, intermitterend, continu en acuut.
- Bij het toepassen van continue diepe sedatie geldt de voorwaarde van een levensverwachting van één of twee weken.
- De mate van symptoomcontrole bepaalt het stapsgewijze medicamenteuze beleid bij palliatieve sedatie.
- Midazolam is het sedativum van voorkeur. Doseringen zijn afhankelijk van patiëntgebonden factoren.

Literatuur

Bannink M, Monster H, Graeff H de. Richtlijn delier. In: Graeff A de, Bommel JMP van, Deijck RHPD van, Eynden B Van den, Krol RJA, Oldenmenger WH, Vollaard EJ. Palliatieve zorg. Richtlijnen voor de praktijk. Heerenveen: Jongbloed bv (te verschijnen december 2010). Ook in te zien op www.pallialine.nl.

Boorsma M, Wanrooij BS, Koelewijn M. Sedatie in de palliatieve fase; naar een kalm einde. Huisarts Wet 2005;48:470-4.

Brandt HE, Ooms ME, Ribbe MW, Wal G van der, Deliens L. Predicted survival vs. actual survival in terminally ill noncancer patients in Dutch nursing homes. J Pain Symptom Manage 2006;32:560-6.

CBO-richtlijn (concept). Palliatieve zorg bij mensen met COPD.

Graeff A de, Besse TC, Krol RJA. Richtlijn pijn. In: Graeff A de, Bommel JMP van, Deijck RHPD van, Eynden B Van den, Krol RJA, Oldenmenger WH, Vollaard EJ. Palliatieve zorg. Richtlijnen voor de praktijk. Heerenveen: Jongbloed bv (te verschijnen december 2010). Ook in te zien op www.pallialine.nl.

Jacobs WM, Thiesbrummel AW, Zylicz Z. Behandeling van onrust bij stervenden: meer dan sederen alleen. Ned Tijdschr Geneeskd 1998;142;433-6.

KNMG-richtlijn Palliatieve sedatie. KNMG, 2009.

Lanken PN, Terry PB, Delisser HB et al. An official American Thoracic Society clinical policy statement: Palliative care for patients with respiratory diseases and critical illnesses. Am J Respir Crit Care Med 2008;177:912-27.

Murray SA, Kendall M, Boyd K, Sheikh A. Illness trajectories and palliative care. BMJ 2005;330:1007-11.

Spreeuwenberg C, Bakker DJ, Dillmann RJM. Handboek palliatieve zorg. Maarsen: Elsevier gezondheidszorg, 2002.

Verhagen EH, Graeff A de, Verhagen CAHHVM, Hesselmann GM, Wijlick EHJ van. Richtlijn delier. In: Graeff A de, Bommel JMP van, Deijck RHPD van, Eynden B Van den, Krol RJA, Oldenmenger WH, Vollaard EJ. Palliatieve zorg. Richtlijnen voor de praktijk. Heerenveen: Jongbloed bv (te verschijnen december 2010). Ook in te zien op www.pallialine.nl.

Zuylen L van, Vos PJ, Veerbeek L, Swart SJ, Dekkers AGWM, Rijt CCD van der, Heide A van der. Een goed einde: zorgpad verbetert zorg en kwaliteit van leven in de stervensfase. Medisch Contact 2008:63;2098-2101.

Casus 17
De patiënt, de naasten en de huisarts

J. Schuurmans, C.W. Anbeek

Casus

De heer Bernebeek is 52 jaar en freelancejournalist. Hij werkt meestal thuis, zodat hij ook huiselijke werkzaamheden kan verrichten en zijn kinderen na school kan opvangen. Hij woont samen met Sabine (53 jaar), fulltimedirectrice van een instelling voor gehandicapten. Ze hebben een zoon, René (22 jaar), die niet meer thuis woont, en twee thuiswonende kinderen: dochter Elske (14 jaar) en zoon Matthijs (8 jaar). De heer Bernebeek is binnen de huisartsenpraktijk bekend als een cardiovasculair belaste patiënt met in zijn voorgeschiedenis een myocardinfarct acht jaar geleden en angina pectorisklachten. Hij heeft na zijn hartinfarct een depressie doorgemaakt. Ten tijde van het infarct kwam ook zijn baan als adjunct-hoofdredacteur van een regionaal dagblad door een fusie op de tocht te staan. In die periode is hij intensief door u, zijn huisarts, begeleid. U zelf merkte in die tijd tegen uw grenzen aan te lopen en dat een burn-out dreigde. Door uw empathie leek de begeleiding aan waarde te winnen en vanaf dat moment is er in elk geval bij u gevoelsmatig een bijzondere band blijven bestaan.
De heer Bernebeek bezoekt uw spreekuur. Als hij de spreekkamer binnenkomt, schrikt u: er is direct zichtbaar dat hij icterisch is. De sclerae zijn geelgekleurd en de heer is duidelijk afgevallen.

Wat zou u aan de heer Bernebeek vragen en welk lichamelijk onderzoek zou u doen?

Specifieke anamnese

De partner van de heer Bernebeek merkte twee weken geleden voor het eerst dat zijn ogen lichtgeel waren. In eerste instantie dachten ze beiden aan het roken als een mogelijke oorzaak. Toen de geelzucht toenam, groeide hun bezorgdheid. Patiënt heeft geen duidelijke pijnklachten. Hij heeft geen verandering van het ontlastingspatroon bemerkt, maar hij heeft de afgelopen maand minder zin in koken en eten. Zijn broeken zijn te ruim geworden. De urine is sinds een week donker van kleur. De laatste maanden heeft hij een onbestemd gevoel van neerslachtigheid. Het gemiddeld alcoholgebruik is door de week twee eenheden en in het weekend vier eenheden per dag. De heer Bernebeek ziet meteen dat u bezorgd bent. U geeft aan dat u zich inderdaad ernstig zorgen maakt, maar een verder gesprek te zullen voeren na nader onderzoek.

Lichamelijk en aanvullend onderzoek

Bij het lichamelijk onderzoek blijkt dat de heer Bernebeek sterk vermagerd is. Lever en milt zijn niet palpabel. Hij heeft een soepele buik, zonder tekenen van ascites. Hij heeft drukpijn in epigastrio. Bij het rectaal toucher is er sprake van een normale sfincterspanning, er zijn geen palpabele zwellingen. De ontlasting is normaal van kleur en heeft een normaal aspect. Verse urine ziet donkerbruin, bloed en leuko's zijn niet aantoonbaar en nitriet is negatief.

Vervolg casus

Na het onderzoek wordt het gesprek aan het bureau voortgezet. U bent zichtbaar aangeslagen en geeft aan dat hier sprake is van een mogelijk ernstige aandoening. U regelt tijdens het consult een afspraak binnen enkele dagen bij de gastro-enteroloog en maakt een vervolgafspraak voor over twee weken. U wordt na een week door de gastro-enteroloog gebeld; het vermoeden van pancreaskopcarcinoom wordt bevestigd op de CT-scan, de tumordiameter is 3 cm en er is vermoedelijke doorgroei tot in het duodenum. Specifieke aanvullende stadiëringsonderzoeken zullen snel volgen, maar er kan op grond van deze bevindingen al gesproken worden van uitgezaaide ziekte. De patiënt zal in de oncologiebespreking worden besproken. De heer Bernebeek en zijn vrouw hebben net het spreekuur van de gastro-enteroloog verlaten. De diagnose is hun medegedeeld. Nog voor u de patiënt hebt kunnen bereiken, neemt de heer Bernebeek telefonisch contact met u op. Hij klinkt ontreddderd; de klap van de bevestigde diagnose komt hard aan, daarnaast is hij van slag door verwarrende informatie over het wel of niet operabel zijn en de prognose. U zegt een huisbezoek toe aan het einde van de dag.

Beschouwing

De differentiaaldiagnostiek bij een pijnloze icterus is beperkt. Aanvullende diagnostiek vanuit de eerste lijn voegt weinig toe, zodat het verstandig is patiënt snel te verwijzen. De huisarts heeft medische bagage, maar in medisch opzicht zal er de komende tijd nauwelijks houvast zijn. Aanvullend onderzoek moet worden afgewacht en dan nog zullen de behandelopties minimaal zijn.
Hier doet zich een situatie voor dat zowel de patiënt als de huisarts door het slechte nieuws emotioneel zijn overvallen. De patiënt en naasten zijn verward en gedesoriënteerd. Het is ook begrijpelijk, gezien de bevindingen tijdens het consult, dat de huisarts geschrokken en geëmotioneerd is. In dit verband moet ook gewezen worden op de band die tussen huisarts en patiënt vanuit het verleden is ontstaan. De huisarts onderkent zijn eigen emotie. De huisarts kan zich voorbereiden op veel feitelijke vragen, vaak gesteld vanuit onzekerheid en behoefte aan houvast. Maar beantwoording van de feitelijke vragen is in dit stadium nauwelijks mogelijk en een patiënt heeft op zo'n moment veelal vooral de behoefte zich gehoord te voelen.

Wat zijn de curatieve mogelijkheden van een pancreascarcinoom en op welke palliatieve aspecten kan worden geanticipeerd?

Pancreascarcinoom

Het pancreascarcinoom is in de meeste gevallen een dodelijke aandoening met zeer beperkte curatieve opties. De éénjaarsoverleving is rond de 25%, de mediane overleving voor de gehele groep van patiënten bedraagt vier tot zes maanden en de vijfjaarsoverleving is minder dan 5%. Slechts 20% van de patiënten komt in aanmerking voor een curatieve behandeling, bestaande uit chirurgie, meestal in combinatie met chemotherapie. De vijfjaarsoverleving van de curatief behandelde patiënten is 15-20%. Dit alles betekent dat een patiënt na het stellen van de diagnose bijna altijd weet dat zijn kans op genezing heel gering is.

In een multidisciplinaire setting zijn er behalve curatieve ook palliatieve aspecten die in een vroeg stadium moeten worden overwogen. Palliatieve aspecten zijn vooral gericht op de behandeling van te verwachten pijn, geelzucht al of niet gepaard gaande met jeuk en/of een hoge ileus ten gevolge van een duodenumobstructie. Neurolyse van de plexus coeliacus moet vroeg worden overwogen, indien de patiënt pijn heeft. Bij klachten van jeuk door obstructie van de afvoergang van de pancreas en de galgang, kan een endoscopisch geplaatste stent uitkomst bieden als de patiënt nog in een redelijke conditie is. Bij obstructie van het duodenum is plaatsing van een stent (mits technisch uitvoerbaar) de behandeling van eerste keuze. Palliatief-chirurgische ingrepen zijn: een choledochojejunostomie of een cholecystojejunostomie bij een te verwachten galgangobstructie en een gastrojejunostomie bij een te verwachten duodenale obstructie. Bij een patiënt met een depressie in de voorgeschiedenis moet preventie van depressie ook onderdeel van de palliatieve behandeling zijn, zeker in het geval van pancreascarcinoom. In de richtlijn *Depressie* wordt dit als een risicofactor benoemd. De huisarts heeft vooral aandacht voor pijn, jeuk, de spijsvertering, verschijnselen van misselijkheid en/of braken en het al dan niet ontwikkelen van ascites en stemmingsproblemen. Uit preventief oogpunt kan inzet van pancreasenzymen (pancreatine) al in een vroeg stadium worden overwogen, naast laxantia (bulklaxantia of contactlaxantia).

Welke aspecten in het gesprek verdienen de aandacht?

Wanneer iemand geconfronteerd wordt met zijn naderende eindigheid, zien we doorgaans twee reacties die, ook al lijken ze tegengesteld, in veel gevallen gecombineerd voorkomen: enerzijds ontkenning, anderzijds het onder ogen zien van de zich aandienende werkelijkheid. Ontkenning gaat gepaard met het zich vastklampen aan medische mogelijkheden (of die nu reëel zijn of niet), magisch denken en/of bijgeloof. Het onder ogen zien van de werkelijkheid gaat, zeker bij mensen die nog volop in het leven staan, bijna altijd gepaard met het instorten van hun wereld. Sommigen spreken in dit verband over een existentiële of spirituele crisis, waarbij de woordkeuze de connotatie heeft van een pathologische reactie. Benadrukt dient echter te worden dat het hier gaat om een *normaal menselijke reactie* op de confrontatie met de nabije eindigheid van het eigen bestaan en alles wat daarmee verbonden is.

De kloof tussen arts en patiënt

Onderdeel van de taak van de huisarts is om tijd en aandacht te besteden aan de gedachten en emoties van een patiënt en reacties op het naderende einde te onderkennen. Degene die met de naderende eindigheid van zijn leven wordt geconfronteerd, staat plotseling anders in het leven.

De huisarts probeert daarbij de afstand tussen zichzelf en zijn patiënt onder ogen te zien. De uitgangspunten en de cultuurachtergrond van patiënt en arts / hulpverlener verschillen in diverse opzichten. Zoals overigens ook veel verschillende uitgangspunten gelden voor patiënt en naasten en dat het hen soms moeite kost die te overbruggen.

Yang en Staps onderscheiden de volgende verschillen tussen de positie van de patiënt en arts/hulpverleners (Taborhuis, Nijmegen):

Patiënt	Arts / hulpverlener
leven eindig	midden in het leven
toekomst valt weg	eigen eindigheid in verre toekomst geprojecteerd
doelen verliezen zin	midden in professionele en persoonlijke doelen
angst en wanhoop	emoties wel herkenbaar, maar existentiële wanhoop alleen bij directe bedreiging
gevoelens van eenzaamheid	beroepsmatig en sociaal veel contacten
gevoelens van onmacht	opgeleid om probleemoplossend op te treden
verwarring over de eigen identiteit	hulpverleners / artsen verkeren doorgaans in een positie waarin identiteit ruimschoots bevestigd wordt

Ter voorbereiding op het huisbezoek dient de huisarts zich te realiseren dat hier niet in de eerste plaats een beroep gedaan wordt op zijn medische kwaliteiten, maar op kwaliteiten die holistische gezondheidszorg van de arts vragen. Deze kunnen worden aangeduid met de woorden *bescheidenheid, openheid* en *aandacht*. Bescheidenheid wordt ingegeven door het besef dat de ander zich op een wezenlijk ander punt bevindt dan de arts. De ander is echt een ander, de arts begrijpt hem niet zomaar. Openheid is het besef dat de arts in existentieel opzicht met lege handen staat en niets anders te bieden heeft dan een open vraag: waar bevind je je en hoe is het om daar te zijn? Dit is een andere houding dan waarop doorgaans bij hulpverleners een appèl wordt gedaan. Aandacht heeft te maken met het luisteren naar de ander, de ander op verhaal laten komen. Deze aandacht is tweeledig, want luisteren naar een ander kan alleen als je ook luistert naar jezelf. Dit vraagt dus van de arts om te luisteren naar zijn eigen emoties. De ander die geconfronteerd wordt met eindigheid (en alle emoties en vragen en twijfels die daarbij horen) huist ook in de arts zelf. Aan de hand van de principes bescheidenheid, openheid en aandacht kan de kloof tussen patiënt en arts overbrugd worden en wordt een 'menselijk' behandelcontact gewaarborgd.

Vervolg casus

U anticipeert op het gesprek door na het spreekuur nog een halfuur te wandelen. De visite is nogmaals door de assistente bevestigd en zij verifieert bij de patiënt of de juiste personen bij dit familiegesprek aanwezig kunnen zijn: uiteraard de patiënt zelf, zijn vrouw, eventueel hun kinderen en andere belangrijke naasten. U kiest er bewust voor de patiënt alle openheid te bieden door hem als eerste zijn verhaal te laten doen. Partner en kinderen hebben zich in de kring geschaard. De heer Bernebeek verhaalt van de gebeurtenissen en gesprekken in het ziekenhuis en vertelt nu duidelijk dat er geen hoop op genezing is. Er volgt een stilte. U zoekt naar een opening om de naasten ook hun gevoelens te laten uiten en vragen te laten stellen. De wanhoop is voelbaar op het moment dat de patiënt zich realiseert niet te zullen genezen. De heer Bernebeek heeft geen houvast aan een geloofsgemeenschap of een religieuze traditie. Er is al uitgebreid gezocht op internet. U kunt op sommige punten de informatie toelichten. De partner is ondersteunend, maar heeft ook vragen met betrekking tot hun kinderen. Als de patiënt de specialist weer gesproken heeft, belooft u opnieuw langs te komen, waarbij ook de familie weer aanwezig zal zijn. Afgesproken is dan verder in te gaan op vragen ten aanzien van prognose en een mogelijke wilsverklaring.

Probleemlijst

- pancreascarcinoom met infauste prognose
- betrokkenheid van jonge kinderen
- vinden van evenwicht tussen betrokkenheid en distantie door de hulpverlener / huisarts

Wat is de rol van de huisarts in de zorg voor patiënt en naasten?

BELEID EN BEHANDELING

Algemeen

Het is van belang dat de huisarts in de palliatieve en terminale fase zorg verleent aan zowel patiënt als zijn naasten, zoals partner en kinderen. Een ernstige ziekte grijpt immers ook in op het leven van familieleden, vrienden en overige personen die met de patiënt een vertrouwensband hebben. Vooral de partner en nog thuiswonende kinderen zullen natuurlijk in het dagelijks leven sterk geraakt worden door de ziekte van de patiënt. Omgaan met een levensbedreigende ziekte en het naderende einde kan leiden tot onder andere psychologische problemen, ernstig depressieve klachten, gevoelens van angst, machteloosheid, boosheid, overbelasting (bij mantelzorg), financiële problemen en ontwrichting van het normale functioneren van het gezin. In hoeverre dergelijke (stress)situaties optreden, is afhankelijk van de persoonlijkheid van patiënt en naasten, de ziektekenmerken en bijbehorende zorgbehoeften, de levensfase van de individuele gezinsleden en de ontwikkelingsfase waarin de kinderen zich bevinden. De manier waarop de gezinsleden afzonderlijk en het gezin als geheel omgaan met de ziekte en eventuele verzorging van de patiënt, hangt af van verschillende aspecten. Zo hebben bijvoorbeeld de leeftijd van de afzonderlijke gezinsleden, hun kennis en begrip van de aandoening, hun communicatievaardigheden, de algemene grondstemming (angstig, depressief, optimistisch), hun verwerkingsstrategie (ziekte ontkennen, hopeloosheid, vechtlust etc.) en eventueel bestaande psychopathologie hierop invloed.

Spirituele of existentiële dimensie

Wanneer bij iemand een levensbedreigende ziekte is gediagnosticeerd, treden er naast allerlei lichamelijke en psychosociale processen, tal van spirituele of existentiële ontwikkelingen op. Iemand zal zich in de korte of langere tijd die er nog rest, moeten zien te verhouden tot het geleefde leven. Dit kan bij hem tal van vragen oproepen rond de betekenis van het eigen bestaan en het bestaan over het algemeen; Hoe kun je je verhouden tot de eindigheid van je leven? Wat betekenen relaties nu ze bijna voorbij zijn? Wat hebben ze betekend in het geleefde leven? Hoe kunnen wij onze lichamelijkheid zien? Is er iets wat blijft als ons lichaam eindigt? Hoe kijk je terug op wat je hebt neergezet in je leven? Is er een wereld zonder dat wij er zijn? Dit zal in veel gevallen vroeg of laat een positieve weerslag hebben. Maar in het begin zullen deze vragen gevoelens van zinloosheid, angst, paniek, wanhoop, eenzaamheid, isolement en verwarring over de eigen identiteit veroorzaken. De huisarts dient open te staan voor deze vragen en gevoelens, want het ontstaan ervan is een normaal menselijke reactie op de acute confrontatie met de eindigheid van het leven. Soms echter duidt een dergelijke reactie op een depressie. Juist in onze moderne, geseculariseerde samenleving kunnen deze vragen heftig en acuut op de voorgrond komen te staan. In de meeste culturen speelt religie een rol in het beantwoorden van existentiële vragen, waarbij dan niet alleen aan levensbeschouwelijke inzichten moet worden gedacht, maar aan het geheel van de bedding die religie biedt: levensinzichten, rituelen, een ondersteunende gemeenschap en een ethiek / leefwijze. Deze religieuze inbedding is in ons land voor velen verloren gegaan. Dat betekent dat wanneer mensen geconfronteerd worden met ziekte, dood en eindigheid, zij met de vele vragen die dit kan oproepen op zichzelf worden teruggeworpen.

Als er existentiële vragen zijn, is het van belang hier oog voor te hebben en ondersteunend en begripvol aanwezig te zijn. Het leven is op zo'n moment vaak chaotisch, onbegrijpelijk en bedreigend, en de patiënt staat voor de moeilijke taak om nieuwe betekenis te vinden. Het is van belang hier begeleiding aan te bieden en zo te trachten een mogelijk neergaande spiraal te voorkomen. De vraag is of de arts hier zelf de benodigde tijd en expertise voor heeft of beter een beroep kan doen op hulpverleners die gespecialiseerd zijn in existentiële vragen, zoals geestelijk verzorgers of psychosociale therapeuten. De palliatieve richtlijn *Spirituele zorg* deelt het ontstaan en verloop van het existentiële of spirituele proces in zes fasen in, waarbij de laatste twee fasen gaan over het opdoen van een nieuwe zinervaring en deze integreren in een nieuw zinsysteem waarin plaats is voor de (eigen) dood. Hoewel dit niet opgevat dient te worden als een doel dat kan worden nagestreefd, is het van belang dat een begeleider van levensvragen wel oog heeft voor deze mogelijkheid.

De Amerikaanse psychotherapeut Irvin Yalom onderscheidt *existentiële dimensies*, die een analytisch raster vormen om na te gaan waar de belangrijkste vragen liggen.

Existentiële dimensies volgens Yalom

- relationaliteit (verbondenheid en alleen zijn)
- vrijheid en verantwoordelijkheid
- betekenis en betekenisloosheid
- dood en eindigheid

Zo kan de hulpverlener bij de dimensie *relationaliteit* nagaan hoe de patiënt terugkijkt op belangrijke mensen die in zijn leven een rol hebben gespeeld. Wat is er geweest om dankbaar voor te zijn? Voor wie is hij zelf van betekenis geweest? Wat is onaf? Welke mogelijkheden zijn er nu nog?

Bij de dimensie *vrijheid-verantwoordelijkheid* exploreert de hulpverlener hoe de patiënt terugkijkt op keuzen die hij in zijn leven gemaakt heeft. Welke verantwoordelijkheden heeft hij op zich genomen? Hoe wordt hierop teruggekeken? Wat is onaf? Zijn er mogelijkheden om verantwoordelijkheden over te dragen?

Bij de dimensie *betekenis-betekenisloosheid* kan de hulpverlener nagaan wat het leven betekenis gaf en wat de betekenis ondermijnde. Is er een betekenis te geven aan het geheel van het geleefde leven? Wat geeft de dagen die er nu nog zijn betekenis?

Bij de dimensie *eindigheid* staat men stil bij de vraag hoe die eindigheid zich al eerder aandiende in het leven en hoe daarmee is omgegaan. Wat is er allemaal al voorbij? Ook kan de vraag besproken worden welke plek het gegeven kan krijgen dat ook dit leven, net als elk leven, eindig is.

Bij de existentiële dimensie is het van belang dat de arts kennis heeft van de diversiteit van vragen en gevoelens die zich kunnen voordoen. Ook is het van belang dat de arts zich realiseert dat veel van zijn patiënten niet meer participeren in gemeenschappen waar het stilstaan bij deze vragen dagelijkse of wekelijkse kost is, en dat zij veelal op zichzelf teruggeworpen zijn met hun vragen. Het aanbieden van specialistische begeleiding op existentieel vlak dient in een vroeg stadium te gebeuren. Dit kan een crisis voorkómen, maar ook een nieuwe zinervaring dichterbij brengen.

Steun aan de naasten

Een huisarts heeft veel mogelijkheden om naasten te steunen en probleemsituaties te signaleren en te voorkómen. Zeker wanneer naasten zelf geen initiatief nemen, kan de huisarts aansturen op een gesprek om behoeften, verwachtingen, emoties en verwerking te peilen. Daarin gaat hij na of de naasten een realistisch en genuanceerd beeld hebben van de ziekte en het verloop ervan, hoe zij de situatie beleven, of ze lichamelijke of psychische klachten hebben en hoe het gezin omgaat – of in het verleden is omgegaan – met emoties. Een huisarts hoeft die begeleiding zeker niet alleen op zich te nemen. Hij moet erop gericht zijn al in een vroeg stadium multidisciplinair te denken en voor dergelijke begeleiding tijdig andere hulpverleners inschakelen.

De huisarts steunt de naasten emotioneel door te luisteren, door op een realistische wijze hoop te geven en de gezinsleden te adviseren en te ondersteunen om hun eigen leven, activiteiten en sociale contacten te continueren. Daarnaast kan de huisarts steun geven met informatie over de ziekte, de symptomen en het verloop, het sterven, beslissingen rondom het levenseinde en de mogelijkheden van professionele zorg of vrijwilligerszorg. Hij kan praktische steun verlenen door bijvoorbeeld instructies en adviezen te geven over de dagelijkse verzorging van de patiënt en daartoe beschikbare hulpmiddelen.

De huisarts bevordert de onderlinge communicatie tussen de partners enerzijds en in het gezin anderzijds door gesprekken aan te moedigen waarin ieder zijn opvattingen en gevoelens kan uiten. Daarin kunnen ook moeilijke kwesties zoals angsten, seksualiteit, toekomst, wensen rondom het levenseinde en de verschillen in benadering van de ziekte bespreekbaar worden gemaakt. Als er sprake is van een gestoord functioneren van het gezin, kan de huisarts in overleg met de betrokkenen een therapeut inschakelen.

Wat zijn de aandachtspunten met betrekking tot de kinderen in het gezin?

Zorg voor kinderen

Kinderen in een gezin waarvan de vader of moeder een levensbedreigende ziekte heeft, verdienen extra aandacht, ook van de huisarts. Ouders worstelen vaak met de vraag of en hoe ze hun kinderen bij de ziekte, de behandeling en de terminale fase moeten betrekken. Ze willen hun kinderen beschermen, al dan niet door het achterhouden van informatie of het stilzwijgen van de ziekte. Kinderen hebben recht op eerlijke antwoorden, begrijpelijke informatie en uitleg, en op de gelegenheid om gevoelens te uiten en te delen. Huisartsen kunnen ouders begeleiden om de omgang met hun kinderen zo open mogelijk te houden, vooral weer door informatie te geven en steun te bieden.

Kinderen kunnen – net als volwassenen – heel verschillend reageren op een levensbedreigende ziekte in hun directe omgeving. Gevoelens van angst, boosheid, verdriet, ongeloof, ontkenning en schuld komen allemaal voor. Kinderen tonen hun verdriet en gevoelens echter op een andere manier dan volwassenen. Sommige kinderen tonen nauwelijks verdriet of verdringen het, anderen worden opstandig, bazig, of juist heel rustig en braaf. Zij kunnen concentratiestoornissen, leerproblemen, driftbuien of psychosomatische klachten krijgen zoals buikpijn en hoofdpijn.

De ernstige ziekte van een ouder roept bij kinderen vragen op over het ontstaan van de ziekte, de besmettelijkheid en/of erfelijkheid ervan, de werking en mogelijkheden van behandeling en de dood. Begrip over ziekte en dood verschilt per leeftijdscategorie. Kinderen tot één jaar hebben geen begrip van ziekte, kinderen tot ongeveer vijf jaar zien ziekte als iets tijdelijks wat vanzelf of op magische wijze weer verdwijnt. Tussen de vijf en twaalf jaar groeit het begrip. Kinderen in die leeftijdsgroep willen alles weten over de ziekte en begrijpen de ernst daarvan. Dit kan leiden tot angst en/of fobieën. Bij kinderen van twaalf jaar en ouder komt daar het denken over de zin van het leven en het zoeken naar een eigen identiteit bij. Pubers tonen vaak uitgesteld verdriet.

Het denken over en omgaan met de dood kent soortgelijke fasen. Kinderen tot twee jaar begrijpen de dood niet, maar kunnen wel sterk reageren op het verdriet en de spanning van nabestaanden. Ook tussen twee en vier jaar reageren kinderen vooral op de gevoelens uit hun omgeving. Ze creëren tegelijkertijd hun eigen kijk op de dood. Vaak zien ze die als omkeerbaar of als iets magisch. Vanaf vijf jaar begrijpen de meeste kinderen dat de dood definitief is en dat iedereen – dus ook zijzelf – dood kunnen gaan. Ze vragen veel concrete informatie over de dood. Vaak ontwikkelen ze ook angsten, fantasieën en schuldgevoelens. Bij pubers (vanaf twaalf jaar) verergert rouw de toch al heftige emoties en ontwikkelingen die ze vanwege de leeftijd hebben. Ook de zoektocht naar zingeving en het afreageren op hun omgeving kunnen intenser worden.

De patiënt zelf zal ook worstelen met vragen over zijn kinderen, zoals: hoe laat ik mijn kinderen achter, wat zullen ze zich van mij herinneren, op wat voor vader / moeder zullen zij terugkijken?

Een huisarts dient standaard en al in een vroeg stadium regelmatig te informeren naar het bestaan van dergelijke vragen bij de patiënt en naar de omgang met en emoties en reacties van de kinderen. Hij vraagt wat de kinderen (al) is verteld en benadrukt dat het belangrijk is de kinderen goed en herhaaldelijk te informeren, hen zo veel mogelijk bij het ziekte- en rouwproces te betrekken en verdriet met hen te delen. Hij instrueert eerlijk, helder en duidelijk te zijn en gaat altijd na of de kinderen alles goed begrepen hebben. Hij zorgt voor voldoende informatiemateriaal, dat de ouders kan ondersteunen bij hun informatieverstrekking.

Openheid naar kinderen toe is belangrijk, maar het kan voorkomen dat ouders dat vanwege bijvoorbeeld ontkenning, geloof of opvoeding absoluut niet willen. De huisarts probeert in dat geval te overtuigen, maar forceert niets. De uiteindelijke beslissing over de openheid ligt bij de ouders.

> **Vervolg casus**
>
> Er volgt een relatief stabiele, symptoomvrije periode. U legt diverse huisbezoeken af, er worden afspraken gemaakt over het beleid bij complicaties en over de vraag 'wel of niet naar het ziekenhuis'. U adviseert om in geval van acute problemen buiten de praktijkuren te overleggen met de huisartsenpost. Een niet-reanimeer verklaring is aanleiding tot het opstellen van een wilsverklaring. U informeert de huisartsenpost en doet voor de volledigheid een uitdraai van het huisartsdossier in de thuiszorgmap. U onderkent uw eigen emoties en de beperkingen van het solistisch opereren. Juist deze stabiele periode is dan ook aanleiding voor het formeren van een 'eerstelijn' behandelteam. Een in de palliatieve zorg gespecialiseerd wijkverpleegkundige komt tweemaal in de week langs. Een humanistisch geestelijk verzorger met veel ervaring op het gebied van begeleiding van mensen met kanker en hun naasten blijkt bereid om samen met u zijn eerste gesprek met de patiënt te voeren. Hierop volgen verschillende gesprekken met patiënt en partner.

Welke aspecten zijn van belang bij zelfzorg?

Zorg voor de dokter zelf

Het is moeilijk en belastend voor patiënten en hun naasten om een ziekte- en rouwproces door te maken. Datzelfde proces kan ook een (emotioneel) zware wissel trekken op de betrokken hulpverlener / arts(en). Zeker als er een bijzondere of hechte band bestaat tussen arts en patiënt, zoals het geval is bij de heer Bernebeek zijn huisarts. Een 'langdurige en hechte arts-patiëntrelatie' is een van de arts-, situatie- en patiëntgebonden factoren die problemen met verliesverwerking bij artsen kunnen veroorzaken.

Om de (emotionele) werkbelasting draaglijk te houden, dient een arts een balans te vinden tussen betrokkenheid en distantie. Zowel te grote betrokkenheid als te veel distantie kunnen de arts-patiëntrelatie en het werkplezier van de arts negatief beïnvloeden en gevoelens oproepen die de kans op een burn-out doen vergroten. Uit onderzoek blijkt dat artsen die zeer betrokken zijn, het meest kwetsbaar zijn voor stress en burn-out. Een te grote betrokkenheid kan uiteindelijk negatieve invloed hebben op de geleverde medische zorg.

Emotionele intelligentie – het doelgericht kunnen omgaan met emoties en gevoelens – is onontbeerlijk voor een juiste balans tussen distantie en betrokkenheid.

> **Emotionele intelligentie**
>
> Emotionele intelligentie is het vermogen om:
> - eigen gevoelens te herkennen en toe te laten
> - open te staan voor en zich in te leven in de gevoelens van anderen
> - te communiceren over de gevoelens van zichzelf en anderen
> - emotionele schade te repareren en fouten toe te geven
> - deze vaardigheden op rationele en gevoelige wijze in de praktijk te brengen

De zorg die de arts aan zichzelf besteedt, maakt het mogelijk om te begrenzen, zodat er een gezonde betrokkenheid is. Over eigen grenzen heengaan, niet luisteren naar eigen emoties en gevoelens, te veel energie weggeven en te weinig ontspanning naast het werk zijn voorbeelden van slechte zelfzorg. Belangrijk is daarbij ook dat de huisarts – zowel binnen zijn eigen familie en vrienden als de beroepsgroep – vertrouwenspersonen heeft bij wie hij zijn emoties kwijt kan.

Een scheefgetrokken balans kan een arts herstellen door te werken aan veranderingen op persoonlijk, professioneel en organisatorisch vlak. Belangrijke stappen hierin zijn te (h)erkennen dat men geraakt kan worden door het werk, te delegeren, te consulteren, te werken binnen een eerste lijn behandelteam, ruimte te geven aan rouw en waarschuwingssignalen van inadequate coping te leren herkennen. Deze waarschuwingssignalen uiten zich in gedrag, zoals het vermijden van of juist vaker contact zoeken met de patiënt of zijn familie, niet effectief communiceren met collega's en ondervinden van fysieke tekenen van stress of spanning bij het bezoeken van de patiënt en zijn naasten. Emoties als boosheid, een gevoel van falen, schuld of zich verantwoordelijk voelen om de patiënt te redden, zijn eveneens waarschuwingssignalen.

Voor een goede zelfzorg en verwerking van de belevenissen in het dagelijks werk is het belangrijk deze signalen te herkennen, gevoelens te benoemen, de oorzaken te achterhalen, tijdig een collega te consulteren en zo nodig professionele hulp te zoeken.

Casus

Twee maanden na de laatste opname, toen er een stent is geplaatst, keert de icterus terug, gepaard gaande met jeuk. Tegelijkertijd neemt het gewichtsverlies toe. Partner en kinderen zijn door de palliatief verpleegkundige goed geïnformeerd over de zorg, met name ook over het gewichtsverlies en het eet- en drinkpatroon van de heer Bernebeek. De jeuk wordt symptomatisch behandeld. Binnen enkele weken tijd is de heer Bernebeek volledig bedlegerig vanwege totaal energieverlies en cachexie. De thuiszorg wordt geïntensiveerd en er wordt een bed in de huiskamer gezet. Vanwege de soms optredende nachtelijke jeuk, onrust en angst met dyspneu wordt intermitterende sedatie gedurende de nacht ingezet. Op een zaterdagochtend wordt met u via de huisartsenpost overlegd en door de dienstdoende arts een visite afgelegd. Patiënt heeft een Cheynes-Stokes-ademhaling en overlijdt diezelfde middag. U bent zelf niet bij het overlijden aanwezig, maar u bent via de huisartsenpost geïnformeerd en legt een condoleance bezoek af. De week erop is er overleg binnen het eerstelijn behandelteam over de taakverdeling ten aanzien van de nazorg.

Wat zijn aandachtspunten ten aanzien van nazorg?

Rouw en rouwverwerking

Er bestaan over rouw vele hardnekkige klinische spinsels en populaire mythen. Zo is de grootste misvatting dat verliesverwerking stapsgewijs verloopt en na een zekere periode over dient te zijn. Rouw duurt in wezen een leven lang. Rouw is onlosmakelijk verbonden met de band die iemand heeft met een ander. Het proces zelf is te vergelijken met een vulkaan die nooit volledig dooft, maar weer actief kan worden, zelfs na vijftig jaar. Rouw is het geheel van lichamelijke, emotionele, cognitieve en gedragsmatige reacties die optreden na het verlies van een persoon met wie een betekenisvolle relatie bestond. De gevoelens tijdens en de duur van het rouwen, kunnen

bij nabestaanden sterk wisselen. Verliesverwerking is een actief proces van aanvaarden van het verlies, ervaren van de pijn van het verlies, aanpassen aan een nieuw leven zonder de overledene en de draad weer oppakken. Verschillende factoren zijn van invloed op de verliesverwerking zoals leeftijd en geslacht van de nabestaande, aanwezige lichamelijke of psychische problemen en de relatie tot de overledene. Ook de periode van ziekte en overlijden is van invloed. Naarmate de periode van ziekte voorafgaand aan het sterven langer duurt, kunnen nabestaanden zich beter voorbereiden op het verlies. Dit verkleint doorgaans het risico op problemen tijdens de verliesverwerking. Komt het overlijden onverwacht, dan zijn meer verwerkingsproblemen te verwachten. De wijze waarop de patiënt is overleden, is van zeer grote invloed. Veel pijn, angst of onrust en een delier zullen bijvoorbeeld de herinnering en de wijze van verwerken sterk beïnvloeden. In die zin is goede palliatieve zorg een vorm van preventieve zorg. Daarnaast is de periode na het overlijden van belang, de verliesverwerking kan moeilijker verlopen als de nabestaanden weinig emotionele en sociale steun hebben of voelen, er problemen met financiën of huisvesting optreden of zich nieuwe verlieservaringen voordoen. Misschien is de beste wijsheid wel deze: 'er zijn net zoveel soorten rouw als mensen'.
Nabestaanden zullen na verloop van tijd (zonder hiervoor een normatieve tijdsaanduiding te geven) het verlies aanvaarden en zich aanpassen aan een leven zonder de overledene.

DE ROL VAN DE HUISARTS NA HET OVERLIJDEN

Aandacht voor de rouw van de nabestaanden is een belangrijk onderdeel van palliatieve zorg. Uit studies over verliesverwerking is gebleken dat er veel onuitgesproken verwachtingen zijn naar de huisarts toe. De huisarts is voor velen iemand die over de schouders heeft meegekeken naar de groei en ontwikkeling binnen een gezin en de ziekte en het overlijden heeft meegemaakt, samen met hen. Het is belangrijk verwachtingen van de naasten te expliciteren en onzekerheden in de begeleiding te verduidelijken.

Het is aan te bevelen als huisarts een beleid te hebben voor de wijze van handelen na een sterfgeval. Het heeft de voorkeur dat de arts na het overlijden van de patiënt een condoleancebezoek aflegt aan de nabestaanden. Indien dit niet mogelijk is, wordt een schriftelijke of telefonische betuiging van deelname op prijs gesteld. Hij kan op termijn een gesprek aanbieden om nabestaanden de gelegenheid te geven vragen te stellen en zorgen te uiten over de rouwperiode. Hij kan dan tevens een indruk krijgen over de manier waarop de rouwproces verloopt.

In latere contacten met de nabestaanden kunnen signalen of risicofactoren van gecompliceerde rouw – ernstige problemen met verliesverwerking – duidelijk worden. Als het moeilijk is om contact te leggen met de nabestaanden of hun geuite gevoelens niet lijken te passen bij de situatie, is het verstandig het rouwproces extra oplettend te volgen. Omdat de gevoelens en reacties op overlijden zo divers zijn, is het niet gemakkelijk vast te stellen wanneer er sprake is van gecompliceerde rouw. Het begrip is aan discussie onderhevig en er is geen overeenstemming over terminologie en criteria. Zeker in de eerste maanden na het overlijden moet terughoudend worden omgegaan met de diagnose gecompliceerde rouw.

Reflectie van de huisarts na drie maanden

Een gemedicaliseerde maatschappij als de onze is ingericht op behandelbaarheid van ziekte en verloochening van de dood. Een medicus heeft ook in het verlenen van palliatieve zorg – door het beroepsmatig aanzien, het gevoel van roeping en de geboden gelegenheden om handelingen te verrichten – een scala van mogelijkheden om eigen gevoelens van onmacht te ontvluchten. De omgang met ziekte, handicap en dood hebben in deze casus, vanwege de aanwezige identificatie, meer confrontatie met de eigen eindigheid teweeggebracht. Eigen kwetsbaarheid onder ogen durven zien, maakt nog bewuster dat er continu gezocht moet worden naar de juiste verhouding tussen betrokkenheid en afstand. Goede palliatieve zorg verlenen, betekent kunnen omgaan met gevoelens van onmacht en aanvaarden van niet te kunnen genezen. Samenwerken binnen een eerstelijn behandelteam en luisteren naar een ander kan alleen als je ook naar jezelf luistert.

> **Kernpunten**
>
> − Het is van belang dat een hulpverlener in zijn werk de balans tussen afstand en nabijheid weet te vinden en zich bewust is van enerzijds de kloof tussen en anderzijds de identificatie met de patiënt en hulpverlener.
> − Een passende houding van de hulpverlener met betrekking tot spirituele of existentiële vragen kenmerkt zich door bescheidenheid, openheid en aandacht.
> − Vier existentiële dimensies waar levensvragen zich kunnen voordoen zijn: verbondenheid vs. alleen zijn, vrijheid vs. verantwoordelijkheid, betekenis vs. betekenisloosheid en dood vs. eindigheid.
> − Het is van belang dat de hulpverlener aandacht besteedt aan patiënt, naasten en kinderen en samenwerkt binnen een eerstelijn behandelteam.
> − Het is van belang dat de hulpverlener zich bewust is van zijn eigen emoties en doet aan zelfzorg.
> − Na het overlijden dient contact te worden gehouden met de nabestaanden, in de wetenschap dat er net zoveel soorten rouw zijn als er mensen zijn.

Literatuur

Brandsma F. Kinderen in rouw: onder de oppervlakte. Huisarts Wet 2003;9:522-3.

Laarhoven H van, Leget C. De vragen aan het einde. Aandacht voor spiritualiteit in de palliatieve fase. Medisch Contact 2007;62:1898-1901.

Leget C, Staps T, Geer J van de, Mur-Arnoldi CJ, Wulp M, Jochemsen H. Richtlijn spirituele zorg. In: Graeff A de, Bommel JMP van, Deijck RHPD van, Eynden B van den, Krol RJA, Oldenmenger WH, Vollaard EJ. Palliatieve zorg. Richtlijnen voor de praktijk. Heerenveen: Jongbloed (te verschijnen december 2010). Ook in te zien op www.pallialine.nl

Puchalski CM et al. Improving the quality of spiritual care as a dimension of palliative care: the report of the consensus conference. Journal of Palliative Medicine 2009;12:885-904.

Schmitz M. Intelligent balanceren tussen distantie en betrokkenheid. Huisarts Wet 2001;12:555-8.

Taborhuis Nijmegen. Handreiking voor artsen bij existentiële crisis. (http://www.taborhuis.nl/onderzoek_en_onderwijs.asp).

Veldhuis HM, Schuurmans J. Rouwverwerking bij artsen. Ned Tijdschr voor Palliat Zorg 2004;3:72-6.

Cultuursensitieve palliatieve zorg

M.A.G.J. Koppenol-van Hooijdonk,
F.M. de Graaff

Inleiding

Door de komst van migranten en vluchtelingen uit zowel westerse als niet-westerse landen wordt Nederland steeds meer multicultureel. Al lang aanwezige en nog steeds relevante cultuurverschillen (boven en onder de rivieren, tussen godsdiensten, tussen het Europese Nederland en de Nederlandse gemeenten in de Caraïben etc.) vallen daardoor minder op, maar zijn wel degelijk van belang in de zorg. Praktiserende katholieken zullen het bijvoorbeeld op prijs stellen als een zorgverlener hen in de terminale fase attendeert op de mogelijkheid om het laatste sacrament te ontvangen. Dit is een klein voorbeeld van cultuursensitief denken dat kan leiden tot verbetering van de kwaliteit van leven en sterven. Wanneer een patiënt migrant of vluchteling is, blijkt het voor zorgverleners niet eenvoudig om cultuursensitieve zorg te verlenen. Ten eerste zijn zij vaak onvoldoende op de hoogte van verwachtingen, waarden en overtuigingen van migranten. Ten tweede kunnen de gedragingen of uitlatingen van migranten indruisen tegen de opvattingen van zorgverleners. Als opvattingen over 'goede zorg' en daarmee de behandeldoelen strijdig lijken met de inzichten en overtuigingen van Nederlandse zorgverleners, is reflectie geboden. In dit hoofdstuk komen enkele cultuurgerelateerde thema's aan bod die in elke zorgrelatie van belang zijn, maar, zoals we zullen laten zien, uitvergroot worden als het gaat om palliatieve zorg voor mensen met een specifieke culturele achtergrond.

Communicatie

Palliatieve zorg beoogt de kwaliteit van leven van patiënten met een ongeneeslijke en levensbedreigende ziekte te optimaliseren. Ook cultuurgebonden waarden beïnvloeden de kwaliteit van leven. De zorgverlener probeert samen met de patiënt en diens naasten de rol van de cultuur te achterhalen. Deze afstemming van de zorg op de wensen van de patiënt vergt samenspraak en inzicht in de sociaal-culturele achtergrond van de patiënt. Het eerste struikelblok voor de samenspraak is veelal de taalbarrière. Hoewel het ministerie van Volksgezondheid, Welzijn en Sport al ruim dertig jaar gratis tolkendiensten voor gesprekken in de gezondheidszorg verstrekt (Tolk- en Vertaalcentrum Nederland), wordt daarvan slechts spaarzaam gebruikgemaakt. Toch ervaren zorgverleners die met regelmaat een (persoonlijke of telefonische) tolk inschakelen er veel gemak van, omdat men sneller inzicht krijgt in de ziektebeleving van zowel patiënt als zijn familieleden. Ook voor het geven van informatie over de voorgestelde behandeling blijkt het gebruik van professionele tolken een toegevoegde waarde te hebben.

In de praktijk worden taalverschillen vooral 'opgelost' door de inzet van informele tolken. De naaste familieleden doen dat vaak vanzelfsprekend, liefdevol en effectief. Het gebruik van informele tolken is echter niet zonder problemen. Tolkende familieleden hebben vaak gelijktijdig de rol van tolk, van ondersteuner en van 'getroffene';

hun persoonlijk leed blijft buiten beeld, omdat zowel de behandelaar als zijzelf de patiënt centraal willen stellen. Verder is het achteraf niet altijd duidelijk in hoeverre, of op welke manier een boodschap is verteld aan of is begrepen door de patiënt. Dit kan voor veel verwarring zorgen.

Taalproblemen zijn met professionele of informele tolken technisch overbrugbaar. Het wordt lastiger als er behalve de verschillen in taalgebruik andere verschillen spelen die van invloed zijn op de communicatie, zoals het referentiekader van een patiënt.

Referentiekader

Om zorg op maat te kunnen leveren, is het essentieel iets te weten over het referentiekader van waaruit mensen hebben geleerd om te gaan met ziekte en gezondheid. Veel migranten en vluchtelingen zoeken niet (alleen) naar biomedische verklaringen voor hun ziekte maar ook naar bovennatuurlijke oorzaken, waarbij ziekte bijvoorbeeld is ontstaan door toedoen van God/Allah, het boze oog of karma.

Een voorbeeld is Hassan, die de adviezen van zijn arts relativeert met de woorden: 'Allah geeft deze ziekte en Allah zal voor genezing zorgen als hij dat wil.' Artsen kunnen zich door een dergelijke opmerking onthand voelen. Zo niet de arts van Hassan. Die heeft al vaker palliatieve zorg aan moslimpatiënten gegeven en heeft daarvan geleerd dat verklaringsmodellen elkaar niet hoeven uit te sluiten. Hij gaat mee in de zienswijze van zijn patiënt, maar benadrukt ook zijn eigen deskundigheid door te antwoorden: 'Misschien heeft Allah mij op uw pad gebracht, een Nederlandse dokter, die zicht heeft op de medische mogelijkheden bij uw ziekte. U hebt toch ook de opdracht van Allah om goed voor uw lichaam te zorgen en naar oplossingen te zoeken bij ziekte?' Zo voelt Hassan acceptatie voor zijn opvattingen en verklaringen, maar wordt hij ook uitgenodigd om open te staan voor de zorgverlening van de arts. Migranten en vluchtelingen beseffen niet altijd dat bepaalde ziekten die in het herkomstland dodelijk zijn, in Nederland, mits vroegtijdig opgespoord, behandelbaar zijn. Vroegsignalering en behandeling van symptomen van kanker bijvoorbeeld krijgen in veel niet-westerse herkomstlanden weinig aandacht.

Het in Nederland gehanteerde onderscheid tussen curatie en palliatie is voor veel migranten niet vanzelfsprekend. In veel herkomstlanden wordt het begrip palliatieve zorg niet of nauwelijks gehanteerd. Specifieke zorg voor en behandeling van ongeneeslijk zieke patiënten is er nauwelijks. Ditzelfde geldt voor de begeleiding van zowel patiënten als hun naasten.

Besluitvorming in behandeling en zorg

Uit de vorige paragraaf kan geconcludeerd worden dat medische besluitvorming bij migranten en vluchtelingen voor zorgverleners niet alleen gecompliceerd wordt door verschillen in ziekteverklaringen, maar ook door verschillen in zorgdoelen. Staat symptoombestrijding in de laatste fase centraal, of wordt de dood gezien als een overgang naar het veel belangrijkere hiernamaals? Een voorbeeld is dat van de familie van Mehmet die aangeeft geen euthanasie te willen. Ook gebruik van sedatie of opioïden wijst deze familie af. Men wil geen medicijnen waarvan men, ten onrechte overigens, denkt dat zij de levensduur kunnen verkorten of maken dat Mehmet suf wordt. Hij zal immers sterven op het godgegeven tijdstip en moet dan helder voor Allah verschijnen, zo is de opvatting.

In veel herkomstlanden heeft de Nederlandse gezondheidszorg het imago terughoudend te zijn in de curatieve behandeling, maar (te) toeschietelijk in de stervensbegeleiding. Dit beeld bepaalt mede het perspectief van de familie van Mehmet in gesprekken met de behandelend arts. Inzicht in deze zienswijze is noodzakelijk voor de arts om goede voorlichting en begeleiding te kunnen bieden. Er dient met name aandacht te zijn voor het effect dat men beoogt met voorgestelde medicatie en de mogelijke neveneffecten van de middelen.

Sociale druk vanuit de groep waartoe men behoort, heeft grote invloed op de behandelkeuze van patiënten en hun naasten. Dit verschijnsel wordt door de migratie versterkt. Sociale controle is vaak sterker in migrantengemeenschappen dan in de herkomstlanden zelf, omdat men sociaal en economisch erg afhankelijk is van elkaar. Voor de behandelrelatie kan dit betekenen dat een patiënt zijn behandeling hiervan laat afhangen. Een voorbeeld is Saïda, die een in opzet curatieve chemotherapie weigert vanwege de grote kans op onvruchtbaarheid. Haar vrees voor sociale uitstoting weegt zwaarder dan de geboden kans op genezing. Saida's keuze laat zien hoe belangrijk de positie binnen de eigen sociale groep voor veel patiënten is. Angst voor roddel en sociaal isolement is een van de belangrijkste aspecten van de betekenis van kanker voor patiënten met een Turkse of Marokkaanse achtergrond. Ook bij het inschakelen van zorg kan sociale druk vanuit de omgeving een rol spelen. Een veelvoorkomende opvatting binnen Turkse en Marokkaanse gemeenschappen is dat men als familie voor de zieken dient te zorgen. Het is meer geaccepteerd om medisch-technische zorg in te schakelen dan hulp bij de persoonlijke verzorging. De huisarts speelt een belangrijke rol in het accepteren van thuiszorg. In de terminale fase is een ziekenhuisopname meer legitiem voor de buitenwereld dan een hospice- of verpleeghuisopname. Het ziekenhuis wordt namelijk geassocieerd met medische behandeling, terwijl een verpleeghuis voor de sociale omgeving een bewijs vormt dat de familie onvoldoende voor haar naaste wil zorgen. Huisarts Adriaansen benadrukt daarom bij de opname van Ali in een hospice, 'dat er maximale inzet van de familie mogelijk is en dat de terminale patiënt tegelijk medisch net zoveel zorg krijgt als in een klein ziekenhuis'.

Over het algemeen willen migranten en vluchtelingen, net als veel autochtone Nederlanders, het liefst thuis voor hun stervende naaste zorgen. Het komt echter nogal eens voor dat een patiënt in zijn laatste levensdagen naar het ziekenhuis wordt gebracht, omdat de (veelal vrouwelijke) mantelzorger(s) in de familie zonder het gebruik van thuiszorg volledig overbelast raken en de mannen hun heil blijven zoeken in het curatieve circuit. Migranten sterven dan ook relatief vaker in ziekenhuizen dan autochtone Nederlanders.

Bij vluchtelingen speelt een ander probleem, namelijk het gebrek aan een sociaal netwerk. Dit betekent dat veel zieke vluchtelingen geïsoleerd leven en er een enorme druk ligt op de schouders van de betrokken vrijwillige of professionele zorgverleners.

Bespreekbaarheid van ziekte en sterven

In veel landen is het ongebruikelijk om openlijk te spreken over ziekte, lijden en sterven. Terwijl artsen in Nederland een diagnose met hun patiënten bespreken, is dat in Turkije en Marokko, maar ook dichterbij zoals in Spanje, Italië en België, vaak niet het geval. In veel gevallen bespreekt de behandelend arts het slechte nieuws met de familie en krijgt de patiënt niet te horen dat hij kanker of een andere levensbedreigende ziekte heeft. Hier spelen twee argumenten een rol. Enerzijds wil de familie de patiënt beschermen tegen informatie die schadelijk kan zijn voor zijn welbevinden en genezingsproces. Anderzijds lijkt machteloosheid vanuit de familie ook een rol te spelen, want hoe ga je om met een familielid dat weet dat hij dood zal gaan? Uit onderzoek blijkt dat patiënten afkomstig uit Turkije en Marokko in veel gevallen wel degelijk willen weten wat er met hen aan de hand is. Het niet goed geïnformeerd zijn blijkt aanleiding te geven tot angst, wantrouwen en gebrek aan grip op de eigen situatie.

Zorgverleners staan voor de uitdaging om te achterhalen welke informatie de patiënt persoonlijk wil bespreken en welke informatie hij liever via de familie laat lopen. Het is van belang dat een patiënt zich zonder gezichtsverlies uit een situatie kan redden, bijvoorbeeld door hem beide keuzen aan te bieden: 'Er zijn mensen die hun lot in eigen hand willen nemen en alle informatie willen horen en anderen die geloof en hoop de voorrang geven, hoe zit dat bij u? Wat wilt u weten?' Een gesprek over de wensen van de patiënt kan in één of meerdere gesprekken met de diverse betrokkenen en zo nodig een professionele tolk plaatsvinden. Om de afstemming tussen de familie en de zorgverleners te bevorderen, kan men met een contactpersoon praten, maar soms zullen er met meerdere personen gesprekken nodig zijn. Het is namelijk in veel migrantenfamilies niet gebruikelijk om openlijk over de ziekte en behandeling te spreken. Veel informatie wordt terloops en verpakt aan elkaar doorgegeven, waarbij ieder de ruimte krijgt om de discussie te ontlopen als het hem te machtig wordt. Men wil elkaar liever sparen dan belasten met de eigen zorgen en angsten. De keerzijde van die keuze is dat zowel patiënten als belangrijke naasten vaak erg alleen staan in hun verwerkingsproces.

Migranten zijn niet gewend om in georganiseerd verband lotgenoten op te zoeken of op zoek te gaan naar psychosociale begeleiding. Toch lijkt een doelgroepgericht aanbod van lotgenotencontacten en psychosociale begeleiding voor veel zieke (vrouwelijke) migranten steunend te zijn. Dit blijkt onder andere uit de toeloop van migranten bij twee recentelijk opgerichte patiëntenverenigingen voor allochtone patiënten met kanker: Stichting Mammarosa (voor allochtone borstkankerpatiënten) en de Stichting Allochtonen en Kanker.

Tot slot

Geleidelijk neemt de aandacht voor diversiteit in de palliatieve zorg, zowel in scholing als in onderzoek, toe. Er zijn recentelijk goede initiatieven ontwikkeld om de zorg voor ernstig zieke migranten te verbeteren. Zo heeft bijvoorbeeld de VPTZ (Vrijwilligers Palliatieve Terminale Zorg) dvd-materiaal ontwikkeld om de zorg in de laatste levensfase in migrantenfamilies bespreekbaar te maken en zet Pharos (kenniscentrum gezondheidszorg voor vluchtelingen en nieuwkomers) zich in voor vluchtelingen in de palliatieve fase.

De laatste levensfase vraagt bij uitstek om zorg en begeleiding die recht doen aan de eigenheid van de patiënt. Zorgverleners zijn in deze hun eigen instrument. Met een open houding, goede communicatieve vaardigheden, enige achtergrondkennis van interculturele valkuilen en zelfreflectie kan men al doende leren de zorg cultuursensitief te maken. Het is niet zozeer de kennis van culturele gewoonten die leidt tot cultuursensitieve zorg, als wel de durf en openheid om belangstellend te vragen naar wensen en gewoonten met als doel hier rekening mee te houden. Dit getuigt bovendien van respect. Patiënten en hun naasten zullen dan op hun beurt meer openstaan voor adviezen van zorgverleners.

Voor veel doelgroepen staat de palliatieve zorg nog in de kinderschoenen. Waar het nieuwe zorgmodel bedoeld is om palliatieve zorg al in een vroeg stadium in te zetten, is er nog veel winst te behalen in het cultuursensitief peilen van wensen en behoeften in de laatste levensfase. 'Het pad wordt gevormd door erover te lopen', geldt zeker voor de palliatieve zorg aan patiënten met een specifieke culturele achtergrond.

Veel van de in dit hoofdstuk aangesneden thema's zijn overigens ook relevant voor de zorg aan Nederlanders met een specifieke culturele of religieuze achtergrond. Het is de uitdaging te leren omgaan met diversiteit onder patiënten.

> **Enkele vuistregels voor een cultuursensitieve communicatie in de palliatieve zorg**
>
> - Toon belangstelling voor en betrokkenheid bij de patiënt én zijn naasten. Inventariseer niet alleen zorgbehoeften maar ook verwachtingen over de gespreksvoering. Maak daar zo mogelijk afspraken over.
> - Wees u ervan bewust dat de besluitvorming over zorg en behandeling bij migranten anders kan verlopen dan u gewend bent. Zij kunnen sociale belangen zwaarder laten wegen dan medische belangen en deze bovendien indirecter presenteren. Heb daar oog voor.
> - Zorg dat u vaardig bent in het gebruikmaken van een professionele (telefonische of persoonlijke) tolk (088 255 5222) of een zorgconsulent in gesprekken. Realiseer u dat de manier waarop een tolk wordt ingezet juist in slechtnieuwsgesprekken extra aandacht nodig heeft en ervaring vereist van de arts.
> - Wees u bewust van de invloed van uw eigen normen en waarden op 'goed sterven' en op 'goede zorg' in de palliatieve fase. Maak deze zo nodig bespreekbaar en geef tijdig uw eigen grenzen aan.

Literatuur

Buiting HM, Rietjens JAC, Onwuteaka-Philipsen BD, Maas PJ van der, Delden JJM van, Heide A van der. End-of-life decision-making among non-western migrants and Dutch natives; does cultural background play a role? European Journal of Public Health 2008;18:681-7

Dieleman K. Signaleringsrapport Palliatieve zorg bij vluchtelingen. Utrecht: Pharos, 2007.

Dimou N. Illness and culture: learning differences. Pat Educ Counsel 1995;26:153-7.

Graaff FM de, Francke AL. Home care for terminally ill Turks and Moroccans and their families in the Netherlands: carers' experiences and factors influencing ease of access and use of service. Int J Nurs Stud 2005;40:797-805.

Graaff FM de, Francke AL. Barriers to home care for terminally ill Turkish and Moroccan migrants, perceived by GPs and nurses: a survey. BMC Palliative Care 2009;8:3.

Koppenol-van Hooijdonk M. Palliatieve zorg. In: Neef JE de, Tenwolde J, Mouthaan KAA. Handboek Interculturele zorg III 219:1-31. Maarssen: Elsevier/De Tijdstroom, 2002.

Koppenol-van Hooijdonk M, Francke A, Vlems F, Nijhuis H. Allochtonen en kanker: Enkele onderzoeksbevindingen rond betekenisverlening, communicatie en zorg. Cultuur Migratie Gezondheid 2006;4:212-22.

Meyere V de. Verwerking van borstkanker bij Turkse vrouwen: op zoek naar een cultureel aangepaste ondersteuning. Cultuur Migratie Gezondheid 2004;2:2-13.

Onwuteaka-Philipsen BD, Albers G, Cartwright C, Williams G, Faisst K, Mortier F, Nilstun T, Norup M, Heide A van der. Wat bespreken artsen met hun patiënten in de terminale fase? Een crossnationale vergelijking. Ned Tijdschr Pall Zorg 2008;9(1).

Signaleringscommissie Kanker (SCK) van KWF Kankerbestrijding. Allochtonen en kanker; sociaal-culturele en epidemiologische aspecten. Amsterdam, 2006:90-131.

VPTZ. Gaat u het gesprek aan? Goede zorg voor stervenden van allochtone afkomst. Bunnik: Vrijwilligers Palliatieve Terminale Zorg, 2008.

VPTZ. 'Terminaal ziek: Dilemma's in migrantengezinnen', dvd. Inclusief gebruikershandleiding. Bunnik: Vrijwilligers Palliatieve Terminale Zorg, 2008.

Yerden I. Zorgen over zorg. Traditie, verwantschapsrelaties, migratie en verzorging van Turkse ouderen in Nederland. Amsterdam: het Spinhuis, 2000.

Yerden I. Blijf je in de buurt? Zorg bij zorgafhankelijke Turkse ouderen. Amsterdam: Aksant, 2003.

5.1 Palliatieve zorg voor mensen met een verstandelijke beperking

T. Coppus

Inleiding

In Nederland hebben ongeveer 120.000 mensen een verstandelijke beperking, ook wel verstandelijke handicap genoemd. Een verstandelijke handicap wordt volgens de DSM-IV als volgt gedefinieerd: 'Mensen met een verstandelijke handicap hebben een aangeboren of later optredende beperking in het intellectueel functioneren (IQ lager dan 70), die gepaard gaat met beperkingen in de sociale (zelf)redzaamheid en ontstaan is in de ontwikkelingsleeftijd, namelijk voor het achttiende levensjaar.'

Er is een onderverdeling gemaakt in groepen van zwakbegaafd tot zeer ernstig verstandelijk beperkt (zie tabel 5.1). De verstandelijke beperking gaat vaak gepaard met bijkomende problematiek zoals visus- en gehoorstoornissen, spraak- en taalstoornissen, bewegingsstoornissen en psychiatrische problematiek.

Tabel 5.1 Indeling intelligentie volgens Piaget.		
Verstandelijke beperking	IQ	Overeenkomende verstandelijke leeftijd
zeer ernstig beperkt	< 25	< 2 jaar
ernstig beperkt	25-40	2-4 jaar
matig beperkt	40-55	4-6½ jaar
mild/licht beperkt	50-70	6½-12 jaar
zwakbegaafd	70-85	12-14 jaar
laag / normaal begaafd	85-100	overeenkomend met kalenderleeftijd

Door verbetering van met name de medische zorg is de kindersterfte afgenomen en worden ook mensen met een verstandelijke beperking steeds ouder. Zij vormen een populatie met een zeer grote verscheidenheid zowel wat betreft hun mogelijkheden als de mate waarin ze ondersteuning nodig hebben. Palliatieve zorg voor de verstandelijk gehandicapte mens kent eenzelfde grote verscheidenheid. Palliatieve zorg vraagt dan ook om een speciale plaats in de totale zorg voor mensen met een verstandelijke handicap. Hier spelen meer nog dan in de reguliere medische zorg, wilsbekwaamheid, autonomie en zelfbeschikking een belangrijke rol.

Palliatieve zorg

Het meervoudig complex gehandicapte kind, geboren met vele afwijkingen die nauwelijks met het leven verenigbaar zijn, vraagt om een 24 uurszorg waarbij kwaliteit van leven vooropstaat. Dit kind vraagt niet om levensverlengend te handelen, maar om bestrijding van ieder ongemak en pijn. Palliatieve zorg voor een dergelijk kind vangt aan bij de geboorte en duurt tot het moment van overlijden.

De licht verstandelijk gehandicapten worden vaak niet herkend door de reguliere zorgverleners. Zij hebben een normaal uiterlijk en worden slechts beperkt begeleid. Zij hebben een grote verantwoordelijkheid ten aanzien van hun leven en gezondheid, maar hebben slechts de verstandelijke vermogens van een basisschoolkind (zie tabel 5.1). Desondanks hebben zij wel een mening over ziekte, lijden en sterven. Bij het starten van een palliatief zorgtraject is het belangrijk dat hiernaar wordt gevraagd en zij ook gehoord worden.

De matig verstandelijk gehandicapte, functionerend op het niveau van een vierjarig kind, moet ondersteund worden in al zijn dagelijkse handelingen. Ziekte betekent vaak angst, angst voor vreemde mensen, voor een vreemde omgeving, angst voor pijn en misschien ook angst voor de dood. Ondanks het lage niveau van functioneren, hebben deze mensen op volwassen leeftijd levenservaring opgebouwd, waarmee men rekening dient te houden bij de palliatieve zorg.

De zeer ernstig verstandelijk gehandicapte mens leeft vooral op zintuiglijk niveau. Prikkels worden ervaren als veilig of onveilig, als aangenaam of onaangenaam en roepen als zodanig een reactie op. Lichamelijk contact (indien gewenst), nabijheid en begrip zijn belangrijke factoren in het palliatieve zorgproces van deze mensen.

Woonsituatie en (medische) zorg

Mensen met een verstandelijke beperking wonen niet, zoals vroeger, in grote inrichtingen. Zij leven veelal in een gewoon huis in de wijk, waar zij, naargelang wat zij nodig hebben, verpleegd, verzorgd en/of begeleid worden. Alleen zij die intensieve medische begeleiding nodig hebben, die vanwege psychiatrische problematiek veel overlast bezorgen, en degenen die niet reguleerbaar of zelfs crimineel gedrag vertonen, wonen in een instelling (ongeveer 36.000 mensen). De licht verstandelijk beperkte en zwakbegaafde mensen wonen meestal zelfstandig.

Mensen willen graag in hun eigen vertrouwde woonomgeving blijven wanneer ze gaan sterven. De diverse woonsituaties van mensen met een verstandelijke beperking maken dat palliatieve zorg dus in verschillende settings wordt aangeboden.

Binnen een instelling (intramuraal) neemt een arts voor verstandelijk gehandicapten (AVG), samen met de begeleiders van een groep, de palliatieve zorg op zich, al dan niet ondersteund door een medisch verpleegkundige. De begeleiders van een groep zijn vooral pedagogisch (mbo) en dus niet medisch geschoold. Zij hebben vaak een intensieve band met de bewoners, waardoor zij zowel een signalerende als ondersteunende bijdrage hebben in de zorg. Buiten de instelling (extramuraal), in de kleine woonvoorzieningen voor vier tot zes mensen, wordt palliatieve zorg verleend door de eigen huisarts samen met groepsleiding. Ter ondersteuning van de groepsleiding kan de reguliere thuiszorg worden ingeschakeld. Bij complexe medische problematiek gerelateerd aan de verstandelijke beperking heeft de arts voor verstandelijk gehandicapten een ondersteunende taak.

De reguliere zorgverlening zal in de thuissituatie samen met de huisarts palliatieve zorg bieden aan hen die nog thuis wonen bij familie of zelfstandig wonen. Wanneer palliatieve of terminale zorg echter thuis niet meer geboden kan worden, is opname in een hospice of een hospice specifiek voor mensen met een verstandelijke beperking mogelijk.

In de verstandelijk gehandicaptenzorg worden de mensen veelal multidisciplinair begeleid. Dat wil zeggen dat naast groepsbegeleiding, verpleegkundigen, artsen en anderen betrokken zijn bij het palliatieve proces. Dit zijn bijvoorbeeld paramedici, gedragswetenschappers en geestelijk verzorgers die een ondersteunende dan wel adviserende rol hebben.

Zorg tijdens ziekte en rondom het levenseinde

Het stellen van een diagnose bij mensen met een verstandelijke beperking wordt vaak bemoeilijkt door een beperking in de communicatie en door de aspecifieke presentatie van symptomen. Het vraagt om geduld en inlevingsvermogen van de hulpverlener om een lichamelijk onderzoek te verrichten bij een angstige, ernstig verstandelijk gehandicapte met bijvoorbeeld spasticiteit. Aspecifiek gedrag kan een uiting van pijn zijn, waardoor dit niet goed wordt begrepen. De verstandelijk gehandicapte in de terminale fase is afhankelijk van de observatie van zijn gedrag door de omgeving, bij voorkeur door bekende begeleiders en familieleden. Doordat ze de patiënt kennen, zijn zij in staat klachten en problemen te signaleren en zullen zij deze symptomen moeten vertalen naar de zorgverleners.

Er zijn aanwijzingen dat mensen met een ernstige verstandelijke beperking of autisme een gestoorde pijnbeleving hebben en dus eerder of juist later pijn aangeven. Daarnaast gebruiken velen anti-epileptica en psychofarmaca, middelen die de pijnbeleving en de pijnbehandeling kunnen beïnvloeden.

Om aan deze diagnostische problemen tegemoet te komen, is gezocht naar methoden om symptomen als pijn bijvoorbeeld toch betrouwbaar te kunnen vaststellen. Zo is de 'Checklist Pijn en Gedrag' (CPG, zie www.kenhunpijn.nl) speciaal ontwikkeld voor kinderen met een zeer ernstige verstandelijke beperking die niet in staat zijn verbaal aan te geven of zij pijn hebben. Met deze schaal kunnen ook anderen, artsen en verpleegkundigen die niet bekend zijn met het kind, pijngedrag beoordelen. Aan de hand van een aantal symptomen, waarbij bijvoorbeeld gezichtsexpressie een zeer belangrijke rol speelt, wordt een totaalscore berekend en een inschatting gemaakt van de pijn op dat moment.

Vanwege het beperkte begrip vraagt ook de behandeling en verzorging van mensen met een verstandelijke beperking om een speciale aanpak. Zo kunnen medische behandelingen in de palliatieve fase, zoals bestralen, het per infuus toedienen van chemotherapie, spinaalanesthesie, katheteriseren etc. voor een ernstig verstandelijk gehandicapte heel bedreigend zijn. Met het uitzicht op een kleine beloning (koffie met gebak of speelgoed) worden de meest ernstige behandelingen doorstaan zonder noemenswaardige problemen. In een enkel geval moet van behandeling worden afgezien, omdat de verstandelijk gehandicapte te angstig blijft.

Behandeling in de palliatieve fase bestaat ook uit het veilig en overzichtelijk houden van de leefwereld van de mens met een beperking. Zo zouden er bij voorkeur geen grote veranderingen moeten plaatsvinden in werk- en woonomgeving. Het is het beste gewoon iedere dag naar het werk en 's avonds naar de dansles te gaan, zolang de persoon in staat is zich daarheen te verplaatsen.

Begrip voor de belevingswereld van de individuele mens met een verstandelijke beperking moet de besluitvorming rondom de medische behandeling in de palliatieve zorg bepalen.

De besluitvorming over het al dan niet uitvoeren van diagnostiek en behandeling en van beslissingen rondom het levenseinde vindt meestal in multidisciplinair verband plaats. Afhankelijk van de woonsituatie nemen hieraan de ouders of wettelijk vertegenwoordigers, de (persoonlijk) begeleider(s), de gedragsdeskundige en de huisarts of de arts voor verstandelijk gehandicapten deel. Beslissingen worden zoveel mogelijk genomen met inachtneming van de wilsuiting van de patiënt zelf. Veel mensen met een verstandelijke beperking zijn niet of slechts beperkt wilsbekwaam. Zij laten hun wil op een geheel eigen wijze zien, in woorden of door gedrag. Bij wilsonbekwaamheid zijn alleen de behandelend arts en de wettelijk vertegenwoordigers beslissingsbevoegd. De wilsbekwaamheid van mensen met een verstandelijke beperking verdient extra aandacht. Indien zij volgens alle criteria wilsonbekwaam zijn, is er meestal een wettelijke vertegenwoordiging geregeld. Bij het ontbreken van deze vertegenwoordiging of wanneer de wensen van de wettelijk vertegenwoordigers de belangen van de patiënt nadrukkelijk schaden, heeft de behandelend arts beslissingsbevoegdheid in het kader van de Wet op de geneeskundige behandelingsovereenkomst (WGBO). Volgens de Wet levensbeëindiging op verzoek en hulp bij zelfdoding mag euthanasie alleen toegepast worden bij wilsbekwame patiënten. Het is hoe dan ook goed belangrijke anderen rondom deze patiënt in de besluitvorming te betrekken (zie hoofdstuk 3, casus 11).

Wanneer mensen sterven in hun eigen woonomgeving, zijn hierbij niet alleen hun ouders en de begeleiding betrokken maar ook huisgenoten of groepsgenoten. Zij zullen gezamenlijk dit stervensproces meemaken en iedereen zal op zijn eigen manier afscheid nemen en rouwen. Vaak wordt de gestorvene opgebaard in de eigen woning en hebben huisgenoten een rol tijdens de afscheidsviering. Rituelen als het aansteken van een kaars, het neerleggen van een bloem op de kist en het zingen van een bekend lied zijn belangrijk. Afhankelijk van het niveau van functioneren, kan er met de huisgenoten gesproken worden over doodgaan en afscheid nemen of kan de dode concreet worden ervaren door aanraken. Verdriet, rouw en afscheid nemen betekenen verandering, dus ook onveiligheid en angst. Gedragsveranderingen en stemmingsstoornissen kunnen optreden als reactie op het verlies. Soms treden deze pas maanden later op.

Conclusie

Palliatieve zorg is ook voor de steeds ouder wordende groep mensen met een verstandelijke beperking van groot belang. Het voorkómen van lijden door vroegtijdige signalering van pijn en andere ongemakken is de belangrijkste doelstelling van palliatieve zorg. Het herkennen van signalen die wijzen op lijden bij mensen met een verstandelijke beperking vraagt om extra deskundigheid. Samenwerking van de reguliere zorgverlening met professionals uit de zorg voor mensen met een verstandelijke beperking kan vele problemen voorkómen.

Literatuur

Checklist Pijn en Gedrag (www.kenhunpijn.nl).
NVAVG. Richtlijn Medische beslissingen rond het levenseinde bij mensen met een verstandelijke beperking. Nederlandse Vereniging van Artsen voor Verstandelijk Gehandicapten, 2007.
NVAVG. Richtlijn Palliatieve zorg voor mensen met een verstandelijke beperking. Nederlandse Vereniging van Artsen voor Verstandelijk Gehandicapten, 2009.
Speet M, Francke AL, Courtens A, Curfs LMG. Zorg rondom het levenseinde voor mensen met een verstandelijke beperking: een inventariserend onderzoek. Utrecht: Nivel, 2006.
Stein GL. Providing palliative care to people with intellectual disabilities: services, staff knowledge, and challenges. J Palliat Med 2008;11:1241-8.

Tuffrey-Wijne I. The palliative care needs of people with intellectual disabilities: a literature review. Palliat Med 2003;17:55-62.

Tuffrey-Wijne I, McEnhill L. Communication difficulties and intellectual disability in end-of-life care. Int J Palliat Nurs 2008;14:189-94.

Tuffrey-Wijne I, Whelton R, Curfs L, Hollins S. Palliative care provision for people with intellectual disabilities: a questionnaire survey of specialist palliative care professionals. Palliat Med 2008;22:281-90.

Tuffrey-Wijne I. Palliative care for people with intellectual disabilities. Dissertatie. Maastricht: Universiteit Maastricht, 2007.

Wet op de Geneeskundige Behandelovereenkomst. Burgerlijk Wetboek, boek 7, art. 453.

Wet toetsing levensbeëindiging op verzoek en hulp bij zelfdoding; 2002 art. 2 lid 2 en uitvoeringsregeling C-3 par. 3.

Wullink M, Schrojenstein Lantman-de Valk HM van, Dinant GJ, Metsemakers JF. Prevalence of people with intellectual disability in the Netherlands. J Intellect Disabil Res 2007;51:511-19.

Wullink M, Widdershoven G, Schrojenstein Lantman-de Valk H van, Metsemakers J, Dinant GJ. Autonomy in relation to health among people with intellectual disability: a literature review. J Intellect Disabil Res 2009;53:816-26.

5.2 Palliatieve zorg bij mensen met een psychiatrische stoornis

P.J.J. Goossens, W. Wesselink, W.F.A. Janssen

Inleiding

Uit een groot Nederlands onderzoek naar het voorkomen van psychiatrische stoornissen onder de algemene bevolking blijkt dat 41,3% van de volwassenen één of meerdere malen in zijn leven een psychiatrische stoornis heeft gehad. De meest voorkomende stoornissen zijn angst- en stemmingsstoornissen en problemen met verslavende middelen. Naar schatting 160.000 mensen lijden aan een ernstige chronische psychiatrische stoornis. Meer dan 107.000 van hen maken langdurig gebruik van de geestelijke gezondheidszorg (GGZ). Naar schatting één derde van deze groep maakt géén gebruik van de zorg. Vaak hebben patiënten deze zorg wel nodig en leiden ze, door het gebrek aan behandeling, zorg en begeleiding, een verkommerd of zwervend bestaan. Leven met een ernstige psychiatrische stoornis betekent dat symptomen en klachten langdurig, vaak een leven lang, aanwezig zijn.

Voor bijna 27.000 mensen met een ernstige psychiatrische aandoening geldt dat zelfstandig wonen niet mogelijk is. Zij verblijven op een woonafdeling van een GGZ-instelling of in een woonvorm van een Regionale Instelling voor Beschermd Wonen. Soms gaat het om heel kwetsbare mensen, die bijvoorbeeld chronisch psychotisch zijn. Soms gaat het om mensen die heel moeilijk zijn voor hun omgeving, bijvoorbeeld door ernstige gedragsproblemen. Psychiatrische zorg in een klinische setting is vooral bedoeld voor chronisch psychiatrische patiënten. Een grote groep van deze patiënten verblijft langdurig binnen 'de muren' van de GGZ-instelling en verwacht daar ook de rest van hun leven te zullen verblijven. Circa 60% van hen heeft schizofrenie, rond de 17% lijdt aan een persoonlijkheidsstoornis en 12% aan een stemmingsstoornis. Daarmee is voor een behoorlijk grote groep patiënten de kliniek een 'thuissituatie' geworden. Bij patiënten met soms ernstige, chronische psychiatrische stoornissen leiden deze vaak tot forse psychische handicaps. Soms is tevens sprake van verslavingsproblematiek.

Dit hoofdstuk gaat in op een aantal specifieke onderwerpen betreffende palliatieve zorg in algemene zin bij mensen met een psychiatrische stoornis. De palliatieve zorg voor patiënten met een depressie is beschreven in hoofdstuk 3, casus 13. Achtereenvolgens komen in dit hoofdstuk aan de orde: de levensverwachting en sterfte, zorgverlening, complexe zorgbehoeften, zingevingsvraagstukken en ten slotte de ingewikkelde problematiek van rouwen en afscheid nemen.

Levensverwachting en sterfte

Gemiddeld genomen worden cliënten met psychiatrische problematiek minder oud dan personen uit de 'doorsneebevolking'. De levensverwachting van chronisch psychiatrische patiënten is zo'n 25% korter dan voor de algemene bevolking. Uit een screening, uitgevoerd door het Trimbos-instituut, blijkt dat in Nederland jaarlijks tussen de 400 en 450 cliënten overlijden in een psychiatrisch ziekenhuis. De ziektebeelden waaraan cliënten overlijden zijn hart- en vaatziekten (35%) en ziekten van het ademhalingsstelsel (19%). Nieuwvormingen (16%) komen pas op de derde plaats. Het is momenteel niet vast te stellen hoeveel cliënten in hun laatste levensdagen mogelijk naar een andere instelling zijn verplaatst en daar in de overlijdenscijfers zijn meegenomen. Kortom, de exacte omvang van het aantal cliënten dat in instellingen palliatieve zorg behoeft, valt momenteel niet te bepalen.

Zorgverlening

De zorg voor deze groep patiënten ligt, zoals uit het voorgaande is op te maken, deels in handen van hulpverleners in de eerste lijn (huisarts en wijkverpleegkundige), en deels in handen van hulpverleners in psychiatrische instellingen.

DE PALLIATIEVE FASE

Complexe zorgbehoeften

Palliatieve zorg voor een patiënt met een psychiatrische aandoening verschilt in principe niet van die voor patiënten zonder een psychiatrische stoornis, maar is vaak gecompliceerder door de psychiatrische problemen of de gevolgen daarvan:

- De patiënt kan op meerdere terreinen beperkingen hebben: gedrag, oordeelsvermogen, zelfzorg, waarnemen, sociale en praktische vaardigheden, ziekte-inzicht en/of vermogen tot organiseren van het eigen leven.
- De patiënt heeft vaak geen of een beperkt eigen sociaal netwerk.
- De leefgewoonten (o.a. roken, beperkte bewegingsactiviteiten) en de gevolgen van de noodzakelijke behandeling (hoog medicijngebruik) zijn aanleiding voor het ontstaan van diverse comorbiditeit. Ziekten zoals diabetes, overgewicht, longproblematiek en huidproblemen komen bijvoorbeeld vaak voor.
- De polyfarmacie van patiënten in de GGZ kan extra problemen opleveren bij dosering van pijnmedicatie en palliatieve sedatie. De richtlijnen van de Vereniging van Integrale Kankercentra geven aan dat antipsychotica in de terminale fase gegeven moeten blijven worden. De ervaring leert echter dat de positieve symptomen van de psychiatrische ziekte in deze fase vaak naar de achtergrond verdwijnen en de psychiatrische farmacotherapie dikwijls wordt afgebouwd/gestopt.
- Ten slotte zijn er vaak gedragsproblemen die er bij voorbaat voor zorgen dat patiënten met een psychiatrische voorgeschiedenis uitgesloten worden van palliatieve zorg in een aantal Nederlandse hospices.

Dit alles vraagt van de hulpverleners, naast veel deskundigheid op het gebied van de palliatieve zorg, extra vaardigheden om deze patiënten te begeleiden. Zo verbleef mevrouw Schut, een 85-jarige dame met een forse theatrale persoonlijkheidsstoornis, al vele jaren in een psychiatrisch ziekenhuis. Ze ontwikkelde borstkanker en werd terminaal. De laatste weken wilde en kon ze niets meer. Ze kwam vrijwel niet meer uit bed en at en dronk geleidelijk aan minder. Ze schreeuwde voortdurend dat ze bang was om dood te gaan. Zodra iemand met haar over de dood wilde praten, ging zij op een ander onderwerp over. Mevrouw Schut werd rustiger als zij merkte dat je er voor haar was, de zaken voor haar op een rijtje zette en haar geruststelde dat ze niet alleen dood hoefde te gaan. De doelen bij de begeleiding van een dergelijke patiënt zijn: het scheppen van veiligheid, continuïteit van zorg en eenduidig beleid van de hulpverleners.

Zingevingsvraagstukken

Veel patiënten met een psychiatrische ziekte hebben tijdens hun leven geworsteld met vragen over de zin van het leven. Deze vraagstukken zijn dan vaak gelieerd aan de symptomen van hun stoornis: angsten, depressies, wanen en hallucinaties. Maar ook aan de verlieservaringen die ze als gevolg van hun ziekte hebben meegemaakt, zoals verlies van autonomie en zelfstandigheid, verlies van hun sociale netwerk, verlies van werk en inkomen en verlies van maatschappelijke participatie. Veel patiënten kennen het verlangen naar de dood als mogelijke verlossing uit dit lijden. Hoewel patiënten met een psychiatrische stoornis vaak praten over de dood, is het niet vanzelfsprekend dat er een acute doodswens is. Men vindt het echter moeilijk om te leven.

Al deze omstandigheden stellen dus extra eisen aan de hulpverleners. Zij moeten eventuele stigma's bij deze groep patiënten herkennen en zoeken naar mogelijkheden om deze kwetsbare mensen zo optimaal mogelijk te begeleiden. Voor thuiswonende patiënten geldt dat deze begeleiding liefst in overleg met en met ondersteuning van bijvoorbeeld sociaalpsychiatrisch verpleegkundigen uitgevoerd wordt.

Afscheid nemen en rouw

Mensen met een langdurige psychiatrische ziektegeschiedenis hebben vaak een heel klein netwerk om zich heen of hebben soms helemaal geen netwerk. Banden met familie of vrienden van vroeger zijn al vele jaren verbroken of minimaal geworden. In een palliatieve fase is het belangrijk na te gaan of er nog relaties zijn en of er contacten zijn die mogelijk hersteld kunnen worden. Stem onderling af welke rol het team en bijvoorbeeld maatschappelijk werk of de geestelijk verzorger hierin hebben. Wanneer patiënten al lang geleden zijn opgenomen in een GGZ-instelling, kan gekeken worden naar het 'interne netwerk'. Kijk naar de geschiedenis van de patiënt in de instelling, op welke andere afdelingen hij/zij is geweest, waar hij/zij heeft gewerkt, of daar nog contacten mee zijn en/of daar behoefte aan is. Het is van belang dat er aandacht is voor de wensen van patiënten. Zijn er nog plekken die zij willen bezoeken of waar zij herinneringen willen ophalen? Bespreek ook het naderend overlijden en overweeg met de patiënt om een wensenboekje in te vullen met bijzondere wensen en/of wensen omtrent de uitvaart.

De medebewoners van de patiënt op de afdeling voor lang verblijf of beschermd wonen, vormen samen met het team soms het enige systeem van de patiënt. Er moet ruimte zijn binnen dit systeem om te rouwen. Geef medebewoners de mogelijkheid om afscheid te nemen van de overledene. Afscheid nemen kan op veel manieren. Als de mogelijkheid daartoe bestaat, kunnen team en medebewoners met elkaar tot een passende vorm komen. De geestelijk verzorger kan hier een belangrijke bijdrage aan leveren. Maak hierover ook afspraken met de uitvaartverzorger. Verzorg na het overlijden samen met de geestelijk verzorger een gedachtenismoment op de afdeling. Dit is een moment van samenzijn, van herinneringen delen, van het gemis delen van degene die in hun midden gestorven is. Een moment van gedachtenis waarin vaak ook veel eerder geleden leed en verdriet weer boven komen. Ontwikkel eigen rituelen. Het helpt om met de pijn van het verlies om te gaan. Het is van belang dat het past bij de sfeer en de cultuur van de afdeling of van het huis.

Ten slotte

Er is nog maar beperkt onderzoek gedaan naar palliatieve zorg voor mensen met psychiatrische stoornissen. Voor het schrijven van een richtlijn is er nog te weinig evidence. Wel zijn er de afgelopen jaren door een aantal medewerkers van GGZ-instellingen, ondersteund door Agora (ondersteuningspunt palliatieve terminale zorg), initiatieven genomen om tot kennisontwikkeling en kennisverspreiding te komen.

Literatuur

Agora. Symposiumverslag 'Palliatieve terminale zorg in de GGZ; integraal onderdeel van de goede zorg!' Bunnik, 2007.
Bijl RV, Zessen G van, Ravelli A. Prevalence of psychiatric disorder in the general population: results of the Netherlands Mental Health Survey and Incidence Study (NEMESIS). Social Psychiatry and Psychiatric Epidemiology 1998;33:587-95.
GGZ Nederland. Naar herstel en gelijkwaardig burgerschap; visie op de (langerdurende) zorg aan mensen met ernstige psychische aandoeningen. GGZ Nederland, 2008.
Parks J, Svendsen D, Singer P, Foti ME. Morbidity and mortality in people with serious mental illness. Alexandria: National Association of State Mental Health Program Directors, 2006.
Verbeek M, Depla M, Pot M. Palliatieve terminale zorg in de geestelijke gezondheidszorg, quickscan. Utrecht: Trimbos-instituut, 2009.

Palliatieve zorg bij mensen met dementie

R.T.C.M. Koopmans

Inleiding

Dementie is een verzamelnaam voor een klinisch syndroom dat wordt veroorzaakt door verschillende onderliggende hersenziekten, die allemaal worden gekenmerkt door combinaties van meervoudige stoornissen op het gebied van cognitie, stemming of gedrag. De Gezondheidsraad schatte in 2002 de prevalentie van dementie in Nederland op ongeveer 180.000 personen en verwacht dat in 2050 400.000 mensen lijden aan dementie. Per jaar wordt in Nederland bij 20.000 personen de diagnose dementie gesteld.

De meest voorkomende vorm van dementie is de ziekte van Alzheimer, die naar schatting bij 50-60% van de patiënten voorkomt. Vasculaire dementie komt bij 10-15% voor, lewylichaampjesdementie bij 10%, een combinatie van de ziekte van Alzheimer en vasculaire dementie komt bij ongeveer 15% voor. De restgroep wordt gevormd door zeldzamere vormen van dementie, zoals de frontotemporale dementie, dementie bij de ziekte van Parkinson, de ziekte van Creutzfeldt-Jakob etc. De prevalentie van het type dementie hangt ook af van de leeftijd waarop de dementie ontstaat. Zo hebben mensen bij wie de dementie vóór het 65ste levensjaar is ontstaan relatief vaker een frontotemporale dementie.

Dit hoofdstuk gaat in op een aantal specifieke onderwerpen betreffende palliatieve zorg bij mensen met dementie. Er is nog weinig onderzoek gedaan naar de effecten van de palliatieve zorgbenadering bij dementie. In een systematische review uit 2005 bleken slechts twee artikelen aan de inclusiecriteria te voldoen. Deze toonden overigens wel aan dat deze benadering effectief is. In de studies gaat het om 'dementia special care units' die beleid voeren volgens de algemeen aanvaarde principes van palliatieve zorg, zoals focus op welbevinden en comfort en minder op levensduur. Of het gaat om een studie vanuit de ziekenhuissetting waarbij er veel aandacht is voor niet-reanimeerbeleid, het proportioneel gebruik van antibiotica en het verminderen van het agressieve diagnostiek en behandeling bij mensen met dementie. Onderzoek naar palliatieve zorg bij dementie wordt bemoeilijkt door ethische dilemma's, maar ook door het ontbreken van betrouwbare meetinstrumenten en het gegeven dat mensen met een gevorderde dementie soms moeilijk of zelfs geheel niet hun behoeften of wensen kenbaar kunnen maken.

Achtereenvolgens komen in dit hoofdstuk aan de orde: de levensverwachting en sterfte bij dementie, kwaliteit van leven bij dementie, lijden bij dementie en ten slotte de ingewikkelde problematiek van pijn bij dementie.

Levensverwachting en sterfte bij dementie

Mensen met dementie hebben een beperktere levensverwachting dan mensen die geen dementie hebben. Zij hebben een twee- tot viermaal grotere kans te overlijden op enig moment in hun leven. Zelfs mensen met milde cognitieve stoornissen, waarvan het nog niet duidelijk is of deze zich zullen ontwikkelen tot een dementie, hebben een toegenomen sterftekans. Uit diverse studies blijkt dat de mediane overlevingsduur van mensen met dementie varieert tussen de drie en negen jaar. Leeftijd, geslacht, sociaaleconomische status, type dementie, ernst van de dementie, comorbiditeit en genetische kenmerken zijn alle van invloed op de overleving. De toegenomen sterfte van mensen met dementie blijft tot op hoge leeftijd bestaan, waarbij het geslacht minder van invloed lijkt te zijn, al vinden de meeste studies een hogere sterfte bij mannen. De cijfers variëren echter sterk per studie. In Nederland wordt een gemiddelde overlevingsduur van acht jaar aangehouden.

Een recent Brits onderzoek volgde meer dan 13.000 mensen gedurende veertien jaar; 438 ontwikkelden een dementie. De onderzoekers vonden een mediane overlevingsduur berekend vanaf het moment van de diagnose van 4,1 jaar voor mannen en 4,6 jaar voor vrouwen.

Slechts 14% van de mensen met dementie bereikt de laatste fase van dementie. In deze fase zijn de patiënten volledig cognitief beperkt, volledig ADL-afhankelijk, volledig incontinent en immobiel en is de spraak vaak verschraald tot slechts enkele woorden. Vrouwen met de ziekte van Alzheimer hebben een grotere kans om de laatste fase van dementie te bereiken dan bijvoorbeeld mannen met een vasculaire dementie. De meeste mensen met dementie overlijden aan een (aspiratie)pneumonie of een cardiovasculaire oorzaak. Vooral in Nederland, waar liberaler omgegaan wordt met het niet-instellen van kunstmatige vocht- of voedseltoediening (zie hoofdstuk 3, casus 15), overlijden mensen met dementie veelal als gevolg van dehydratie of cachexie.

Kwaliteit van leven bij dementie

Een algemene doelstelling van de palliatieve zorg is het realiseren van een optimale kwaliteit van leven voor de tijd die mensen nog rest. Dit is voor mensen met dementie niet anders dan voor mensen zonder dementie. Hoewel mensen met dementie in een beginnende fase nog heel goed zelf een waardering kunnen geven voor hun kwaliteit van leven, neemt dit vermogen af naarmate de dementie vordert en wordt de beoordeling meer afhankelijk van derden, zoals familieleden of zorgverleners. Veel van het onderzoek en de ontwikkelde instrumenten voor het meten van de kwaliteit van leven verwijzen naar het werk van Lawton (1991). Lawton benadrukte de multidimensionaliteit van het concept kwaliteit van leven en de noodzaak om kwaliteit van leven zowel subjectief als objectief te meten. Hij noemt als objectief te meten elementen: gedrag, agitatie, depressie, mogelijkheden tot zelfzorg, zinvolle dagbesteding, sociale betrokkenheid en emotionele expressie. In het subjectieve gebied van ervaren kwaliteit van leven noemt Lawton elementen als spiritualiteit, tevredenheid over de zorg, familie, vrienden, vrije tijd en wonen. Geluksgevoel en zelfwaardering zijn onderdelen van algemeen welzijn. Er zijn veel instrumenten beschikbaar voor het meten van kwaliteit van leven bij dementie, variërend van zelfbeoordelingsinstrumenten tot zogeheten 'proxy'-instrumenten, waarbij familieleden of professionele zorgverleners een oordeel geven over de kwaliteit van zorg. Overigens blijkt de beoordeling van de kwaliteit van leven van mensen met dementie zelf en een beoordeling door derden maar matig overeen te komen. Derden beoordelen de kwaliteit van leven doorgaans als lager. Dit komt mogelijk doordat mensen met dementie zich hebben aangepast en een nieuwe, andere betekenis hebben gevonden voor hun leven die door gezonden niet als zodanig gezien wordt.

De beoordeling van de kwaliteit van leven bij mensen met dementie speelt impliciet of expliciet een rol bij de medische besluitvorming. Een als laag beoordeelde kwaliteit van leven kan op enig moment betekenen dat het wenselijk is over te gaan tot een beleid dat alleen gericht is op symptoombestrijding, waarbij levensverlenging gecontraïndiceerd is. Instrumenten om de kwaliteit van leven te meten zouden hierbij een rol kunnen spelen, al is daarnaar nog nauwelijks onderzoek gedaan.

Lijden bij dementie

Onder de algemene bevolking is de angst doorgaans groot om dement te worden. Om die reden stellen veel mensen wilsverklaringen of zelfs euthanasieverklaringen op om de verwachte lijdensweg die dementie met zich zou meebrengen, af te wenden. Toch is het de vraag of dementie met ondraaglijk lijden gepaard gaat. Uit een recente systematische review, waarbij alleen maar artikelen geselecteerd werden die geschreven zijn vanuit het perspectief van de persoon met dementie zelf, blijkt dat er geen solide onderbouwing te vinden is dat dementie noodzakelijkerwijs resulteert in ondraaglijk lijden. Hoewel natuurlijk niet ontkend kan worden dat het hebben van (of 'lijden aan') dementie een grote impact heeft en dat de verlieservaringen in veel negatieve emoties resulteren, hebben mensen met dementie zo hun eigen copingstrategieën ontwikkeld.

Juist in de fase waarin bij mensen met dementie palliatieve zorg is aangewezen, is het van groot belang de mate en ernst van lijden proberen in te schatten. In hoofdstuk 3, casus15, wordt de Discomfort Scale Dementia of the Alzheimer Type (de DS-DAT) beschreven die heel goed bruikbaar is om onwelbevinden te meten. Aminoff et al. ontwikkelden in 2006 de zogeheten Mini Suffering State Examination (MSSE). Dit is een schaal met tien items waarbij aanwezig of afwezig gescoord kan worden. Het betreft de volgende items: kalm, schreeuwt, pijn, decubitus, ondervoeding, eetproblemen, invasieve behandeling(en), onstabiele medische conditie, lijden naar het oordeel van de arts, lijden naar het oordeel van familie. De mate van lijden is op basis van de totaalscore in drie categorieën ingedeeld. Een hoge mate van lijden gemeten met de MSSE blijkt prognostisch ongunstig te zijn voor de overleving.

Pijn bij dementie

Pijn is een belangrijk symptoom in de palliatieve fase en heeft grote invloed op de kwaliteit van leven. De prevalentie van pijn bij mensen met dementie varieert van 28 tot wel 83%. Deze variatie is onder andere te verklaren door de diversiteit van de in de onderzoeken gebruikte meetinstrumenten, die ook niet altijd even betrouwbaar zijn. Net zoals bij het meten van kwaliteit van leven geldt ook hier dat zelfrapportage in principe de gouden standaard is, maar dat deze rapportage onbetrouwbaarder wordt naarmate de dementie vordert. Vooral bij mensen met een gevorderde dementie is de beoordeling van pijn moeilijk. We weten dan ook uit onderzoek dat pijn bij dementie vaak ondergediagnosticeerd en daarmee onderbehandeld is. Het vaststellen van pijn bij dementie wordt nog eens extra gecompliceerd omdat er aanwijzingen zijn dat mensen met een alzheimerdementie een afgenomen pijnbeleving hebben, terwijl mensen met een vasculaire dementie juist een toegenomen pijnbeleving hebben. Zwakhalen et al. (2006) verrichtten een systematische review naar de psychometrische eigenschappen van pijnobservatieschalen bij mensen met dementie en kwamen tot de conclusie dat de Pain Assessment Checklist for Seniors with Limited Ability to Communicate (de PACSLAC) de beste eigenschappen heeft. De schaal is vertaald in het Nederlands (PACSLAC-D. Zie bijlage bij dit hoofdstuk) en bestaat uit 24 items in drie subschalen: gelaat, verzet/afweer, sociaalemotionele stemming. Bij een score van 4 of hoger zijn er aanwijzingen voor pijn. De schaal blijkt in de praktijk goed bruikbaar te zijn en gemakkelijk in te vullen.

Ten slotte

Er is nog maar beperkt onderzoek gedaan naar palliatieve zorg bij dementie. Het is echter van belang dat dementie, evenals kanker, gezien wordt als een dodelijke ziekte waarbij alle principes van palliatieve zorg dienen te worden toegepast. Dat betekent het volgen van een proactief zorgtraject waarbij zo min mogelijk invasieve en belastende diagnostiek en behandelingen plaatsvinden en de individuele kwaliteit van leven van de mens met dementie centraal staat.

Literatuur

Aminoff BZ, Adusky A. Their last 6 months: suffering and survival of end-stage dementia patients. Age Ageing 2006;35:597-601.

Boer ME de, Hertogh CMPM, Dröes RM et al. Suffering from dementia – the patient's perspective: a review of the literature. International Psychogeriatrics 2007;9:1021-39.

CBO. Richtlijn Diagnostiek en medicamenteuze behandeling van dementie. Utrecht: CBO, 2005.

Ettema TP, Dröes RM, Lange J de et al. The concept of quality of life in dementia in the different stages of the disease. International Psychogeriatrics 2005;353-70.

Koopmans RTCM, Steen JT van der, Zuidema SU, Hobbelen JSM. Richtlijn dementie. In: Graeff A de, Bommel JMP van, Deijck RHPD van, Eynden B van den, Krol, RJA, Oldenmenger WH, Vollaard EJ. Palliatieve zorg. Richtlijnen voor de praktijk. Heerenveen: Jongbloed bv (te verschijnen december 2010). Ook in te zien op www.pallialine.nl.

Koopmans RTCM, Ekkerink JLP, Weel C van. Survival to late dementia in Dutch nursing home patients. J Am Geriat Soc 2003;51:184-7.

Lawton MP. A multidimensional view of quality of life in frail elders. In: Birren JE, Lubben JE, Rowe JC, Deutchman DE (eds). The concept of measurement quality of life in the frail elderly. San Diego: Academic Press Inc, 1991.

Sampson EL, Ritchie CW, Lai R, Raven PW, Blanchard MR. A systematic review of the scientific evidence for the efficacy of a palliative care approach in advanced dementia. International Psychogeriatrics 2005;17:31-40.

Xie J, Brayne C, Matthews FE. Survival times in people with dementia: analysis from a population based cohort study with 14 year follow-up. BMJ 2008;336:258-62.

Zwakhalen SM, Hamers JP, Abu-Saad HH, Berger MP. Pain in elderly people with dementia: a systematic review of behavioural pain assessment tools. MBC Geriatrics 2006;7:3.

Bijlage PACSLAC-D

Pain Assessment Checklist for Seniors with Limited Ability to Communicate, NL versie (PACSLAC-D)*

Datum: _____ Tijdstip beoordeling: _____

Naam patiënt/ bewoner: _____

Doel:
Deze checklijst wordt gebruikt om pijn te beoordelen bij patiënten met dementie die geen of slechts beperkte mogelijkheden hebben te communiceren.

Instructies:
Kruis aan welke items van de PACSLAC voorkomen tijdens de periode waarin u geïnteresseerd bent.
De score per subschaal kan worden berekend door het aantal kruisjes per subschaal op te tellen.
Door alle subschaal scores op te tellen berekent u de totale schaalscore.

Opmerkingen:
_____
_____

Gelaat	Aanwezig
Uitdrukking van pijn	
Een specifiek geluid of uiting van pijn 'au' of 'oef'	
Wenkbrauwen fronsen	
Grimas	
Rimpels in het voorhoofd	
Kreunen en kermen	
Verandering in de ogen (scheel kijken, mat, helder, meer bewegingen)	
Pijnlijke plek aanraken en vasthouden	
Pijnlijke plek beschermen	
Terugtrekken	
Verzet/ afweer	
Verbale agressie	
Fysieke agressie (bijv. mensen en/ of voorwerpen wegduwen, anderen krabben, anderen slaan, stompen, schoppen)	
Geërgerd (geagiteerd)	
Achteruitdeinzen	
Niet aangeraakt willen worden	
Niet-coöperatief/weerstand tegen zorgverlening	
Sociaal emotioneel/ stemming	
Nors/prikkelbaar	
Schreeuwen/krijsen	
Donkere blik	
Verdrietige blik	
Geen mensen in de buurt laten komen	
Ontsteld (ontdaan)	
Blozend, rood gelaat	
Rusteloos	

Subschaal scores:

Gelaat _____
Verzet/ Afweer _____
Sociaal emotioneel/ stemming _____

Totale score _____

PACSLAC-D uerd vertaald, aangepast en getest door de Universiteit Maastricht (Zwakhalen et al., 2006)
* PACSLAC is oorspronkelijk ontwikkeld door Fuchs-Lacelle en Hadjistavropoulos, 2004

Palliatieve zorg voor kinderen

5.4
G.A. Huizinga

Inleiding

Professionele zorgverleners worden niet vaak geconfronteerd met een ongeneeslijk ziek kind. Een huisarts maakt dit bijvoorbeeld slechts één tot twee keer in zijn loopbaan mee. De problematiek van kinderen in de palliatieve fase is meestal complex en de zorg gaat vaak gepaard met onzekerheden en morele dilemma's. De intensieve begeleiding van een gezin met een ongeneeslijk ziek kind vraagt veel van de professionele zorgverlener en omdat het maar zo weinig voorkomt, is niet elke zorgprofessional daar goed op voorbereid. Ter illustratie enkele interviewfragmenten uit een onderzoek naar casemanagement in de palliatieve zorg voor kinderen:

'In het palliatief protocol stond dat niet met haar besproken was dat ze dood zou gaan. En dat is moeilijk hoor, want je merkt, dit kind is zo wijs, die weet dat. De laatste avond hadden we toch heel duidelijk de indruk dat ze afscheid aan het nemen was van het leven. En ze zei tegen mij: "Kom eens hier, kom eens dichterbij." Ik zeg: "Ja, wat is er dan?" "Ik wil even aan je voelen!" Toen aaide ze me over mijn wang' (huisarts).

'Huisartsen geven vaak al bij het eerste telefoontje aan dat ze geen ervaring hebben met kinderen die gaan overlijden, dat ze geen ervaring hebben met de medicatie die we voorstellen en met het behandelen van aanvallen. Dat loopt dus eigenlijk altijd via ons' (kinderarts metabole ziekten).

Epidemiologie

In Nederland overlijden per jaar maar heel weinig kinderen. In 2008 waren dat 1246 kinderen in de leeftijd van 0-20 jaar. Wanneer infectieuze/parasitaire ziekten en uitwendige doodsoorzaken (zoals ongevallen, kindermishandeling en zelfdoding) buiten beschouwing worden gelaten, overleden in 2008 naar schatting 1017 kinderen als gevolg van een levensbedreigende of levensduurbeperkende ziekte.

Er zijn geen exacte gegevens beschikbaar over het aantal kinderen dat in Nederland palliatieve zorg krijgt. Onderzoek geeft aan dat jaarlijks naar schatting 4200 kinderen palliatieve zorg nodig hebben. Het gaat dan om de zorg voor alle kinderen met een levensbedreigende of levensduurbeperkende ziekte.

Categorieën kinderen die in aanmerking komen voor palliatieve zorg

Er is onder zorgprofessionals weinig consensus over de definitie van palliatieve zorg voor kinderen. In de praktijk blijkt dat men daarbij vooral associaties heeft met terminale zorg. De aandoeningen van kinderen die palliatieve zorg nodig hebben, zijn echter zeer divers. Soms duurt een ziekteproces jaren, zoals bij bepaalde stofwisselingsziekten, en duurt ook de palliatieve fase dus jaren. De ziektebeelden zijn meest-

al zeldzaam en hebben grotendeels een genetische oorzaak. In de literatuur worden vier categorieën ziektebeelden beschreven:
- *Categorie 1*: levensbedreigende aandoeningen die curatief behandeld kunnen worden, maar waarbij de kans bestaat dat deze niet aanslaat. Voorbeelden hiervan zijn kanker en complexe hartafwijkingen.
- *Categorie 2*: levensbedreigende aandoeningen waarbij lange perioden van intensieve behandeling nodig zijn om het leven te verlengen en deelname aan normale activiteiten mogelijk te maken. Kinderen met dergelijke aandoeningen kunnen een goede kwaliteit van leven hebben, maar overlijden uiteindelijk meestal vroegtijdig. Voorbeelden hiervan zijn cystic fibrosis, hiv/aids, ernstige maag-darmziekten, ernstige immuundeficiënties en spierdystrofie.
- *Categorie 3*: progressieve aandoeningen waarvoor geen curatieve behandeling bestaat. De behandeling is vanaf de diagnose palliatief van opzet en kan vele jaren duren. Voorbeelden hiervan zijn stofwisselingsziekten (zoals de ziekte van Gaucher), chromosomale aandoeningen (zoals trisomie 13) en ernstige vormen van osteogenesis imperfecta.
- *Categorie 4*: irreversibele, maar niet-progressieve aandoeningen. Deze aandoeningen kunnen leiden tot ernstige afwijkingen. Deze groep kinderen heeft een verhoogde kans op complicaties, waarbij rekening moet worden gehouden met een vroegtijdig overlijden. Voorbeelden hiervan zijn ernstige neurologische gevolgen van infectieziekten en malformaties van de hersenen.

Wat maakt palliatieve zorg voor kinderen specifiek?

Palliatieve zorg voor kinderen onderscheidt zich van de palliatieve zorg voor volwassenen. Het overlijden van een kind komt zelden voor. Bovendien is de variëteit aan ziektebeelden bij kinderen die palliatief behandeld worden groter dan bij volwassenen. Bij volwassenen gaat het in 75% van de gevallen om patiënten met kanker, bij kinderen betreft dit ongeveer 30%. Het ziektebeloop van kinderen die palliatief behandeld worden, gaat vaak geleidelijker en is minder goed voorspelbaar.

Een ander belangrijk verschil met volwassenen is dat op de kinderleeftijd een lichamelijke, emotionele en cognitieve ontwikkeling plaatsvindt. Lichamelijke ontwikkelingsfactoren beïnvloeden de fysiologie en de farmacokinetiek. De ontwikkelingsfase speelt daarom een belangrijke rol bij de behandelingskeuze en de dosering van medicatie. Soms kan ook een veranderd metabolisme hierop invloed hebben, zoals bij een stofwisselingsziekte. De emotionele en cognitieve ontwikkeling van het kind beïnvloeden het begrip van ziekte en dood, de communicatiemogelijkheden en de mate van afhankelijkheid van anderen. Door deze ontwikkelingsfactoren kan het palliatieve zorgtraject bij kinderen sterk variëren. Daar komt bij dat veel kinderen die palliatief behandeld worden nog thuis wonen. Daardoor maakt het hele gezin het ziekteproces en het eventuele overlijden van dichtbij mee. Dit heeft een enorme impact. Palliatieve zorg voor kinderen is daarom bij uitstek gezinsgericht. Naast het kind hebben de ouders, broers en zussen ondersteuning nodig.

Ongeneeslijk zieke kinderen hebben vaak een grote levenskracht. Palliatieve zorg voor kinderen staat daarom vooral in het teken van leven. Een opvallende uitspraak in de palliatieve zorg voor kinderen is: 'Je voegt geen dagen meer toe aan het leven, maar leven aan de dagen.' Ook voor ongeneeslijk zieke kinderen is het meestal belangrijk dat het normale dagelijkse leven zoveel mogelijk blijft doorgaan en dat ze zich blijven ontwikkelen. De school kan daarbij een belangrijk houvast zijn en structuur en regelmaat bieden. Deze kinderen gaan daarom naar school als dat kan, al is het maar voor een paar uurtjes per dag.

Ook de zorg na het overlijden heeft specifieke kenmerken, omdat het verlies van een kind om een ander soort ondersteuning vraagt. Het rouwproces van ouders en broers/zussen kan zeer ingrijpend zijn.

Al deze hiervoor genoemde factoren maken dat het palliatieve zorgaanbod bij kinderen een andere inhoud heeft dan bij volwassenen.

Ondersteunende instanties voor palliatieve zorg voor kinderen

KINDERHOSPICES

In Nederland zijn er anno 2010 zeven kinderhospices. Anders dan in een hospice voor volwassenen, is de begeleiding tijdens de terminale fase niet de belangrijkste taak van een kinderhospice. In een kinderhospice wordt vooral respijtzorg geboden. Een kind met complexe zorgvragen komt tijdelijk in het kinderhospice logeren, zodat ouders en eventuele broers/zussen even afstand kunnen nemen. De dagelijkse zorg wordt meestal verleend door gespecialiseerde (kinder)verpleegkundigen en (ortho)pedagogisch medewerkers. Verder zijn kinderartsen, huisartsen, fysiotherapeuten, paramedici en vrijwilligers bij de zorg betrokken.

THUISZORG

De laatste jaren zijn gespecialiseerde regionale wijkverpleegkundige teams voor kinderen sterk in opkomst. Deze teams bieden thuiszorg aan kinderen van 0 tot 18 jaar. Soms zijn deze teams verbonden aan thuiszorgorganisaties, maar ze kunnen ook als zelfstandige organisatie bestaan. Een voorbeeld van een zelfstandige organisatie is KinderThuisZorg, die landelijk actief is. Gezinnen krijgen waar mogelijk een vaste verpleegkundige toegewezen, zodat het aantal verschillende zorgprofessionals dat bij deze gezinnen over de vloer komt beperkt gehouden kan worden.

STICHTING PALLIATIEVE ZORG VOOR KINDEREN

De Stichting Palliatieve Zorg voor Kinderen (Stichting Pal) is een netwerkorganisatie van gedreven zorgprofessionals en ouders betrokken bij de kinderpalliatieve zorg. Het primaire doel van de Stichting Pal is de kinderpalliatieve zorg in Nederland te verbeteren. De zorgprofessionals in het netwerk zijn verpleegkundigen, (kinder)artsen en coördinatoren uit kinderhospices, (academische) ziekenhuizen en thuiszorgorganisaties. Ook vertegenwoordigers van ouderorganisaties en patiëntenverenigingen hebben een belangrijke inbreng in de Stichting Pal. Daarnaast participeren vrijwilligersorganisaties, wetenschappelijk onderzoekers, integrale kankercentra en het landelijke ondersteuningspunt palliatieve terminale zorg Agora.

Knelpunten en mogelijke oplossingen

De organisatie en coördinatie van de palliatieve zorg voor kinderen verlopen moeizaam, omdat er zeer veel verschillende zorgprofessionals bij betrokken zijn en de zorgonderdelen vaak niet goed op elkaar zijn afgestemd. De samenwerking tussen de eerste, tweede en derde lijn ervaren ouders als onvoldoende. Er is dus een duidelijk gebrek aan continuïteit. Ouders moeten veel zelf regelen, waardoor ze minder tijd overhouden voor hun kind. Ouders geven aan dat de palliatieve zorg gepaard gaat met veel complexe regelgeving en bureaucratie en dat ze een centraal aanspreekpunt en een vraagbaak missen. Het is daarom aan te bevelen dat een van de professionals de zorg coördineert en als aanspreekpunt fungeert. Ouders hoeven zich daardoor minder bezig te houden met het regelen van zaken. Voor ouders is het bovendien cruciaal dat zij voor medische vragen dag en nacht iemand kunnen bereiken.

De Stichting Pal maakt zich door middel van (onderzoeks)projecten sterk voor het opzetten van een landelijk dekkend netwerk van casemanagers in de palliatieve zorg voor kinderen. Deze casemanagers zullen speciaal voor deze taak opgeleid worden. Het doel is dat zij 24 uur per dag bereikbaar zijn voor gezinnen en zorgprofessionals. Hun belangrijkste taken worden het identificeren van de zorgbehoeften van kind en gezin, opstellen van een individueel zorgplan, uitvoeren en coördineren van multidisciplinaire zorg, evalueren en eventueel bijstellen van de uitvoering van de zorg en belangenbehartiging van kind en gezin. Daarnaast gaan zij, waar nodig, zorgprofessionals in de thuissituatie instrueren, in aanvulling op de ondersteuning die de medisch specialist biedt.

Zorgprofessionals geven aan te weinig expertise te hebben op het gebied van palliatieve zorg voor kinderen. De scholingsmogelijkheden op dit gebied zijn schaars. Richtlijnen en protocollen zijn nauwelijks beschikbaar en de zorg is daardoor vaak gebaseerd op ad-hocbesluitvorming. Op dit moment is een algemene richtlijn palliatieve zorg voor kinderen in ontwikkeling.
De werkgroep palliatieve zorg van de Stichting Kinderoncologie Nederland (SKION) werkt aan een speciale website, waar ervaren zorgprofessionals van diverse disciplines relevante en waar mogelijk evidence-based informatie publiceren om specifieke kennis beter ter beschikking te stellen.

Een voorbeeld van een succesvolle organisatie van de palliatieve zorg voor kinderen is het Koesterproject in Gent. Dit thuiszorgproject loopt al sinds 1992 in het Universitair Ziekenhuis. Het project is geïntegreerd in de afdeling Kinderoncologie. Bij de diagnose worden een arts en een psycholoog aan het kind toegewezen, die het gezin gedurende het ziekteproces begeleiden. Daarnaast heeft het Koesterproject kinderverpleegkundigen in dienst die de palliatieve zorg coördineren en transmuraal werken. Medewerkers van thuiszorgorganisaties en huisartsen worden zo nodig door deze verpleegkundigen geïnstrueerd. Het Koesterteam blijft ook bij het gezin betrokken na het overlijden van het kind, zo lang dat nodig is.
Voor meer informatie, ook over andere initiatieven, wordt verwezen naar de literatuur aan het eind van dit hoofdstuk.

Wat kunnen professionele zorgverleners verder doen?

Uitgangspunt moet zijn dat de ouders van het ongeneeslijk zieke kind experts zijn. Zij kennen het kind het beste en zijn als het ware 'medisch specialist zonder opleiding'. Een goede samenwerking met de ouders en erkenning van hun expertise zijn noodzakelijk. Omdat het voor ouders lastig te beoordelen is welke zorg het gezin op de korte en langere termijn nodig heeft, is het van belang dat palliatieve zorg voor kinderen proactief aangeboden wordt. Dit betekent dat de zorgprofessional aangeeft wat de mogelijkheden zijn en dat de ouders uit dat aanbod kiezen wat het gezin nodig heeft.
Omdat palliatieve zorg voor kinderen weinig voorkomt, kan niet verwacht worden dat elke zorgprofessional expert is. Deskundigheidsbevordering op het gebied van de palliatieve zorg voor kinderen is zinvol, maar zorgprofessionals dienen zich ook te realiseren dat een deel van hun kennis en vaardigheden uit de palliatieve zorg voor volwassenen generiek is en ook op kinderen van toepassing is. Zorgprofessionals kunnen zich zo nodig bekwamen in het begeleiden van gezinnen met een ongeneeslijk ziek kind en daarvoor een beroep doen op de expertise van ervaringsdeskundigen. Ook kennis van de beleving van het kind, ouders en broers/zussen en besluitvorming rondom het levenseinde kunnen de expertise van zorgprofessionals op het

gebied van palliatieve zorg voor kinderen verhogen. De afgelopen jaren zijn zeer praktische publicaties verschenen die voor dit doel zinvol zijn, zoals de brochures *Koesterkind, ons kind wordt niet meer beter* voor ouders en zorgprofessionals van de Vereniging 'Ouders, Kinderen en Kanker'. De brochure voor ouders kan worden meegegeven als zij te horen hebben gekregen dat hun kind niet meer beter wordt. De brochure is geschreven samen met ouders die deze weg al zijn gegaan en met ervaren zorgprofessionals. Hij bevat een schat aan praktische informatie over het hele ziektetraject, vanaf het slechtnieuwsgesprek tot en met de begrafenis/crematie en het rouwproces. Ook ingrijpende zaken zoals lichamelijke veranderingen in de terminale fase en de zorg voor het overleden kind worden openhartig besproken. Aan het project Koesterkind is een contact- en informatielijn voor ouders gekoppeld. Hoewel de brochure voor huisartsen en andere zorgverleners over kinderen met kanker gaat, is het een aanrader voor iedereen die beroepshalve geconfronteerd wordt met de zorg voor een ongeneeslijk ziek kind. De ouderbrochure zou voor deze zorgprofessionals verplichte literatuur moeten zijn.

Literatuur

ACT. A guide to the development of children's palliative care services. Bristol, United Kingdom: Association for children with life-threatening or terminal conditions and their families, 2003.

Berg M van den. Op weg naar goede praktijken in de kinderpalliatieve zorg: een inventarisatie van onderzoek en praktijk. Rotterdam, XXScience, 2009.

Bruntink R. In het teken van leven, zorgen voor het ongeneeslijk zieke kind. Kampen: Uitgeverij Ten Have, 2007.

Galesloot, C, Stoelinga, W, Groot, M. Van willekeur naar wenselijkheid. Eindrapport project kinder-palliatieve zorg. Nijmegen: Integraal Kankercentrum Oost, 2008.

Himelstein BP, Hilden JM, Boldt AM, Weissman D. Pediatric palliative care. N Engl J Med 2004;350:1752-62.

Huizinga, GA. Casemanagement in de palliatieve zorg voor kinderen: een exploratieve studie. Groningen: Wenckebach Instituut, Universitair Medisch Centrum Groningen, 2009.

Lenton S, Goldman A, Eaton N, Southall D. Development and epidemiology. In: Goldman A, Hain R, Liben S (eds). Oxford textbook of palliative care for children. 1st ed. Oxford: Oxford University Press, 2006:3-13.

Molenkamp, CM, Hamers, JPH, Courtens, AM. Palliatieve zorg voor kinderen: maatwerk vereist. Een exploratieve studie naar zorgbehoeften, aanbod, knelpunten en mogelijke oplossingen. Maastricht: Universiteit Maastricht, Cluster Zorgwetenschappen, Sectie Verplegingswetenschap, 2005.

Poort A, Pulles MJ, Blommendaal P, Krouwel L, Borm A. Koesterkind, ons kind wordt niet meer beter. Handreiking voor huisartsen en andere zorgverleners over palliatieve zorg voor kinderen met kanker. Nieuwegein: Vereniging Ouders, Kinderen en Kanker, 2009.

Quay E de. Ouders cruciaal voor chronisch ziek kind; 'specialist zonder opleiding' onvoldoende erkend. Medisch Contact 2009;64:1524-7.

Roosmalen T van. Wat nu? Mijn leerling wordt niet meer beter. Nieuwegein/Nijmegen: VOKK/REC Dienstencentrum Rivierenland, 2009.

Stichting palliatieve zorg voor kinderen in Nederland. Beleidsplan palliatieve zorg voor kinderen. Bunnik, 2007.

Velden LFJ van der, Francke AL, Hingstman L, Willems DL. Sterfte aan kanker en andere chronische aandoeningen. Utrecht: Nederlands Instituut voor onderzoek van de gezondheidszorg (Nivel), 2007.

Belangrijke websites
http://statline.cbs.nl
www.kinderpalliatief.nl
www.kinderthuiszorg.nl
www.koesterkind.nl
www.kinderhospice.nl
www.achterderegenboog.nl
www.skion.nl

Websites

www.pallialine.nl	Een website met directe toegang tot de richtlijnen palliatieve zorg. De richtlijnen worden regelmatig ge-updatet. Nieuwe richtlijnen worden op de site toegevoegd.
www.oncoline.nl	Hierop zijn tumorspecifieke (multidisciplinaire richtlijnen voor de diagnose en behandeling van patiënten met een specifieke tumor) en niet-tumorspecifieke richtlijnen (richtlijnen voor de diagnose en behandeling van een symptoom / gezondheidsklacht ten gevolge van ziekte en behandeling) te vinden.
www.ikcnet.nl	De website van de Verenigde Integrale Kankercentra, doorklikken naar de Regionale Kankercentra is mogelijk.
www.eapcnet.org	De site van de European Association of Palliative Care. Het doel van de EAPC is het bevorderen van palliatieve zorg in Europa door een platform te zijn voor activiteiten op wetenschappelijk, klinisch en sociaal gebied.
www.palliatief.nl	Website van Stichting Agora, het onafhankelijk en landelijk ondersteuningspunt voor palliatieve zorg. Agora biedt ondersteuning en informatie aan iedereen die vragen heeft op het gebied van palliatieve zorg.
www.palliativedrugs.org	Informatie over medicatie in de palliatieve zorg. Aanmelding gratis.
www.hospicecare.com	De website van de International Association for Hospice and Palliative Care. Hierop staat informatie over palliatieve zorg en hospice-zorg wereldwijd.
http://ajh.sagepub.com	Vrije toegang tot de publicaties in de *American Journal of Hospice and Palliative Care*.
www.annals.org	De website van *Annals of Internal Medicine*. Hierin staan regelmatig artikelen over palliatieve zorg. Artikelen ouder dan zes maanden zijn gratis te downloaden.
www.pallcare.info	Deze website bevat veel informatie over palliatieve zorg. U kunt zich gratis aanmelden.
www.vptz.nl	De vereniging Vrijwilligers Palliatieve Terminale Zorg Nederland kan helpen naasten van terminaal zieken te ontlasten zodat ook die eens aan zichzelf toekomen.
www.achterderegenboog.nl	Hierop is informatie te vinden over de begeleiding van kinderen en jongeren, die van dichtbij te maken hebben (gehad) met het overlijden van een dierbare.
www.kinderpalliatief.nl	Deze stichting bevordert de erkenning van de eigenheid van palliatieve zorg voor kinderen en de verankering daarvan in Nederland, zodat de best mogelijke kwaliteit van leven voor hen en hun gezinsleden wordt verkregen.
www.kinderthuiszorg.nl	Een website met informatie over mogelijkheden en voorwaarden om thuiszorg te regelen wanneer een kind ernstig ziek is.
www.koesterkind.nl	Hierop staat praktische informatie over het hele ziektetraject, vanaf het slechtnieuwsgesprek tot en met de begrafenis / crematie en het rouwproces.
www.kinderhospice.nl	De website van de Samenwerkende Kinderhospices in Nederland (met namen en adressen) die situaties beschrijft waarin een kind kan worden opgenomen.

www.skion.nl	De website van de Stichting Kinderoncologie Nederland. De Skion is een landelijk samenwerkingsverband waarin kinderoncologen en andere professionals op dit gebied nauw samenwerken en waarbij er wordt gestreefd om de best beschikbare behandeling aan te bieden aan het kind en zijn ouders.
www.vsca.nl	Website met Centra voor Thuisbeademing.
www.vook.nl	Website van de Vereniging van Ouders van een Overleden Kind.
www.verliesverwerken.nl	Landelijke stichting rouwbegeleiding.
www.rouw.nl	Informatie over rouw voor nabestaanden en hulpverleners.
www.kenhunpijn.nl	Een website met informatie voor professionele zorgverleners over pijnbestrijding bij wilsonbekwamen.
www.stichtingak.nl	Stichting 'Allochtonen en Kanker'.
www.mammarosa.nl	Stichting 'Mammarosa', voor allochtone borstkankerpatiënten.
www.pharos.nl	Stichting Pharos: landelijk kenniscentrum gespecialiseerd op het gebied van vluchtelingen en nieuwkomers.
www.tvcn.nl	Tolk- en Vertaalcentrum Nederland: of 088-2555222
http://www.palliatievezorg.nl/page_828.html	Website over hospicezorg in Nederland

Register

A
acceptatie 101, 229
acceptatiedwang 70
ACE-remmers 179
ademhaling 144
affectieve dimensie 28
afweergedrag 253
agitatie 226
airstacken 191
alcoholonttrekkingsdelier 247
allodynie 68, 86
ALTIS 68
Alzheimer, ziekte van 313
amitriptyline 76, 87
amyotrofische laterale sclerose 187
– , hulpmiddelen 190
– , levensverwachting 188
– , pathofysiologie 188
– , respiratoire insufficiëntie 192
– , revalidatie 189
– , SALS 188
– , stikken 195
– , symptomen 189
– , vormen van ALS 188
anaerobe infectie 214
angst 100, 104
anorexie 113
anorexie-cachexiesyndroom 113
– , cytokinen 113
anticholinergica 120
anticiperen 30, 238, 272
antidepressiva 231
anti-epileptica 87
antihistaminica 120
apathie 225
ascites 130
– , analyse ascitesvocht 132
– , chyleuze ascites 132
– , exsudaat 130
– , geloketteerde ascites 133
– , prognose 131
– , punctie 132
– , transsudaat 130
ascitespunctie 132
– , verblijfskatheter 133
aspiratiepneumonie 203
asthenie 113
autisme 305
autonomie 229

B
beademing 193
begeleiding naasten 281, 291
behandelingsbesluit 58
belangenbehartiging 322
benzodiazepines 149, 247, 248
bestraling 89
bestralingsplexopathie 84
bètablokkers 179
betrokkenheid en distantie 293
bijna-thuis-huis 15
bisacodyl 126
bisfosfonaten 89, 245
bloedarmoede 104
bloedtransfusie 104
blow-out 218
botuline 190
bovenbuikspijn 93
braakcentrum 117
burn-out 293
butylscopolamine 140

C
cachexie 113
candida-infectie 256
casemanagement 319
Centra voor Thuisbeademing 193
cerebrovasculair accident (CVA) 199
– , behandeling 200
– , complicaties 201
– , prognose 200
– , restsymptomen 200
Checklist Pijn en Gedrag 305
chemoreceptor trigger zone 117
Cheyne-Stokes-ademhaling 273
chirurgische stabilisatie 89
chordotomie 94
chronische obstructieve longziekte 159
chyleuze ascites 130
clozapine 247
cognitieve gedragstherapie 229
communicatie 291
comorbiditeit 310
COPD 159, 271
– , bestrijding van kortademigheid 165
– , classificatie van de ernst 159
– , GOLD-classificering 159
– , levensverwachting 164
– , longrevalidatie 162
– , longtransplantatie 163
– , niet-medicamenteuze symptomatische behandeling 160
– , Nijmegen Clinical Screening Instrument (NCSI) 160
– , non-invasieve beademing 167
– , voorspellen mortaliteit 164

–, zuurstoftherapie 163, 166
COPD-exacerbatie 167
COPZ 16
corticosteroïden 107, 117, 120, 149, 151
Creutzfeldt-Jakob, ziekte van 313
cultuur 297
 –, besluitvorming 298
 –, communicatie 297, 301
 –, culturele achtergrond 300
 –, cultuursensitieve zorg 300
 –, cultuurverschillen 297, 300
 –, informatievoorziening 300
 –, referentiekader 298
cultuursensitieve zorg 300
curatieve fase 17, 47
cytokinen 101, 113

D
dagboek 105
decubituspreventie 260
defibrillator, interne cardiale 178
dehydratie 256
delier 239, 276, 277
 –, criteria 240
 –, Delirium Observatie Screening schaal 244
 –, destructive triangle 242
 –, differentiaaldiagnose 240
 –, hypercalciëmie 243
 –, hyperkinetisch delier 240
 –, hypokinetisch delier 240
 –, predisponerende factoren 240
 –, prodromale verschijnselen 239
 –, stoornissen in het bewustzijn 239
 –, terminaal delier 240, 276
 –, terminal restlessness 240, 276
 –, uitlokkende factoren 242
Delirium Observatie Screening schaal (DOS) 33, 244
dementie 253, 313
 –, kwaliteit van leven 314
 –, levensverwachting 313
 –, meetinstrumenten 315
 –, pijn 315
depressie 104, 181, 225
 –, apathie 225
 –, cognitieve gedragstherapie 229
 –, Hospital Anxiety en Depression Scale (HADS) 227
 –, suïcide 225
depressieve gevoelens 100
destructive triangle 242, 274
dexamethason 66, 76, 140, 243
dextromethorfan 151
diarree
 –, overloop- 122
 –, paradoxale 122
dimensies van pijn 90
dimensies van symptomen 13, 28
 –, affectieve dimensie 28
 –, existentiële dimensie 28, 298
 –, pathofysiologische dimensie 28
 –, sensorische dimensie 28
 –, sociale dimensie 28
diuretica 179
doodsoorzaken 61
doorbraak- of rescuemedicatie 73
doorbraakpijn 67, 73
dopamineantagonisten 120
DOS 33, 244
droge mond 254
drukulcera 256
DSM-IV-TR 225
dwarslaesie 66
dyspneu 144
 –, angst om te stikken 153
 –, doorbraak- 166
 –, uitzuigen 148
 –, ventilator 148

E
eerstelijnsbehandelteam 293
eetlust, verminderde 254
eindigheid 290
emotionele intelligentie 293
endobronchiale therapie 152
equi-analgetische dosis 75, 92
erytropoëtische groeifactoren 104
esketamine 76
etherische oliën 217
euthanasie 22, 195, 196, 278, 279
 –, zorgvuldigheidseisen 196
evalueren 273
existentiële dimensie 28, 290
existentiële of spirituele crisis 287

F
familie 260
familiegesprek 288
fecale impactie 122
fentanyl 72
fletcher-curve, geadapteerde 162
follow-up 51
frontotemporale dementie 189, 313
FTD 189

G
gabapentine 76, 87
gebitsproblemen 254
gedachtenismoment 311
gedragsproblemen 310
geurbestrijding 217
gezinsgerichte zorg 320
GOLD-classificering 159

H
HADS 33, 227
haloperidol 74, 247, 277
Hamilton Depression Rating Scale (HAM-D) 227
hartdood, acute 184
hartfalen 173
 –, anemie 183
 –, B-type natriuretisch hormoon 180
 –, depressie 181
 –, diastolisch 174
 –, morfine 182
 –, systolisch 174
 –, vallen 177
hartfalenpolikliniek 178
hemoptoë 154
hersenmetastasen 243
hoesten 150
hoestkracht 191
holistische gezondheidszorg 288
hoop 224
hospice 14
Hospital Anxiety en Depression Scale (HADS) 33, 227
huisartsenpost 294
hulpmiddelen 190

hulpverlenerschap, goed 209
hydromorfon 72
hyperalgesie 68, 86
hypercalciëmie 243
hypercapnie 144, 192
hyperesthesie 86
hyperkinetisch delier 240
hyperpathie 86
hypodermoclyse 206, 246
hypokinetisch delier 240
hypoventilatie, nachtelijke 192
hypoxemie 144, 148
hypoxie 195

I
icterus, pijnloze 286
ileus 135
 –, maagdrainage 139
 –, operatie 138
 –, parenterale vochttoediening 139
 –, pseudo-obstructie 135
 –, stentplaatsing 138
indeling intelligentie 303
inhalatiecorticosteroïden 163
inhalatiemedicatie 163
intrathecale katheter 94
invasieve pijnbehandeling 93

K
kenniscentrum gezondheidszorg voor vluchtelingen en nieuwkomers 300
kinderen 292, 319
kinderhospice 321
Koesterkind 323
Koesterproject 322
kunstmatige toediening van voeding en vocht 205, 257
kwaliteit van leven 13, 33, 99, 270, 314

L
lactitol 126
lactulose 126
Lastmeter 33
laxans 74
laxantia 125
levenseinde
 –, beslissingen rond het levenseinde 22
 –, laatste levensfase 22
levensverwachting 18, 272, 309, 313
levomepromazine 120, 247, 280
lewylichaampjesdementie 313
Liverpool Palliative Care pathway 21
logopedist 204, 256
longrevalidatie 162
longvolumereductiechirurgie 163
lorazepam 76
lotgenoten 300
lotgenotencontact 106, 300
luchtwegverwijders 149

M
maagdrainage 139
maag-neussonde 205
macrogol / elektrolyten 126
magnesiumhydroxide 126
magnesiumoxide 126
medicamenteuze symptomatische behandeling 34
medisch zinloze behandeling 209
meetinstrumenten 32, 315

–, Delirium Observatie Screening Schaal 33, 244
–, Hospital Anxiety and Depression Scale 33, 227
–, Lastmeter 33
–, multidimensionele pijnanamnese 33
methadon 73, 76, 92
methylfenidaat 74, 93, 107, 233
metoclopramide 74, 140
metronidazol 217
midazolam 149, 280
migranten 297, 299
mirtazapine 231
misselijkheid en braken 117
mondverzorging 273
mondzorg 260
morfine 72, 149, 153, 165, 182
 –, fabels en feiten 74, 82
mucolytica 149
multidimensionele benadering 30
multidimensionele pijnanamnese 33
multidisciplinaire samenwerking 202
multidisciplinair team 20
myelumcompressie 66

N
naasten 289, 291
nabestaanden 295
natriumdocusaat + sorbitolklysma 126
natriumfosfaatklysma 126
natriumlaurylsulfoacetaat 126
neurokinine-1-antagonist 120
neuroleptica 247, 248
neuropathische pijn 67, 76, 85
 –, behandeling 76, 87
 –, centraal 85
 –, kenmerken 86
 –, perifeer 85
niet-medicamenteuze symptomatische behandeling 34
Nijmegen Clinical Screening Instrument (NCSI) 160
nociceptieve pijn 67, 85
non-invasieve beademing 167
nortriptyline 76, 87
NRS 32
NSAID's 71
Number Needed to Harm 88
Number Needed to Treat 88
Numerical Rating Scale 32

O
obstipatie 74, 122
 –, preventie 124
octreotide 140
olanzapine 120, 247
oncologische ulcus 213
 –, anaerobe infectie 214
 –, beslisboom productkeuze 217
 –, bloedingsneiging 217
 –, geurbestrijding 217
 –, kenmerken 215
 –, koolstofbevattende verbanden 216
 –, verzorgingsbeleid 219
 –, verzorgingsrichtlijn 217
 –, wondanamnese 213
oncologische wond 213
onderwijs 23
onderzoek 23
onrust bij terminale patiënten 275
 –, oorzaken 275
ontkenning 287

ontwikkelingsfactoren 320
onwelbevinden (discomfort) 259
oorzakelijke behandeling 34
opioïden
 –, behandeling bijwerkingen 93
 –, bijwerkingen 74
opioïd-geïnduceerde hyperalgesie 94
opioïdrotatie 75, 92
overdracht in de diensten 21
oxazepam 76
oxycodon 72

P
pacemaker, biventriculaire 178
PACSLAC-D 315
palliatief redeneren 36
palliatief team 21
palliatie in de stervensfase 17
palliatie in de terminale fase 27
palliatieve fase 17, 47
palliatieve sedatie 22, 155, 278, 280
 –, acute sedatie 279
 –, begeleiding naasten 281
 –, continue diepe sedatie 279
 –, continue sedatie 279
 –, indicaties 278, 280
 –, intermitterende sedatie 279
 –, kortdurende sedatie 279
 –, refractaire symptomen 278
 –, voorwaarden 279, 280
palliatieve zorg 13
 –, definitie 13
 –, palliatie in de stervensfase 17
 –, symptoomgerichte palliatie 17
 –, ziektegerichte palliatie 17
palliatieve zorg voor kinderen 319
pancreascarcinoom 287
paracetamol 71
Parkinson, ziekte van 313
pathofysiologische dimensie 28
percutane endoscopische gastrostomie (PEG) 187
performance status 31
peritonitis carcinomatosa 130
Piaget 303
pijn 67, 85
 –, doorbraak- 67, 73
 –, neuropathische pijn 67, 85
 –, nociceptieve pijn 67, 85
 –, somatische 67
 –, soorten 67
 –, viscerale 67
pijnmeting 69
pleuravocht 146
plexus coeliacusblokkade 93
polyneuropathie 84
pregabaline 76, 87
proactief beleid 49
proactieve aanpak 20
prodromale verschijnselen 239
progestativa 117
prognose 18
prognose in de stervensfase 271
prognose overleving CVA 200
prokinetica 120
propofol 280
pseudo-obstructie 135
psychiatrische instellingen 310
psychiatrische stoornis 309

–, intern netwerk 311
–, levensverwachting 309
–, polyfarmacie 310
–, sociaal netwerk 311
–, zingevingsvraagstukken 310
–, zorgbehoeften 310
psychiatrisch interview 227
psychiatrisch onderzoek 255
psychische problemen 254
psychisch functioneren 225
psycho-educatie 91
psychosociale anamnese 226
psyllium 126
pulsus paradoxus 146

R
refractaire symptomen 278, 280
relationele autonomie 258
religie 290
respiratoire insufficiëntie 192
reutelen 273
revalidatie 106
richtlijnen 23
rijverbod 74
riluzole 189
risperidon 247
round the clock 74
rouw 294
 –, gecompliceerde rouw 295

S
samenwerking met verpleging 273
SCEN-arts 196, 231
screeningsinstrumenten 226
seksualiteit 101
sennosiden A + B 126
sensorische dimensie 28
serotonineantagonisten 120
shared decision making 207
slaapstoornissen 104
slecht nieuws 286
slikproblemen 190, 202
slikproces 203
slikstoornissen
 –, beleid en behandeling 204
 –, slikproces 203
 –, verslikken 203
sociaal 28
sociale dimensie 28
sociale druk 299
somatische pijn 67
sombere stemming 225
somberheid 224
soorten pijn 67
speekselvloed 190
 –, medicatie 190
 –, radiotherapie 190
spinale katheter 94
spiritueel c.q. existentieel 28
spirituele dimensie 290
spironolacton 179
spreken over ziekte en sterven 299
SSRIDs 231
stent 152
stentplaatsing 138
sterculiagom 126
stervensproces 272
 –, levensverwachting 272

–, normaal stervensproces 272
–, tekenen van een naderende dood 273
stervenstrajecten 61
Stichting Palliatieve Zorg voor Kinderen 321
stikken 153
  –, angst om te stikken 153
stoornissen in het bewustzijn 239
stridor 152
suïcide 225
symboliek 257
symptomatisch beleid 257
symptoom 28
symptoomgerichte palliatie 17, 27
symptoommanagement 36
symptoomprevalentie 30
syndroom 28

T

taalbarrière 297
taalproblemen 298
TCA 231
tekenen van een naderende dood 273
terminaal delier 240, 276
terminale fase 13
terminal restlessness 240, 276
therapeutisch venster 93
thuiszorgorganisatie 321
tolken 297
tracheostoma 149
tranexaminezuur 154, 218
transsudaat 130
tricyclische antidepressiva 87

U

uiterlijke verzorging 106
uitvoering 280
uremie 260

V

vallen 177
VAS 32
vasculaire dementie 313
vena cava superior syndroom 146
venlafaxine 231
ventilator 148
Verbal Rating Scale 32
vermoeidheid 52, 98, 228
  –, integrale benadering 103

–, oorzaken 100
–, psychische aspecten 101
–, psychologische begeleiding 105
–, uitingsvormen 99
–, voorlichting 105
–, ziektegerelateerd 98
verslavingsproblematiek 309
verslikken 203
verstandelijke beperking 303
  –, wilsbekwaamheid 306
versterven 261
vertebroplastiek 89
vertegenwoordiging 208
viscerale pijn 67
Visueel Analoge Schaal 32
vitale capaciteit (VC) 188
vluchtelingen 297, 299
vochtlijst 255
voeding
  –, aanvullende 116
  –, adequate 116
  –, palliatieve 116
  –, sondevoeding 116, 205, 258
VRS 32

W

wensenboekje 311
wervelinzakking 84, 88
  –, vertebroplastiek 89
Wet op de geneeskundige behandelingsovereenkomst (WGBO) 207, 306
wettelijk vertegenwoordigers 306
WHO-pijnladder 71
wilsbekwaamheid 207, 257, 306
  –, criteria voor wilsbekwaamheid 207
wondconsulent 213

Z

zelfbeschikkingsrecht 15
zenuwblokkades 95
ziektegerichte palliatie 17, 27
ziektetrajecten 18
zingevingsvraagstukken 310
zorgpaden 20
Zorgpad Stervensfase 274
zuurstof 148
zuurstofsaturatie 146
zuurstoftherapie 163, 166

GPSR Compliance

The European Union's (EU) General Product Safety Regulation (GPSR) is a set of rules that requires consumer products to be safe and our obligations to ensure this.

If you have any concerns about our products, you can contact us on

ProductSafety@springernature.com

In case Publisher is established outside the EU, the EU authorized representative is:

Springer Nature Customer Service Center GmbH
Europaplatz 3
69115 Heidelberg, Germany

www.ingramcontent.com/pod-product-compliance
Ingram Content Group UK Ltd.
Pitfield, Milton Keynes, MK11 3LW, UK
UKHW050417240426
12048UKWH00014B/675